HANDBUCH
DER EXPERIMENTELLEN
PHARMAKOLOGIE

BEGRÜNDET VON A. HEFFTER
FORTGEFÜHRT VON W. HEUBNER

ERGÄNZUNGSWERK

HERAUSGEGEBEN VON

O. EICHLER UND A. FARAH

PROFESSOR DER PHARMAKOLOGIE
AN DER UNIVERSITÄT HEIDELBERG

PROFESSOR DER PHARMAKOLOGIE
AN DER STATE UNIVERSITY OF NEW YORK

SECHZEHNTER BAND

ERZEUGUNG VON KRANKHEITSZUSTÄNDEN
DURCH DAS EXPERIMENT

REDAKTION
OSKAR EICHLER

TEIL 7

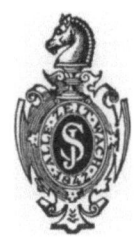

SPRINGER-VERLAG
BERLIN · GÖTTINGEN · HEIDELBERG
1962

ZENTRALNERVENSYSTEM

BEARBEITET

VON

CHRISTOF STUMPF · HELLMUTH PETSCHE

REDAKTION

OSKAR EICHLER

MIT 56 ABBILDUNGEN

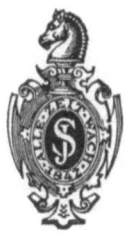

SPRINGER-VERLAG

BERLIN · GÖTTINGEN · HEIDELBERG

1962

ISBN-13: 978-3-642-48101-7   e-ISBN-13: 978-3-642-48100-0
DOI: 10.1007/ 978-3-642-48100-0

Vorwort

Diese Abhandlung stellt unseres Wissens den ersten Versuch einer zusammenfassenden Mitteilung von Methoden dar, am Tier Krankheitsbilder des ZNS zu erzeugen, welche bekannten Erkrankungen beim Menschen äquivalent oder zumindest ähnlich sind. Zweck dieser Zusammenstellung soll sein, dem Pharmakologen, dem experimentellen Neurologen, dem Pathologen und dem Veterinärmediziner einen Leitfaden zu geben, der ihn über die experimentellen Möglichkeiten in jedem Fall und über die bereits geleistete Vorarbeit, doch auch über die verschiedenartigen Schwierigkeiten, die ihn erwarten, unterrichten soll. Um diesen vier verschiedenen Disziplinen, die sich hauptsächlich mit Tierversuchen beschäftigen, gerecht zu werden, mußte in der Darstellung Wert auf Einzelheiten gelegt werden, die aus dem Lehrbuchrahmen herausragen; andererseits aber, um die Darstellung nicht ins uferlose abgleiten zu lassen, mußten Gegebenheiten als bekannt vorausgesetzt werden, die in keinem Lehrbuch fehlen dürften. Daraus ergibt sich eine zwar einseitige Betrachtungsweise, doch dafür knappe Darstellung des Stoffes. Die Möglichkeit zu eingehenderem Studium einzelner Fragen wird durch Hinweise auf die jeweils einschlägigen Monographien dem Leser überlassen.

Eine der Hauptschwierigkeiten bei der Zusammenstellung des Materials bildete die Auswahl des Stoffes. Dem Titel des Bandes in seiner wortwörtlichen Bedeutung gerecht zu werden, wäre ein Unternehmen, das sich auf wenigen Seiten darstellen ließe, doch kaum jemandem nützen würde. Denn spontane Nervenkrankheiten im eigentlichen Sinne gibt es zwar beim Tier, doch nur in verschwindend kleinem Maße können sie experimentell getreu reproduziert werden; kaum mehr als die auch natürlich vorkommenden, durch Erreger hervorgerufenen Erkrankungen dürften in diesem Fall behandelt werden. Der Sinn dieses Vorhabens war aber, Mittel und Wege aufzuzeigen, durch welche am Tier Syndrome des ZNS entstehen, ob sie nun unter natürlichen Bedingungen vorkommen und ob die Syndrome Krankheitswert haben mögen oder nicht. Es sollte gezeigt werden, wie derartige, zumeist völlig neuartige Krankheitsbilder am Tier ablaufen, um aus dem parallelen Verlauf, pathologischen Befund, oder aus der medikamentösen Beeinflußbarkeit Rückschlüsse auf analoge Bilder beim Menschen ziehen zu können.

Schwierigkeiten ergaben sich insbesondere bei der Auswahl der zu beschreibenden Vergiftungen. Eine Wiedergabe aller Vergiftungen durch zentral wirksame Pharmaka kam nicht in Betracht, da die meisten von ihnen lediglich toxikologische Bedeutung besitzen, im übrigen aber in keinem wie immer gearteten Zusammenhang mit Syndromen der menschlichen Neuropathologie stehen. Es wurden daher nur solche Vergiftungen beschrieben, die ein derartiges Syndrom zumindest imitieren. Es soll hier aber ausdrücklich darauf hingewiesen werden, daß etwa eine Cardiazolvergiftung an der Maus nach Ansicht der Verfasser eben einer Cardiazolvergiftung am Menschen entspricht, und nicht etwa einer Epilepsie. Wenn diese Vergiftung hier beschrieben wurde, so nur deswegen, weil der Cardiazolschock am Tier als *Modell*, aber auch nur als solches, des epileptischen Krampfgeschehens verwendet werden kann; er ähnelt in vielem dem epileptischen Krampfgeschehen, ist aber keineswegs mit diesem identisch. Die Rechtfertigung der Verwendung derartiger Modelle ergibt sich aus der Tatsache, daß sie innerhalb weiter

Grenzen therapeutisch in gleicher Weise beeinflußt werden können wie die ihnen entsprechenden Syndrome der menschlichen Neuropathologie. Bei kritischer Betrachtung gibt es nur relativ wenige Vergiftungen mit zentral wirksamen Pharmaka, die tatsächlich als solche Modelle Verwendung finden können; nur sie wurden berücksichtigt.

Entsprechend der Absicht dieses Buches wurden in jedem Abschnitt vor allem drei Punkte besonders berücksichtigt: Die Methodik, der klinische Verlauf und das histopathologische Bild. Wenn auch versucht wurde, das methodische Vorgehen möglichst Schritt für Schritt wiederzugeben, so wird man beim praktischen Gebrauch dieses Buches doch nicht immer darauf verzichten können, die Originalarbeit, bzw. spezielle methodische Lehrbücher zu Hilfe zu nehmen. Dies gilt im besonderen für das Kapitel über virale Infektionen, bei dem auf die Methoden der Virusgewinnung, -aufbewahrung und -züchtung nicht eingegangen werden konnte. Darüber finden sich die notwendigen Angaben bei KLÖNE im Band XVI/8 dieses Handbuches.

Wir möchten an dieser Stelle Herrn Prof. Dr. FRANZ BRÜCKE, Vorstand des Pharmakologischen Institutes der Universität Wien, und Herrn Prof. Dr. FRANZ SEITELBERGER, Vorstand des Neurologischen Institutes der Universität Wien, für ihren wertvollen Rat in pharmakologischen, bzw. neuropathologischen Fragen und für das Lesen des Manuskriptes unseren wärmsten Dank aussprechen.

Wien, im August 1961   CH. STUMPF u. H. PETSCHE

Inhaltsverzeichnis

Pharmakologische Methoden
Von CH. STUMPF

Neuropathologische Methoden
Von H. Petsche

Vorwort und Widmung

Das vorliegende Werk „Erzeugung von Krankheitszuständen durch das Experiment" kommt einem Bedürfnis entgegen. Man findet die Verfahren gesammelt und vergleichend dargestellt, mit denen man Krankheiten am Tier erzeugen kann, um so die des Menschen nachzuahmen. Mit dieser Grundlage können Substanzen auf Brauchbarkeit als Medikament mit bestimmter Indikation zusätzlich getestet und pathologisch-physiologische Untersuchungen aufgebaut werden.

Die Methoden werden so ausführlich gebracht, daß der Benutzer nicht mehr gezwungen ist, sich mit Zeitverlust mühsam die weitverstreute Literatur zu beschaffen. Außerdem werden die mit den behandelten Verfahren erzielten Krankheitsverläufe und möglichst ihre pathologischen Folgen dargestellt, so daß eine breite Grundlage geboten wird.

Den Autoren müssen wir danken für ihre Mitarbeit.

Möge sie reiche Früchte für die Forschung tragen und Anregung für neue Versuche geben.

Es ist mir ein Bedürfnis, an dieser Stelle der unermüdlichen Mithilfe meiner Frau zu gedenken, der es nicht vergönnt war, die Fertigstellung des Werkes zu erleben. Ihr sei das Werk gewidmet — zugleich auch den vielen Frauen der Mitarbeiter, die ihnen treu und selbstlos zur Seite gestanden und damit in vielen Fällen die Arbeit gefördert, ja überhaupt ermöglicht haben.

Heidelberg, Juni 1962   O. EICHLER

Anschriften der Autoren

Dr. med. Hellmuth Petsche
Neurologisches Institut der Universität Wien
Wien IX / Österreich
Schwarzspanierstraße 17

Dr. med. Christof Stumpf
Dozent am Pharmakologischen Institut der Universität Wien
Wien IX / Österreich
Währingerstraße 13 a

Pharmakologische Methoden

Von

CH. STUMPF

Mit 8 Abbildungen

Experimentelle Erzeugung von Tremor durch Pharmaka

Die experimentelle Erzeugung von Tremor verfolgt im allgemeinen das Ziel, im Tierversuch ein dem menschlichen Parkinsonismus ähnliches Zustandsbild zu reproduzieren. Im Idealfall sollte ein derartiges Syndrom zur pharmakologischen Auswertung von Parkinsonmitteln und für ähnliche Untersuchungen zu verwenden sein.

Die Eigenschaft, Tremor auszulösen, scheint eine relativ seltene Eigenschaft chemischer Verbindungen zu sein. So erwähnt beispielsweise EVERETT (1956a), daß von 10000 von ihm untersuchten Substanzen nur 10 imstande waren, an der Maus einen Tremor auszulösen. Bisher sind vor allem drei Tremor-erzeugende Substanzen bekannt, nämlich Nicotin, Harmin bzw. Harmalin und Tremorin.

A. Nicotin

In ihrer klassischen Arbeit fassen LANGLEY und DICKINSON die Wirkung des Nicotins auf die Körperbewegungen, soweit diese auf Grund der damals vorliegenden älteren Arbeiten bekannt war, wie folgt zusammen: initiale Erregung, gefolgt von klonischen Krämpfen und Zuckungen der Muskeln verschiedener Körperteile, gelegentlich auch schwere Krämpfe und Opisthotonus. Am narkotisierten Kaninchen verhindert eine Durchschneidung der motorischen Nerven das Zustandekommen irgendwelcher Bewegungen der denervierten Muskulatur. LANGLEY und DICKINSON schlossen daraus, daß die Nicotinwirkung beim Warmblüter rein zentraler Natur ist. Aber bereits kurze Zeit später konnte LANGLEY am Fohlen zeigen, daß die durch Nicotin erzeugte Kontraktion bestimmter Muskeln auch nach Durchschneidung der motorischen Nerven erhalten bleibt, daß also Nicotin zweifellos auch eine periphere Wirkung auf die quergestreifte Muskulatur besitzt. Dieser Widerspruch war in der Folgezeit Gegenstand zahlreicher Untersuchungen. Erwähnt sei hier nur eine Untersuchung aus neuerer Zeit von CAHEN, der zeigen konnte, daß Nicotin an Kaninchen, bei denen eine hintere Extremität denerviert und die andere intakt gelassen wurde, die Bewegungen beider hinteren Extremitäten in gleicher Weise beeinflußt. Nach CAHEN kamen LANGLEY und DICKINSON zu abweichenden Versuchsergebnissen, da sie für ihre Untersuchungen Kaninchen verwendeten, die mit Äther narkotisiert waren. Jedenfalls sollte bei allen Untersuchungen am Nicotin-Tremor immer berücksichtigt werden, daß Nicotin sicher nicht nur eine zentrale Wirkung entfaltet (CAHEN).

Wie bereits erwähnt, beeinflußt Nicotin die quergestreifte Muskulatur in verschiedener Weise. In der Benennung der Nicotinwirkung auf die Muskulatur wird in der Literatur häufig nicht klar unterschieden; es finden sich, offenbar zur

Bezeichnung des gleichen Effektes, häufig Begriffe wie „Muskelzuckungen", „klonische Zuckungen", „Tremor" usw. Außerdem ist für den erzielten Effekt sicherlich auch die Wahl der Nicotindosis sowie die Wahl der Tierart von entscheidender Bedeutung. So werden z. B. Mäuse vorwiegend zur Erzeugung von Nicotinkrämpfen verwendet, während an Kaninchen sowohl leichte Muskelzuckungen bzw. Tremor, aber auch (mit höheren Dosen) schwere Krämpfe ausgelöst werden. Selbstverständlich werden je nach der Wahl der dosisabhängigen Wirkung auch bei der

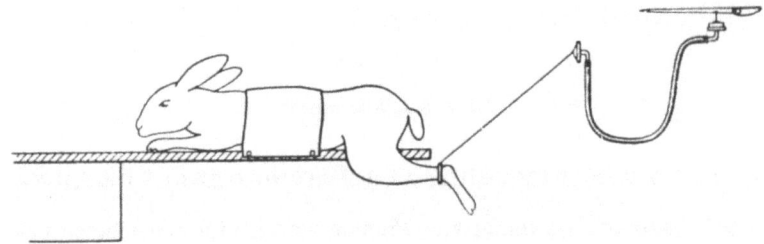

Abb. 1. Methode zur graphischen Registrierung der Muskelzuckungen der hinteren Extremität eines Kaninchens. Das Tier ist auf eine Holzplatte festgebunden. Die hinteren Extremitäten hängen frei herunter, die vorderen Extremitäten sind an der Platte fixiert. Die Zuckungen der hinteren Extremität werden über eine Mareysche Kapsel registriert (nach Bovet und Longo)

gleichen Tierart bei Auswertungen von Parkinsonmitteln verschiedene wirksame Grenzkonzentrationen erhalten (Haas und Klavehn).

Bovet und Longo haben eine Methode zur Auswertung von Parkinsonmitteln am Nicotin-Tremor des *Kaninchens* beschrieben, die seither auch von anderen Autoren vielfach verwendet wurde. Zu diesem Zweck wird 1 mg/kg Nicotinbitartrat (1 : 500 verdünnt) i.v. injiziert. Dadurch kommt es bei 80% der Tiere zu

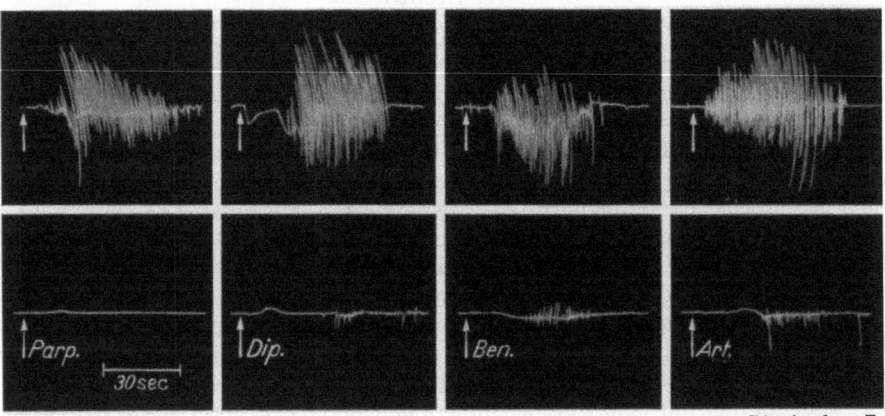

Abb. 2. Aufzeichnungen der Muskelzuckungen einer hinteren Extremität eines Kaninchens. Die einzelnen Registrierungen wurden von verschiedenen Tieren gewonnen. Obere Reihe: Effekt einer Injektion von 1 mg/kg Nicotinbitartrat i.v. Untere Reihe: Effekt einer gleich großen Nicotindosis, verabreicht 5 min nach Vorbehandlung mit verschiedenen Antiparkinsonmitteln (5 mg/kg i.v.). *Parp.* Parpanit, *Dip.* Diparcol, *Ben.* Benadryl, *Art.* Artane. Die Pfeile bezeichnen jeweils den Zeitpunkt der Nicotininjektion (nach Bovet und Longo)

Salivation, Dyspnoe und zu einem charakteristischen Tremor der Extremitäten. Die Registrierung des Tremors erfolgt durch mechanische Aufzeichnung der Bewegung einer hinteren Extremität mit Hilfe einer einfachen Versuchsanordnung, die aus Abb. 1 ersichtlich ist.

Abb. 2 zeigt die mit dieser Versuchsanordnung gewonnenen Kurvenbilder sowie die Aufhebung des Nicotin-Tremors durch Parkinsonmittel.

Auch andere Autoren konnten feststellen, daß der Tremor kein absolut konstantes Symptom der Nicotinwirkung am Kaninchen ist. Nach DAHLBOM u. Mitarb. zeigen 4% der Tiere nach Behandlung mit 0,75—1 mg/kg Nicotinbitartrat i.v. keinen eindeutigen Tremor, und nach REUSE verursacht 1 mg/kg Nicotinbitartrat nur bei $^2/_3$ der Tiere motorische Bewegungen. Nach CAHEN und LYNES (1951) führt 0,20 mg/kg Nicotin bei 50% und 0,35 mg/kg Nicotin i.v. bei 100% der Tiere zu einem Tremor. Der Prozentsatz der mit Tremor reagierenden Tiere ist somit sicherlich, wie nicht anders zu erwarten ist, eine Funktion der verabreichten Nicotindosis. Es darf aber nicht vergessen werden, daß verschiedene Nicotinwirkungen durch die Außentemperatur entscheidend beeinflußt werden können (FORMANEK und LINDNER; STUMPF), womit vielleicht auch die Variabilität in der Tremorerzeugenden Nicotinwirkung ihre Erklärung findet.

Einige Autoren bezeichnen den Effekt der genannten Nicotindosen am Kaninchen als Krampfwirkung. Nach HOTOVY verursacht 1 mg/kg Nicotin i.v. „Krämpfe" und „Tremor", und nach STILLE und BRUNCKOW bewirkt die gleiche Nicotindosis „klonische Krämpfe", und zwar reagierten von 16 Kaninchen 2 mit „schwachen klonischen Krämpfen", 8 mit „starken klonischen Krämpfen" und 6 mit „sehr starken klonischen Krämpfen".

Bei wiederholter Verabreichung von Nicotin am gleichen Tier tritt Gewöhnung auf. Eine Verabreichung von 0,75—1 mg/kg in 24 Std-Intervallen verursacht jedoch keine Änderung des Effektes (DAHLBOM u. Mitarb.); CAHEN und LYNES (1951) verwenden Intervalle von je einer Woche.

BOVET und LONGO sowie DAHLBOM u. Mitarb. konnten zeigen, daß verschiedene wirksame Parkinsonmittel den Nicotin-Tremor des Kaninchens antagonisieren. Dieser Test ist jedoch für Parkinsonmittel keineswegs spezifisch. So sind etwa Atropin und Scopolamin wirkungslos; andererseits sind Ganglienblocker, Phenobarbital, Dilantin, Adrenolytica und andere Substanzen wirksame Antagonisten des Nicotin-Tremors (CAHEN und LYNES, 1951, 1953).

In diesem Zusammenhang soll darauf hingewiesen werden, daß auch die Unterdrückung anderer Nicotinwirkungen ein Charakteristicum von Parkinsonmitteln ist. Als Beispiel hierfür mögen Untersuchungen von HEYMANS u. Mitarb. (HEYMANS und DE VLEESCHHOUWER; HEYMANS und ESTABLE; HEYMANS u. Mitarb., 1949a, 1949b) dienen, aus denen hervorgeht, daß Substanzen wie Parpanit und Diparcol am *Hund* eine allgemeine Antinicotinwirkung — Aufhebung der durch 0,5—5 mg/kg Nicotin i.v. ausgelösten Bradykardie, Bronchospasmus, Peristaltiksteigerung, Krämpfe und Muskelkontraktionen, Blutdrucksteigerung usw. — entfalten und außerdem die normalerweise tödliche Nicotindosis erheblich erhöhen. Substanzen mit derartigen Wirkungen wurden von HEYMANS u. Mitarb. unter dem Namen „Nicotinolytica" zusammengefaßt.

In analoger Weise wurde von anderen Autoren der Nicotinkrampf der *Maus* für die Auswertung von Substanzen mit potentieller nicotinolytischer Wirkung herangezogen (HAAS und KLAVEHN; LAURENCE und STACEY; STILLE und BRUNCKOW; STONE u. Mitarb. u. v. a.). Auch dieser Test ist für Parkinsonmittel nicht spezifisch; Ganglienblocker sind wirksame Antagonisten.

B. Harmin

Die wesentlichen Symptome der Harminvergiftung am Warmblüter sind Tremor und Krämpfe. Die Vergiftung beginnt mit Unruhe und einen, den ganzen Körper erfassenden Tremor. Der Tremor tritt 3—10 min nach der Injektion auf und hält bis zu zwei Stunden an. Im Anschluß daran können — je nach Dosis — leichte Krampferscheinungen (Trismus, Opisthotonus, leichte Zuckungen der

Extremitäten) oder schwerste tonisch-klonische Krämpfe auftreten. Gleichzeitig wird starke Salivation, Blutdruckanstieg (während der Krämpfe) und bei genügend hoher Dosierung Atemstillstand beobachtet (FLURY, LEWIN, NEUNER und TAP-PEINER). Der Tremor ist das konstanteste Symptom der Harminvergiftung. Er betrifft die ganze Körpermuskulatur und bleibt zunächst bei Bewegungen unverändert. Nach Verabreichung höherer Harmindosen treten zusätzlich starke Tremoranfälle mehr grobschlägigen Charakters auf. Außerdem ist dann auch eine Verstärkung des Extremitäten- und Kopftremors bei aktiven Bewegungen nach der Art des Intentionstremors festzustellen. Während der Krämpfe wird der Tremor unterdrückt, nach ihrem Abklingen tritt er wieder auf, um schließlich endgültig zu verschwinden (BEER, 1939a).

Bei den einzelnen Tierarten ist die Harminwirkung um so deutlicher ausgeprägt, je entwickelter das Gehirn ist (HARA).

Bei wiederholter Verabreichung kann Gewöhnung eintreten (FLURY), weshalb es sich empfiehlt, zwischen je zwei Harminverabreichungen eine Pause von etwa einer Woche einzuschalten (ZETLER, 1957).

Der Harmintremor bei den einzelnen Tierarten

1. Tauben

Nach HARA bewirken 2—5 mg/kg Motilitätssteigerung, 20 mg/kg Tremor und höhere Dosen Hemmung der Stellreflexe und Krämpfe.

2. Mäuse

Bei subcutaner Zufuhr beträgt die minimale Tremor-erzeugende Dosis von Harminhydrochlorid nach HARA und KAWAMORI 1—2 mg/kg, 10 mg/kg bewirken einen ausgeprägten Tremor, der innerhalb weniger Minuten nach der Injektion beginnt und 15—30 min lang anhält, und 20 mg/kg verursachen einen schweren Tremor, der eine normale Fortbewegung der Tiere unmöglich macht. Die letalen Harmindosen liegen bei 300 mg/kg, der Abstand zwischen Tremor-erzeugender und letaler Dosis ist bei Harmin also außerordentlich groß.

ZETLER (1957) verwendet zur Tremorerzeugung an der Maus eine einheitliche Standarddosis von 7 mg/kg s.c. Nach ZETLER (1957) beginnt der Tremor unmittelbar nach der Injektion, ist nach 10—15 min maximal ausgeprägt und klingt in den darauffolgenden 20 min langsam wieder ab. Der Tremor ist grobschlägig und wird durch Intention verstärkt. Der Harmin-Tremor hält somit wesentlich länger an als der Nicotin-Tremor.

Bei intravenöser Zufuhr bewirken 1—2 mg/kg einen leichten und 5 mg/kg einen schweren Tremor, der unmittelbar nach der Injektion einsetzt und 15—30 min lang anhält; zwischen der Wirkung von subcutan und intravenös zugeführtem Harmin besteht somit auch in quantitativer Hinsicht kein wesentlicher Unterschied. Die Tremorfrequenz beträgt 15—20 Hz (HARA und KAWAMORI).

Zur Registrierung des Harmin-Tremors bei der Maus wurden verschiedene Zitterkäfige konstruiert. Angaben darüber finden sich bei HARA und KAWAMORI sowie bei ZETLER (1957).

3. Ratten

An Ratten bewirken 5—10 mg/kg Harmin nur Tremor, 15 mg/kg Tremor, der von klonischen Krämpfen gefolgt ist (HARA).

4. Meerschweinchen

Für Meerschweinchen beträgt die minimal wirksame Harmindosis 5 mg/kg s.c. und die Dosis letalis minima 100 mg/kg (LEWIN).

5. Kaninchen

LEWIN schildert die Wirkung von 50 mg Harmin s.c. bei einem (1,5 kg schweren) Kaninchen folgendermaßen: Nach 2 min Zittern am ganzen Körper, wobei die vorderen Extremitäten nach vorn gestreckt gehalten werden. Nach 6 min Schüttelkrämpfe, nach 7 min dauernde Drehbewegungen um die Längsachse. Trommelschlägerbewegungen mit den vorderen Extremitäten, Atembeschleunigung, Mydriasis. Nach 15 min Aufhören der Krämpfe, nach 20 min Aufrichten. Versuch zur Fortbewegung mit Zittern und Schwanken vergesellschaftet. Völlige Erholung nach 80 min.

6. Katzen

Eine ausführliche Beschreibung der Harminwirkung an der Katze bei subcutaner Injektion liegt von BEER (1939a) vor: Dosen von 2—7,5 mg/kg Harmin bewirken Unruhe; zur Erzeugung eines leichten bzw. schweren Tremors müssen 7,5 bzw. 12 mg/kg injiziert werden; ab 18—25 mg/kg kommt es zu klonischen Krämpfen und ab 25—40 mg/kg zu tonischen Krämpfen.

Nach HARA sind 0,5 mg/kg Harmin i.v. praktisch wirkungslos, während 5 mg/kg i.v. einen von klonischen Krämpfen gefolgten Tremor auslösen.

7. Affen

HARA fand nach 10 mg/kg Steigerung der Motilität und Erregung, nach 20 mg/kg Hemmung der Stellreflexe, Tremor und Krämpfe.

Nach WINDLE u. Mitarb. bewirken 10 mg/kg s.c. innerhalb von 25 min Übererregbarkeit, gesteigerte Aktivität und grobschlägigen Tremor; nach 15 mg/kg treten die genannten Symptome schon nach 15 min in Erscheinung und sind von Krämpfen gefolgt.

Durchschneidungs- und *Abtragungsversuche am ZNS*, die zur Aufklärung der Angriffspunkte und des Wirkungsmechanismus des Harmin beitragen sollen, wurden insbesondere von japanischen Autoren (HARA, HARA und KAWAMORI, HARA und MORI, KADOYAMA, SATO) und von BEER (1939b) durchgeführt.

Versuche über *Antagonisten* des Harmin-Tremors und über dessen Spezifität stammen ebenfalls von HARA und KAWAMORI und in neuerer Zeit von ZETLER (1956, 1957). Nach den Ergebnissen der erstgenannten Autoren wird der Harmin-Tremor der Maus durch Bulbocapnin gehemmt und durch Methylamphetamin gefördert. Umfangreiche Untersuchungen von ZETLER (1957) haben ergeben, daß von 41 untersuchten Substanzen LSD, Serotonin, Chlorpromazin, Promethazin und Apomorphin die wirksamsten Antagonisten des Harmin-Tremors an der Maus sind. ZETLER schließt aus seinen Versuchsergebnissen, daß der Harmintremor ganz andere pharmakologische Eigenschaften aufweist als der Nicotintremor. Betont wird, daß Atropin, Scopolamin und Belladonnin gegenüber dem Harmintremor antagonistisch wirken, während sie den Nicotintremor kaum oder nicht beeinflussen. Es kann daraus geschlossen werden, daß der Harmintremor zumindest besser als der Nicotintremor zur Auswertung von Substanzen mit potentieller Parkinsonwirkung und für ähnliche Untersuchungen geeignet erscheint. Ein anderer Vorteil des Harmintremors ist der, daß er wesentlich länger anhält als der nur kurz dauernde Nicotintremor.

C. Harmalin

Harmin und Harmalin sind praktisch wirkungsgleich (FLURY, NEUNER und TAPPEINER).

D. Tremorin

EVERETT u. Mitarb. (EVERETT, 1956a, 1956b; EVERETT u. Mitarb., 1956a, 1956b; BLOCKUS und EVERETT) haben eine neue Substanz beschrieben, die einen

Tremor auszulösen imstande ist: 1,4-Dipyrrolidino-2-butin („Tremorin"). In einer
Dosierung von 5—20 mg/kg, p.o., i.p., i.v. oder s.c. gegeben, bewirkt Tremorin bei
Mäusen, Ratten, Meerschweinchen, Katzen, Hunden und Affen einen Tremor,
besonders im Bereich des Kopfes und der Extremitäten, leichte Muskelschwäche
und Rigidität sowie verschiedene cholinerge Symptome wie Salivation, Diarrhoe
und Miosis. Der Tremor tritt in Abhängigkeit von der Applikationsart und von der
verwendeten Tierart nach 10—60 min auf und bleibt bei Mäusen 3—4 Std lang, bei
Hunden und Affen hingegen 24 Std oder länger bestehen; die cholinergen Symptome verschwinden bei den beiden letztgenannten Tierarten erst nach 2—3 Tagen.
Der Tremor ist in Ruhe und bei Bewegung des Tieres, wenn auch mit unterschied-
licher Amplitude vorhanden, seine Frequenz beträgt 8—10 Hz. Das an Affen durch
Tremorin ausgelöste Zustandsbild ist dem menschlichen Parkinsonismus außerordentlich ähnlich, und diese Tiere zeigen auch parkinsonartige Gesichtsverände-
rungen.

Bei Hunden und Affen wirkt Tremorin durch Atemkomplikationen oft tödlich, wenn keine
geeigneten Gegenmaßnahmen ergriffen werden. Am Kaninchen wurde nach Tremorinverab-
reichung ein aktiviertes Elektrencephalogramm abgeleitet. Der Angriffspunkt des Tremorin
liegt vermutlich subcortical, da der Tremor durch Decerebrierung und Decerebellierung nicht
beeinflußt wird.

Die Ähnlichkeit der Tremorinvergiftung mit dem menschlichen Parkinsonismus
kommt auch darin zum Ausdruck, daß bekannte Parkinsonmittel wirksame
Antagonisten des Tremorintremors sind; er soll in dieser Beziehung jedenfalls so-
wohl dem Nicotintremor als auch dem Harmintremor überlegen sein. So wurde an
Mäusen gefunden, daß Atropin, Scopolamin und andere Parkinsonmittel den
Tremor und zusätzlich auch die cholinergen Symptome aufheben. Die wirksamen
Atropin- und Scopolamindosen liegen bei 1—2 mg/kg. Banthin antagonisiert die
cholinergen Tremorinwirkungen, hebt aber den Tremor nicht auf. Hypnotica,
Mephenesin, Alkohole, Antikonvulsiva, Ganglienblocker und Analgetica sind
wirkungslos (EVERETT u. Mitarb.). Weitere Untersuchungen über Tremorinanta-
gonisten wurden von PREZIOSI und VLEESCHHOUWER und von P'AN u. Mitarb.
durchgeführt. P'AN u. Mitarb. geben eine einfache Methode zur angenäherten
quantitativen Beurteilung der Tremorinwirkungen (Tremor, Salivation, Tränenfluß und Diarrhoen) bzw. deren Abschwächung nach Vorbehandlung mit einem
Antagonisten an. Die an Mäusen verwendete Tremorindosis betrug dabei 30 mg/kg
i.p.

CHEN und LENKE haben, praktisch gleichzeitig und unabhängig voneinander,
eine interessante Tremorinwirkung entdeckt: Tremorin entfaltet an Mäusen in
geringen Dosen eine analgetische bzw. narkosepotenzierende Wirkung. Die DE_{50}
beträgt nach CHEN 1,24 mg/kg i.m. (analgetische Wirkung nach der Methode von
HAFFNER geprüft) und nach LENKE 3,6 mg/kg (analgetische Wirkung mit Hilfe
elektrischer Reizung geprüft) bzw. 7,5 mg/kg s.c. (analgetische Wirkung mit Hilfe
der Heiße-Platte-Methode geprüft). Es handelt sich also um Dosen, die noch
keinen Tremor, Salivation, Rigidität oder andere neurotoxische Symptome auszulösen imstande sind. Bemerkenswert ist nun, daß Atropin, Scopolamin und
andere wirksame Parkinsonmittel auch die analgetische Wirkung des Tremorins
antagonisieren. CHEN schlägt daher die Prüfung der Antagonisierbarkeit der analgetischen Wirkung des Tremorins als Test für Parkinsonmittel vor. Die antagonistisch wirksamen Dosen dieser Substanzen sind die gleichen wie jene, die den
Tremor aufheben (LENKE).

Bei wiederholter Verabreichung von Tremorin tritt rasch Toleranz ein; erst
2—3 Wochen nach Verabreichung der letzten Dosis ist wieder normale Empfindlichkeit gegenüber Tremorin vorhanden (DECSI u. Mitarb.).

E. Andere Substanzen

Nach CAHEN und LYNES (1953) kann ein dem Nicotintremor ähnlicher Tremor an Kaninchen auch durch andere Ganglien-erregende Substanzen ausgelöst werden: *1-Dimethyl-4-phenylpiperaziniumjodid* (0,5 mg/kg) und *Acetylcholin* (0,015 mg/kg nach vorheriger Atropinisierung und Eserinisierung) bewirken bei 100% der Tiere Tremor. Dieser Tremor ist, ebenso wie der Nicotintremor, durch Adrenolytica aufhebbar.

Untersuchungen von AHMED u. Mitarb. haben ergeben, daß verschiedene *Aminoalkohole* ebenfalls die Fähigkeit besitzen, an Mäusen einen Tremor zu erzeugen. Die Aminoalkohole wurden in 0,1 n-HCl gelöst und, mit physiologischer Kochsalzlösung verdünnt, i.p. injiziert. In der nachfolgenden Tabelle sind die DE_{50}-Werte der untersuchten Substanzen wiedergegeben (nach AHMED u. Mitarb.):

$$\underset{H}{\overset{R}{>}} C-(CH_2)_n-C \underset{OH}{\overset{R'}{<}} R'$$
$$\quad\ \ \underset{NH_2}{|}$$

Substanz-Nr.	R	R'	n	DE_{50} (mg/kg i.p.)
1	C_6H_5	C_6H_5	0	45,24
2	C_6H_5	$C_6H_5 \cdot CH_2$	0	49,64
3	C_6H_5	o-MeO $\cdot C_6H_4$	0	41,32
4	H	C_6H_5	0	30,32
5	CH_3	C_6H_5	0	36,18
6	C_6H_5	C_6H_5	1	23,7
7	C_6H_5	$C_6H_5 \cdot CH_2$	1	23,8
8	C_6H_5	p-Me $\cdot C_6H_4$	1	—
9	C_6H_5	m-Me $\cdot C_6H_4$	1	28,64
10	C_6H_5	o-MeO $\cdot C_6H_4$	1	—
11	H	C_6H_5	1	>100
12	2-Furoyl	C_6H_5	1	35,36

Besonders die Substanzen Nr. 6, 7 und 9 verursachten in einem Dosenbereich von 20—40 mg/kg i.p. ein charakteristisches Syndrom: Innerhalb von 6—15 min nach der Injektion entwickelten die Mäuse einen schweren, kontinuierlichen Tremor an Kopf, Körper und Extremitäten, der 1—3 Std lang anhielt. Der Tremor ist in Ruhe vorhanden, wird aber bei Bewegung noch verstärkt. Als Nebenerscheinungen treten gelegentlich Defäkation und Harnabgang, jedoch niemals Salivation oder Tränenfluß auf. Höhere Dosen der Aminoalkohole bewirken klonische Krämpfe. Auf Grund der Phänomenologie des Aminoalkohol-Tremors und seiner Antagonisierbarkeit durch verschiedene andere Substanzen kann geschlossen werden, daß sich dieser Tremor prinzipiell von dem durch Nicotin, Harmin und Tremorin erzeugten Tremor unterscheidet. Der Aminoalkohol-Tremor wird durch Parkinsonmittel nicht antagonisiert und ist daher auch mit dem Parkinsontremor nicht vergleichbar. [Mit Hilfe von Dimethylaminoalkohol und Diäthylaminoalkohol läßt sich ebenfalls ein Tremor erzeugen (KOCH und HAGEN)].

KOCH und HAGEN haben eine toxikologische Untersuchung an verschiedenen *Cysteaminderivaten* durchgeführt. Nach ihren Angaben bewirken einige dieser Derivate — und zwar: Cysteamin, Cystamin, Mono- und Dimethylcysteamin, Diäthylcysteamin und N-Acetoacetylcysteamin — an Mäusen ein Vergiftungsbild, das durch Tachypnoe sowie durch Tremor mit Übergang zum Zitter- bzw. Lauf- und Springkrampf gekennzeichnet ist. STERN u. Mitarb. betonen, daß dieser Tremor, zum Unterschied von allen bisher beschriebenen pharmakologisch erzeugten Tremorarten, ein echter Intentionstremor ist, wie er sich in der menschlichen

Neuropathologie, etwa bei Multipler Sklerose oder bei der Wilsonschen Erkrankung, findet. STERN u. Mitarb. verwendeten für ihre Untersuchungen ausschließlich das Diäthylcysteamin. Zur Prüfung des Intentionstremors wurden die Mäuse auf horizontale Stangen, die von Zeit zu Zeit etwas gedreht wurden, gesetzt; dadurch werden die Mäuse zu Bewegungen gezwungen, wobei ein evtl. vorhandener Intentionstremor klar erkennbar wird. 15 min nach s.c. Verabreichung von 50 mg/kg Diäthylcysteamin entwickelt sich ein ausgeprägter Intentionstremor, der etwa 1—2 Std lang anhält. An Ratten und Kaninchen hat Diäthylcysteamin eine ebensolche Wirkung. Von 65 untersuchten Substanzen hatte keine eine Hemmwirkung auf den Diäthylcysteamin-Tremor. Damit unterscheidet sich auch dieser Tremor prinzipiell von allen anderen pharmakologisch auslösbaren Tremorarten. STERN u. Mitarb. nehmen an, daß der Diäthylcysteamin-Tremor durch eine Wirkung dieser Substanz auf das Kleinhirn zustande kommt und damit dem Intentionstremor der Multiplen Sklerose ähnlich ist.

KAELBER und JOYNT beobachteten das Auftreten eines Tremors an chronisch mit *Chlorpromazin* behandelten Katzen. Chlorpromazin wurde hierbei in annähernd gleicher Weise wie beim Menschen (300—2500 mg/70 kg tgl. i.m.) dosiert. Bei 46% der Tiere trat ein grobschlägiger, alternierender Tremor einer oder mehrerer Extremitäten oder des Kopfes mit einer Frequenz von 6—8 Hz in der Ruhe auf. Als häufige Variationen wurden gefunden: 1. 16—18 Hz Tremor kleinerer Amplitude; 2. 4—6 Hz Tremor größerer Amplitude; 3. an Stelle eines Spontantremors durch Berührung einer Extremität auslösbarer Tremor (an der berührten oder an einer anderen Extremität); 4. irregulärer Tremor variierender Frequenz und Amplitude. Niemals wurde ein Intentionstremor beobachtet. Bei langdauernder Medikation mit höheren Chlorpromazindosen kam es zusätzlich zu einer Rigidität aller Extremitäten und des Stammes. WINDLE u. Mitarb. haben nach Behandlung von Affen mit 20 mg/kg Chlorpromazin i.m. folgende Symptome beschrieben: Hypokinese und Somnolenz innerhalb von 15—30 min nach der Injektion; nach 40 min feinschlägiger Tremor und nach einer Stunde grobschlägiger Tremor. Die hypokinetische Wirkung des Chlopromazins wird an anderer Stelle abgehandelt (s. S. 54).

Die gleichen Autoren (WINDLE u. Mitarb.) haben auch das Auftreten von Tremor an Affen nach Behandlung mit *Reserpin* beschrieben. 2,5 mg/kg Reserpin p.o. oder i.v. bewirken Akinese, Rigidität, grobschlägigen Ruhetremor, Sialorrhoe und Verhaltensänderungen; diese Symptome beginnen nach 30 min, erreichen nach 2—4 Std ihr Maximum und verschwinden nach 24—48 Std wieder. 0,2 bis 0,4 mg/kg Reserpin täglich s.c. bewirken Hypokinese, leichte Rigidität und ausgeprägten grobschlägigen Tremor ohne vegetative Symptome. Auch auf die hypokinetische Wirkung des Reserpins wird an anderer Stelle ausführlich eingegangen (s. S. 58).

Experimentelle Erzeugung von Krämpfen

Zur experimentellen Erzeugung von Krämpfen stehen im wesentlichen Methoden zur Verfügung, die einer der drei folgenden Gruppen zugeordnet werden können: 1. elektrisch induzierte Krämpfe; 2. chemisch induzierte Krämpfe; 3. Krampfauslösung durch chronische epileptogene Läsionen (TOMAN und GOODMAN). Die Methoden der beiden ersten Gruppen sind nachfolgend, die der dritten Gruppe an anderer Stelle dieses Artikels beschrieben (s. S. 229). Ziel der Krampfauslösung ist im allgemeinen die Erzeugung eines Syndroms, das die menschliche Epilepsie möglichst weitgehend imitiert. Bereits im Jahr 1882 hat ALBERTONI im Tierversuch elektrisch und chemisch induzierte Krämpfe erzeugt und daran die Wirkung von damals als antikonvulsiv wirksam bekannten Substanzen untersucht. Zwischen der Schutzwirkung eines Antikonvulsivums gegenüber einer bestimmten Krampfart und der Wirksamkeit dieser Substanz bei bestimmten Formen der Epilepsie am Menschen bestehen gewisse Parallelen; so sind z. B. Barbiturate und Hydantoinderivate bei Grand mal-Anfällen und gegenüber dem maximalen Elektroschock, Oxazolidindionderivate hingegen bei Petit mal-Anfällen und gegenüber dem Cardiazolschock wirksam (SWINYARD, 1947).

Für die experimentelle Krampfauslösung wurde eine große Anzahl von Methoden beschrieben, die sich z. T. nur geringfügig voneinander unterscheiden. Insbesondere können für die Erzeugung chemisch induzierter Krämpfe prinzipiell alle bekannten Krampfmittel verwendet werden. Sollen hingegen vom Gehirn ausgehende Krämpfe erzeugt werden, so kommen Substanzen wie Strychnin, deren Angriffspunkt in tieferen Abschnitten des ZNS liegt, nicht in Betracht. Aber auch die übrigen Krampfgifte unterscheiden sich, wie genauere Analysen gezeigt haben, hinsichtlich ihres Angriffspunktes im ZNS. Untersuchungen über die Angriffspunkte der beiden meist verwendeten Krampfgifte Pentamethylentetrazol (Cardiazol) und Coramin wurden insbesondere von HAHN (1948, 1949) und von TEN CATE angestellt. Als wesentlichstes Ergebnis dieser Untersuchungen, auf deren Einzelheiten hier nicht näher eingegangen werden soll, konnte festgestellt werden, daß Cardiazol im Vergleich zu Coramin eine größere Affinität zu höheren Abschnitten des ZNS aufweist. Auch andere Untersuchungen räumen dem Cardiazol eine bevorzugte Stellung als Mittel zur experimentellen Erzeugung chemisch induzierter Krämpfe ein. So haben WERNER und TATUM die minimale Krampfdosis und die minimale Dosis letalis von Cardiazol, Coramin und Pikrotoxin bei rascher intravenöser Injektion an Kaninchen bestimmt und dabei folgende Ergebnisse erhalten:

	Minimale Krampfdosis mg/kg	Durchschnittl. Latenzperiode min	Minimale Dos. let. mg/kg	Minimale Dos. let. Min. Krampfdosis
Coramin	50	0	150	3,0
Cardiazol	12	0	70	5,8
Pikrotoxin	0,8	15	1,35	1,7
Pikrotoxin	3	1	—	—

Bei rascher intravenöser Injektion zeigt somit das Cardiazol den größten Abstand zwischen krampfmachender und letaler Dosis. WERNER und TATUM betrachten daher Cardiazol als das Mittel der Wahl, wenn akute zentrale Krämpfe per se gewünscht werden. Auch für Untersuchungen antikonvulsiv wirksamer Substanzen wird Cardiazol als das Mittel der Wahl angesehen (GOODMAN u. Mitarb., 1949). Auf Grund dieser Tatsachen wird nachfolgend von den typischen Krampfgiften nur das Cardiazol berücksichtigt. Ein weiteres Krampfgift, das Methioninsulphoximin, wird ebenfalls behandelt, weil den Methioninsulphoximinkrämpfen von verschiedenen Autoren eine besonders große Ähnlichkeit mit der menschlichen Epilepsie zugeschrieben wird (NEWELL u. Mitarb., 1947a; SILVER u. Mitarb., 1947a, 1947b, 1947c).

A. Elektrisch induzierte Krämpfe

FRITSCH und HITZIG waren die ersten, die im Jahr 1870 über die Auslösung „epileptischer Anfälle" durch elektrische Reizung der freigelegten Großhirnrinde berichtet haben. Später haben ALBERTONI sowie BIKELES und ZBYSZEWSKI die gleiche Methode zum Nachweis der antikonvulsiven Wirkung von Bromiden und von verschiedenen Schlafmitteln verwendet.

Die erste unblutige Methode wurde im Jahr 1903 von BATELLI beschrieben. Die Reizelektroden wurden dabei an den Kopf und in die Mundhöhle gelegt und zur Krampfauslösung Wechselstrom verwendet. JELLINEK verwendete erstmalig auf die Bindehaut beider Augen aufgelegte blanke Ableitungsdrähte als Reizelektroden. Diese Art von Elektroden wurde durch SCHILF weiter modifiziert: als Cornealelektroden dienten gebogene, an die Augen angelegte Zinkbleche. Versuchstiere waren Meerschweinchen, Hunde und Kaninchen. Die heute allgemein verwendeten Elektroden werden meist als Spiegel-Cornealelektroden bezeichnet. SPIEGEL beschrieb als Cornealelektroden der Augenwölbung angepaßte Platten, die (bei Kaninchen) zwischen den Bulbus und die Nickhaut eingeschoben werden. Häufig wird jedoch die gleiche Bezeichnung auch für kugelförmige Cornealelektroden verwendet.

Reizstrom, Schockgerät und Reizelektroden

Für die Auslösung von Krämpfen optimal geeignet sind Serien kurzer unipolarer Rechteckimpulse mit einer Frequenz von etwa 300 Hz (LIBERSON, WOODBURY und SWINYARD). Für praktische Zwecke genügt jedoch immer ein 50 oder 60 Hz-Wechselstrom, der im Vergleich zu Rechteckimpulsen wesentlich leichter zu erzeugen ist. Die Reizdauer wird im allgemeinen mit 0,1—0,5 sec bemessen.

Die notwendigen Spannungen liegen je nach verwendeter Schockmethode im Bereich von etwa 10—170 V, so daß die 220 V-Netzspannung auf irgendeine Weise auf den gewünschten Wert reduziert werden muß. Zu diesem Zweck wird am besten ein Transformator oder auch eine Spannungsteilerschaltung verwendet.

Für die Krampfauslösung ist die Stromdichte maßgebend. Bei konstanter Elektrodenposition und konstanter Gewebsmasse zwischen den Reizelektroden ist die Stromdichte der Stromstärke proportional. Das Schockgerät muß daher eine konstante und nur von der Einstellung am Gerät abhängige Stromstärke liefern, so daß die Stromstärke von kleinen Änderungen des Außenwiderstandes unabhängig ist. Am einfachsten läßt sich dies durch Verwendung eines relativ hohen Vorwiderstandes erreichen (WOODBURY und DAVENPORT). So geben z. B. BÁRÁNY und STEIN-JENSEN den Wechselstromwiderstand des Tieres (Kaninchen, Elektroden in den äußeren Gehörgängen) mit etwa 500 Ω an und verwenden einen im Vergleich dazu hohen Serienwiderstand von 2920 Ω; eine Spannungsänderung von 1 V entspricht unter diesen Umständen einer Stromstärkeänderung von 0,29 bis 0,30 mA, unabhängig von kleinen Änderungen des Außenwiderstandes. Wird hingegen kein Vorwiderstand verwendet, dann muß bei jedem Versuch der Wechselstromwiderstand des Tieres gemessen und Stromstärke bzw. erforderliche Spannung berechnet werden (SPIEGEL).

Dieses Vorgehen ist jedoch nicht zufriedenstellend, da der Wechselstromwiderstand des Tieres mit der Spannung und mit der Frequenz variiert (WOODBURY und DAVENPORT).

Die Berechnung des für eine bestimmte Konstanz der Stromstärke notwendigen Serienwiderstandes erfolgt nach folgender Gleichung (WOODBURY und DAVENPORT):

$$R_L = \frac{Ra[Ie(1 + K) - 1]}{(1 - Ie)},$$

wobei R_L = Serienwiderstand,

   Ra = durchschnittlicher Widerstand des Tieres,

   Ie = erlaubter Fehler bei der Stromstärkebestimmung, ausgedrückt als (1 — erlaubte proportionale Abweichung); z. B. wenn die Stromstärke um $\pm 1\%$ variieren darf, beträgt $Ie = 1 - 0,01 = 0,99$,

   K = Verhältnis des maximalen zum normalen oder durchschnittlichen Widerstand des Tieres.

Die notwendige Spannung (E) zur Erzielung einer gewünschten Stromstärke (I) ergibt sich aus der Gleichung $E = I(R_L + Ra)$.

Als Beispiel für den Aufbau eines Schockgerätes ist in Abb. 3 ein von WOOD-BURY und DAVENPORT angegebenes Schaltschema wiedergegeben.

Ein Schockgerät, mit dessen Hilfe jeweils zehn Tiere (Mäuse) gleichzeitig geschockt werden können, wurde von DE JONGH beschrieben.

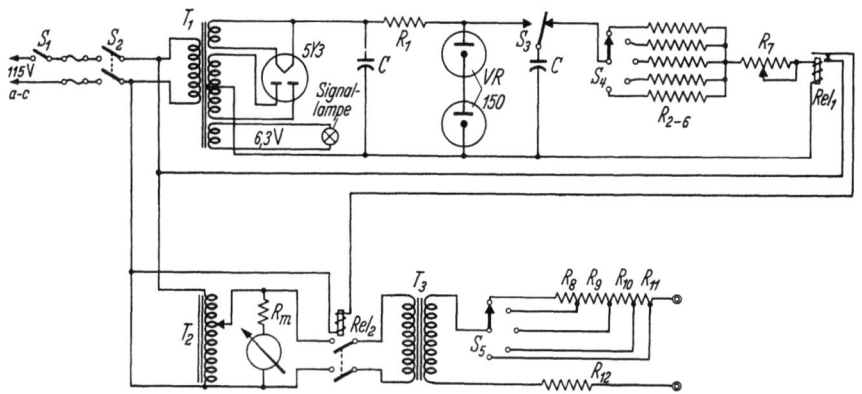

Abb. 3. Schaltschema eines Elektroschockapparates (nach WOODBURY und DAVENPORT)

Zeichenerklärung:

S_1 Sicherheitsschalter
S_2 Hauptschalter
S_3 Drucktaste zur Schockauslösung. In Ruhestellung Kontakt am Zeitgeber
S_4 5poliger Stufenschalter zur Einstellung der gewünschten Schockdauer
S_5 5poliger Stufenschalter zur Einstellung der einzelnen Stromstärkenbereiche, keramisch isoliert, für Hochspannung
T_1 Netztransformator, sekundär 2×350 V und Heizspannungen (5 und 6,3 V)
T_2 Variabler Autrotransformator, 3 A, zur Einstellung der gewünschten Schockstromstärke
T_3 Anodenspannungstransformator, primär Netzspannung, sekundär max. 2000 V, 400 mA. Sekundärspannung 0 bis 2000 V in Abhängigkeit von der Einstellung des Autotransformators T_2. Sekundärstromstärke 0 bis 500 mA in Abhängigkeit vom Wert der Serienwiderstände R_8 bis R_{12} (Widerstand des Tieres ca. 500 Ohm). VORSICHT: T_3 ist isoliert zu montieren; seine Sekundärseite darf nicht geerdet werden!
C Kondensator, 5 μF, 1000 V = Entladung des Kondensators bei Schließen des Schalters S_3 über R_2—R_7 und Rel_1
Rel_1 Empfindliches Relais mit 10000 Ohm Wicklung

Rel_2 Starkstromrelais mit getrennten Kontaktpaaren, für Netzspannung
R_1 Widerstand, dessen Wert so zu wählen ist, daß der Strom durch die beiden Glimmlampenstabilisatoren 25—30 mA beträgt (d. h. etwa 2000 Ohm, 10 W)
R_2—R_6 Widerstände, deren Werte entsprechend der gewünschten Schockdauer auszuwählen sind
R_7 Regelwiderstand zur Korrektur der Schockdauer für alle Stellungen des Schalters S_4. R_7 kann weggelassen werden
R_8—R_{12} Abgreifwiderstände, drahtgewickelt, 100 W. Einstellung auf vollen Ausschlag des Meßinstrumentes. Ungefähre Werte: $R_8 = 120000$ Ohm, $R_9 = 40000$ Ohm, $R_{10} = 20000$ Ohm, $R_{11} = 16000$ Ohm und $R_{12} = 4000$ Ohm (für die Stromstärkenbereiche von 10, 25, 50, 100 und 500 mA)
Meßinstrument: Voltmeter für Wechselstrom. Eichung: Der Ausgang des Gerätes wird mit einem Amperemeter und einem Serienwiderstand von 500 Ohm (entsprechend dem Widerstand des Tieres) verbunden. Die Kontakte des Relais Rel_2 werden manuell kurzgeschlossen. Die Sekundärspannung des Autotransformators T_2 wird dann erhöht bis die Ausgangsstromstärke einen bestimmten Wert erreicht. R_m wird daraufhin so eingestellt, daß das Meßinstrument diesen Wert anzeigt.

Auf die Konstruktionsprinzipien der Reizelektroden wurde bereits kurz hingewiesen. Bei der heute am meisten verwendeten Elektrodenart handelt es sich um Cornealelektroden, die aus mit Leder überzogenen Messingkugeln bestehen. Statt an die Augen können die Reizelektroden jedoch auch an die Schläfenbeine (GER-LICH), in die äußeren Gehörgänge (BÁRÁNY und STEIN-JENSEN), an das Genick einerseits und an den unteren Teil des Rückens andererseits (Alligatorklemmen) (DE JONGH), in die Mundhöhle einerseits und an das Hinterhaupt andererseits (MERRITT und PUTNAM) oder auch an anderen Stellen des Kopfes angelegt werden. Dabei ist zu berücksichtigen, daß sich der Wechselstromwiderstand des Tieres bei Anlegen einer oder beider Elektroden an die Haut bzw. an das Fell wesentlich erhöht, weshalb Cornealelektroden prinzipiell zu bevorzugen sind (JELLINEK, SCHILF). Immer müssen die Elektroden mit physiologischer Kochsalzlösung gut befeuchtet werden, damit ein möglichst guter Kontakt bzw. ein möglichst geringer Übergangswiderstand gewährleistet ist.

Bei allen durch elektrische Reizung ausgelösten Krämpfen muß prinzipiell zwischen den beiden folgenden Methoden unterschieden werden:

1. Schwellenkrampf. Krampf, der bei jener Stromstärke auftritt, die eben einen Krampf auslöst. Da die Schwellenstromstärke zunächst unbekannt ist, muß die Reizung mit jeweils gesteigerter Stromstärke in geeigneten Intervallen wiederholt werden, bis erstmalig ein Krampf auftritt. Wird ein Kollektiv von Tieren mehrere Male dem Elektroschock unterworfen, so zeigt sich, daß immer die intraindividuelle Variation wesentlich kleiner ist als die interindividuelle Variation (BÁRÁNY und STEIN-JENSEN; RADOUCO u. Mitarb., 1952b); aus diesem Grund empfiehlt es sich, Schwellenbestimmungen jeweils für jedes einzelne Tier durchzuführen.

Durch irgendwelche Maßnahmen bedingte Zu- oder Abnahme der Krampfempfindlichkeit äußert sich in einer Änderung der Schwellenstromstärke.

2. Maximaler Krampf. Durch Reizung mit supramaximalen Stromstärken ausgelöster Krampf, der allgemein durch folgende Stadien charakterisiert ist: Latenzzeit — tonischer Krampf — klonischer Krampf — Koma. Als typisches Kriterium für das Vorliegen eines maximalen Krampfes wird der tonische Extensorenkrampf der hinteren Extremitäten angesehen. Im übrigen wird der Krampf dann als maximal betrachtet, wenn eine Stromstärkeerhöhung keine Änderung des Krampfbildes oder der Krampfdauer auslöst (TEDESCHI u. Mitarb.).

Durch irgendwelche Maßnahmen bedingte Abnahme der Krampfempfindlichkeit äußert sich in einer Verringerung der Anzahl der typisch reagierenden Tiere.

Beide Methoden wurden von zahlreichen Autoren mit verschiedensten Modifikationen für die einzelnen Tierarten ausgearbeitet. Die ausgewählten und im folgenden näher beschriebenen Schockmethoden sollen lediglich als Beispiele für die Durchführung derartiger Versuche dienen.

I. Methoden von GOODMAN, SWINYARD, TOMAN u. Mitarb.

Die von GOODMAN, SWINYARD, TOMAN u. Mitarb. ausgearbeiteten Methoden des Elektroschocks beziehen sich in erster Linie auf Mäuse und Ratten, können aber auch für andere Tierarten verwendet werden. Der Schaltplan des Schockgerätes ist bei WOODBURY und DAVENPORT angegeben und aus Abb. 3 ersichtlich. Zur Auslösung des Krampfes wird ein 60 Hz-Wechselstrom von einer Dauer von 0,2 sec unter Verwendung von Cornealelektroden angewendet.

Nach WOODBURY und DAVENPORT lassen sich an der Ratte je nach verwendeter Stromstärke folgende Krampfarten unterscheiden:

1. Bei sehr geringen Stromstärken. Nur kurze tonische Zuckung im Augenblick des Stromflusses.

2. Bei Stromstärken, die um 1,0–1,5 mA unter der Schwelle liegen. „Furor": Heftige Lauf- und Hüpfbewegungen, Schreien; die Tiere versuchen alles, was sich in ihrer Reichweite befindet, zu beißen.

3. Bei Stromstärken, die um 0,5 mA unter der Schwelle liegen. "Subthreshold stunning": Initial kurzer tonischer Krampf, im Anschluß daran Katatonie-artiger Zustand. Zusätzlicher Reiz (z. B. starker akustischer Reiz) kann zu diesem Zeitpunkt gelegentlich einen minimalen Krampf auslösen.

4. Bei Schwellenstromstärken. Minimaler Krampf (Schwellenkrampf): Gesichtsklonus mit rhythmischen Bewegungen der Vibrissen, Kiefer und Ohren mit einer Dauer von mehreren Sekunden.

Tiere, bei denen ein Schwellenkrampf erstmalig ausgelöst wird, sind unruhig und zeigen eine hohe und variable Schwelle. Bei oftmaliger Wiederholung gewöhnen sich die Tiere und die Schwelle bleibt bei jedem einzelnen Tier außerordentlich konstant, zu häufige Krampfauslösung hat jedoch einen Schwellenanstieg zur Folge. Um die Schwelle konstant zu halten, sollen zwischen den einzelnen Schocks Intervalle von 48—72 Std eingehalten werden.

Die wesentlichsten Faktoren, die die Höhe der Schwelle beeinflussen, sind Gewicht und Alter der Tiere. Der Einfluß des Gewichtes kommt darin zum Ausdruck, daß bei Ratten, die wiederholt geschockt werden, die Schwelle nach 83 Tagen um 0,022 mA pro g Gewichtszunahme ansteigt. Noch größer als der Einfluß des Gewichtes ist derjenige des Alters (DAVENPORT und DAVENPORT): Sprague-Dawley-Ratten im Gewicht von 50 g haben eine Schwelle von 10 mA, solche im Gewicht von 250 g hingegen eine solche von etwa 20 mA. Bei älteren Tieren bleibt die Schwelle ziemlich konstant, jedoch können sehr alte und schwere Ratten Schwellenwerte von 30 mA und mehr erreichen. Immer ist die Schwelle niedriger, wenn mit der wiederholten Verabreichung von Elektroschocks bereits in der Jugend der Tiere begonnen wurde.

Weibliche Ratten haben eine etwas niedrigere Schwelle als Männchen (WOOLLEY u. Mitarb.).

5. Bei Stromstärken, die die Schwelle um nicht mehr als 1 mA überschreiten. Submaximaler Krampf: Leichte klonische Bewegungen des Kopfes und der vorderen Extremitäten.

Bei höheren Stromstärken:

Starke klonische Bewegungen des ganzen Körpers mit Aufhebung der Stellreflexe und Einnahme von Seitenlage.

Bei Stromstärken, die die Schwelle um 25% überschreiten:

Initial tonischer Krampf mit Flexionshaltung der hinteren Extremitäten, dann generalisierter Krampf.

6. Bei Stromstärken, die die Schwelle wesentlich überschreiten (bei der Ratte 150 mA). Maximaler Krampf, charakterisiert durch die folgenden vier Stadien:

a) Tonischer Krampf mit Flexionshaltung der hinteren Extremitäten (Dauer: etwa 4 sec);

b) Tonischer Krampf mit Extensionshaltung der hinteren Extremitäten (Dauer: etwa 6 sec) = typisches Merkmal des maximalen Krampfes, das allerdings bei 10—20% der Tiere fehlt;

c) Intermittierender Klonus des ganzen Körpers (Dauer: etwa 5 sec);

d) Muskelerschlaffung, im Anschluß daran Koma (Dauer: etwa 5 min).

Die Erholungszeit beträgt im Mittel 8 min.

Wie bereits erwähnt, wird der Krampf im allgemeinen dann als maximal bezeichnet, wenn eine weitere Erhöhung der Stromstärke keine Änderung des Krampfbildes oder der Krampfdauer auslöst. TEDESCHI u. Mitarb. konnten jedoch zeigen, daß der Ablauf des maximalen Krampfes nur *relativ* unabhängig von Steigerungen der Stromstärke ist. Die genannten Autoren führten diesbezügliche Untersuchungen an Mäusen durch. An diesen Tieren bewirken Stromstärken von 6—9 mA einen Schwellenkrampf (Klonus der Gesichtsmuskulatur und der vorderen Extremitäten); bei 12,5 mA tritt bereits bei 85% der Tiere ein tonischer Extensorenkrampf auf, während die restlichen Tiere entweder nur einen klonischen Krampf oder initial einen klonischen Krampf, dann einen tonischen Krampf der vorderen Extremitäten und schließlich einen generalisierten Klonus zeigen. Höhere Stromstärken bewirken immer einen typischen tonisch-klonischen (maximalen) Krampf. Die Höhe der Stromstärke wirkt sich dabei auf die Dauer der einzelnen Phasen dieses Krampfgeschehens wie folgt aus:

| Stromstärke in mA | Mittlere Dauer in Sekunden ($\pm$ mittlerer Fehler des Mittelwertes) | | | |
| | Tonischer Krampf der hinteren Extremitäten | | Klonischer Krampf | Gesamtdauer |
	Flexorenkrampf	Extensorenkrampf		
12,5	2,45 $\pm$ 0,07	13,9 $\pm$ 0,40	8,8 $\pm$ 0,32	25,4 $\pm$ 0,42
24	1,89 $\pm$ 0,05	12,9 $\pm$ 0,28	9,4 $\pm$ 0,32	24,0 $\pm$ 0,38
50	1,89 $\pm$ 0,02	13,4 $\pm$ 0,23	8,5 $\pm$ 0,38	23,5 $\pm$ 0,45
200	1,53 $\pm$ 0,05	13,8 $\pm$ 0,33	8,3 $\pm$ 0,49	23,7 $\pm$ 0,59
400	1,41 $\pm$ 0,02	15,6 $\pm$ 0,38	8,6 $\pm$ 0,36	25,6 $\pm$ 0,60

Die in obiger Tabelle zusammengefaßten Werte lassen folgende Abhängigkeiten erkennen: Die Dauer des tonischen Flexorenkrampfes nimmt mit zunehmender Stromstärke signifikant ab. Im Bereich von 12,5 bis 200 mA ist keine signifikante Änderung der Dauer des tonischen Extensorenkrampfes nachweisbar, jedoch ist diese Krampfkomponente bei 400 mA signifikant länger als bei 50 mA. Die Dauer des klonischen Krampfes zeigt innerhalb des ganzen untersuchten Bereiches keine signifikante Änderung. Die Gesamtdauer des Krampfgeschehens ist bei 12,5 und 400 mA signifikant länger als nach 25, 50 und 200 mA. Darüber hinaus nimmt die Erholungszeit (RT 50 = "Recovery time 50" = jene Zeit, die für 50% der Tiere benötigt wird, damit ein zweiter, identischer Schock den gleichen Effekt hat wie der erste Schock) mit der Zunahme der Stromstärke signifikant zu: sie beträgt z. B. nach 12,5 mA 59 sec und nach 400 mA 79 sec (lineare Korrelation zwischen dem Logarithmus der Stromstärke und der Dauer der Erholungszeit). Schließlich nimmt das Verhältnis Dauer des tonischen Flexorenkrampfes : Dauer des tonischen Extensorenkrampfes (F/E) mit zunehmender Reizstärke ab (z. B.: bei 12,5 mA 0,176 und bei 400 mA 0,090); das bedeutet, daß die Schwere des Krampfes zunimmt. Maßnahmen, die die Intensität des Krampfes herabsetzen (z. B. Verabreichung von Diphenylhydantoin) erhöhen nämlich den F/E-Wert, während gegenteilige Maßnahmen [z. B. Thyreoidektomie (WOODBURY u. Mitarb., 1952)] ihn senken.

Bei Ratten geht die Veränderung des Krampfablaufes bei Erhöhung der Stromstärke der auslösenden Reizung in ganz ähnlicher Weise wie bei Mäusen vor sich, wie aus nachfolgender Tabelle ersichtlich ist (LAFFAN u. Mitarb.):

| Stromstärke in mA | Mittlere Dauer in Sekunden ($\pm$ mittlerer Fehler des Mittelwertes) | | | |
| | Tonischer Krampf der hinteren Extremitäten | | Klonischer Krampf | Gesamtdauer |
	Flexorenkrampf	Extensorenkrampf		
37,5	3,99 $\pm$ 0,36	6,9 $\pm$ 0,67	4,23 $\pm$ 0,63	15,19 $\pm$ 0,23
75	3,43 $\pm$ 0,47	7,1 $\pm$ 0,95	3,87 $\pm$ 0,73	14,39 $\pm$ 0,10
150	2,93 $\pm$ 0,32	7,5 $\pm$ 0,62	3,98 $\pm$ 0,48	14,40 $\pm$ 0,06
300	2,59 $\pm$ 0,49	7,7 $\pm$ 0,94	4,20 $\pm$ 0,75	14,59 $\pm$ 0,10
600	2,20 $\pm$ 0,25	8,3 $\pm$ 0,19	4,74 $\pm$ 0,35	15,20 $\pm$ 0,13

Die Erholungszeit (RT 50) nimmt von 6,8 min nach 37,5 mA auf 12,5 min nach einer Reizung mit 600 mA linear mit dem Logarithmus der Stromstärke zu. Das F/E-Verhältnis nimmt bei einer Erhöhung der Stromstärke von 37,5 auf 600 mA um 54% ab.

Aus der Unzahl der möglichen Krampfarten wurden für die Auswertung antikonvulsiv wirksamer Substanzen sowie für zahlreiche andere Untersuchungen folgende Schockmethoden herausgegriffen (GOODMAN u. Mitarb., 1949; SWINYARD und GOODMAN, 1946; SWINYARD u. Mitarb.; WOODBURY und DAVENPORT):

1. Minimaler Krampf (Schwellenkrampf);
2. Minimaler Krampf (Schwellenkrampf) an Tieren, deren Empfindlichkeit für Krämpfe durch Hydration erhöht wurde;
3. Maximaler Krampf.

ad 1. und 3.:

Minimaler und maximaler Krampf werden unter Anwendung der bereits erwähnten Versuchsbedingungen (Cornealelektroden; 60 Hz-Wechselstrom; Reizdauer 0,2 sec) an Mäusen bzw. Ratten durch folgende Stromstärken ausgelöst:

	Mäuse	Ratten
Minimaler Krampf	6—9 mA	etwa 30 mA
Maximaler Krampf	50 mA	150 mA

Bei Katzen bewirkt Reizung mit 300 mA einen typischen maximalen Krampf (GOODMAN u. Mitarb., 1946); normales Verhalten der Tiere tritt 108 sec nach dem Krampf ein (WOODBURY u. Mitarb., 1948).

Als Kriterien gelten

für den minimalen Krampf: mindestens 7 sec lang anhaltender Klonus der Gesichtsmuskulatur, des Unterkiefers und der vorderen Extremitäten ohne Seitenlage (BROWN u. Mitarb.);

für den maximalen Krampf: tonischer Extensorenkrampf der hinteren Extremitäten.

Zur Bestimmung der Krampfschwelle wird mit relativ niedrigen Stromstärken begonnen und die Reizung in Abständen von 48 Std mit jeweils gesteigerter Stromstärke so lange wiederholt, bis die Schwelle erreicht ist und bei drei aufeinanderfolgenden Prüfungen um nicht mehr als 25% variiert.

ad 2.:

Herabsetzung der extracellulären Natriumionenkonzentration bewirkt eine gesteigerte Krampfempfindlichkeit (SWINYARD, 1949b). Auf diese Weise kann somit die Schwelle für den minimalen Krampf experimentell gesenkt werden. Zur Herabsetzung der extracellulären Natriumionenkonzentration werden 10 ml/100 g einer isomolaren Glucoselösung i.p. injiziert. Das Maximum der Krampfempfindlichkeit tritt bei Mäusen 2 Std und bei Ratten 4 Std nach der Glucoseinjektion ein (SWINYARD u. Mitarb.). Die zur Auslösung eines Schwellenkrampfes nötigen Stromstärken betragen bei Ratten (Kontrollwert: 27 mA), 2, 4 und 24 Std nach der Glucoseinjektion 15,6, 12 und 23 mA. Im Ausmaß der Empfindlichkeitssteigerung bestehen zwischen Mäusen und Ratten keine Unterschiede (BROWN).

Eine vierte Elektroschock-Methode wurde von TOMAN ausgearbeitet. Es handelt sich dabei um den sog. „psychomotorischen Krampf". Zur Auslösung dieses Krampfes werden Mäuse unter Verwendung von Cornealelektroden mit Rechteckimpulsserien folgender Charakteristica gereizt: Einzelimpulsdauer 1 msec oder 0,2 msec, Frequenz 6 Hz, Gesamtdauer der Reizung 3 sec. Die Schwellenstromstärke, die bei 50% der Tiere eine Reaktion auslöst, beträgt 8 mA, zur Ausführung des Testes werden jedoch üblicherweise 4fach höhere Stromstärken, d. h. 32 mA verwendet. Als Folge einer derartigen Reizung nehmen die Mäuse eine eigentümliche aufrechte Haltung ein, wobei die vorderen Extremitäten häufig gekreuzt, die hinteren hingegen weit auseinandergespreizt gehalten werden; der Schwanz ist vertikal aufgestellt. Im übrigen beherrschen Automatismen und katatone Zustände das Bild. 10—75 sec nach der Reizung wird das Verhalten der Tiere plötz-

lich wieder normal. Die Erholungszeit (RT 50) beträgt 4,4 min. Während beim
minimalen Krampf eine Erhöhung der Stromstärke um nur 0,5 mA die Reaktion
grundsätzlich verändert, ist der „psychomotorische Krampf" in seinem Ablauf
von der verwendeten Stromstärke weitgehend unabhängig: Stromstärken zwischen
8 und 48 mA lösen, wenn sie überhaupt wirksam sind, immer das gleiche Syndrom
aus (BROWN u. Mitarb.).

II. Methode nach BÁRÁNY und STEIN-JENSEN

BÁRÁNY und STEIN-JENSEN haben eine Methode zur Auslösung von Schwellen-
krämpfen an Kaninchen beschrieben und bei ihren Versuchen auch die Abhängigkeit der Höhe der Schwelle von der Reizdauer untersucht.

Die mit physiologischer Kochsalzlösung befeuchteten Elektroden befinden sich
in den äußeren Gehörgängen. Als Reizstrom wird der durch einen variablen Auto-
transformator transformierte 50 Hz-Netzstrom verwendet und über einen hohen
Serienwiderstand den Elektroden zugeleitet. Eine Spannungsänderung von 1 V
entspricht einer Stromstärkeänderung von 0,29—0,30 mA (siehe S. 10). Die Reizdauer beträgt 0,21, 1,0 oder 4,0 sec. Zur Schwellenbestimmung wird mit einer
Spannung von 55—60 V (1,0 sec Reizdauer) bzw. 100 V (0,21 sec Reizdauer) begonnen. Wenn bei dieser Reizung ein Krampf auftritt, was selten der Fall ist,
wird am nächsten Tag die Spannung um 20—30% herabgesetzt. Erweist sich
hingegen der Reiz als unterschwellig, wird in Abständen von je 5 min die Spannung
jeweils um 10% erhöht, bis die Reizung erstmalig von einem Krampf gefolgt ist.
Es soll getrachtet werden, die Anzahl der unterschwelligen Reizungen möglichst
niedrig zu halten. Da sich die Elektroden im äußeren Gehörgang befinden, führen
wiederholte Reizungen gelegentlich zu Labyrinthitis; solche Tiere müssen ausgeschieden werden.

Wiederholte Reizungen bewirken im allgemeinen einen Krampfschwellen-
anstieg, und zwar am stärksten bei kurzen (0,21 sec) Einzelschocks. 30 min nach
einem abgelaufenen Krampf ist die Krampfschwelle nicht mehr signifikant von
ihrem Kontrollwert verschieden, Intervalle von je einer Stunde werden daher als
ausreichend erachtet. Unterschwellige Reizungen können in Abständen von 5 min
wiederholt werden, ohne daß die Höhe der Krampfschwelle beeinflußt wird.

Die Abhängigkeit der Krampfschwelle von der Reizdauer ergibt sich aus
folgender Zusammenstellung:

Reizdauer sec	Krampfschwelle (Mittelwert ± mittlerer Fehler des Mittelwertes)
0,21	172 ± 10 V (58 mA)
1,0	83,5 ± 2,2 V (28 mA)
4,0	67,8 ± 2,4 V (23 mA)

Der Krampf selbst ist durch folgende Phasen charakterisiert: Aura (Latenz) —
tonische Phase — klonische Phase — Stupor. Die Aura, die durch Erregungserscheinungen gekennzeichnet ist, dauert nach schwächeren Reizen 2—6 sec; nach
stärkeren, überschwelligen Reizungen kann sie fehlen, der Krampf beginnt dann
sofort. Nach vorübergehender Beruhigung folgt die tonische Phase mit einer
durchschnittlichen Dauer von 15 sec. Es handelt sich dabei im wesentlichen um
einen Streckkrampf mit Opisthotonus, der von plötzlich einsetzenden heftigen
klonischen Bewegungen der hinteren Extremitäten gefolgt ist. Die daran an-
schließende klonische Phase (Dauer: etwa 4 sec) beginnt mit groben synchronen
Bewegungen, die am Ende dieser Phase in Laufbewegungen aller vier Extremitäten

übergehen. Diese Laufbewegungen verschwinden allmählich und gehen in einen etwa 3 min langen Stupor über. Das Ende des Stupors ist durch Aufrichten des Kopfes, Adduktion zuerst der vorderen, dann auch der hinteren Extremitäten und schließlich durch Wiedereinnahme der normalen Körperhaltung gekennzeichnet. Verschiedene von diesem typischen Krampfablauf abweichende Reaktionsformen kommen vor.

Wiederholung der Krampfauslösung, Reizdauer und Reizstärke wirken sich auf den Krampfablauf wie folgt aus: Bei wiederholten Schwellenbestimmungen wird die tonische Phase allmählich etwas kürzer, während die klonische Phase unverändert bleibt. Zwischen der Wirkung von Reizen einer Dauer von 0,21 sec und solchen einer Dauer von 1,0 sec besteht kein Unterschied. Eben überschwellige und weit überschwellige Reize lösen gleichartige Krämpfe aus. Die Dauer des Stupors wird durch die Reizdauer (0,21 oder 1,0 sec) nicht signifikant beeinflußt, während sich die Reizstärke so auswirkt, daß nach überschwelligen Reizen der Stupor etwa doppelt so lang dauert wie nach Schwellenreizen (1,4 min anstatt 0,7 min).

BÁRÁNY hat den Einfluß der Elektrodenart (Ohrelektroden oder Cornealelektroden) und der Position der Versuchstiere (sitzend oder hängend) auf den Krampfablauf untersucht. Die Elektrodenart hat keinen Einfluß auf den normalen Krampfablauf, beeinflußt jedoch den durch Phenobarbital ausgelösten Schwellenanstieg. Die Körperhaltung hat keinen Einfluß auf die normale Schwelle.

Ein der Methode von BÁRÁNY und STEIN-JENSEN ähnliches Verfahren zur Auslösung eines Elektroschocks an Kaninchen wurde von CHU und DRIVER angegeben. Hierbei befindet sich eine Elektrode im Maul, die andere an der befeuchteten Haut des Occiput. Als mittlere Krampfschwelle wurde unter diesen Versuchsbedingungen 18 mA (Extremwerte: 14—28 mA) gefunden. Zur Schwellenbestimmung wird mit einer Stromstärke von 14 mA begonnen und diese in 5 min-Intervallen jeweils um 2 mA gesteigert, bis die Schwelle erreicht ist.

III. Methode nach RADOUCO u. Mitarb.

RADOUCO u. Mitarb. (1952b) haben eine ausführliche Untersuchung über den Elektroschock an verschiedenen Tierarten, insbesondere aber an Meerschweinchen durchgeführt.

Die Reizung erfolgt mit 50 Hz-Wechselstrom einer Dauer von 0,4 sec über bucco-occipitale Elektroden nach BATELLI, wobei sich eine Elektrode im Maul des Tieres, die andere am Occiput befindet. Zur Auslösung eines typischen tonisch-klonischen Krampfes sind Ströme notwendig, die durchschnittlich eine Spannung von 13,28 V bzw. eine Stromstärke von 56,08 mA aufweisen. Das Gewicht hat keinen nachweisbaren Einfluß auf die Schwelle. Das Krampfgeschehen zerfällt in folgende Abschnitte: Präkonvulsive Phase — tonische Phase mit Extension der vorderen Extremitäten und Flexion der hinteren Extremitäten — klonische Phase — Phase der Schwimmbewegungen — postkonvulsive Phase (Koma). Abb. 4 zeigt den zeitlichen Ablauf der einzelnen Stadien sowie die ihnen zugeordneten vegetativen Symptome.

Steigerung der Stromstärke bzw. der Spannung über den Schwellenwert hinaus ändert das Krampfbild nicht mehr. Hingegen werden bei Reizungen mit unterschwelligen Strömen polymorphe Bilder erhalten, bei denen die tonische Phase immer fehlt.

IV. Methode nach GERLICH

Diese Methode wurde ebenfalls primär für Meerschweinchen ausgearbeitet, sie kann jedoch in einer von WOLF angegebenen Modifikation auch für Ratten Verwendung finden.

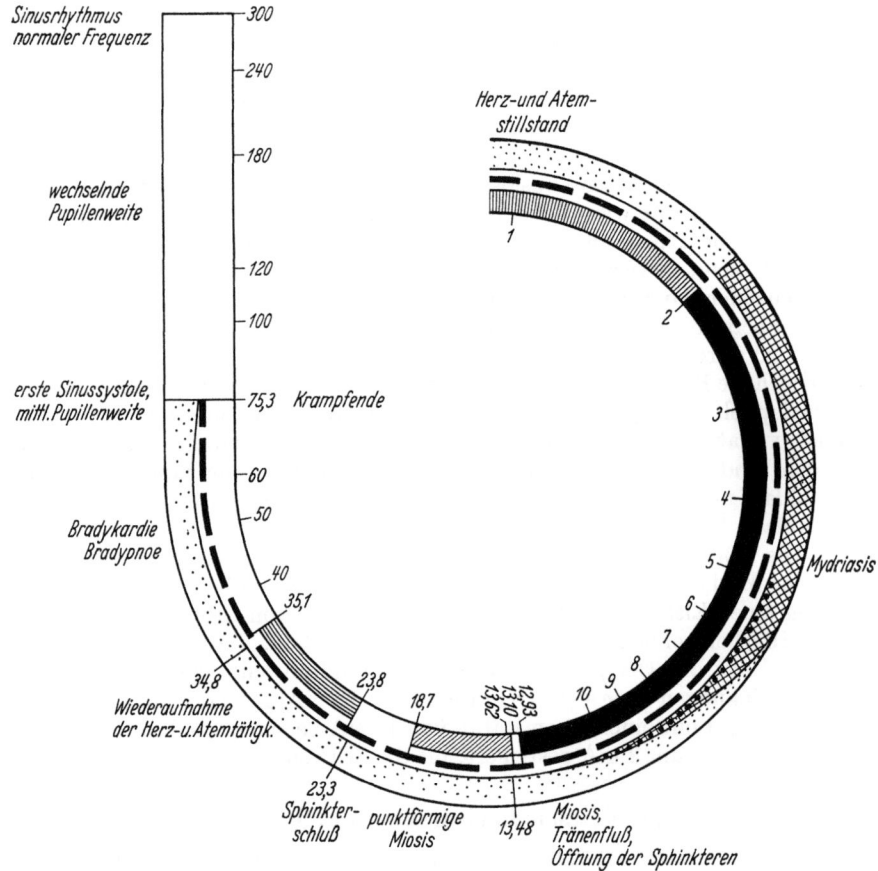

Abb. 4. Ablauf des durch Elektroschock ausgelösten Krampfes am Meerschweinchen (n. RADOUCO u. Mitarb., 1952 b)

Zeichenerklärung:

Zahlen am Innenrand der Spirale: Dauer in Sekunden, im logarithmischen Maßstab aufgetragen.

■ ■ Bewußtlosigkeit

Inneres Segment der Spirale: Motorische Symptome, und zwar:

⬚ Präkonvulsive Phase	▦ Phase der Schwimmbewegungen	
■ Tonische Phase	▢ Postkonvulsive Phase	
▨ Klonische Phase	Koma und die dem Anfall folgende Phase	

Äußeres Segment der Spirale: Neurovegetative Symptome, und zwar:

▤ Vagotone Phase	•••• Mydriasis	
▦ Sympathicotone Phase	Miosis	

Bei der Methode nach GERLICH werden als Reizelektroden mit Wildleder über-
zogene Messingkugeln (Durchmesser: 0,8 cm) verwendet, die, mit physiologischer
Kochsalzlösung befeuchtet, fest in die beiderseitigen Vertiefungen der Schläfenbeine gedrückt werden. Das Reizgerät liefert über einen Vorwiderstand von mindestens 1000 Ω einen 50 Hz-Wechselstrom variabler Spannung; die Spannungsänderung erfolgt durch ein hochohmiges Potentiometer oder mittels eines Span-
nungstransformators. Die Reizdauer beträgt 0,1—0,9 sec. Bestimmt wird diejenige
Wechselspannung (Krampfpotential), die bei konstanter Frequenz und Reizzeit
und bei bestimmter Stromstärke eben einen Krampf auszulösen imstande ist
(Krampfschwelle). Zur Ermittlung der Krampfschwelle wird in Intervallen von
je 12 sec die Spannung jeweils um 5 V gesteigert, bis erstmalig ein Krampf auftritt; die Ausgangsspannung beträgt 50 V. Die Krampfschwellenbestimmung

erfolgt täglich. Die mit Hilfe dieser Methode ermittelte Schwellenspannung hat natürlich nur für diese Versuchsanordnung (kurze Reizintervalle!) Gültigkeit, liefert jedoch nach GERLICH gute Vergleichswerte. Die Schwelle liegt um so höher, je höher das Tiergewicht ist.

V. Methode nach MERRITT und PUTNAM

MERRITT und PUTNAM haben für Katzen eine Schockmethode beschrieben, bei der bucco-occipitale Elektroden und als Reizstrom ein zerhackter Gleichstrom (annähernd Rechteckimpulse einer Frequenz von 8 Hz) mit einer Reizdauer von 10 sec verwendet werden. Die Stromstärke wird in Abständen von mindestens 5 min gesteigert, bis erstmalig ein Krampf auftritt. Im allgemeinen sind für Katzen im Gewicht von 2—3 kg zur Erzeugung eines Schwellenkrampfes Stromstärken im Bereich von 10—20 mA erforderlich.

B. Chemisch induzierte Krämpfe

I. Cardiazolkrampf

Cardiazol bewirkt bei allen Tierarten ein weitgehend gleichartiges Krampfgeschehen, das mit Unruhe und gesteigerter Erregbarkeit beginnt, dann in paroxysmale Zuckungen und klonische Krämpfe übergeht und schließlich mit einem tonischen Krampf endet. Die nachfolgende Tabelle nach GOODMAN u. Mitarb. (1953a) zeigt eine Gegenüberstellung der Charakteristica der maximalen Krämpfe, die (an der Maus) durch elektrische Reizung einerseits und durch Cardiazol andererseits ausgelöst werden können:

	Dauer in Sekunden ($\pm$ mittlerer Fehler des Mittelwertes)	
	Elektroschock	Cardiazolkrampf
Initialer Klonus	fehlt	$4,7 \pm 0,27$
Tonischer Krampf der hinteren Extremitäten:		
Flexion	$2,0 \pm 0,04$	$1,0 \pm 0,07$
Extension	$11,6 \pm 0,26$	$11,1 \pm 0,16$
Klonus	$12,3 \pm 0,6$	fehlt
Gesamtdauer	$25,9 \pm 0,9$	$17,1 \pm 0,51$
Recurrierende Krämpfe	fehlen	häufig (bei 55% der Tiere; 2. Krampf durchschnittlich 7 min nach dem ersten)

Mortalität: beim Cardiazolkrampf etwa 10mal größer — 50% — als beim maximalen Krampf nach elektrischer Reizung.

Bezüglich weiterer Einzelheiten der Cardiazolwirkung sei auf eine kürzlich erschienene Übersichtsarbeit von HAHN (1960) verwiesen, in der sich Angaben über die heute geltenden Ansichten über den Wirkungsmechanismus und Angriffspunkt von Cardiazol finden.

Prinzipiell muß zwischen zwei Verfahren zur Auslösung von Cardiazolkrämpfen bzw. von chemisch induzierten Krämpfen überhaupt unterschieden werden, der qualitativen und der quantitativen Methode. Bei der qualitativen Methode wird eine bestimmte Cardiazoldosis verabreicht und beobachtet, welcher Prozentsatz der damit behandelten Tiere mit einem typischen Krampfanfall reagiert; bei der quantitativen Methode wird hingegen jene Cardiazoldosis bestimmt, die am einzelnen Tier eben einen typischen Krampfanfall auszulösen imstande ist. Diese beiden Verfahren sollen im folgenden getrennt besprochen werden.

In der folgenden Zusammenstellung sind die zur Auslösung eines Cardiazolkrampfes anzuwendenden Verfahren sowie die hierzu erforderlichen Dosen für die
einzelnen Tierarten beschrieben, wobei diese Zusammenstellung keinen Anspruch
auf Vollständigkeit erhebt, sondern lediglich einen allgemeinen Überblick zu geben
beabsichtigt.

a) Qualitative Verfahren

1. Kaltblüter

Die Cardiazol-Krampfdosis liegt beim *Frosch* bei 8—15 mg/100 g (HILDE-
BRANDT; RIDDER; ZIPF u. Mitarb.) bzw. bei 20 mg pro Tier (CAMP). Etwa 10 min
nach Injektion von 10 mg/100 g Cardiazol in den Bauchlymphsack kommt es zu
einem mit einem lauten Schrei und mit starker Schleimabsonderung einhergehenden Krampfanfall, der einem Pikrotoxinkrampf sehr ähnlich ist; nach
höheren Dosen tritt der Krampf bereits 1—5 min post inj. auf. Die Krämpfe
dauern etwa 1 Std lang an und sind von einem Stadium der Erschöpfung gefolgt
(HILDEBRANDT). 15 mg/100 g Cardiazol, in den dorsalen Lymphsack injiziert, führen nach ABBOZZO u. Mitarb. nach einer Latenzzeit von 23 min zum Auftreten von
durchschnittlich 16 Krämpfen, die im Mittel 56 min lang anhalten. Diese Dosis
wird von allen Tieren überlebt. Die Dosis letalis liegt bei 25 mg/100 g (ZIPF
u. Mitarb.).

Die optimale Cardiazol-Krampfdosis beim *Salamander* (erwachsene Wasser-
form von Triturus viridescens) beträgt 1 mg/g i.p. Etwa 10 min nach der Injektion
setzt plötzlich die klonische Phase des Krampfes ein, die mit einer Sekretion der
Hautdrüsen vergesellschaftet ist und 20 sec lang dauert; im Anschluß daran tritt
die tonische Phase mit Opisthotonus auf, die wenige Sekunden bis mehrere Minuten anhält. Dann kommt es zu einer Erschlaffung, die von klonischen Zuckungen
des Stammes und der Extremitäten unterbrochen ist. Erst nach 24 Std sind die
Tiere wieder völlig normal. Als Nebenerscheinungen beobachtet man nach dem
ersten Krampf Ödembildungen. Die Tiere unternehmen keinen Versuch, sich fortzubewegen, sich aufzurichten oder auf Reize zu reagieren (PETERS u. Mitarb.,
1955, 1958).

Untersuchungen über den Cardiazolkrampf an *Feuersalamanderlarven* und an
Stichlingen (Gasterosteus aculeatus) wurden von GESSNER durchgeführt. Die Lar-
ven bzw. Stichlinge werden zu diesem Zweck in eine Cardiazollösung bestimmter
Konzentration eingebracht. Die Krampfschwellenkonzentration beträgt für Feuersalamanderlarven 1:2000 und für Stichlinge 1:5000. Die Zeit bis zum Auftreten
von Krämpfen beträgt für Feuersalamanderlarven in einer Cardiazollösung 1:750
etwa 10 min und in einer Cardiazollösung 1:250 etwa 2—5 min, für Stichlinge in
einer Cardiazollösung 1:1000 etwa 30—60 min. Das Verfahren kann auch zur Auswertung von Schlafmitteln verwendet werden, wobei die Tiere zunächst in die
Schlafmittellösung und im Anschluß daran in die Cardiazollösung eingebracht
werden. Für solche Auswertungen sind nach GESSNER Feuersalamanderlarven zu
bevorzugen.

ABBOZZO u. Mitarb. beobachteten das Verhalten von *Carassus auratus* in einer
Cardiazollösung 1:5000. Die Krämpfe traten nach einer Latenzzeit von 40 min
ein und dauerten 120 min lang an.

2. Tauben

Zur Erzeugung von Krämpfen an Tauben wurden von WINIWARTER 12 mg
Cardiazol pro Tier i.m. und von CHAKRAVARTI 9 mg/kg i.v. verabreicht. Nach der
i.m. Injektion halten die Krämpfe, die von schweren Störungen der Stellreflexe
begleitet sind, 15—60 min lang an. An großhirnlosen Tauben bewirken gleich

große Cardiazoldosen nur leichte Erregungserscheinungen (WINIWARTER). Die emetische Dosis beträgt 6 mg/kg Cardiazol i.v. (CHAKRAVARTI).

3. Mäuse

Mäuse und Ratten sind jene beiden Tierarten, an denen Cardiazolkrämpfe in erster Linie zur Auswertung antikonvulsiv wirksamer Substanzen ausgelöst werden. Darauf wird später noch näher eingegangen werden.

Nachfolgend sei zunächst eine Zusammenstellung gebracht, in der eine Auswahl der von verschiedenen Autoren verwendeten Cardiazol-Krampfdosen wiedergegeben ist. Die Dosen sind jeweils in mg/kg angegeben. DC 5, DC 10 (Dosis convulsiva 5 bzw. 10) usw. bedeuten jeweils jene Cardiazoldosen, die bei 5%, 10% usw. der Tiere einen Cardiazolkrampf auslösen.

Cardiazol-Krampfdosen bei Mäusen:

Intravenöse Verabreichung:

DC 97: 38 mg/kg (GOODMAN u. Mitarb., 1953a, 1953b);
DC 98—100: 40 mg/kg (TRIPOD u. Mitarb.);
DC 100: 35 mg/kg (MIRSKY u. Mitarb.);
,,Sichere Krampfdosis": 60 mg/kg (MARSHALL und VALLANCE).

Subcutane Verabreichung:

DC 50: 55 (ORLOFF u. Mitarb.) bzw. 68 mg/kg (CHEN u. Mitarb., 1956);
DC 95: 62 mg/kg (ORLOFF u. Mitarb.);
DC 97: 85 mg/kg (GOODMAN u. Mitarb., 1953b; SWINYARD u. Mitarb.);
DC 98—100: 93 mg/kg (CHEN u. Mitarb., 1956);
DC 100: 100 (EVERETT und RICHARDS) bzw. 110 mg/kg (ZETLER, 1956);
,,Krampfdosis": 45 (ZIPF u. Mitarb.), 80 (BROCK u. Mitarb.), 93 (CHEN u. Mitarb., 1954b) und 100 mg/kg (FEER und WASER).

Intraperitoneale Verabreichung:

DC 5: 66 mg/kg (BIANCHI);
DC 50: 98 mg/kg (BIANCHI);
DC 92: 60 mg/kg (DE JONGH und VAN PROOSDIJ-HARTZEMA);
DC 95: 145 mg/kg (BIANCHI);
DC 97: 100 mg/kg (GINZEL);
DC 100: 80 (ZETLER, 1956) bzw. 100 mg/kg (CHEYMOL und THUILLIER);
,,Krampfdosis": 60 (NIESCHULZ u. Mitarb.) bzw. 100 mg/kg (STILLE und BRUNCKOW).

Bei *peroraler* Verabreichung fanden CONRAD u. Mitarb. als Dosis, die bei 50% der Tiere einen klonischen Krampf auslöst, 97 mg/kg und als Dosis, die bei 50% der Tiere einen tonischen Krampf auslöst, 135 mg/kg.

Zu obiger Zusammenstellung ist zu bemerken, daß die Wirkung etwa einer i.v. DC 97 nicht unbedingt derjenigen einer s.c. DC 97 gleichgesetzt werden kann. SWINYARD (1949a), GOODMAN u. Mitarb. (1949) und SWINYARD u. Mitarb. haben an Mäusen und Ratten eine Reihe von Methoden zur Auswertung von antikonvulsiv wirksamen Substanzen entwickelt, wobei die Krampferzeugung entweder elektrisch oder durch Verwendung von Cardiazol erfolgt. Soweit dabei Cardiazol zur Krampferzeugung herangezogen wird, beschrieben die genannten Autoren zwei Teste, nämlich den "Maximal Metrazol Seizure Pattern Test" und den "Metrazol Seizure Threshold Test". Beim maximalen Cardiazolkrampf handelt es sich um tonisch-klonische Krämpfe, die durch i.v. Injektion der DC 97 = 38 mg/kg Cardiazol (0,5%ig, Volumen nicht größer als 0,25 ml, Injektionsdauer nicht länger als 4 sec) ausgelöst werden. Der Krampfschwellentest wird hingegen durch s.c.

Injektion der DC 97 = 85 mg/kg Cardiazol bzw. nach CHEN u. Mitarb. (1956) von 93 mg/kg Cardiazol (= DC 98—100) hervorgerufen, wodurch ein minimaler klonischer Krampf ausgelöst wird. Antikonvulsiva können diese beiden Krampfarten unterschiedlich beeinflussen. Zur Auswertung derartiger Substanzen werden die Tiere damit vorbehandelt; als Kriterium der Wirksamkeit dient beim maximalen Cardiazolkrampf die Aufhebung des tonischen Extensorenkrampfes der hinteren Extremitäten, beim s.c. Schwellenkrampf hingegen die Aufhebung des klonischen Krampfes überhaupt. Inwieweit zwischen dem maximalen Cardiazolkrampf und dem maximalen Elektroschock eine Übereinstimmung besteht, ist eine zur Zeit noch nicht geklärte Frage. Während GOODMAN u. Mitarb. (1953a) und CHEN u. Mitarb. (1954b) annehmen, daß beide Untersuchungsmethoden bei der Auswertung antikonvulsiv wirksamer Substanzen gleichartige Ergebnisse liefern, sind JENNEY und PFEIFFER sowie MITCHELL und KEASLING der Ansicht, daß dies nicht der Fall ist. Auf diesen Fragenkomplex kann hier jedoch nicht näher eingegangen werden.

Die Charakteristica des maximalen Cardiazolkrampfes der Maus wurden bereits einleitend erwähnt (siehe S. 19). Das Endstadium des Krampfes ist bei der Maus nach Cardiazol, Strychnin, Pikrotoxin und Thujon gleichartig: immer handelt es sich um einen tonischen Krampf mit einer Extension der Extremitäten und einer Ventralflexion des Kopfes; wenn die Tiere den ersten Krampf überleben, zeigen sie zwischen den Krämpfen eine Hypertonie der Muskulatur, eine Versteifung der Extremitäten, eine Polypnoe und ein Straubsches Schwanzphänomen (CHEYMOL und THUILLIER). Nicht alle Autoren finden bei dem durch i.v. Cardiazolinjektion ausgelösten maximalen Krampf eine so hohe Mortalität wie GOODMAN u. Mitarb. (1953a) (50%); so beträgt etwa nach MIRSKY u. Mitarb. die DC 100 35 mg/kg i.v. und die dabei beobachtete Mortalität 0%.

Für verschiedene Untersuchungen spielt die Latenzzeit bis zum Auftreten des ersten Krampfes eine besondere Rolle. Dies ist bei der i.v. Cardiazolinjektion nicht möglich, da dabei die Krämpfe immer unmittelbar nach der Injektion beginnen. Nach BROCK u. Mitarb. beträgt nach Injektion von 80 mg/kg Cardiazol s.c. die Latenzzeit bis zum Eintritt des ersten Krampfes im Mittel 8 min 43 sec. die Zahl der Krämpfe 3—5, die Dauer des einzelnen Krampfes im Mittel 10,3 sec, und die Mortalität etwa 40%. ZETLER (1956) findet eine s.c. DC 100 von 110 mg/kg (Mortalität: 17%), wobei die Latenzzeit bis zum ersten Krampf durchschnittlich 11,8 min beträgt. Nach dem gleichen Autor tritt der erste Krampf nach Injektion der i.p. DC 100 = 80 mg/kg (Mortalität: 0%) durchschnittlich nach einer Latenzzeit von 2,4 min auf. Nach CHEYMOL und THUILLIER beträgt die i.p. DC 100 100 mg/kg (Mortalität: 78,3%) und die Latenzzeit bis zum ersten Krampf 3—4 bis 11—14 min; die Krämpfe dauern 40 sec bis 8 min an und sind von 1—4 min langen krampffreien Intervallen unterbrochen. Vor Krampfbeginn besteht keine Übererregbarkeit (wie bei Strychnin), häufig hingegen ein Straubsches Schwanzphänomen. ABBOZZO u. Mitarb. fanden nach 50 mg/kg Cardiazol s.c. eine Latenzzeit von 8 min und nach 100 mg/kg eine solche von 4 min 40 sec. Die Frequenz der Krämpfe betrug nach der kleineren Cardiazoldosis 0,44 pro min (Mortalität: 0%) und nach der größeren 1 pro min (Mortalität: 75%).

4. Ratten

Nachfolgend ist nach denselben Gesichtspunkten, wie dies oben für Mäuse geschehen ist, eine Zusammenstellung einiger der für Ratten verwendeten Cardiazol-Krampfdosen wiedergegeben.

Cardiazol-Krampfdosen bei Ratten:

Intravenöse Verabreichung:
DC 50: 21,3 (HOTOVY) bzw. 22,6 mg/kg (EICHHOLTZ u. Mitarb.);
DC 100: 50 mg/kg (KEWITZ und REINERT; VOSS);
„Minimale Krampfdosis": 50 mg/kg (HILDEBRANDT);
„Krampfdosis": 20 (ZIPF u. Mitarb.) bzw. 50 mg/kg (CAMP).
Subcutane Verabreichung:
DC 50: 50 mg/kg (HERKEN, 1950);
DC 97: 70 mg/kg (GOODMAN u. Mitarb., 1953b);
DC 100: 50 (VOSS), 80 (HERKEN, 1950, 1951; ARRIGONI-MARTELLI und KRA-MER) und 100 mg/kg (GROS und HAAS; NYÁRY);
„Minimale Krampfdosis": 40 (WATT), 50 (GROS und HAAS; HILDEBRANDT; TARTLER) und 55 mg/kg (ALBUS; MEHL);
„Krampfdosis": 50 (CAMP) bzw. 70 mg/kg (SWINYARD, 1947);
„Sichere Krampfdosis": 30—50 mg/kg (MALONEY).

Intraperitoneale Verabreichung:
DC 50: 37,26 (BLUM und ZACKS) bzw. 42,9 mg/kg (KOCH);
DC 81: 80 mg/kg (DE JONGH und VAN PROOSDIJ-HARTZEMA);
DC 100: 50 mg/kg (KOHN und JACOBI; WIENKE);
„Minimale Krampfdosis": 25 mg/kg (GROSS und FEATHERSTONE);
„Krampfdosis": 75 mg/kg (CAHEN u. Mitarb.);
„Sichere Krampfdosis": 80 mg/kg (BÜCH).
Intramuskuläre Verabreichung:
„Minimale Krampfdosis": 35 mg/kg (GROSS und FEATHERSTONE).
Perorale Verabreichung:
DC 100: 180 mg/kg (VOSS).

NYÁRY beschreibt den Cardiazolkrampf (nach s.c. Injektion) an der Ratte wie folgt: 5—10 min nach 50 mg/kg deutliche Reizerscheinungen wie Unruhe, Umher-laufen, zeitweise starkes Zittern; die Tiere lecken sich Maul und Fell. Dieser Zustand dauert 20—30 min lang an und ist dann von einer Beruhigung gefolgt. Krämpfe sind bei dieser Dosis selten. 80 mg/kg bewirken nach 10 min starke Un-ruhe, Umherlaufen, Tachypnoe; nach 20—25 min treten bei 80% der Tiere epileptiforme Krämpfe auf. MEHL beschreibt nach ähnlichen Dosen (60—70 mg/kg s.c.) heftige Springkrämpfe, wobei die Tiere Sprünge bis zu einer Höhe von $1/2$ m ausführen können. Die s.c. DC 100 beträgt nach NYÁRY 100 mg/kg. Nach Zufuhr dieser Dosis kommt es nach einer 6—10 min lang anhaltenden Unruhe zu heftigen epileptiformen Krämpfen, die sich in Abständen von 3—10 min 3—4 mal wieder-holen. Die DL_{60} liegt bei 150 mg/kg und die DL_{100} bei 200 mg/kg s.c.

Die Wirkung von i.p. injiziertem Cardiazol wird von KOHN und JACOBI fol-gendermaßen beschrieben: Nach 20—30 mg/kg Schreckhaftigkeit, aufgeregtes Um-herlaufen, Tachypnoe; nach 40 mg/kg vorübergehende Zuckungen, die 1 min post inj. beginnen und gelegentlich klonische Krämpfe; nach 50 mg/kg regelmäßig Krämpfe; nach 70—90 mg/kg starke Krämpfe und 2—10 min später Tod in einem Zustand stärkster Erschöpfung. Die Krämpfe treten um so schneller ein, je höher die Dosis ist. So beträgt die Latenzzeit nach 120 mg/kg i.p. 10 min und nach 200 mg/kg i.p. weniger als 2 min (TORDA).

Eine ausführliche mathematisch-statistische Untersuchung über die Korrela-tion zwischen konvulsiver und letaler Wirkung verschiedener Krampfgifte bei i.p. Injektion an Ratten wurde von BLUM und ZACKS durchgeführt. Darnach beträgt für Cardiazol die DC 50 = 37,26 mg/kg i.p. und die DL_{50} = 62,83 mg/kg i.p.

In gleicher Weise wie bei Mäusen kann auch an Ratten durch Verabreichung der s.c. DC 97 (70 mg/kg) ein „Schwellenkrampf" ausgelöst werden. Für die Auswertung antikonvulsiv wirksamer Substanzen ist dieser Krampf ebenso gut geeignet wie der analoge Krampf an Mäusen (SWINYARD u. Mitarb.).

5. Meerschweinchen

Zur Erzeugung eines Cardiazolkrampfes an Meerschweinchen verwendete Dosen sind nachfolgend zusammengestellt.

Cardiazol-Krampfdosen bei Meerschweinchen:

Intravenöse Verabreichung:

DC 100 : 70 mg/kg (Voss);
„Minimale Krampfdosis":50 mg/kg (HILDEBRANDT).

Subcutane Verabreichung:

DC 100 : 70 mg/kg (Voss);
„Minimale Krampfdosis": 50 mg/kg (HILDEBRANDT);
„Krampfdosis": 75 mg/kg (FROMMEL und BECK).

Intraperitoneale Verabreichung:

DC 50: 50 mg/kg (WASTL);
DC 100: 50 (WIENKE) bzw. 75 mg/kg (WASTL).

Perorale Verabreichung:

DC 100: 110 mg/kg (Voss).

Präkonvulsive Symptome beim Meerschweinchen sind: motorische Unruhe, Übererregbarkeit, Furchtsamkeit, Tremor, Zuckungen des Kopfes und der Extremitäten, tiefe und frequente Atmung. Die sich daran anschließenden Symptome sind epileptiform, während der tonischen Phase besteht eine extreme spastische Extensorenrigidität (z. B. Opisthotonus), abwechselnd mit klonischen Bewegungen (Laufbewegungen oder inkoordinierte Bewegungen, unterbrochen von Perioden der Erschöpfung). Nach i.p. Cardiazolzufuhr dauern die Krämpfe bis zu 3 Std an und sind von einer Depression gefolgt, während der die Tiere sterben können. Die Abhängigkeit der Wirkung von der Dosis äußert sich bei i.p. Zufuhr wie folgt: Nach 50 mg/kg ziemlich schwache Krämpfe bei 50% der Tiere, Krampfbeginn nach 5 min, Mortalität 0%; nach 75 mg/kg heftige Krämpfe bei allen Tieren, Krampfbeginn nach 3 min, Mortalität 85%; nach 100 mg/kg extrem heftige Krämpfe bei allen Tieren, Krampfbeginn nach 2 min, Mortalität 100% (WASTL).

Die Latenzzeit bis zum Krampfbeginn ist selbstverständlich auch von der Applikationsart abhängig. Sie beträgt nach 70 mg/kg i.v. 4 sec, nach 70 mg/kg s.c. 5 min und nach 110 mg/kg p.o. 48 min (Voss). Bei s.c.-Verabreichung beträgt die Latenzzeit nach 50 mg/kg 16 min, nach 75 mg/kg 15 min und nach 100 mg/kg 9 min. Nach diesen Cardiazoldosen traten 1, 2 und 16 Krämpfe auf, die 5, 6 und 39 min lang anhielten (ABBOZZO u. Mitarb.).

FROMMEL und BECK haben eine Apparatur zur Messung von Erregung und Krämpfen (Zitterkäfig) für Meerschweinchen beschrieben. Nach ihren Angaben beträgt die erregende Cardiazoldosis 25 mg/kg s.c., die Krampfdosis 75 mg/kg s.c. und die letale Dosis 100 mg/kg s.c.

6. Kaninchen

Cardiazol-Krampfdosen beim Kaninchen:

Intravenöse Verabreichung:

DC 97: 15 mg/kg (GOODMAN u. Mitarb. 1953b);
DC 100: 40 mg/kg (Voss);

„Minimale Krampfdosis": 5 (HELAERS), 10 (SCHUEBEL und GEHLEN), 10—15 (SCHOEN) und 12 mg/kg (WERNER und TATUM);

„Krampfdosis": 10—20 (HELAERS), 12 (HAHN, 1948), 14—15 (BIEHLER), 20 (DIETRICH und EBSTER; SCHOEN), 20—30 (HILDEBRANDT), 25 (RADOUCO u. Mitarb., 1952a) und 50 mg/kg (CAMP);

„Sichere Krampfdosis": 25 mg/kg (BÜCH, MALONEY).

Subcutane Verabreichung:

DC 100: 40 mg/kg (VOSS);

„Minimale Krampfdosis": 30 (BRUNS u. Mitarb.), 40 (SCHUEBEL und GEHLEN) und 45 mg/kg (WATT);

„Krampfdosis": 25 (FROMMEL u. Mitarb.), 35 (HAHN, 1948), 40 (HILDEBRANDT) und 50 mg/kg (SCHOEN, CAMP);

„Sichere Krampfdosis": 25 mg/kg (MALONEY).

Intramuskuläre Verabreichung:

Krampfdosis: 43 mg/kg (AXMACHER).

Perorale Verabreichung:

DC 100: 140 mg/kg (VOSS).

Das Kaninchen stellt gewissermaßen die klassische Versuchstierart für die Auslösung von Cardiazolkrämpfen dar, und mehrere Autoren haben dieses Krampfgeschehen beschrieben. Eine der ausführlichsten Beschreibungen stammt von RADOUCO u. Mitarb. (1952a), deren wesentlichste Angaben im folgenden wiedergegeben sind. RADOUCO u. Mitarb. (1952a) haben Kaninchen mit Cardiazol in einer Dosierung von 5—25 mg/kg i.v. (Injektionszeit: 10 sec) behandelt. Der nach Schwellendosen auftretende Krampf («Crise-seuil») zeigt folgenden Ablauf:

1. Präkonvulsive Phase. Dauer: 10 sec. Beginn unmittelbar nach der Injektion oder schon vor deren Ende. Psychomotorische und vegetative Symptome. Die Tiere sind unruhig, erschreckt, bewegen sich hin und her und zeigen Myoklonismen der Augenlider und im Gesicht. Vertikale Sprünge bis zu einer Höhe von $^1/_2$ m. Vor dem Krampf gelegentlich klonische Bewegungen (2—5 sec). Kopf ventral flektiert, Augen geschlossen, Maul weit geöffnet, bis in der 8.—10. sec Trismus auftritt. Extensorenhypertonie, übergehend in die tonische Phase. Mydriasis und Exophthalmus, bisweilen bei verlängerter Latenzperiode Miosis und Enophthalmus.

2. Konvulsive Phase. *a) Tonische Phase.* Dauer: 15—20 sec. Haltung wie bei Enthirnungsstarre. Tonischer Extensorenkrampf zuerst der vorderen, dann, plötzlich einsetzend, auch der hinteren Extremitäten; Opisthotonus. Kopf dorsal flektiert, Trismus, Augen geschlossen, Nickhautvorfall, Bulbi nach oben gedreht. Wirbelsäule dorsal flektiert, Schwanz in die Höhe gerichtet, Rigidität der Thorax- und Abdominalmuskulatur. Übergang von Mydriasis in Miosis und von Exophthalmus in Enophthalmus. Kurzer Herzstillstand oder Bradykardie, dann Tachykardie. 1—2 sec vor Beginn der tonischen Phase Atemstillstand, bis zum Ende der klonischen Phase anhaltend. Am Ende der tonischen Phase Piloerektion.

b) Klonische Phase. Dauer: 40—80 sec. Muskelzuckungen, zuerst schwach, dann immer stärker werdend, an allen Extremitäten mit maximaler Intensität und Frequenz in der 20. sec, dann allmählich abnehmend. Klonische Krämpfe vom Extensoren-Flexoren-Typ gehen am Ende des Krampfes in Schwimmbewegungen über; Kopf und Schwanz machen gleiche Bewegungen wie Extremitäten. Kiefer zuerst fest angespannt, dann Kaubewegungen. Bei Beginn der klonischen Phase Kontraktion des Penis und Scrotum, bis zum Ende des Stupor anhaltend. Miosis erreicht ihr Maximum. Wiederaufnahme der Atmung am Ende der klonischen

Phase. Diese endet mit Ventralflexion des Kopfes und Schwanzes, kurz vorher langsames Öffnen der Augen.

3. Postkonvulsive Phase. *a) Stuporöse Phase.* Dauer: 2—3 min. Muskelerschlaffung, von kurzen Perioden mit Kontraktionen der Extremitätenmuskulatur unterbrochen. Schwimm- oder Laufbewegungen. Kopf stark ventral flektiert, Zähneknirschen. Tiere verbeißen sich in den Boden oder auch in ihre eigenen vorderen Extremitäten. Seitenlage. Mydriasis, später von Miosis gefolgt. Leichter Exophthalmus.

b) Erholungsphase. Wiedereinnahme einer normalen Körperhaltung. Kopf flektiert, Extremitäten atonisch. Tiere behalten ihnen passiv erteilte Stellungen bei. Völlige Normalisierung nach etwa einer Stunde.

Der von RADOUCO u. Mitarb. (1952a) als «Supercrise» bezeichnete und zur Auswertung von antikonvulsiv wirksamen Substanzen empfohlene Cardiazolkrampf wird durch 25 mg/kg Cardiazol i.v. ausgelöst. Er unterscheidet sich vom Schwellenkrampf durch eine Verkürzung der Latenz, eine Verstärkung der tonischen Phase mit extrem starker Extensorenhypertonie und eine verstärkte und verlängerte klonische und postkonvulsive Phase. Die gleichen Autoren beschreiben auch eine Reihe von neurovegetativen, extrapyramidalen und biochemischen Veränderungen, die mit dem Krampf einhergehen, auf die hier jedoch nicht näher eingegangen werden kann.

Nach GOODMAN u. Mitarb. (1953b) wird ein typischer maximaler Krampf beim Kaninchen durch intravenöse Injektion von 15 mg/kg Cardiazol (DC 97) ausgelöst. Als Kriterium für die Wirksamkeit eines Antikonvulsivums dient auch hier wieder, wie bei Mäusen und Ratten, die Aufhebung des Extensorenkrampfes der hinteren Extremitäten.

Nach s.c. Injektion einer minimal krampferzeugenden Cardiazoldosis (40 mg/kg) beginnt der Krampf erst 10—15 min post inj. und dauert einige Minuten. Er beginnt mit schwersten klonischen Zuckungen, die mit einem schrillen Schrei und einer explosionsartigen Harnentleerung vergesellschaftet sind; die Tiere werden dabei oft meterweit geschleudert. Dann folgt ein kurzes tonisches Stadium in Streckstellung mit Opisthotonus, Zähneknirschen und Atemstillstand. Im Anschluß daran liegen die Tiere ermattet in Seitenlage, wobei noch leichte Zuckungen des Kopfes auftreten, bis schließlich Erholung eintritt (SCHUEBEL und GEHLEN). Nach Voss beträgt die Latenzzeit bis zum Krampfbeginn 1—2 sec nach 40 mg/kg i.v., 11 min nach 40 mg/kg s.c. und 24 min nach 140 mg/kg p.o.

WERNER und TATUM haben die Abhängigkeit der Höhe der minimalen Krampfdosis und der minimalen Dosis letalis von der Infusionsgeschwindigkeit bei intravenöser Zufuhr an Kaninchen untersucht. Wird Cardiazol so rasch wie möglich injiziert, dann beträgt die minimale Krampfdosis 12 mg/kg und die minimale Dosis letalis 70 mg/kg; die Krämpfe beginnen in diesem Fall unmittelbar nach der Injektion. Wird hingegen die Injektionsgeschwindigkeit so gewählt, daß die Krämpfe im Mittel 126 min nach der Injektion und der Tod 148 min nach der Injektion auftreten, dann beträgt die mittlere Krampfdosis 83,4 mg/kg und die mittlere Dosis letalis 95,6 mg/kg. Daraus folgt, daß der Abstand zwischen krampferzeugender und tödlicher Cardiazoldosis um so größer ist, je schneller die Injektion erfolgt. Dies gilt im Prinzip auch für andere Krampfgifte.

Nach BIEHLER kann es bei chronischer Behandlung von Kaninchen mit Krampfgiften (Injektionsintervalle jeweils 2—3 Tage) zur Gewöhnung kommen. Diese entwickelt sich bei Pikrotoxin und Strychnin schnell, bei Cardiazol hingegen nur sehr langsam. Immerhin erhöht sich die Cardiazol-Krampfschwellendosis innerhalb eines Monats um 3 mg/kg, wenn die Tiere alle 2—3 Tage eine Injektion erhalten.

Von Biehler stammt auch der Befund, daß die i.v. Cardiazol-Krampfdosen um ihren Mittelwert nicht symmetrisch verteilt sind. Die mittlere Cardiazol-Krampfdosis beträgt für Kaninchen 14—15 mg/kg i.v.; innerhalb des Bereiches von 12—14 mg/kg finden sich jedoch mehr Einzelwerte als innerhalb des Bereiches von 16—18 mg/kg. Vermutlich handelt es sich dabei um eine logarithmische Verteilung.

Reuse gibt eine Methode an, mit deren Hilfe das Krampfgeschehen beim Kaninchen (nach 20 mg/kg Cardiazol i.v.) graphisch dargestellt werden kann; zu diesem Zweck werden die Bewegungen einer Extremität während des Cardiazolkrampfes mit einem Kymographeon registriert.

7. Katzen

Die i.v. Cardiazol-Krampfdosis (DC 97) zur Auslösung eines maximalen Krampfes beträgt nach Goodman u. Mitarb. (1953b, 1953c) 15 mg/kg. Hahn (1941) gibt eine Krampfdosis von 11 mg/kg i.v. an.

Die i.p. Cardiazol-Krampfdosis liegt bei 27—28 mg/kg (Ten Cate und Swijgman).

Bei s.c. Zufuhr verursachen 50 mg/kg klonische Krämpfe (Reinhard u. Mitarb.).

8. Hunde

Die eben noch subkonvulsive Cardiazoldosis beträgt nach Radomski und Woodard bei Hunden 10 mg/kg, schnell i.v. injiziert. Als Krampfschwellendosis (DC 10) wird 12,6 mg/kg i.v. angegeben.

Eine Beschreibung des Cardiazolkrampfes bei Hunden (und Katzen) findet sich bei Gutierrez-Noriega u. Mitarb.; die Autoren unterscheiden fünf Phasen des Krampfes:

1. Periode der psychomotorischen Erregtheit,
2. Krämpfe
   a) tonische Phase
   b) klonische Phase
   c) Ruhepause
   d) Phase der Schwimmbewegungen (rhythmische Bewegungen).
3. Periode der Hemmung und inkoordinierten Motorik (Gleichgewichtsstörungen.
4. Periode der Katatonie (entweder Katalepsie und Flexibilitas cerea oder agitierte Katatonie).
5. Periode der Erholung.

Nach Smith beginnen die tonisch-klonischen Krämpfe meist 30 sec post inj. mit Steifheit und Zuckungen der Extremitäten, einer Retraktion des Kopfes und Aufwärtsrollen der Augen. Sie dauern 10—30 sec, gelegentlich aber auch bis zu 15 min an.

Lending u. Mitarb. verabreichten jungen Mongrel-Hunden 50—60 mg/kg Cardiazol i.v. Die Krämpfe traten innerhalb von 10—15 sec auf und dauerten 25 bis 163 min, selten nur 10—15 min an.

b) Quantitative Verfahren

Die im folgenden beschriebenen Verfahren werden dann angewendet, wenn nicht der Effekt einer bestimmten Cardiazoldosis an einem Einzeltier oder an einem Tierkollektiv bestimmt werden soll, sondern wenn ermittelt werden soll, welche Cardiazoldosis eben einen Krampf oder ein bestimmtes Stadium des

Krampfes auslöst, wenn also ganz allgemein Bestimmungen der Krampfempfindlichkeit durchgeführt werden sollen. Es handelt sich somit bei diesen Verfahren um
die Ermittlung von Cardiazolschwellendosen am Einzeltier.

Bereits BIEHLER hat seinerzeit eine Methode angegeben, mit deren Hilfe die
Cardiazol-Schwellendosis am Kaninchen bestimmt werden kann. Kaninchen
erhalten zunächst 15 mg/kg Cardiazol (10%ig) langsam i.v. (1 ml pro 40 sec).
Antwortet das Tier auf diese Cardiazoldosis mit Krämpfen, dann injiziert man in
Abständen von je 2—3 Tagen jeweils 2 mg/kg weniger, bis die Krampfgrenze unterschritten ist; diese wird dann durch Injektion der dazwischenliegenden Dosis
genau festgestellt. Entsprechend wird nach oben weitergegangen, wenn 15 mg/kg
Cardiazol keine Krämpfe auslösen. Dieses Verfahren ist jedoch zeitraubend, da
die Bestimmung einer Schwellendosis unter Umständen einen Zeitraum von mehr
als einer Woche beanspruchen kann. Die Auswertung von Cardiazol-Antagonisten
ist ebenso kompliziert.

Das heute am meisten verwendete quantitative Verfahren wurde ursprünglich
von ORLOFF u. Mitarb. angegeben. Es wird hierbei folgendermaßen vorgegangen:
Als Versuchstiere werden Mäuse im Gewicht von 15—20 g verwendet. Eine
0,5%ige Cardiazollösung wird mit einer Geschwindigkeit von 0,05 ml/10 sec in
eine Schwanzvene injiziert, wobei auf das Auftreten von drei Symptomen geachtet
wird, nämlich (1) ,,erste Zuckung" (eine scharfe einzelne Zuckung des ganzen
Körpers), (2) ,,Pseudokrampf" (eine Reihe von klonischen Bewegungen, häufig mit
einem Schrei vergesellschaftet; die Maus biegt dabei häufig ihren Kopf unter den
Körper) und (3) ,,anhaltender Krampf" (tonischer Flexorenkrampf, gefolgt von
einem letalen tonischen Extensorenkrampf). Beim Auftreten des tonischen
Krampfes wird die Injektion beendet; die Mortalität beträgt 100%. Es werden
jene Dosen (in ml/Maus) bestimmt, nach deren Zufuhr die genannten drei Symptome auftreten. Die Normalwerte ($\pm$ mittlere quadratische Abweichung) betragen nach ORLOFF u. Mitarb.:

Tiergewicht	(1)	(2)	(3)
15—17 g.	0,14 $\pm$ 0,027 ml	0,17 $\pm$ 0,037 ml	0,45 $\pm$ 0,104 ml
18—20 g.	0,175 $\pm$ 0,026 ml	0,23 $\pm$ 0,061 ml	0,55 $\pm$ 0,181 ml .

Eine Herabsetzung der Krampfempfindlichkeit, z. B. Vorbehandlung mit anti-
konsulviv wirksamen Substanzen, kann entweder eine Erhöhung dieser Werte oder
eine Änderung der Mortalität oder eine Änderung der Art der klonischen Krämpfe
bewirken.

Ähnliche Werte erhielten andere Autoren mit der Methode von ORLOFF u.
Mitarb. Nach CHEN u. Mitarb. (1954a) treten bei 18—22 g schweren Mäusen die
ersten klonischen Bewegungen nach 0,14 $\pm$ 0,01 ml und die tonischen Krämpfe
nach 0,44 $\pm$ 0,02 ml/Maus Cardiazol (0,5%ig) auf. Nach CHEN und BOHNER (1956,
1958) betragen die Werte für klonische Krämpfe, tonische Krämpfe und Tod 0,16,
0,49 und 0,55 ml/20 g Cardiazol (0,5%ig). ZETLER (1959) findet bei Anwendung
der gleichen Methode an 15—20 g schweren Mäusen, daß die klonischen Krämpfe
nach 55,5 $\pm$ 3,33 (mittlerer Fehler des Mittelwertes) mg/kg und die tonischen
Krämpfe nach 87,4 $\pm$ 6,64 mg/kg Cardiazol auftreten.

HARNED u. Mitarb. haben die Methode von ORLOFF u. Mitarb. dahingehend
modifiziert, daß sie unter Beibehaltung der Injektionsgeschwindigkeit (0,05 ml/
10 sec) die Konzentration der Cardiazollösung auf 1% erhöhen. An 18—20 g

schweren Mäusen betragen unter diesen Umständen die Werte für die erste Zuk-
kung 0,068 ± 0,001, für klonische Krämpfe 0,082 ± 0,001 und für den tonischen
Krampf 0,186 ± 0,006 ml/Maus.

LESSIN und PARKES haben mit Hilfe eines Infusionsgerätes 16—23 g schweren
Mäusen eine 0,5%ige Cardiazollösung mit einer Geschwindigkeit von 0,24 ml/min
i.v. injiziert. Als Kriterium wird die mittlere Überlebenszeit, d. h. die Zeit vom
Injektionsbeginn bis zum terminalen Krampf, gewählt; sie beträgt 114,1 ± 2,8
(mittlerer Fehler des Mittelwertes) sec.

CHEN u. Mitarb. (1954b) haben verschiedene, zur Auswertung antikonvulsiv
wirksamer Substanzen verwendete Krampfarten an Mäusen vergleichend untersucht und kommen zu dem Schluß, daß die Intensität des Krampfreizes (elektrisch
oder chemisch) der wichtigste Faktor bezüglich der Festlegung einer antikonvulsiven Aktivität darstellt. Demgemäß wird, wie bereits erwähnt, festgestellt, daß
der supramaximale Elektroschock im wesentlichen die gleichen Resultate liefert
wie der supramaximale Cardiazolschock, wobei bei beiden Krampfarten die Aufhebung des tonischen Extensorenkrampfes das Kriterium für die Wirksamkeit
eines Antikonvulsivums ist. Ebenso sollen auch der „psychomotorische Elektroschock" (s. S. 15), der s.c. Cardiazoltest (93 mg/kg s.c.) und der durch langsame
intravenöse Injektion von Cardiazol nach der Methode von ORLOFF u. Mitarb.
auslösbare Krampf analoge Resultate liefern, wenn bei allen drei Krampfarten die
Hemmung der minimalen klonischen Krämpfe als Kriterium verwendet wird. In
weiteren Untersuchungen (CHEN und BOHNER, 1956; CHEN u. Mitarb., 1956) wurde
diese Annahme bestätigt gefunden. Nach CHEN u. Mitarb. (1954b) ist für Reihen-
untersuchungen antikonvulsiv wirksamer Substanzen der s.c. Cardiazoltest gegenüber der Methode von ORLOFF u. Mitarb. zu bevorzugen, weil die letztere Methode
zeitraubender und schwieriger auszuführen ist und weil bei ihr eine Angabe der
quantitativen Wirksamkeit eines Antikonvulsivums in Form von einem DP 50-
(Dosis protectiva 50)Wert (wie bei anderen Testen) nicht möglich ist.

Andere Krampfgifte

Die Methode von ORLOFF u. Mitarb. ist auch zur Auslösung von Krämpfen mit
Hilfe einer Reihe von anderen Krampfgiften verwendet worden. Obwohl diese aus
bereits erwähnten Gründen im Vergleich zu Cardiazol von untergeordneter Bedeutung sind, soweit es sich um die Erzeugung eines der menschlichen Epilepsie ähnlichen Syndroms handelt, sollen hier doch einige der diesbezüglichen Untersuchungen angeführt werden, weil sie einen guten Überblick über die relative Krampfwirkung der einzelnen Substanzen geben können.

Bereits ORLOFF u. Mitarb. haben unter Anwendung ihrer Methode nicht nur
mit Cardiazol, sondern auch mit Strychnin Krämpfe ausgelöst. Strychnin bewirkt
bei langsamer intravenöser Injektion keine klonischen Krämpfe, sondern nur einen
tonischen Krampf, bei dessen Auftreten die Injektion beendet wird. Bei Verwendung einer 0,01%igen Lösung von Strychninsulfat und einer Injektionsgeschwindigkeit von 0,05 ml/10 sec tritt der tonische Krampf bei 15—17 g schweren Mäusen
nach 0,19 ± 0,044 ml/Maus und bei 18—20 g schweren Tieren nach 0,21 ± 0,028 ml
pro Maus auf.

CHEN und BOHNER (1956, 1958) haben eine Reihe von Krampfgiften mit Hilfe
der Methode von ORLOFF u. Mitarb. (Injektionsgeschwindigkeit: 0,05 ml/10 sec,
Tiergewicht: 18—22 g) untersucht. Die von ihnen erhaltenen Werte sind in der
nachfolgenden Tabelle wiedergegeben, wobei zu Vergleichszwecken auch die Werte
für Cardiazol nochmals angeführt sind (Dosisangaben in ml/20 g Tiergewicht):

Substanz	Konzen-tration %	Klonischer Krampf	Tonischer Extensoren-krampf	Tod
Strychnin	0,005	—	0,34	0,39
Ammoniumacetat	5	—	0,27	0,32
Pikrotoxin.	0,15	0,29	0,36	0,39
Cardiazol	0,5	0,16	0,49	0,55
Coramin.	1,5	0,10	0,27	1,12
Coffein	1	0,24	0,33	0,44
1-Hydrazinophthalazin (Hydralazin)	1	0,17	0,32	0,37
10-(2-Dimethylaminopropyl)-9-acridon ("Acridon")	0,05	0,31	0,38	0,43
4-Methyl-4-äthyl-glutarimid (Megimid)	0,25	0,11	0,29	0,34
$\alpha,\alpha,\beta,\beta$-tetramethyl-succinimid	0,1	0,15	0,41	0,48

Bei Coramin tritt, unabhängig von der Dosierung, nicht immer ein tonischer Extensorenkrampf der hinteren Extremitäten auf. Bei Strychnin und Ammoniumacetat ist die kurze klonische Phase unmittelbar von der tonischen Phase des Krampfes gefolgt.

ZETLER (1959) hat ebenfalls mit Hilfe der Methode von ORLOFF u. Mitarb. eine Reihe von Krampfgiften untersucht (Tiergewicht: 15—20 g) und dabei folgende Werte erhalten (Dosisangaben in mg/kg $\pm$ mittlerer Fehler des Mittelwertes):

Substanz	Konzentration %	Klonische Krämpfe	Tonischer Krampf
Strychnin	0,0075	—	$1,01 \pm 0,0034$
Cardiazol	0,5	$55,5 \pm 3,33$	$87,4 \pm 6,64$
Coffein	1	$136,4 \pm 5,8$	$181,2 \pm 9,2$
Pikrotoxin	0,1	$19,4 \pm 1,095$	$26,6 \pm 0,71$
Ammoniumacetat.	5	—	$1170,0 \pm 38,8$.

Die benötigte Pikrotoxindosis ist relativ hoch; so sterben z. B. nach s.c. Injektion von 6 mg/kg Pikrotoxin 80% der Mäuse (ZETLER, 1956). Diese Tatsache kann damit erklärt werden, daß es mit der Methode von ORLOFF u. Mitarb. offenbar nur durch starke Dosiserhöhung gelingt, die bekannte Latenzzeit der Pikrotoxinwirkung zu überwinden (ZETLER, 1959). Trotzdem kann Pikrotoxin mit Hilfe dieser Methode, wie die Versuche von ZETLER (1959) und von CHEN und BOHNER (1956) zeigen, ohne weiteres für derartige Untersuchungen verwendet werden.

II. Methioninsulfoximin-Krämpfe ("Hundehysterie")

Diese zuerst an Hunden beschriebene und später als Vergiftung erkannte Erkrankung verdient im Rahmen dieses Kapitels deswegen besondere Bedeutung, weil die hierbei auftretenden Krampfzustände, wie weiter unten gezeigt werden wird, gewisse Ähnlichkeiten mit der menschlichen Epilepsie aufweisen. Das in Frage stehende Syndrom wird in England meist als "canine hysteria" und in den U.S.A. als "running fits" bezeichnet.

Bis zum Jahr 1936 war die Ursache der Hundehysterie völlig unklar (HEWETSON). Später wurden dafür verschiedene Ursachen verantwortlich gemacht: MELNICK und COWGILL haben dem Weizengliadin und WAGNER und ELVEHJEM sowie NEWELL u. Mitarb. (1947a) dem Weizenkleber eine toxische Wirkung zugeschrieben. ARNOLD und ELVEHJEM sahen in der Hundehysterie eine Mangelkrankheit (Lysinmangel). MELLANBY gelang schließlich im Jahr 1946 die Entdeckung, daß wohl das Weizenmehl im Futter der Hunde für das Zustandekommen der Erkrankung verantwortlich ist, daß jedoch der toxische, die Krankheit verursachende Faktor erst durch Behandlung des Mehles mit Stickstofftrichlorid (NCl_3) gebildet wird. Damals wurden etwa in den USA 90% des in den Handel gebrachten Weizenmehles zur „Verbesserung" mit dem Bleich- und Reifungsmittel NCl_3 („Agene") behandelt. Es erwies sich, daß nicht nur Hunde, sondern auch Frettchen (MELLANBY, 1947), Katzen und Affen (NEWELL u. Mitarb., 1947b; SILVER u. Mitarb., 1947c) sowie Kaninchen (RADOMSKI u. Mitarb.) erkranken können. Trotz eingehender Untersuchungen konnte jedoch am Menschen irgendeine toxische Wirkung des NCl_3-behandelten Mehles nicht nachgewiesen werden (ELITHORN u. Mitarb.; NEWELL u. Mitarb., 1947b)[1]. Das toxische Agens mußte in der Proteinfraktion des Mehles enthalten sein, da bei Auftrennung in Proteine, Kohlenhydrate und Fett nur die Proteinfraktion eine toxische Wirkung entfaltete (NEWELL u. Mitarb., 1947b; SILVER u. Mitarb. 1947c). Es zeigte sich, daß nicht nur die Samenproteine des Weizens, Glutenin und Gliadin, sondern auch verschiedenste andere Proteine, wie Casein, Zein, Gelatine u. a, das toxische Agens bilden, wenn sie mit NCl_3 vorbehandelt werden (SILVER u. Mitarb., 1947c; MORAN). Aus Zein, das mit NCl_3 vorbehandelt worden war, konnten BENTLEY u. Mitarb. (1949a, 1949b, 1950a) durch fortgesetzte Anreicherung den toxischen Faktor isolieren und in reiner, kristallisierter Form erhalten. Andere Anreicherungsverfahren (aus vorbehandeltem Mehl) wurden von BUTLER und MILLS und von CAMPBELL u. Mitarb. durchgeführt; die letztgenannten Autoren konnten den toxischen Faktor ebenfalls isolieren und geben an, daß er vermutlich mit dem von BENTLEY u. Mitarb. isolierten toxischen Faktor identisch ist. Nach BENTLEY u. Mitarb. (1950a) handelt es sich um ein Methioninderivat, und zwar um Methioninsulfoximin,

$$CH_3 \cdot SO(NH) \cdot CH_2 \cdot CH_2 \cdot CH(NH_2) \cdot COOH .$$

Kurze Zeit später gelang schließlich die Synthese dieser Verbindung aus DL-Methioninsulfoxyd (BENTLEY u. Mitarb., 1950b).

Experimentelle Erzeugung der „Hundehysterie"

Wenn die Reinsubstanz (Methioninsulfoximin) nicht zur Verfügung steht, kann die „Hundehysterie" experimentell durch Verabreichung eines Futters ausgelöst werden, das einen bestimmten Prozentsatz an mit NCl_3 vorbehandelten und hierfür geeigneten Proteinen enthält. Genaue Angaben über die Zusammensetzung eines solchen Futters finden sich z. B. bei NEWELL u. Mitarb. (1947b) und bei SILVER u. Mitarb. (1947a). Die von diesen Autoren angegebenen Futterarten enthalten 84% bzw. 75% Mehl. Die zur Vorbehandlung des Mehles verwendete NCl_3-Menge läßt sich innerhalb weiter Grenzen variieren, jedoch hängt die Intensität der Symptome und die Dauer der Latenzzeit bis zu ihrem Auftreten stark von der verwendeten NCl_3-Menge ab. Bei Verwendung von 1 g NCl_3 pro 45,5 kg Mehl treten die ersten Anfälle nach 13—39 Tagen, bei Verwendung von 20 g NCl_3 pro 45,5 kg Mehl hingegen schon nach 3—5 Tagen auf (NEWELL u. Mitarb., 1947b). Selbstverständlich treten die ersten Symptome auch um so schneller auf, je höher die Tagesdosis ist; eine gewisse Latenzzeit, die beim Hund $1^1/_2$ Tage beträgt, kann jedoch auch mit sehr hohen Anfangsdosen einer hochwirksamen Zubereitung nicht unterschritten werden (RADOMSKI und WOODARD).

SILVER u. Mitarb. (1947b) haben ein mit NCl_3 vorbehandeltes Gemisch von Aminosäuren, dessen Zusammensetzung der des Gliadins ähnlich war, i.v. injiziert.

---

[1] *Anmerkung bei der Korrektur:* In neuerer Zeit konnte KRAKOFF mit sehr hohen Dosen der Reinsubstanz Methioninsulfoximin beim Menschen toxische Psychosen auslösen, die durch Vorbehandlung mit hohen Methionindosen verhindert werden konnten [I. H. KRAKOFF: Effect of methionine sulfoximine in man. Clin. Pharmacol. Ther. 2, 599—604 (1961)].

An Hunden, die bereits bis zu zwei Wochen lang toxisches Futter erhalten hatten, aber noch keine Krämpfe zeigten, löste eine derartige Injektion innerhalb von 5 min Krämpfe aus. An normalen Hunden war der Effekt geringer..

Die toxische Dosis der Reinsubstanz Methioninsulfoximin — definiert als jene Dosis, die beim Kaninchen innerhalb von 48 Std Krämpfe auslöst — beträgt nach BENTLEY u. Mitarb. (1949a, 1949b, 1950a) 2 mg. Bei einem Hund (10 kg) lösten 20 mg Methioninsulfoximin alle Symptome innerhalb eines Zeitraumes von weniger als 18 Std aus.

Symptome der „Hundehysterie"

Wie bereits erwähnt, treten sowohl bei chronischer Verabreichung als auch bei einmaliger Gabe des toxischen Agens die Symptome der „Hundehysterie" immer erst nach einer gewissen Latenzzeit auf. Ebenso verschwinden die Vergiftungserscheinungen erst mehrere Tage nach Beendigung der chronischen Behandlung. Die starke Neigung zur Kumulation wird von fast allen Autoren hervorgehoben. Nach RADOMSKI und WOODARD handelt es sich dabei mehr um eine Kumulation der Wirkung als um eine Kumulation der Substanz.

Die Symptome der „Hundehysterie" unterscheiden sich bei den verschiedenen Versuchstieren sowohl in qualitativer als auch in quantitativer Beziehung.

NEWELL u. Mitarb. (1947b) konnten an *Ratten, Hühnern* und *Meerschweinchen* durch Verfütterung von NCl_3-behandeltem Mehl keine Vergiftungserscheinungen auslösen. SILVER u. Mitarb. (1947c) haben allerdings an Ratten bei gleichartiger Behandlung eine abnormale Anhäufung eines rötlichen Pigmentes um den Kopf, an Augen und Nase beobachtet; bei diesem Pigment, das im UV-Licht eine rote Fluorescenz zeigt, handelt es sich vermutlich um Porphyrin.

Kaninchen wurden zur Erzeugung einer „Hundehysterie" gelegentlich verwendet (RADOMSKI u. Mitarb.; RADOMSKI und WOODARD). BENTLEY u. Mitarb. (1949a) verwendeten die am Kaninchen auftretenden Symptome als Kriterium für die Anreicherung des toxischen Faktors aus NCl_3-behandeltem Zein. Das Kaninchen reagiert auf diese Behandlung wie der Hund, mit typischen Krampfanfällen. Im Gehirn solcher Kaninchen wurden charakteristische histologische Veränderungen, insbesondere im Bereich der 3. und 5. Schicht des Cortex, im Ammonshorn und im Kleinhirn gefunden (FISCHER u. Mitarb.).

Hunde sind die am meisten und in älteren Untersuchungen ausschließlich verwendeten Versuchstiere, wodurch sich auch die Bezeichnung der Vergiftung als „Hundehysterie" erklärt. Eine ausführliche Beschreibung der Vergiftungssymptome an Hunden liegt von SILVER u. Mitarb. (1947c) vor: Hunde erhielten ein Futter mit einem Zusatz von Mehl, das mit NCl_3 vorbehandelt worden war (30 g NCl_3 pro 45,36 kg Mehl). Die ersten Symptome traten innerhalb einer Woche nach Behandlungsbeginn auf und bestanden in Verhaltensänderungen, Ataxie, Schwächezuständen und typischen epileptiformen Krämpfen. Als erstes Symptom machten sich Verhaltensänderungen bemerkbar, und zwar wurden angriffslustige Tiere ruhig und umgekehrt. Manche Tiere verharrten längere Zeit in völliger Ruhe, während sie gleichzeitig in den Raum starrten, ähnlich einer Pyknolepsie ("standing fits"); andere Tiere jagten heulend im Käfig herum ("running fits"). Gleichzeitig entwickelte sich eine Ataxie, besonders der hinteren Extremitäten, die auch in der Ruhe bestehen blieb (Spreizfußstellung). Die typischen „grand mal-Anfälle" dauerten jeweils etwa 5 min und traten unabhängig von äußeren Reizen in unregelmäßigen Intervallen auf. Sie begannen mit Geheul, dann fielen die Tiere um, zeigten Salivation, Laufbewegungen, schließlich klonische Zuckungen, Miktion und Defäkation. Nach dem Krampf waren die Tiere geschwächt, konnten sich nur schwer aufrichten und machten einen verwirrten, aber ruhigen Eindruck. Etwa

30 min nach Krampfbeginn trat Erholung ein. Wenn die Behandlung 24 Std nach Beginn des ersten Krampfes nicht abgesetzt wurde, kam es manchmal zum Tod im Status epilepticus. Wesentliche biochemische Blutveränderungen konnten nicht nachgewiesen werden (NEWELL u. Mitarb., 1948).

Nach SILVER u. Mitarb. (1947a, 1947b, 1947c) und NEWELL u. Mitarb. (1947a) sind die EEG-Veränderungen bei der „Hundehysterie" und bei der menschlichen Epilepsie, insbesondere während des Anfalls, einander sehr ähnlich, weswegen für die „Hundehysterie" auch die Bezeichnung „Hundeepilepsie" vorgeschlagen wurde (SILVER u. Mitarb., 1947a). Die ersten EEG-Veränderungen sind bereits 48—72 Std nach Behandlungsbeginn nachweisbar. Im Frühstadium können akute Anfälle durch Inhalation von 20% $CO_2 + 80\%$ O_2 ausgelöst werden (SILVER und POLLOCK). Pathologische Veränderungen in der Purkinjezellschicht des Kleinhirns und im Nucleus dentatus wurden beschrieben und für die EEG-Veränderungen verantwortlich gemacht (SILVER; SILVER und POLLOCK).

RADOMSKI und WOODARD haben die „Hundehysterie" mit der menschlichen Epilepsie verglichen und folgende Übereinstimmungen festgestellt: 1. Spontan auftretende Krämpfe in Intervallen. 2. Abnormales EEG. 3. Subnormale Krampfschwelle gegenüber Cardiazol. 4. Unterdrückbar durch Phenyläthylbarbitursäure. Keine Übereinstimmung besteht hingegen bezüglich folgender Merkmale: 1. Bei der „Hundehysterie", nicht aber bei der menschlichen Epilepsie, besteht zwischen den Anfällen Ataxie. 2. Bei der „Hundehysterie" finden sich hysterische Symptome. 3. Die im Rahmen einer Epilepsie beim Menschen auftretenden Anfälle werden durch Hyperventilation, Alkalose und Hydration gefördert und durch die gegenteiligen Bedingungen gehemmt; alle diese Faktoren sind bei der „Hundehysterie" wirkungslos. 4. Die „Hundehysterie" wird durch Diphenylhydantoin und durch Trimethadion nicht beeinflußt.

In einer Untersuchung über die medikamentöse Beeinflußbarkeit der Methioninsulfoximin-Krämpfe finden BELFORD und BONNYCASTLE, daß Phenyläthylbarbitursäure die Anfälle völlig unterdrückt, während Paradion eine schwache, immer aber noch bessere Schutzwirkung als Trimethadion entfaltet.

Katzen reagieren ebenfalls mit Krampfanfällen (NEWELL u. Mitarb., 1947b). Im Vergleich zu Hunden sind jedoch die ataktischen Erscheinungen stärker und die Krampfanfälle schwächer ausgeprägt. Außerdem sind Katzen gegen das toxische Agens weniger empfindlich als Hunde (SILVER u. Mitarb., 1947c).

Bei *Affen* treten keine Krämpfe auf. Folgende Symptome wurden beobachtet: Tremor der Extremitäten, Schwäche besonders der Beine, leichte Ermüdbarkeit, abnormales EEG (NEWELL u. Mitarb., 1947b; SILVER u. Mitarb., 1947a, 1947c).

Andere Faktoren, die die Methioninsulfoximin-Krämpfe beeinflussen

BROOM u. Mitarb. machten die Beobachtung, daß bei Kaninchen ein hoher Gehalt der Nahrung an frischem Grünfutter das Zustandekommen der Krämpfe weitgehend verhindert bzw. daß bei einer solchen Ernährung wesentlich höhere Dosen von Methioninsulfoximin notwendig sind, um die typischen Anfälle auszulösen. Die Autoren glauben, daß möglicherweise das im Grünfutter enthaltene Glutamin für diesen Effekt verantwortlich ist.

Nach PACE und McDERMOTT besitzt Methioninsulfoximin neben einer Antimethioninaktivität auch eine Wirksamkeit auf verschiedene Vorgänge, bei denen Glutaminylgruppen übertragen werden.

Wie LODIN und KOLOUŠEK zeigen konnten, sind Methionin und Glutaminsäure imstande, die normalerweise durch Methioninsulfoximin auslösbaren EEG-Veränderungen zu verhindern. Methionin ist in dieser Beziehung stärker wirksam als Glutaminsäure; es wirkt am stärksten, wenn es zugleich mit Methioninsulfoximin (in einem Dosenverhältnis von 5:1) oder eine Stunde vorher verabreicht wird. Glutamin verstärkt die Methioninsulfoximinwirkung. Auf Grund von Untersuchungen mit radioaktiv markiertem Methionin glauben die Autoren, daß die zentrale Wirkung des Methioninsulfoximins durch eine Hemmung des Methionineinbaues im Rahmen der Proteosynthese, besonders im Kleinhirn, erklärt werden kann.

Experimentelle Erzeugung der sogenannten „Drehsucht"

Bei dem hier zu beschreibenden Syndrom der sog. „Drehsucht" — in der angloamerikanischen Literatur "Waltzing Syndrome" genannt — handelt es sich um einen Zustand, der kein Analogon in der menschlichen Neuropathologie besitzt, trotzdem aber, wie weiter unten gezeigt werden wird, gewisse Beziehungen zum Lathyrismus aufweist. Zur Erzeugung einer experimentellen Drehsucht werden häufig Mäuse verwendet; derartige Mäuse werden „Dreh- oder Tanzmäuse" (französisch: «souris tournantes») genannt.

Es gibt Mausstämme mit hereditärer Drehsucht („Drehmausstämme") (WOLF-HEIDEGGER u. Mitarb., ROTHLIN und CERLETTI). An normalen Mäusen kann eine experimentelle Drehsucht durch Verabreichung verschiedener Pharmaka ausgelöst werden; im wesentlichen handelt es sich dabei um 1. Arsacetin, 2. verschiedene β-Chloräthylamine und 3. Aminodipropionitril.

A. Arsacetin

Der experimentellen Erzeugung einer Drehsucht durch Arsacetin (Acetyl-paramidophenylarsinsäure) kommt vorwiegend historische Bedeutung zu. PAUL EHRLICH dürfte nämlich der erste gewesen sein, der, im Jahre 1907, an Mäusen eine Drehsucht ausgelöst hat. Es handelt sich dabei um eine Zufallsentdeckung bei der Untersuchung von Atoxyl und dessen Acetylderivates. EHRLICH schreibt über die Wirkung von Arsacetin: „Es ist interessant, daß die einzige Schädigung dieser Tiere, die mit größeren Gaben dieses Präparates behandelt sind, darin besteht, daß sie zu Tanzmäusen werden. Vielen, die mein Laboratorium besucht haben, wird die große Zahl der künstlichen Tanzmäuse aufgefallen sein, die dasselbe beherbergt. Die Tiere zeigen diese Erscheinungen 8—9 Monate hindurch." Versuche, Labyrinthschädigungen nachzuweisen, verliefen negativ.

EHRLICHs Beobachtungen wurden von MORGAN und später von GOLDIN u. Mitarb. bestätigt. Nach GOLDIN u. Mitarb. ist die Drehsucht nach Verabreichung von Arsacetin nicht so deutlich ausgeprägt wie nach Behandlung mit β-Chloräthylaminen. Es konnten keine histopathologischen Veränderungen im Gehirn nachgewiesen werden. Atoxyl bewirkt Hyperaktivität, aber keine Drehsucht.

B. β-Chloräthylamine

In der nachfolgenden Tabelle ist die Aktivität einer Reihe von β-Chloräthylaminen nach GOLDIN u. Mitarb. zusammengestellt. Es handelt sich um die Ergebnisse von Untersuchungen an Mäusen nach i.p. Applikation.

Wie aus der Tabelle S. 35 hervorgeht, liegen die zur Auslösung einer Drehsucht notwendigen Dosen im Bereich der DL_{50}. Die Symptome treten 6—12 Std post inj. auf, sind nach 24 Std voll ausgeprägt und bleiben (bei den überlebenden Tieren) permanent bestehen.

Die Fähigkeit, Drehsucht zu erzeugen, geht verloren, wenn an den Molekülen der oben angeführten β-Chloräthylamine folgende Veränderungen durchgeführt werden: a) Substitution des β-Chloratoms durch eine OH-Gruppe oder durch Br; b) Substitution eines der β-H-Atome der chlorierten Kette durch eine β-Phenylgruppe; c) Einführung von Phenylgruppen in die Dialkylreste der Dialkyl-β-chloräthylamine. Ebenso unwirksam waren primäre und sekundäre β-Chloräthylamine, entsprechende quarternäre Verbindungen sowie Bis-, Tris- und Tetrakis-β-chloräthylamine.

Zwei β-Chloräthylamine, nämlich Äthyl-β-chloräthyl-γ-chlor-n-propylamin · HCl (I) ($DL_{50} = 0{,}112$ mg/kg) und N,N'-(β-Chloräthyl)-1,4-piperazin · 2 HCl (II) ($DL_{50} = 0{,}021$ mg/kg) bewirken ebenfalls eine Drehsucht, deren Erscheinungen jedoch nach 96 Std wieder abgeklungen, also nicht permanent sind.

$$\begin{array}{c} CH_3CH_2 \\ \diagdown \\ ClCH_2CH_2CH_2 \end{array}\!\!> N{-}CH_2C_2CHl \cdot HCl \qquad\qquad \begin{array}{c} N{-}CH_2CH_2Cl \\ \\ N{-}CH_2CH_2Cl \end{array} \cdot 2\ HCl$$

(I)   (II)

Chemische Bezeichnung	Strukturformel	DL_{50} mg/kg	Drehsucht auslösender Dosenbereich mg/kg
Dimethyl-β-chloräthyl-amin · HCl	CH_3 \ $N-CH_2CH_2Cl \cdot HCl$ / CH_3	1,950	1,350—2,340
Diäthyl-β-chloräthyl-amin · HCl	CH_3CH_2 \ $N-CH_2CH_2Cl \cdot HCl$ / CH_3CH_2	0,414	0,308—0,726
Dipropyl-β-chloräthyl-amin · HCl	$CH_3CH_2CH_2$ \ $N-CH_2CH_2Cl \cdot HCl$ / $CH_3CH_2CH_2$	0,351	0,320—0,465
Methyl-äthyl-β-chloräthyl-amin · HCl	CH_3 \ $N-CH_2CH_2Cl \cdot HCl$ / CH_3CH_2	1,300	1,050—1,870
Methyl-n-propyl-β-chlor-äthylamin · HCl	CH_3 \ $N-CH_2CH_2Cl \cdot HCl$ / $CH_3CH_2CH_2$	0,639	0,540—0,965
Äthyl-n-propyl-β-chlor-äthylamin · HCl	CH_3CH_2 \ $N-CH_2CH_2Cl \cdot HCl$ / $CH_3CH_2CH_2$	0,374	0,374—0,534
β-Chloräthylpiperidin · HCl	$N-CH_2CH_2Cl \cdot HCl$	0,505	0,380—0,505
β-Chloräthyl-morpholin · · HCl	$N-CH_2CH_2Cl \cdot HCl$	0,865	0,270—1,080

Die eine permanente Drehsucht auslösenden β-Chloräthylamine verursachen histopathologische Veränderungen im Gehirn. Es finden sich im Kleinhirn Zell-veränderungen im Bereich der Lingula des Lobus ant. (besonders nach β-Chlor-äthylmorpholin und nach Methyl-äthyl-β-chloräthylamin) und im Bereich des Hirnstammes, der Medulla und des oberen Rückenmarks multiple Gliosen (beson-ders nach β-Chloräthylmorpholin, Diäthyl-β-chloräthylamin und Dimethyl-β-chloräthylamin). Es ist nicht bekannt, welche dieser Schädigungen für das Auf-treten der Symptome der Drehsucht verantwortlich ist. Das Bestehen eines kausa-len Zusammenhanges ist jedoch wahrscheinlich, da nicht aktive β-Chloräthyl-amine (z. B. Dimethyl-β-hydroxyäthylamin, Diäthyl-β-hydroxyäthylamin, Äthyl-β-chloräthylamin u. a.) auch keine nachweisbaren histopathologischen Verände-rungen im ZNS verursachen.

C. Aminodipropionitril

Amino-β,β-dipropionitril (ADPN), $CN \cdot CH_2 \cdot CH_2 \cdot NH \cdot CH_2 \cdot CH_2 \cdot CN$, wird in der Literatur auch häufig als Imino-β,β-dipropionitril oder als Bis-β-(cyanäthyl)-amin bezeichnet.

Französische Autoren (DELAY u. Mitarb.; THUILLIER u. Mitarb.; THUILLIER und BURGER; THUILLIER und NAKAJIMA) haben in den Jahren 1952—1954 die Wirkung dieser Substanz an Mäusen beschrieben. ADPN ist relativ wenig toxisch: die DL_{50}-Werte betragen 8 g/kg i.p., 9 g/kg s.c. und 6 g/kg i.v. Bereits in niedrigerer Dosierung bewirkt ADPN eine motorische Hyperaktivität im Sinn einer typischen Drehsucht, vergesellschaftet mit choreo-athetotischen Bewegungen des Kopfes und Retropulsion. Schlaf, Nahrungsaufnahme und Fortpflanzung sind nicht beeinträchtigt. Die Nachkommen der mit ADPN behandelten Mäuse sind normal. Während sich normale Mäuse in der Wärme ruhiger verhalten als bei niedrigeren Temperaturen, wird die durch ADPN ausgelöste Hyperaktivität in der Wärme gesteigert. Die ADPN-Drehsucht ist permanent, die durchschnittliche Lebensdauer der Tiere wird dadurch jedoch nicht beeinflußt.

Die Wirkung von ADPN ist sehr spezifisch; geringe Änderungen am ADPN-Molekül führen zu Aktivitätsverlust. So sind z. B. Substanzen wie Oxydipropionitril, Thiodipropionitril, Aminopropionitril, Benzylaminopropionitril, Phenyläthylaminopropionitril, Phenylisopropylaminopropionitril und andere zwar wesentlich toxischer als ADPN, aber bezüglich Auslösung einer Drehsucht völlig wirkungslos. Salze des ADPN mit organischen Säuren sind ebenso wirksam wie ADPN selbst.

Zur Auslösung einer Drehsucht an Mäusen wird folgendes Verfahren empfohlen (THUILLIER und NAKAJIMA): Mäuse (im Gewicht von 15—20 g) werden während der ganzen Behandlungszeit bei einer mittleren Temperatur von 20° C gehalten. ADPN wird in Form einer 10%igen Lösung (1 Vol.-T. ADPN + 9 Vol.-T. Wasser) i.p. nach folgendem Dosierungsschema injiziert: Am 1. und 2. Tag je 0,015 ml der 10%igen ADPN-Lösung pro 10 g Tiergewicht; am 3. Tag Pause; am 4. Tag wieder 0,015 ml der 10%igen ADPN-Lösung pro 10 g Tiergewicht; gegebenenfalls kann eine solche Injektion am 5. Tag nochmals wiederholt werden. Die individuelle Empfindlichkeit der einzelnen Mäuse gegenüber ADPN schwankt; während bei einzelnen Tieren bereits nach der dritten Injektion typische Erscheinungen auftreten, benötigen andere hierfür fünf oder sogar sechs Injektionen. Als erstes Zeichen der ADPN-Wirkung treten inkoordinierte Bewegungen des Kopfes auf, die von einer allgemeinen Hyperkinese gefolgt sind, bis sich schließlich die typischen Kreisbewegungen entwickeln.

RUDBERG (1957) gibt ein ähnliches Behandlungsschema an, nämlich Injektion von je 0,75—1,5 g/kg ADPN (i.p. oder s.c.) an drei aufeinanderfolgenden Tagen und von 0,75 g/kg am vierten Behandlungstag. Das Syndrom ist um den 8. Tag voll entwickelt. RUDBERG (1957) weist besonders auf die individuell sehr verschiedene Empfindlichkeit der einzelnen Mäuse hin: Gelegentlich tritt eine starke und anhaltende Hyperaktivität bereits nach ADPN-Dosen auf, die im allgemeinen nur schwach und kurz wirken. Häufig und besonders dann, wenn die Hyperaktivität nicht stark ausgeprägt ist, erreicht die Wirkung um den 8.—15. Tag ihr Maximum und nimmt dann schnell wieder ab. In solchen Fällen ist auch eine Wiederholung der Behandlung wirkungslos. Bei Tieren mit stark ausgeprägter Aktivität kann meist auch nach Monaten keine Abnahme festgestellt werden. Ist jedoch die Hyperaktivität stark, aber nur kurz vorhanden, dann ist eine neuerliche Auslösung durch Wiederholung der Behandlung möglich.

AZIMA und GRAD beobachteten das Auftreten eines typischen ADPN-Syndroms an Mäusen am 3. Tag nach Zufuhr von 4 mg/kg (?) ADPN täglich s.c., charakterisiert durch motorische Erregung und Hyperaktivität und anhaltendes Herumlaufen. Als weitere Charakteristica werden angegeben: 1. Das Syndrom ist permanent, jedenfalls auch $1^1/_2$ Jahre nach Beendigung der Behandlung nachweisbar; 2. es ist vergesellschaftet mit Hypotonie, motorischer Inkoordination und tastenden Bewegungen des Kopfes; 3. Nahrungsaufnahme und Schlafen sind normal; 4. es besteht gesteigerte Aufmerksamkeit und gesteigerte Reaktion auf Reize; 5. das Syndrom ist durch Reserpin aufhebbar.

Andere Untersuchungen über die antagonistische Beeinflußbarkeit der ADPN-Drehsucht wurden von WIDLOCHER u. Mitarb. (Lysergsäuremonoäthylamid und LSD), von THUILLIER und NAKAJIMA (zahlreiche Sedativa, Hypnotica, Tranquilizer u. a.), von RUDBERG (1958) (Atropin), von BAUTHIER und VANDERSMISSEN (Propinylcyclohexanol) und anderen durchgeführt.

a) ADPN-Wirkung bei anderen Tierarten

An *Ratten* beobachteten AZIMA und GRAD neben den bereits genannten Symptomen auch Somnolenz, besonders wenn die Tiere in Ruhe gelassen werden. BACHHUBER u. Mitarb. verabreichten Ratten ADPN, in einer Konzentration von 0,3% dem Futter beigemengt. Innerhalb von zwei Wochen nach Behandlungsbeginn traten neurologische Symptome, die auf eine cerebellare Inkoordination schließen lassen, Muskelspastizität, Kreisbewegungen und Knochenveränderungen, auf.

HARTMANN und STICH haben an mehreren Tierarten die Wirkung einer Substanz untersucht, die diese Autoren als „Bis-β-aminopropionitrile" (Bis-BAPN) bezeichnen; es ist jedoch nicht klar, ob diese Substanz mit ADPN identisch ist, obschon eine solche Identität von THUILLIER und NAKAJIMA angenommen wird. Jedenfalls haben HARTMANN und STICH folgende Wirkungen beschrieben: An *Ratten* wirken 4 g/kg Bis-BAPN täglich i.p. nach 2—7 Tagen tödlich, während 1 g/kg täglich wirkungslos sind. Unmittelbar nach Zufuhr von 2 g/kg Bis-BAPN treten, 48 Std lang anhaltend, motorische Inaktivität, gesteigerte Salivation und Respiration auf. Bei chronischer Behandlung mit 2 g/kg Bis-BAPN täglich kommt es vom 2. Tag an zu Hyperaktivitätserscheinungen mit typischen Kopfbewegungen, die permanent, jedenfalls länger als 5 Monate, erhalten bleiben. Die Ratten schreien bei der leichtesten Berührung, laufen vorwärts und zurück sowie in Kreisen. Es besteht Retropulsion, die jedoch nach einiger Zeit wieder abnimmt. Die Tiere fressen normal und zeigen eine normale Gewichtszunahme. An *Mäusen* (1,5—2 g/kg Bis-BAPN täglich i.p.) tritt nach 3 Tagen eine Hyperaktivität mit Kreisbewegungen, Retropulsion und Kopfzuckungen auf; alle diese Symptome sind jedoch weniger stark ausgeprägt als bei Ratten. Auch an *Vögeln, Fischen, Heuschrecken* und *Protozoen* konnten Hyperaktivitätserscheinungen bzw. Verhaltensänderungen nachgewiesen werden. Von den genannten Tierarten zeigten Vögel (Melopsittacus undulatus) Kreisbewegungen mit Retropulsion wie Mäuse und Ratten.

Zahlreiche Teilsymptome der ADPN-Wirkung, vor allem die Retropulsion, sowie abnorme Bewegungen des Kopfes können auch nach Verabreichung von anderen Substanzen bei verschiedenen Tierarten in Erscheinung treten. Eine diesbezügliche Literaturzusammenstellung findet sich bei ZETLER u. Mitarb. (1959).

b) Histopathologische Veränderungen im ZNS

Französische Autoren (THUILLIER und NAKAJIMA) fanden an mit ADPN behandelten Tieren keine Veränderungen im ZNS. Hingegen konnten BACHHUBER u. Mitarb. an Ratten, die mit ADPN behandelt worden waren (0,3% ADPN p.o.), hydropische Degenerationen oder Nekrosen in den Purkinje-Zellen des Kleinhirns und in den Vorderhornzellen nachweisen, wodurch die erwähnten Symptome erklärt werden könnten.

c) Beziehungen zum Lathyrismus

Die toxische Wirkung von Lathyrus odoratus (süße Erbse) ist dem β-Aminopropionitril (BAPN) — Anteil des β-(N-γ-L-glutaminyl)-aminopropionitril zuzuschreiben (BACHHUBER u. Mitarb.). Verfütterung von BAPN, aber auch von ADPN und Aminoacetonitril (BACHHUBER u. Mitarb.; WAWZONEK u. Mitarb.) sowie von Semicarbazid (DASLER) bewirkt an Ratten gleichartige Knochen- und Mesenchymveränderungen wie Verfütterung von Mehl bzw. Samen von Lathyrus odoratus. Die lathyrogene Wirkung dieser und anderer Substanzen kann dadurch leicht nachgewiesen werden, daß sie Skeletveränderungen des Schwanzes bei

Salamanderembryonen und bei Kaulquappen auslösen (LEVY). Bezüglich weiterer Literaturhinweise über den experimentellen Lathyrismus sei auf die Übersichtsarbeit von GARDNER verwiesen.

Von den obengenannten Substanzen hat an Ratten nur ADPN neben seiner lathyrogenen Wirkung auf das Skelet auch eine zentrale Wirkung, die bereits vor dem Auftreten der Knochenveränderungen nachweisbar ist. Andererseits ist die lathyrogene Wirkung auf das Skelet bei ADPN schwächer ausgeprägt als etwa bei BAPN. Möglicherweise ist ADPN für die bei gewissen Formen des Lathyrismus zu beobachtenden neurologischen Symptome verantwortlich (BACHHUBER u. Mitarb.).

Kriterien und Nachweis der Drehsucht an Mäusen

Das Vorliegen einer Drehsucht wird dann als bewiesen angenommen, wenn folgende Symptome nachweisbar sind: Hyperaktivität, Retropulsion, choreatische Kopfbewegungen, Kreisbewegungen, Inkoordination, Beeinträchtigung des Gleichgewichtes und der Stellreflexe, Beeinträchtigung des Schwimmvermögens (GOLDIN u. Mitarb.; GRÜNEBERG).

Zum Nachweis einer Drehsucht sind mehrere Methoden angegeben worden (GOLDIN u. Mitarb.; ROTHLIN und CERLETTI; THUILLIER und NAKAJIMA); die folgenden seien erwähnt:

1. Beobachtung.

2. Filmaufnahmen.

3. Der Nachweis des beeinträchtigten Schwimmvermögens ist eine der empfindlichsten Nachweismethoden der Drehsucht. Normale Mäuse schwimmen koordiniert, meist geradlinig. Inkoordiniertes Schwimmen, Unfähigkeit, an der Wasseroberfläche zu verbleiben, Schwimmen in Spiralen oder Kreisen sind selbst

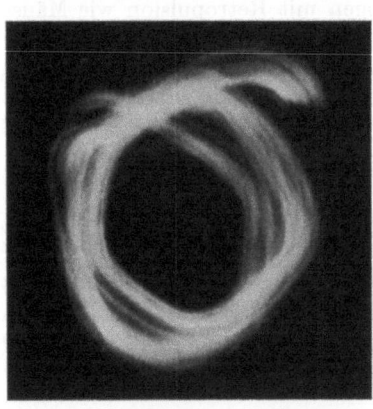

bei Mäusen mit ansonsten noch relativ schwach ausgeprägter Drehsucht deutlich nachweisbar (GOLDIN u. Mitarb.). Jedoch bestehen auch in dieser Beziehung starke individuelle Unterschiede (RUDBERG, 1957).

4. ROTHLIN und CERLETTI haben eine originelle Methode zum Nachweis der Drehsucht angegeben: Der Kopf der Tiere wird mit einem phosphoreszierenden Farbstoff markiert und von den sich drehenden Mäusen werden im Dunkeln bei UV-Bestrahlung Zeitaufnahmen gemacht. Eine mit Hilfe dieser Methode gewonnene Aufnahme ist in Abb. 5 wiedergegeben.

Abb. 5. Bewegungsablauf bei einer Drehmaus (nach ROTHLIN und CERLETTI). Erklärung siehe Text

5. Einbringen der Tiere in einen Behälter (Zitterkäfig), wobei folgende Arten der Bewegungsregistrierung benützt werden können:

a) oscillographische Registrierung mit Hilfe eines "strain-gage-pick up" (ROTHLIN und CERLETTI);

b) Registrierung der Einzelbewegungen über eine Mareysche Kapsel („qualitative Registrierung") und

c) Summation der einzelnen Bewegungsstöße durch Registrierung mit einem Koordinatenschreiber („quantitative Registrierung") (THUILLIER und NAKAJIMA).

Ein mit Hilfe der beiden letztgenannten Methoden gewonnenes Kurvenbild ist in Abb. 6 wiedergegeben.

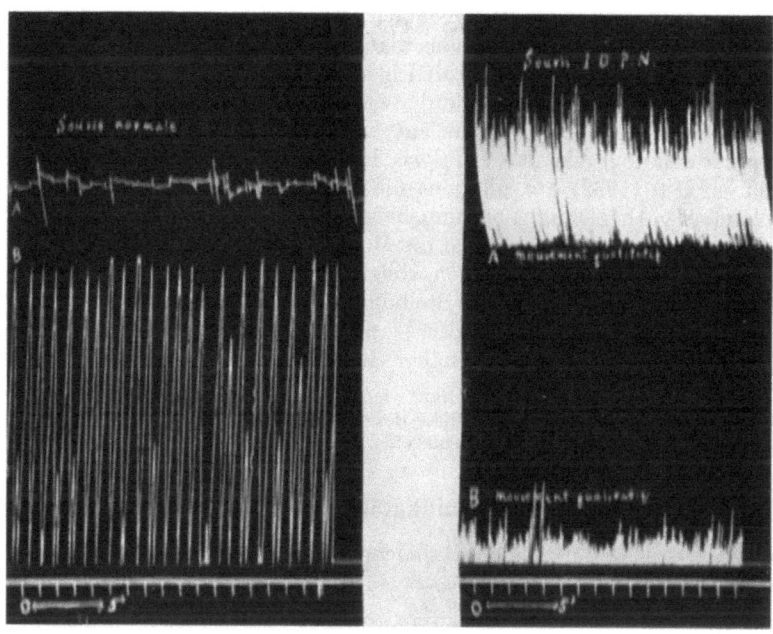

Abb. 6. Registrierung der Bewegungen einer normalen Maus (links) und einer Maus nach Vorbehandlung mit ADPN. Qualitative (oben) und quantitative Registrierung (unten) (nach THUILLIER und NAKAJIMA). Erklärung siehe Text

Experimentelle Erzeugung einer Katalepsie durch Pharmaka

A. Bulbocapnin

Bulbocapnin ist die klassische und zugleich die am besten untersuchte Substanz zur Erzeugung Katalepsie-artiger Zustände im Tierversuch. Nachdem dieses Alkaloid aus Corydalis cava erstmalig von MODE untersucht worden war, wurde bereits kurze Zeit später, im Jahr 1904, seine Katalepsie-artige Wirkung auf Säugetiere von PETERS beschrieben. Ausführliche Analysen der Bulbocapnin-Wirkung wurden in der Folgezeit in erster Linie von DE JONG u. Mitarb. einerseits sowie von SCHALTENBRAND u. Mitarb. andererseits durchgeführt.

Bereits seit diesen ersten Untersuchungen herrscht in der Literatur Uneinigkeit darüber, mit welchem Namen die durch Bulbocapnin an Säugetieren ausgelösten Symptome zu belegen seien. Eine weitgehend objektive Bezeichnung stellt zweifellos der etwa von KRISCH und SPIEGEL sowie von BRÜCKE (1936) verwendete Terminus „Bulbocapninstarre" dar. Andere Autoren wollten jedoch durch den für das Syndrom der Bulbocapninvergiftung verwendeten Namen vermeintliche Zusammenhänge und Analogien mit Krankheitsbildern aus der menschlichen Neuropathologie zum Ausdruck bringen. So ist vor allem DE JONG, zumindest in seinen anfänglichen, um das Jahr 1930 erschienenen Arbeiten über die Bulbocapninwirkung mit Nachdruck für die Bezeichnung „Bulbocapninkatatonie" oder — in mehr verallgemeinerter Form — „experimentelle Katatonie" eingetreten; der großen Ähnlichkeit zwischen der Bulbocapninwirkung an Säugetieren, insbesondere an Affen, einerseits und dem Krankheitsbild der Katatonie am Menschen andererseits haben DE JONG und BARUK (1930) eine ausführliche Monographie gewidmet. Nach der Meinung dieser Autoren erzeugt nämlich Bulbocapnin an Affen nicht nur eine Katalepsie, sondern auch verringerte motorische Initiative, Negativismus, Hyperkinesen und vegetative Symptome, wie sie für die Katatonie charakteristisch sind. Darüber hinaus glauben DE JONG und BARUK (1930), daß man mit Hilfe von Bulbocapnin in niedriger bzw. hoher Dosierung im Tierversuch auch Syndrome erzeugen kann, die der menschlichen Katalepsie bzw. Epilepsie gleichzusetzen wären. Anderer Ansicht war SCHALTENBRAND (1925a), der die Bulbocapninwirkung mit der Paralysis agitans des Menschen verglichen hat. SCHALTENBRAND (1932) hat übrigens die Ansichten von DE JONG und BARUK (1930) eindeutig abgelehnt. Vorübergehend haben DE JONG und BARUK (1929a, 1929b) die Bulbocapninwirkung auf die Motorik nicht als Katalepsie, sondern als „kataleptoiden Zustand" bezeichnen wollen, da nämlich Affen unter dem Einfluß von Bulbocapnin passiv erteilte Stellungen der Gliedmaßen — entgegen der klassischen Definition der Katalepsie — nicht absolut unverändert beibehalten. Auf dieses Phänomen wird später näher eingegangen werden.

In neuerer Zeit haben ZETLER und MOOG wiederum die Bezeichnung „Katatonie" empfohlen, allerdings unter dem Hinweis, daß diese Bezeichnung als nicht identisch mit dem psychiatrischen Begriff der Katatonie aufzufassen sei.

I. Erzeugung einer Bulbocapninkatalepsie bei den einzelnen Tierarten

Die kataleptische Wirkung des Bulbocapnins ist im wesentlichen von den folgenden Faktoren abhängig:

1. Von der Tierart:

Am besten geeignet zur Erzeugung einer Bulbocapninkatalepsie sind Säugetiere, aber auch innerhalb dieser Tiergruppe bestehen deutliche Unterschiede: Konstant reproduzierbar und ausgeprägt ist die Katalepsie bei Katzen, Mäusen und Affen, inkonstant, instabil und durch äußere Reize variierbar ist sie bei Hunden und Meerschweinchen (BARUK und DE JONG).

Neocortex:	fehlend	rudimentär	voll entwickelt
Tierart:	Fische Frösche Schlangen Eidechsen Salamander	Hühner Buchfink Kanarienvögel Papageien Tauben	Affen Katzen Kaninchen Hunde Meerschweinchen Mäuse
Symptome bei Verabreichung steigender Bulbocapnindosen:		Schlaf Autismus Mehr oder weniger labile Katalepsie Negativismus Vegetative Störungen	Schlaf Autismus Katalepsie Negativismus Vegetative Störungen [1]
	Hyperkinesen Krämpfe	Hyperkinesen Krämpfe	Hyperkinesen Epilepsie und an Decerebrierung erinnernde Symptome
	Tod	Tod	Tod

[1] Die Gesamtheit dieser Symptome an Säugetieren wird von DE JONG und BARUK (1930) als „Katatonie" bezeichnet.

Alter und Rasse können bei der gleichen Tierart einen Einfluß auf die Bulbo-capninkatalepsie haben. So verursacht z. B. Bulbocapnin bei jungen, nicht aber bei alten Meerschweinchen kataleptische Zustände. Bei Affen wurden deutliche Rassenunterschiede beobachtet (BARUK und DE JONG).

2. Von der Dosis:

SCHALTENBRAND (1925a) hat als erster auf den Einfluß der Höhe der Dosis auf die Art der Bulbocapninwirkung hingewiesen. An Säugetieren verursachen niedrige Dosen nur Schlaf und Bewegungsarmut ohne Katalepsie, mittlere Dosen Akinese und Katalepsie und hohe Dosen epileptiforme Krämpfe (SCHALTENBRAND, 1925a; DE JONG und BARUK, 1930).

Zur allgemeinen Orientierung sei eine Zusammenstellung (Tab. S. 40) von DE JONG und BARUK (1930) wiedergegeben:

Im folgenden soll die Wirkung von Bulbocapnin bei den einzelnen Tierarten besprochen werden:

1. Kaltblüter

An Kaltblütern bewirkt Bulbocapnin, wie bereits erwähnt, keine Katalepsie. Die Wirkung von Bulbocapnin auf Fische, Frösche, Schlangen, Eidechsen und Salamander wurde von DE JONG und BARUK (1930), auf Schlangen, Frösche, Kröten, Aale und Krabben von HARA untersucht. Bei all diesen Tieren bewirkt Bulbocapnin bei relativ hoher Dosierung im wesentlichen Rigidität und Krämpfe. Bei Eidechsen tritt nach hohen Bulbocapnindosen eine Hyperextension mit Opisthotonus auf. Auf nähere Einzelheiten der Bulbocapninwirkung auf Kalt-blüter soll hier nicht näher eingegangen werden, sie können in den beiden oben-erwähnten Arbeiten nachgelesen werden.

2. Vögel

Eine ausführliche Beschreibung der Bulbocapninwirkung an *Tauben* liegt von SCHALTENBRAND (1924) vor: Etwa 1 Std nach Verabreichung von 15—50 mg Bulbocapninum hydrochloricum werden die Tiere apathisch, wobei die Spontan-bewegungen allmählich verschwinden. Die Augen werden offen gehalten. Fährt man mit den Fingern den Tieren gegen die Augen, dann weichen sie nicht aus, wie dies normale Tiere tun. Bei passiver Bewegung der Extremitäten und der Flügel macht sich ein deutlicher federnder Widerstand bemerkbar. Die Flügel-reflexe sind hochgradig gesteigert, sie springen auch auf den anderen Flügel über. Bei Kippen der Tiere um ihre Längsachse nach der Seite bleiben die Flügel im Anschluß an die Kippreaktion symmetrisch dorsalwärts gestreckt und gespreizt stehen, wobei sie oft einen spitzen Winkel einschließen, sich oft aber auch be-rühren. Die tonischen Reflexe auf den Kopf und den Schwanz sowie die Be-wegungsreaktionen (Kippbewegungen, Progressivbewegungen und Drehbewegun-gen) sind unverändert, das Flugvermögen ist erhalten. Die Wirkung hält einige Stunden lang an. HARA fand nach Verabreichung von 2 mg/kg Bulbocapnin Hypokinese und nach Verabreichung höherer Dosen Hemmung der Stellreflexe, Steigerung des Flügelmuskeltonus, Tremor und Krämpfe. Nach DE JONG und BARUK (1930) kann bei Tauben durch Bulbocapnin eine stabile Katalepsie aus-gelöst werden; nach Verabreichung höherer Dosen treten Hyperkinesen, vor-wiegend tonische Krämpfe und schließlich Tod auf.

An *Hühnern* verursachen mittlere Bulbocapnindosen (10 und 40 mg) alternie-rend Schlaf und Katalepsie. Diese beiden Zustände können dadurch voneinander unterschieden werden, daß die Tiere aus dem Schlaf durch Reize erweckbar sind und die Augen geschlossen halten, während sie in den kataleptischen Phasen mit offenen Augen in einem immobilen Zustand verharren, der durch Reize unbeeinflußt bleibt. Während der kataleptischen Phasen läßt sich das Tier „wie ein inerter Körper" nach vorne oder nach hinten schieben. Höhere Dosen bewirken Polypnoe und eine starke Salivation (DE JONG und BARUK, 1930).

Über die Wirkung von Bulbocapnin auf eine Reihe weiterer Vogelarten (Fringilla caelebs, Melopsittacus parundulatus, Crysomitris spinus, Anas domestica), die in Versuchen von HERNY untersucht wurde, berichtet DE JONG (1945). Prinzipiell bewirken mittlere Bulbocapnindosen an allen untersuchten Vogelarten einen „Katatonie-artigen Zustand", der jedoch weniger ausgeprägt ist als bei höher entwickelten Tieren und durch äußere Reize relativ leicht unterbrochen werden kann. Höhere Bulbocapnindosen lösen Übererregbarkeit und Hyperkinesen aus, die unter Hinzutreten von tonischen Krämpfen tödlich enden können. Zusätzlich können immer vegetative Symptome beobachtet werden.

3. Mäuse

Mäuse sind zur Auslösung einer Bulbocapnin-Katalepsie gut geeignet: sie sind gegenüber Bulbocapnin relativ empfindlich, die kataleptische Wirkung tritt konstant auf und ist deutlich ausgeprägt (BARUK und DE JONG).

Die zur Erzeugung einer Katalepsie zu verwendenden Bulbocapnindosen liegen bei 30—70 mg/kg (ZETLER und MOOG); sie können s.c. oder i.p. verabreicht werden.

DE JONG und BARUK (1930) fanden nach Bulbocapninverabreichung an Mäusen folgende Erscheinungen: 3—10 min nach s.c. Injektion von 1—2 mg Bulbocapnin pro Tier (entsprechend etwa 50—100 mg/kg) trat — manchmal nach initialer Aktivitätssteigerung — eine Bewegungslosigkeit auf, die 15 min post inj. maximal ausgeprägt war. Die Maus behält dabei ihre normale Haltung bei, das Gleichgewicht ist erhalten, Rückenlage ist nicht möglich. Die Augen werden geöffnet gehalten. Äußere Reize haben auf diesen Zustand keinen Einfluß. Es ist eine echte Katalepsie nachweisbar: schwierige passiv erteilte Stellungen werden beibehalten, und die Maus kann «en bloc» verschoben werden. Dieser Zustand kann 1—2 Std lang andauern. Nach 4—5 mg pro Tier (entsprechend etwa 200—250 mg/kg) liegen die Tiere flach auf der Unterlage, häufig mit steil aufgerichtetem Schwanz. Die Augen sind geschlossen. Die Gleichgewichtsreflexe sind nach diesen hohen Bulbocapnindosen unterdrückt und Rückenlage wird daher beibehalten. Die Tiere halten sich nicht mehr — wie nach niedrigeren Dosen — an Objekten, mit denen sie in Berührung kommen, fest. Es handelt sich somit hier nicht mehr um eine echte Katalepsie, der Zustand gleicht vielmehr einer Morphinvergiftung. Nach etwa 45 min können Krämpfe und Tod folgen. DE JONG und BARUK (1930) haben unter der Bulbocapninwirkung als inkonstantes und sehr variables Symptom auch Hyperkinesen beobachtet, wobei es sich um kurz anhaltende, brüske motorische Bewegungen, Sprünge und dergleichen gehandelt hat.

BRÜCKE (1935) fand als kleinste wirksame Bulbocapnindosis bei der Maus 20 mg/kg s.c. (weitgehendes Einstellen aller Spontanbewegungen, jedoch Flucht bei Berührung wie bei normalen Tieren). Deutlich ausgeprägt war die Wirkung nach 50 mg/kg s.c.: die Tiere verharren dabei in einem schlafähnlichen Zustand, Seitenlage wird jedoch nicht ertragen, und ebenso sind keine ataktischen Bewegungen nachweisbar. Erst nach 100 mg/kg können die Tiere in Seitenlage gebracht werden, aus der sie nur durch starke Reize erweckt werden können. 3 mg Bulbocapnin pro Tier (entsprechend etwa 150 mg/kg) rufen tödliche Krämpfe hervor.

STERN und MITROVIĆ-KOCIĆ verabreichten zur Erzeugung einer Katalepsie 30 mg/kg Bulbocapnin i.p. Die Wirkung trat nach 10 min ein und hielt 24 bis 25 min an.

Nach HARA bewirken bereits 2 mg/kg Bulbocapnin eine Hypokinese, höhere Dosen Rigidität, Krämpfe und Hemmung der Stellreflexe. Relativ hohe Bulbocapnindosen, nämlich 125 mg/kg i.p., wurden andererseits von GREIG u. Mitarb. zur Erzeugung einer „Katatonie" an Mäusen verwendet. ZETLER u. Mitarb. (1960) weisen allerdings darauf hin, daß GREIG u. Mitarb. zur Beurteilung der Katalepsie ein Kriterium verwendet haben (Hängen an einem horizontalen Stab), das nach BRÜCKE (1935) für diese Zwecke nicht geeignet ist.

Prüfung der kataleptischen Wirkung an der Maus:

Zur Bestimmung des kataleptischen Zustandes haben ZETLER und MOOG ein Verfahren angegeben, das in Anlehnung an die von PULEWKA beschriebene Methode zur Auswertung von Cannabis indica-Extrakten entwickelt wurde. Benötigt wird hierzu ein vertikal aufgestellter, 60 cm langer und 1,2 cm dicker Stab, der mit einem 0,1 cm dicken Bindfaden umwickelt ist. Eine normale Maus läuft daran sofort oder wenige Sekunden nach dem Aufsetzen auf und ab, mit Bulbocapnin behandelte Mäuse bleiben hingegen ruhig darauf sitzen und nehmen gelegentlich ungewöhnliche Haltungen ein, die von normalen Tieren niemals aufrechterhalten werden. Zur Prüfung des kataleptischen Zustandes wird die Maus alle 5 min (nicht öfter, da sonst Ermüdung eintritt) an den Stab gesetzt und 50 sec lang beobachtet; macht sie innerhalb eines Zeitraumes von 30 sec keine Laufbewegungen, dann wird das Ergebnis als positiv bewertet; geringfügige Änderungen der Haltung werden nicht als Fortbewegung gewertet. Für die Auswertung verwendet wird die Anzahl der positiven Resultate pro Tier; diese Zahl, mit 5 multipliziert, ergibt die ungefähre Dauer — ungefähr, weil manchmal negative Resultate eingestreut sind — der Bulbocapninwirkung in Minuten. Innerhalb eines Dosenbereiches von 30 bis 70 mg/kg Bulbocapnin s.c. konnten ZETLER und MOOG mit Hilfe dieser Methode eine lineare Korrelation zwischen der Bulbocapnindosis und der Anzahl der positiven Resultate pro Maus feststellen. Bei s.c. Zufuhr tritt die Wirkung nach 5, spätestens nach 10—15 min ein. Nach ZETLER u. Mitarb. sollen in Vorversuchen spontan ruhig sitzende Tiere ausgeschieden werden. Bei Untersuchungen von Bulbocapnin-Antagonisten gilt ein Tier dann als gegen das Katalepticum geschützt, wenn es von 13 möglichen (d. h. innerhalb von einer Stunde alle 5 min erhobenen) Resultaten nur 3 oder weniger positive Resultate zeigt. Nach Verabreichung von 30 mg/kg Bulbocapnin zeigen 60% der Tiere 3 oder weniger und 0% 10 oder mehr positive Resultate, nach 50 mg/kg lauten die entsprechenden Werte 0% und 40%.

KOUZMANOFF und TISLOW verwenden zur Beurteilung einer durch Bulbocapnin (oder durch Prochlorperazin und Perphenazin) ausgelösten „Katatonie" an Mäusen die folgenden vier Kriterien: 1. Fähigkeit der Tiere, am Rand eines Bechers unbeweglich zu verharren; 2. plastische Rigidität der hinteren Extremitäten; 3. Verlust der Stellreflexe und 4. Fähigkeit der Tiere, an einem vertikal aufgestellten Stab unbeweglich zu verharren.

Von einigen Autoren wurde versucht, zur Beurteilung der kataleptischen Wirkung eine Methode anzuwenden, die auch zur Prüfung dieses Zustandes bei höheren Säugetieren (Katzen und Affen) vielfach verwendet wird, nämlich das „Hängenbleiben" der Versuchstiere an einem ausgespannten Wollfaden (zit. bei BRÜCKE, 1935) oder an einem horizontalen Stab (GREIG u. Mitarb.). Nach BRÜCKE (1935) liefert jedoch diese Testmethode, wie bereits erwähnt, bei Mäusen keine befriedigenden Ergebnisse, und insbesondere ist damit eine Differenzierung gegenüber einer Schlafmittelwirkung nicht ohne weiteres möglich.

4. Ratten

Ratten wurden nur selten zur Auslösung einer Bulbocapnin-Katalepsie verwendet, obschon diese Tiere für derartige Untersuchungen gut geeignet zu sein scheinen.

Spiegel (1938) beobachtete etwa 15 min nach s.c. Verabreichung von 50 bis
60 mg/kg Bulbocapninum hydrochloricum das Auftreten des folgenden Sym-
ptomenkomplexes: Akinese, wobei die Extremitäten in flektierter und adduzierter
Stellung gehalten werden. Die Tiere behalten passiv erteilte, abnorme Haltungen
bei, ohne sie zu korrigieren; so ist es z. B. möglich, die Ratte so zu lagern, daß
sich die Vorderpfoten auf einer Kiste und die Hinterpfoten auf einer anderen,
einige Zentimeter von der ersten entfernten Kiste befinden, so daß der Tierkörper
gewissermaßen eine „Brücke" bildet; die Ratte verharrt für einen Zeitraum von
1—7 min unverändert in dieser Stellung. Ebenso bleibt die kataleptische Ratte
für 30—90 sec mit den Vorderpfoten an Rändern und dergleichen hängen.

Davis u. Mitarb. verwenden zur Auslösung einer Katalepsie eine Bulbocapnindosis von 60 mg/kg. Als „kataton" wird die Ratte dann bezeichnet, wenn sie für
einen Zeitraum von mindestens 10 sec in aufrechter Stellung an der Seitenwand
eines Drahtkäfigs, diesen mit den Vorderpfoten ergreifend, verharrt.

Alema und Sergio geben als optimale Dosierung zur Erzielung einer Katalepsie
50 mg/kg Bulbocapnin an; die Wirkung dieser Dosis hält etwa 40 min an. Nach
Hara bewirken 50—100 mg/kg Bulbocapnin eine Hypokinese und 200—300 mg/kg
eine ausgeprägte Katalepsie.

5. Meerschweinchen

Nach s.c. Verabreichung von 12—15 mg Bulbocapnin pro Tier treten beim
Meerschweinchen folgende Symptome in Erscheinung: Bewegungslosigkeit, Fle-
xionshaltung und ausgeprägte Katalepsie. Die Bulbocapnin-Katalepsie ist an
Meerschweinchen jedoch insofern kein konstantes Symptom, als sie nur bei jungen
Tieren auftritt, bei alten Meerschweinchen hingegen nur selten nachweisbar ist.
Außerdem wurden Hyperkinesen beobachtet: Tremor, plötzliche heftige Bewegungen (z. B. plötzliches Aufspringen), stereotype Mastikationsbewegungen und dergleichen. Bei höherer Dosierung treten heftige Hyperkinesen und Krämpfe auf.
Die Katalepsie kann z. B. dadurch nachgewiesen werden, daß sich die Tiere, auf
den Hinterbeinen stehend, in eine vertikale Position bringen lassen (Baruk und
de Jong; de Jong und Baruk, 1930).

Hara beobachtete nach 20—60 mg/kg Bulbocapnin eine Hypokinese als ein-
ziges Symptom. Andererseits beschrieb Peters das Auftreten einer motorischen
Unruhe nach s.c. Verabreichung von 40—80 mg Bulbocapnin pro Tier. Diese
Dosen sind entsprechend den oben wiedergegebenen Angaben von Baruk und
de Jong zur Katalepsie-Erzeugung bereits zu hoch.

6. Kaninchen

Bereits in der ersten Publikation über Bulbocapnin von Mode werden Versuche am Kaninchen erwähnt. Kaninchen sind jedoch gegenüber Bulbocapnin
relativ unempfindlich. Baruk und de Jong beobachteten erst nach fraktionierter
Verabreichung von 375 mg Bulbocapnin eine Katalepsie schwankender Intensität
und kurz dauernde Hyperkinesen. Die Katalepsie konnte durch den sog. „Zwei-
Sessel-Versuch", der bei der Besprechung der Bulbocapninwirkung an Katzen
noch näher beschrieben werden wird, nachgewiesen werden.

Peters fand nach 40 mg Bulbocapnin nur eine kurze Narkose mit Seitenlage.
Brücke (1935) konnte weder eine Katalepsie noch Bewegungsarmut nachweisen,
und auch Hara fand nach Verabreichung von 50—100 mg/kg Bulbocapnin nur
eine Hypokinese, aber keine Katalepsie und nach Verabreichung von 150 bis
300 mg/kg Tremor und klonische Krämpfe; 200—400 mg/kg waren letal.

Das Kaninchen ist somit zur Auslösung einer Bulbocapnin-Katalepsie nicht
geeignet.

7. Katzen

Zusammen mit Mäusen und Affen gehören Katzen zu jenen Tierarten, die sich zur Erzeugung einer Bulbocapnin-Katalepsie am besten eignen (HENRY und DE JONG).

Eine der ausführlichsten Beschreibungen der Bulbocapninwirkung an Katzen stammt von SCHALTENBRAND (1925a, 1929). 2,5—5 mg/kg Bulbocapnin bewirken lediglich Bewegungsarmut ohne Beeinflussung der Stell- und Haltungsreflexe. Nach 10—25 mg/kg werden folgende Symptome beobachtet: Bewegungslosigkeit, Flexionshaltung (Rücken krumm, Kopf tief auf den Boden gesenkt, Extremitäten gekrümmt). Die Labyrinthstellreflexe auf den Kopf und der Körperstellreflex auf den Körper sind aufgehoben, die übrigen Lage- und Bewegungsreaktionen deutlich nachweisbar oder leicht abgeschwächt. Der Körper als Ganzes kann in verschiedene Stellungen gebracht werden. In Rückenlage wird der Kopf in verschiedenen passiv erteilten Stellungen relativ zum Körper einige Minuten festgehalten. An Katzen sind jedoch keine Katalepsie-artigen Erscheinungen an den Extremitäten (Unterschied gegenüber Affen) und keine Ruhetremoren festzustellen (Unterschied gegenüber Hunden und Affen). Nach 40 mg/kg kehren der Labyrinthstellreflex auf den Kopf und die Körperstellreflexe auf den Körper zurück, die Flexionshaltung verwandelt sich in eine Extensionshaltung, die Sehnenreflexe werden lebhafter, und der Muskeltonus steigt. Die Tiere beginnen, sich wieder spontan zu bewegen, sensorische Eindrücke werden nur noch unvollkommen verarbeitet. 70 mg/kg Bulbocapnin und mehr bewirken tic-artige Zuckungen, eine außerordentliche Steigerung der Reflexerregbarkeit und einen Status epilepticus mit periodisch wiederkehrenden klonischen Krampfanfällen, in denen die Stellreflexe verschwinden. Während eines solchen Anfalls kann Tod an Atemlähmung eintreten. Von mittleren Dosen (10—25 mg/kg) ab treten häufig Nebenerscheinungen wie Salivation, Erbrechen, Kot- und Harnabgang sowie Beschleunigung der Atmung auf. Die Dauer der Vergiftung bis zur Wiederkehr einer normalen Motorik beträgt nach 10 mg/kg 1—2 Std, nach 25 mg/kg 2—3 Std.

Aus der obigen Beschreibung SCHALTENBRANDs geht hervor, daß die optimale Dosierung von Bulbocapnin zur Erzeugung eines kataleptischen Zustandes im Bereich von 10—25 mg/kg liegt. Dies ist von verschiedenen anderen Autoren bestätigt worden (DIVRY und EVRARD; EVRARD und SPIEGEL; HARA; PETERS). Höhere Dosen wurden hingegen von INGRAM und RANSON verwendet: Nach diesen Autoren bewirken 20 mg/kg Bulbocapnin s.c. Schläfrigkeit, Tendenz zur Flexionshaltung, jedoch im allgemeinen noch kein Beibehalten passiv erteilter Stellungen. Erst nach 35—50 mg/kg treten die typischen Symptome auf, wie Akinese, Flexionshaltung, Widerstand gegenüber passiven Bewegungen sowie Beibehalten abnormer, passiv erteilter Stellungen (nicht vertragen wird jedoch Extension der Extremitäten).

Nach DE JONG und BARUK (1930) sind die wesentlichen Wirkungen mittlerer Bulbocapnindosen (10 bzw. 75 mg Bulbocapnin pro Tier, i.m.) die folgenden: Nach wenigen Minuten Miauen, dann Hypokinese, übergehend in vollkommene Bewegungslosigkeit, Muskelzuckungen. Die Katze behält passiv erteilte Stellungen bei, jedoch ohne das Gleichgewicht zu verlieren. Wenn eine Pfote in die Höhe gehoben wird, sinkt diese langsam zurück, bis sie eine Ruhestellung erreicht hat („kataleptoider Zustand"). Bei passiven Bewegungen wird ein plastischer Widerstand des Muskeltonus fühlbar. In Ruhe gelassen nimmt das Tier Flexionshaltung ein. Handlungen, die eine normale Katze zur Flucht veranlassen, sind bei einem mit Bulbocapnin vorbehandelten Tier wirkungslos (z. B. Annäherung einer Flamme, Zwicken usw.); beim Vorhalten einer mit Salmiakgeist gefüllten Flasche niest die Katze und dreht den Kopf weg, ohne jedoch ansonsten ihre Stellung zu verändern. Das Gleichgewicht wird völlig beibehalten: wenn die Katze zu einem Sprung zum Boden gezwungen wird, dann landet sie dort in der gleichen Haltung wie eine normale Katze. Beim Versuch, das Tier zu verschieben, ist nur eine «en bloc»-Verschiebung möglich („Negativismus"). Nach DE JONG und BARUK (1930) sind somit die wesentlichsten Symptome der Bulbocapnin-Katalepsie an Katzen: Immobilität, Passivität und Negativismus. Besondere Ausdrucks- und Verhaltensänderungen wurden ebenfalls beschrieben (DE JONG und CHASE; DE JONG, 1945).

Prüfung der kataleptischen Wirkung an der Katze:

In den oben wiedergegebenen Beschreibungen der Wirkung mittlerer Bulbocapnindosen auf Katzen von SCHALTENBRAND (1925a, 1929) sowie von DE JONG und BARUK (1930) sind bereits etliche Erscheinungen erwähnt, die das Vorliegen einer Katalepsie beweisen. Zusätzlich wurden jedoch häufig einige typische Versuchsanordnungen verwendet, die im folgenden kurz beschrieben werden sollen:

1. „Hängeversuch" («l'épreuve du support» nach DIVRY und EVRARD; "hanging" nach INGRAM und RANSON):

Dieser Versuch wurde bereits von PETERS beschrieben: Die mit Bulbocapnin vorbehandelte Katze kann mit ihren Vorderpfoten an einer horizontalen Stange im Klimmzughang „aufgehängt" werden. Sensible Reize bringen das Tier nicht aus dieser Stellung, obwohl diese perzipiert werden. DE JONG und BARUK (1930) weisen in Zusammenhang mit diesem Versuch darauf hin, daß die Katze dabei aktiv die Stange ergreift und sich aktiv daran festhält („aktive Katalepsie"), worin das aktive Element der Bulbocapnin-Katalepsie zum Ausdruck kommt.

2. „Überbrückungsversuch" nach PETERS («L'épreuve de deux chaises» nach DIVRY und EVRARD; "bridging" nach INGRAM und RANSON):

Dieser Versuch wird so durchgeführt, daß die Vorderpfoten der Katze auf einen, ihre Hinterpfoten auf einen anderen Sessel, Tisch oder dergleichen gelagert werden. Die beiden Sessel können nun bis zu etwa 30 cm auseinandergerückt werden, bevor die Katze durch einen Sprung flüchtet.

8. Hunde

Bereits PETERS hat nach Verabreichung von 20 mg/kg Bulbocapnin s.c. an Hunden Teilnahmslosigkeit, Salivation, Akinese und Beibehaltung ungewohnter, passiv erteilter Stellungen, also eine Katalepsie, beobachtet.

SCHALTENBRAND (1924) hat folgende, wenige Minuten nach der Injektion von 15—30 mg/kg Bulbocapnin s.c. einsetzende und 1—2 Std anhaltende Symptome beschrieben: Mydriasis, Salivation, deutlich nachweisbare Reaktion auf Bewegungen (Drehreaktion und Reaktionen auf Progressivbewegungen) und vor allem eine Motilitätsstörung mit folgenden Komponenten: 1. Fehlen der Spontanbewegung und der Reaktion auf sensible und sensorische Reize; 2. Auftreten einer Haltungsanomalie: Ungewöhnliche Stellungen werden beibehalten; versucht man jedoch, die Haltung der Tiere zu ändern, dann nehmen sie eine typische Flexionshaltung ein (krummer Rücken, mehr oder weniger eingeknickte Beine, gesenkter Kopf und eingeklemmter Schwanz); 3. Tonussteigerung der Muskulatur und Auftreten tonischer Labyrinthreflexe auf die Glieder; bei Normalstellung besteht ein Beugetonus, bei Rückenlage ein Strecktonus, Nacken und Schwanz werden jedoch auch in Rückenlage gekrümmt gehalten; bei passiver Bewegung wird eine Steifheit der Glieder fühlbar; 4. Veränderter Ablauf der Stellreflexe; 5. Wackeltremor bei etwa 30% der untersuchten Tiere.

Auch BRÜCKE (1935) beobachtete nach 200—300 mg Bulbocapnin pro Tier Wackeltremor, Mydriasis und Salivation; die Tiere stehen nach diesen Bulbocapnindosen zitternd mit gespreizten Beinen da und laufen auf äußere Reize nicht fort.

KOK hat, wie DE JONG (1945) berichtet, gefunden, daß 20 mg/kg Bulbocapnin s.c. oder 10 mg/kg i.v. bei Hunden Katalepsie, Negativismus und Salivation, manchmal auch Tremor des Kopfes bei Bewegung auslösen. Höhere Dosen (60 mg/kg s.c. oder 30 mg/kg i.v.) bewirken nach einem initialen, vorübergehenden kataleptischen Stadium epileptiforme Krämpfe, die von Hyperkinesen gefolgt sind. Beim Abklingen der Wirkung treten wieder kataleptische Erscheinungen auf.

HARA fand nach 5 mg/kg oder mehr Bewegungsarmut, Beugehaltung, Muskelrigidität und Tremor und nach 50 mg/kg oder mehr klonische Krämpfe mit Beginn am Kopf und Ausbreitung über den ganzen Körper.

Prüfung der kataleptischen Wirkung an Hunden:

1. „Falltürversuch":

Zwei Tische werden nebeneinander gestellt und die Vorderpfoten bzw. der Vorderkörper des Hundes auf den einen, seine Hinterpfoten bzw. sein Hinterkörper auf den anderen Tisch gelagert. Einer der beiden Tische kann nun gehoben oder gesenkt werden, ohne daß der Hund dabei aktiv seine Stellung ändert (PETERS).

2. „Überbrückungsversuch":

Dieser Versuch wurde bereits bei der Besprechung der Prüfung der kataleptischen Wirkung an der Katze beschrieben (siehe S. 46). Er kann in analoger Weise auch beim Hund durchgeführt werden (PETERS; KOK).

3. Werden die vorderen Extremitäten gekreuzt, dann wird diese Stellung beibehalten (DE JONG, 1945).

9. Affen

Bei Affen ist der durch Bulbocapnin auslösbare kataleptische Zustand am deutlichsten ausgeprägt. Auch bei dieser Tierart ist die Wahl der richtigen Dosis für die Erzeugung eines bestimmten Vergiftungsbildes von ausschlaggebender Bedeutung (SCHALTENBRAND, 1924).

Folgende Symptome wurden von SCHALTENBRAND (1924) bei der Bulbocapninvergiftung an Affen beobachtet:

10 mg/kg s.c.: Nach einigen Minuten Gähnen, Apathie, Schließen der Augen, gelegentlich Erbrechen, Verschwinden der Stellreflexe. Flexionshaltung: Rücken krumm, Kopf tief am Boden, vordere Extremitäten gebeugt. Fehlende Spontanbewegungen, keine oder nur träge Reaktion auf äußere Reize. Mydriasis, Pupillen reagieren auf Licht. Salivation. Muskeltonus nicht erhöht, tonische Reflexe auf die Glieder nicht nachweisbar. Passiv erteilte Stellungen werden beibehalten, solange sie nicht gegen die Schwerkraft aufrechterhalten werden müssen. Dauer: 1—2 Std.

20—25 mg/kg s.c.: Nach initialem lethargischem Stadium Schütteltremor (Ruhetremor) zuerst des Kopfes, dann der Extremitäten und schließlich des ganzen Körpers. Muskeltonus etwas herabgesetzt, Sehnenreflexe unverändert. Dauer: 3—4 Std.

50 mg/kg s.c.: Initial schwerer Status epilepticus, dann die oben beschriebenen Erscheinungen.

DE JONG und BARUK (1930) haben folgende Symptome der Bulbocapninvergiftung an Affen (Macacus rhesus und Macacus cynomolgus) beschrieben:

Niedrige Dosen (15 mg pro Tier): Schlaf, „Autismus", Flexionshaltung („Denker von Rodin-Haltung"), noch keine Katalepsie.

Mittlere Dosen (etwa 30 mg pro Tier): Flexionshaltung mit typischer Katalepsie: Akinese, Beibehaltung abnormer, passiv erteilter Stellungen ohne Verlust des

Gleichgewichtes. Wenn eine vordere Extremität in die Höhe gehoben wird, sinkt sie langsam nach unten, bis eine Ruhestellung erreicht ist. Weitere Symptome: „Negativismus", Hyperkinesen, vegetative Symptome (Salivation, Atemrhythmusstörungen, vorübergehend Erbrechen).

Hohe Dosen (etwa 50 mg pro Tier und mehr): Vorwiegend Hyperkinesen wie inkoordinierte Bewegungen, bizarre Haltungen, Einnahme eigenartiger Stellungen („Kreuzigungshaltung") usw. Bei weiterer Dosissteigerung schließlich epileptische Krisen mit anschließendem Koma, dabei Hyperextension und Hyperpronation der vorderen Extremitäten (wie bei Enthirnungsstarre).

An einem Schimpansen konnten durch i.m. Verabreichung von 10—15 mg/kg Bulbocapnin ebenfalls alle Erscheinungen der Katalepsie ausgelöst werden (DE JONG, 1939, 1945).

HARA beobachtete nach 5 mg/kg Bulbocapnin s.c. Bewegungsarmut, Lethargie und Flexionshaltung und nach 10—30 mg/kg ausgeprägte Tremoren und Katalepsie.

Aus den erwähnten Arbeiten geht somit hervor, daß die optimale Bulbocapnindosis zur Erzeugung einer Katalepsie an Affen im Bereich von 10—20 mg/kg liegt·

Einem Symptom der Bulbocapnin-Katalepsie an Affen wird von mehreren Autoren besondere Beachtung gewidmet: dem Auftreten des Greifreflexes (HARA; KENNEDY; PATERSON und RICHTER; RICHTER und PATERSON). Es handelt sich dabei darum, daß Affen unter Bulbocapnin mit einer vorderen Extremität eine horizontale Stange oder dergleichen ergreifen und daran längere Zeit hängen bleiben. Dieser Greifreflex ist bei jungen Tieren physiologisch vorhanden, tritt jedoch bei älteren Affen nur unter der Wirkung von Bulbocapnin (oder verschiedener anderer Substanzen, siehe unten) in Erscheinung. Ein darauf beruhender Test zum Nachweis kataleptischer Wirkungen ist weiter unten beschrieben. Es gibt nach RICHTER und PATERSON drei Erklärungsmöglichkeiten für das Auftreten dieser Reaktion: Der Greifreflex unter Bulbocapnin kann 1. ein Ausdruck der Katalepsie, 2. ein Ausdruck des gesteigerten Flexorentonus oder 3. eine Manifestation des bei jungen Tieren physiologisch vorhandenen Greifreflexes sein. Nach KENNEDY ist diese Reaktion nicht der Katalepsie zuzuschreiben, da sie beim Abklingen der Bulbocapninwirkung etwas früher als die Katalepsie verschwindet, sondern sie ist eher als Wiederauftreten des neonatalen Greifreflexes zu deuten. Es muß betont werden, daß die Auslösbarkeit des Greifreflexes keine spezifische Wirkung von Bulbocapnin ist. So fanden z. B. PATERSON und RICHTER, daß auch Inhalation von Kohlendioxyd (25—50% für die Dauer von 2—4 min) konstant einen Greifreflex auszulösen imstande ist, und zwar von gleicher Intensität wie Bulbocapnin, aber mit wesentlich kürzerer Wirkungsdauer (2—10 min). Auch Scopolamin erzeugt, allerdings nur bei einem geringen Prozentsatz der damit behandelten Tiere, einen schwach ausgeprägten Greifreflex. Weder Kohlendioxyd noch Scopolamin verursachen jedoch eine Katalepsie, eine Tatsache, die ebenfalls darauf hinweist, daß das Vorhandensein des Greifreflexes nicht unbedingt das Vorliegen einer Katalepsie beweist.

Prüfung der kataleptischen Wirkung an Affen:

1. Obwohl der Greifreflex, wie erwähnt, nicht mit Sicherheit als eine Manifestation der Katalepsie aufgefaßt werden kann, wird er doch allgemein als Kriterium der kataleptischen Bulbocapninwirkung verwendet. Dies ist gerechtfertigt, da Intensität des Greifreflexes und Stärke der Katalepsie im wesentlichen parallel gehen (KENNEDY).

Eine Methode zur quantitativen Messung dieser Reaktion ("hanging response") wurde von RICHTER und PATERSON angegeben. Verwendet wird dazu eine horizontal angebrachte Messingstange mit einem Durchmesser von 9,5 mm für erwachsene und von 3,2 mm für junge Affen, die sich etwa 1 m über dem Boden bzw. über einem ausgespannten Netz befindet. Eine vordere und die beiden hinteren Extremitäten des Affen werden zusammengebunden, und das Tier wird mit der frei gebliebenen vorderen Extremität an die Stange gehängt. Normale, erwachsene Affen lassen diese sofort wieder los. Unter Bulbocapnin hingegen bleiben die Tiere eine bestimmte Zeit, maximal etwa 60 sec lang hängen („Hängezeit"). Zur Vermeidung von Ermüdung darf der Versuch nur in Abständen von mindestens 15 min wiederholt werden. Mit Hilfe dieser Methode konnten RICHTER und PATERSON feststellen, daß die Bulbocapninwirkung 5—10 min nach der Injektion beginnt, nach 15—30 min ihr Maximum erreicht und allmählich im Verlauf der nächsten Stunden wieder abnimmt. Die Abhängigkeit dieser Reaktion von der Höhe der Bulbocapnindosis geht aus nachfolgender Zusammenstellung hervor:

7—8 mg/kg: wirkungslos.

9 mg/kg: Schwellendosis.

9—17 mg/kg: Innerhalb dieses Dosenbereiches nehmen maximale Stärke und Dauer der Reaktion proportional mit der Dosis zu.

Über 17 mg/kg: Keine weitere Zunahme der „Hängezeit" mehr (d. h.: mit 17 mg/kg ist das Maximum erreicht), aber weitere Zunahme der Wirkungsdauer mit der Dosis. Maximale „Hängezeit" etwa 1 min, maximale Wirkungsdauer 7 Std oder mehr.

40 mg/kg oder mehr: Initial, bis etwa 40 min nach der Injektion, hyperkinetische Symptome: nach 6 min Tremor, unkoordinierte Bewegungen, epileptiforme Krämpfe. Während dieser Zeit Greifreflex nicht auslösbar; dieser tritt erst auf, wenn die hyperkinetischen Symptome verschwunden sind, und bleibt dann für die Dauer von mehreren Stunden bestehen.

Gleiche Bulbocapnindosen haben am gleichen Tier sehr konstante Wirkungen, dagegen besteht eine relativ starke Variation zwischen den Tieren. Immer ist die „Hängezeit" bei jungen Affen länger als bei erwachsenen; so blieb z. B. ein junger Affe, bei dem der Greifreflex noch physiologisch vorhanden war, unter der Wirkung von Bulbocapnin 40 min lang hängen. Kein Unterschied besteht zwischen rechter und linker Hand.

2. RICHTER und PATERSON erwähnen noch einen zweiten Test für die Katalepsie, der auf folgender Tatsache beruht: Auf der Höhe der Bulbocapninwirkung weist der Affe jedwede Nahrung zurück. Sobald die Bulbocapninwirkung und damit auch die Katalepsie im Abklingen begriffen ist, nimmt das Tier Futter wohl an, hält es in der Hand und steckt es auch ins Maul, frißt es aber nicht.

3. Das von DE JONG (1945) beschriebene "stretching-out experiment" zum Nachweis des kataleptischen Zustandes ist mit dem „Überbrückungsversuch" nach PETERS (s. S. 46) identisch.

II. Eingriffe am ZNS, die eine Bulbocapnin-Katalepsie imitieren

Der Vollständigkeit halber sei hier darauf hingewiesen, daß durch verschiedene Eingriffe am ZNS Zustände ausgelöst werden können, die einer Bulbocapnin-Katalepsie weitgehend ähnlich sind. Dazu gehören insbesondere Läsionen im Bereich der retromammillären Region im Hirnstamm (INGRAM und RANSON) sowie der durch Einbringen von Aluminiumcreme in das Caput nuclei caudati ausgelöste Zustand (SPIEGEL und SZEKELY).

Die große Ähnlichkeit der „Striatum-Katatonie" mit der Bulbocapninvergiftung geht aus Abb. 7 hervor.

In den Versuchen von SPIEGEL und SZEKELY zeigten die Katzen 4—7 Tage nach Injektion von 0,2 ml Aluminiumcreme in das Caput nuclei caudati Verlangsamung der Bewegungen, leichte Ataxie, Aufhören der Spontanbewegungen,

zunehmenden Widerstand gegen passive Kopfbewegungen sowie stark abge-
schwächte oder fehlende Reaktionen auf sensible und sensorische Reize. Zusätzlich
trat, wie bereits erwähnt, eine typische Katalepsie auf. An vegetativen Symptomen
waren Atemfrequenzsteigerung und Tachykardie, seltener Bradykardie nachweisbar. Bei mehr als der Hälfte der
Tiere kam es nach 8—10 Tagen
zu generalisierten Krämpfen bis
zum Status epilepticus.

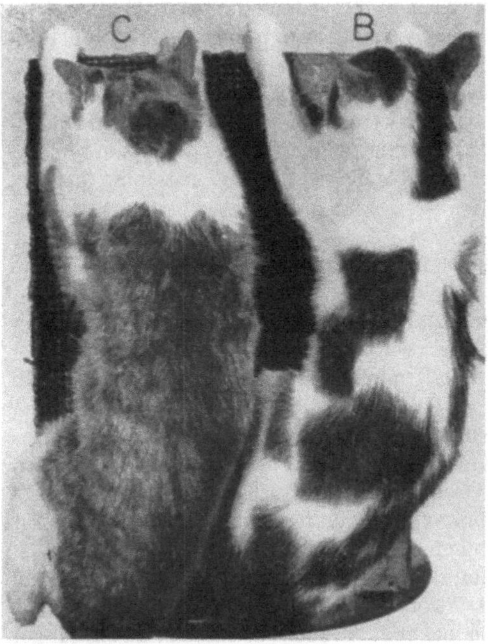

Injektion von Bulbocapnin in die
gleiche Region ist nicht imstande, dieses Syndrom auszulösen.

Läsionen im Bereich des Nucleus
ruber führen zwar an sich nicht zu
kataleptischen Zuständen, bewirken
jedoch eine starke Empfindlichkeitssteigerung gegenüber Bulbocapnin.
Das gleiche gilt für Läsionen im Bereich der retromammillären Region des
Hirnstammes (INGRAM und RANSON).

Wirkungsmechanismus

Abb. 7. Katzen mit „Striatum-Katatonie" (C) und Bulbo-
capnin-„Katatonie" (B). Beide Tiere halten sich in hängender
Stellung mit ihren Vorderpfoten am Käfig fest (nach SPIEGEL
und SZEKELY)

Ursprünglich hatten SCHAL-
TENBRAND (1925b, 1925c) sowie
GIRNDT und SCHALTENBRAND gefunden, daß an Tieren (Katzen)
mit fehlendem Cortex und Striatum bzw. an Thalamuskatzen eine
Katalepsie durch Bulbocapnin
nicht mehr ausgelöst werden
kann. Diese Untersuchungen waren an frisch operierten Tieren
durchgeführt worden. Später fanden SCHALTENBRAND und COBB,
daß im späteren Stadium der Großhirnlosigkeit eine Bulbocapnin-Katalepsie sehr
wohl hervorzurufen ist. Diese Befunde wurden von FERRARO und BARRERO und von
Voss bestätigt. Es geht daraus hervor, daß „die motorischen Erscheinungen der
Bulbocapninvergiftung mittleren Grades, einschließlich der sog. aktiven Katalepsie,
nicht an die Anwesenheit der Großhirnrinde gebunden und somit subcortical bedingt
sind" (Voss). Auch nach INGRAM und RANSON wirkt Bulbocapnin an Tieren nach
Decortikation, Sympathektomie und Labyrinthektomie wie an normalen Tieren.
Auch die „Striatum-Katatonie" wird durch Exstirpation des homolateralen fron-
talen und motorischen Cortex mit Degeneration der deszendierenden Fasern und
durch ausgedehnte Läsionen im Pallidum nicht beeinflußt (SPIEGEL und SZEKELY).
Zu etwas abweichenden Ergebnissen gelangten demgegenüber KRAUSE und DE JONG:
Nach unilateraler Entfernung der corticalen motorischen Region an Katzen und
Affen fehlte in ihren Versuchen die *aktive* Katalepsie an der herdgekreuzten Extremität, die lediglich ein passives Verhalten zeigte. Drei Monate nach der Operation
war bei Katzen noch ein Seitenunterschied vorhanden, bei Affen hingegen nicht
mehr. Nach KRAUSE und DE JONG ist das Wiederauftreten von aktiven kataleptischen Erscheinungen an Extremitäten, die primär nur ein passives Verhalten
zeigten, durch eine Übernahme dieser Funktion durch andere Teile des ZNS zu
erklären. Ihrer Ansicht nach spielt somit der Cortex beim Zustandekommen der
Katalepsie eine wichtige Rolle. Für die Richtigkeit dieser Theorie wird auch ins

Treffen geführt, daß Bulbocapnin an Tieren ohne Neocortex (Kaltblüter) keine Katalepsie auszulösen imstande ist, während die kataleptische Wirkung des Alkaloids um so deutlicher ausgeprägt wird, je weiter entwickelt der Neocortex bei einer bestimmten Tierart ist (HARA; DE JONG und BARUK, 1930).

Die Frage der Bedeutung des Neocortex für das Zustandekommen der Bulbocapnin-Katalepsie ist somit nicht vollständig geklärt, wenn auch, wie aus den obigen Darlegungen hervorgeht, angenommen werden kann, daß wahrscheinlich der Neocortex für die Bulbocapnin-Katalepsie nicht unbedingt erforderlich ist. Auch andere Befunde sprechen für einen subcorticalen Angriffspunkt von Bulbocapnin. Auf Grund von Untersuchungen über die durch Bulbocapnin ausgelöste Hemmung der oxydativen Phosphorylierung in verschiedenen Hirnteilen nehmen ABOOD und SIGG eine Wirkung von Bulbocapnin auf hemmende Systeme in der Formatio reticularis, in den Basalganglien und im Cerebellum an. Auch die Tatsache der Auslösbarkeit einer Katalepsie durch retromammillär lokalisierte Läsionen im Hirnstamm kann in diesem Sinn verwertet werden (INGRAM und RANSON). Die „Striatum-Katatonie" kann durch Läsionen im Nucleus amygdalae aufgehoben werden. SPIEGEL und SZEKELY erklären die Ähnlichkeit der „Striatum-Katatonie" mit der Bulbocapnin-„Katatonie" damit, „daß Impulse aus dem Striatum via Nucleus amygdalae und dessen deszendierende Systeme jene Zentren im Tegmentum beeinflussen, auf die Bulbocapnin wirkt".

Schließlich konnte BRÜCKE (1936) an Katzen, bei denen die hinteren Wurzeln der eine Extremität versorgenden Nerven durchgeschnitten worden waren, zeigen, daß „die Bulbocapninstarre eine reflektorisch aufrechterhaltene Tonuserhöhung mit vorwiegender Beteiligung der Beugemuskulatur ist". Schon früher hatte DE JONG (1922) die Bulbocapnin-Katalepsie durch eine Störung der Antagonisten-innervation, ähnlich wie nach Strychnin, zu erklären versucht. In diesem Zusammenhang sei auch erwähnt, daß FRÖHLICH und MEYER bei Ableitung vom tonisch verkürzten M. biceps des Affen nach Bulbocapnin-Verabreichung keine Aktions-ströme mehr nachweisen konnten; dieser Befund wurde von DE JONG (1922) bei Wiederholung dieser Untersuchung mit Hilfe einer verbesserten Methode widerlegt.

III. Bulbocapninsynergisten und -antagonisten

Viele Autoren haben sich mit Untersuchungen über Bulbocapninsynergisten und -antagonisten beschäftigt. Ohne auf die Ergebnisse dieser Untersuchungen näher einzugehen, sollen im folgenden nur die wichtigsten dieser Arbeiten zitiert werden.

Untersuchungen an Mäusen:
STERN und MITROVIĆ-KOCIĆ haben 61 Substanzen und ZETLER und MOOG 38 Substanzen auf ihren Einfluß auf die Bulbocapnin-Katalepsie untersucht. Von BRÜCKE (1935) stammen Untersuchungen über die Beeinflussung der Bulbocapnin-Katalepsie durch Schlafmittel und von KOUZMANOFF und TILSOW solche über die Beeinflussung durch Amphetamin. KOBINGER untersuchte die Wirkung von Bulbocapnin auf Cardiazolstreckkrämpfe.
Untersuchungen an Ratten:
Hier sind vor allem die Arbeiten von ALEMA und SERGIO (zahlreiche Substanzen; dort auch weitere Literaturhinweise) und SPIEGEL (Benzedrin) zu nennen. DAVIS u. Mitarb. fanden keinen Antagonismus gegenüber Mephenesin. Untersuchungen an Tauben, Kaninchen und Hunden über die Wechselwirkung zwischen Apomorphin und Bulbocapnin wurden von BRÜCKE (1935) durchgeführt.
Untersuchungen an Katzen:
KAUFMAN und SPIEGEL (Kohlendioxyd), EVRARD und SPIEGEL (Cocain) sowie DIVRY und EVRARD (Morphin, Heroin, Apomorphin, Coffein, Strychnin, Pikrotoxin, Adrenalin und Scopolamin).
Untersuchungen an Affen:
PATERSON und RICHTER (Scopolamin und Kohlendioxyd), BUCHMAN und RICHTER (Cocain) sowie KENNEDY (Cardiazol).

IV. Andere Substanzen

Neben Bulbocapnin sind mehrere andere Substanzen bekannt, mit deren Hilfe im Tierversuch kataleptische Zustände erzeugt werden können. Dazu gehören vor allem Haschisch, verschiedene Phenothiazinderivate und Reserpin sowie einige Substanzen, die nur oder auch bei Injektion in das Ventrikelsystem des Gehirns kataleptisch wirken. Es muß allerdings betont werden, daß Bulbocapnin und die eben erwähnten Substanzen wohl alle, rein phänomenologisch betrachtet, das Bild einer Katalepsie erzeugen, woraus aber nicht unbedingt auf einen gleichen Angriffspunkt oder auf einen gleichen Wirkungsmechanismus geschlossen werden darf. Diese Tatsache wurde in überzeugender Weise durch Untersuchungen von ZETLER u. Mitarb. bewiesen, in denen gezeigt werden konnte, daß verschiedene Kataleptica (Bulbocapnin, Reserpin, Chlorpromazin, Prochlorperazin und Chlorprothixen) in ihrer Wirkung durch verschiedene andere Pharmaka in ganz verschiedener Weise beeinflußt werden, daß sie also verschiedene Synergisten und Antagonisten haben. Die Autoren schließen daraus, „daß es sehr verschiedene, spezifische Wege geben muß, die schließlich über eine 'gemeinsame Endstrecke' zur Katalepsie als einem unspezifischen motorischen Endzustand führen, den DE JONG (1945) 'a general reaction form of the central nervous system' genannt hat". Tatsächlich machen sich auch für den geübten Beobachter Unterschiede in den durch die einzelnen Substanzen ausgelösten kataleptischen Zuständen bemerkbar. Das reinste Bild einer Katalepsie kann offenbar durch mittlere Bulbocapnindosen hervorgerufen werden; bei den nun zu besprechenden anderen Substanzen ist die Katalepsie im allgemeinen nur ein Teilsymptom einer Fülle anderer zentraler „Nebenwirkungen".

B. Haschisch

Die kataleptische Wirkung von Haschisch wurde bereits im Jahre 1903 von FRÄNKEL beschrieben. Nach HENRY und DE JONG ist die durch Haschisch erzeugte Katalepsie mit der Bulbocapnin-Katalepsie vergleichbar, aber inkonstanter und unvollkommener als letztere. Zur experimentellen Erzeugung einer Katalepsie hat Haschisch keine große Bedeutung erlangt. Die beiden Hauptsymptome der Haschischwirkung sind Ataxie und Katalepsie; beide wurden — in Form des Ataxietestes am Hund bzw. des Katalepsietestes an der Maus — zur Auswertung von Haschischpräparationen verwendet. Beide Wirkungen werden auch von den aktiven Inhaltsstoffen des Haschisch (Tetrahydrocannabinol, Parahexyl) entfaltet (LOEWE, 1946). Die ataktische Wirkung des Haschisch bzw. seiner Inhaltsstoffe ist bei den einzelnen Tierarten sehr verschieden ausgeprägt; andererseits ist der kataleptische Effekt die einzige Haschischwirkung, die bei allen Tierarten nachweisbar ist (LOEWE, 1946). Allerdings ist die Ataxiewirkung am Hund sehr spezifisch für Haschisch; sie ist im übrigen die „einzige, der psychischen Cannabiswirkung gleichlaufende Tier-Wirkung" (LOEWE, 1950).

An *Mäusen* kann die kataleptische Wirkung dadurch demonstriert werden, daß die Tiere ausgestreckt auf den Rand eines Bechers oder auf zwei parallel ausgespannte Drähte gelegt werden, so daß der Unterkiefer und die Oberschenkel am Becherrand bzw. auf den Drähten aufliegen. Nach Vorbehandlung mit Parahexyl (1-Hydroxy-3-n-hexyl-6,6,9-trimethyl-7,8,9,10-tetrahydro-6-dibenzopyran) oder Tetrahydrocannabinol können die Mäuse beliebig lange Zeit, ohne „abzusacken" in dieser Stellung verharren. Cannabinol bewirkt diese Reaktion erst in letalen Dosen. Die Nützlichkeit dieses Testes wird jedoch durch zwei Umstände eingeschränkt: 1. Propylenglykol (in subletalen Dosen) und Dipropylenglykol (in einer Dosis von 5 ml/kg p.o.) — beide Glykole werden als Lösungsmittel für die Inhaltsstoffe des Haschisch verwendet — geben die gleiche Reaktion, die von der Haschisch-Reaktion allerdings dadurch unterschieden werden kann, daß die Tiere gelegentlich „absacken" und gegen äußere Reize viel empfindlicher sind; 2. In bestimmten Stadien der Haschischwirkung tritt eine Hypermotilität auf (besonders wenn kleine Alkoholmengen als Lösungsmittel verwendet werden), die mit der Katalepsie interferieren kann. Die erregende Wirkung des Haschisch, die schon nach Verabreichung kleiner Dosen nachweisbar ist, äußert sich in Lauf-, Spring- und Tanzbewegungen, die schon durch leichte äußere Reize ausgelöst werden können (LOEWE, 1946).

PULEWKA hat bei der Wirkung von Haschischextrakten je nach der Dosis drei Stadien unterschieden: Das 1. Stadium ist durch Hypokinese gekennzeichnet. Im 2. Stadium, d. h. nach höheren Haschischdosen, tritt der typische kataleptische Zustand in Erscheinung, der durch den folgenden Versuch nachgewiesen werden kann: Die Mäuse werden an die Mitte eines vertikal aufgestellten, 9 mm dicken und mit einem 0,5 mm starken glatten Bindfaden umwickelten Stabes gesetzt und werden dann als positiv bewertet, wenn sie nach dem Ansetzen nicht kürzer als 40 sec angeklammert und ohne Veränderung der Pfotenstellung verharren. Eine Modifikation dieses Testes wurde von ZETLER und MOOG zum Nachweis der Bulbocapnin-Katalepsie verwendet (s. S. 43). Schließlich kommt es im 3. Stadium der Haschischwirkung, d. h. nach höchsten Dosen, zu einer zunehmenden zentralen Lähmung, die es den Tieren unmöglich macht, sich noch am Stab zu halten.

An *Meerschweinchen* kann die kataleptische Haschischwirkung in gleicher Weise wie an Mäusen dadurch nachgewiesen werden, daß die Tiere gezwungen werden, eine Brücke zu bilden (LOEWE, 1946).

Eine ähnliche Versuchsanordnung ist auch beim *Kaninchen* möglich. Höhere Dosen von Parahexyl oder Tetrahydrocannabinol (100 mg/kg p.o.) verursachen auch beim Kaninchen eine Erregung (Laufattacken, Sprünge u. dgl.), die der Katalepsie vorausgehen oder diese unterbrechen kann (LOEWE, 1946).

Katzen und *Hunde* sind zur Erzeugung einer Haschisch-Katalepsie ausgezeichnet geeignet. Die wesentlichsten Symptome sind Schwankungen, Bewegungsarmut, katalepsieähnliche Zustände und allgemeine Gehemmtheit bei verhältnismäßig starker Ablenkbarkeit (JOEL). Die Tiere nehmen schon spontan groteske Stellungen ein, die oft dadurch zustande kommen, daß eine partielle Bewegung ausgeführt wird, gleichzeitig aber die dieser Bewegung zugeordneten Bewegungen anderer Körperteile unterbleiben. Passiv erteilte Stellungen werden beibehalten, auch wenn sie für das Tier unangenehm oder ungewohnt sind. So können z. B. die vier Pfoten auf verschiedene Stufen einer Stiege gestellt werden; die Vorderpfoten können über dem Genick gekreuzt werden; die Vorderpfoten können umgelegt werden, so daß die Tiere nunmehr auf den Streckflächen stehen usw. Bei Katzen ist es möglich, alle vier Extremitäten durch das Gitterdach eines Käfigs zu schieben, so daß die Katze mit dem Bauch auf dem Gitter aufsitzt und ebenso bleiben Katzen auf einer Stiege treppauf oder treppab stehen. Trotzdem können komplizierte Bewegungen normal durchgeführt werden: die Katzen können wie normale Tiere springen, sich beim Fall in der Luft umdrehen usw. (FRÄNKEL, JOEL). Bei stärkeren Vergiftungen zeigen sich Gleichgewichtsstörungen, Körperschwankungen, Ataxie und Tremor (HENRY und DE JONG).

HENRY und DE JONG haben auch Haschischvergiftungen an *Hühnern* und *Enten* beschrieben. Beobachtet wurde Schläfrigkeit, aus der die Tiere leicht erweckt werden konnten, Einschränkung der Spontanbewegungen und heftiges Picken am eigenen Körper.

C. Phenothiazinderivate und verwandte Substanzen*

Viele Phenothiazinderivate (sowie einige der ihnen ähnlichen Thiaxanthen-
und Thiophenylpyridylamin-Derivate) besitzen eine kataleptische Wirkungskomponente, die jedoch bei den einzelnen Präparaten sehr unterschiedlich ausgeprägt ist. Insbesondere besteht kein Zusammenhang zwischen der diesen Substanzen meist eigenen sedativen und der kataleptischen Wirkung. Präparate
dieser Gruppen können vorwiegend kataleptisch, aber nur relativ wenig sedativ
wirken (wie z. B. Perphenazin), sie können beide pharmakologische Effekte, aber
unter Hervortreten der sedativen Wirkung zeigen (wie z. B. Chlorpromazin) oder
sie können deutlich sedativ, aber nur wenig oder überhaupt nicht kataleptisch
wirken (wie z. B. Prothipendyl) (von SCHLICHTEGROLL).

Innerhalb der Reihe der Phenothiazin-, Thiaxanthen und Thiophenylpyridylamin-Derivate besteht eine deutliche Abhängigkeit der kataleptischen Wirkungskomponente von der chemischen Struktur. Der Hauptrepräsentant der Phenothiazin-Derivate, Chlorpromazin, besitzt eine gewisse kataleptische Wirkung.
Dagegen ist Promazin in dieser Beziehung nur schwach oder unwirksam (WIRTH,

---

* Für die Bezeichnung der im folgenden Text vorkommenden Phenothiazinderivate und
der ihnen ähnlichen Verbindungen werden die in den USA anerkannten Kurzbezeichnungen
(unter Fortlassung des endständigen „e") verwendet, und zwar:

I. Phenothiazinderivate:

R_1	R_2	Bezeichnung
H	$(CH_2)_3 \cdot N(CH_3)_2$	Promazin
Cl	$(CH_2)_3 \cdot N(CH_3)_2$	Chlorpromazin
Cl	$(CH_2)_3 \cdot N \diagup N \cdot CH_3$	Prochlorperazin
CF_3	$(CH_2)_3 \cdot N \diagup N \cdot CH_3$	Trifluoperazin
$SO_2 \cdot N(CH_3)_2$	$(CH_2)_3 \cdot N \diagup N \cdot CH_3$	Thioperazin
Cl	$(CH_2)_3 \cdot N \diagup N \cdot (CH_2)_2 \cdot OH$	Perphenazin

II. Thiaxanthenderivat:

Chlorprothixen

III. Thiophenylpyridylaminderivat:

Prothipendyl

VON SCHLICHTEGROLL). Am stärksten ausgeprägt ist die kataleptische Wirkung andererseits bei den Piperazinderivaten und insbesondere bei den Methylpiperazinderivaten des Phenothiazins: So ist etwa Prochlorperazin fast 3 mal (COURVOISIER u. Mitarb., 1957b), Perphenazin etwa 4 mal (VON SCHLICHTEGROLL) oder mehr als 5 mal (IRWIN u. Mitarb.) und Trifluoperazin etwa 8 mal (TEDESCHI u. Mitarb.) stärker kataleptisch wirksam als Chlorpromazin. Die stärkste kataleptische Wirksamkeit dürfte Thioperazin aufweisen, das etwa 150 mal stärker kataleptisch wirkt als Chlorpromazin (DELAY u. Mitarb.). Es gibt jedoch auch Piperazinderivate des Phenothiazins, die kataleptisch praktisch unwirksam sind; als Beispiel dafür möge das 3-Dimethylsulfamidyl-10-[(methylsulfonyl-4''-piperazino)-3'-propyl]-phenothiazin angeführt werden (LAMBERT u. Mitarb.).

Untersuchungen von WIRTH u. Mitarb. (1958, 1959) über die Wirkung von acylierten Phenothiazinderivaten haben ergeben, daß 3-Propionyl-10-(3'-N-methyl-piperazino-N'-propyl)-phenothiazin etwa ebenso stark kataleptisch wirksam ist wie Chlorpromazin, während 3-Butyl-promazin, Prochlorperazin, 3-Acetyl-10-(3'-N-methyl-piperazino-N'-propyl)-phenothiazin und 3-n-Butyl-10-(3'-N-methyl-piperazino-N'-propyl)-phenothiazin stärker kataleptisch wirken als die Vergleichssubstanz.

Chlorprothixen ist ebenfalls wesentlich stärker kataleptisch wirksam als Chlorpromazin (MØLLER-NIELSEN und NEUHOLD).

Innerhalb einer Reihe von Thiophenylpyridylaminderivaten erwiesen sich in Untersuchungen VON SCHLICHTEGROLL das Diäthylamino-n-propyl-, das Pyrrolidino-n-propyl- und das Pyrrolidino-äthyl-Derivat als die kataleptisch am stärksten wirksamen Substanzen. Alle drei Verbindungen sind annähernd gleich und etwas schwächer kataleptisch wirksam als Chlorpromazin. Das Diäthylamino-n-propyl-Derivat hat bei relativ stärkster kataleptischer Wirkung eine nur mäßig sedative Wirksamkeit. VON SCHLICHTEGROLL hat außerdem ausführliche Untersuchungen über die Abhängigkeit der kataleptischen Wirkung von der Struktur der Thiophenylpyridylaminderivate angestellt, auf die hier nicht näher eingegangen werden kann.

Zur Auslösung einer Katalepsie durch Phenothiazinderivate und verwandte Substanzen scheinen sich Mäuse und Ratten besonders gut zu eignen. Im folgenden sind die bei den einzelnen Tierarten möglichen Verfahren näher beschrieben.

ZETLER u. Mitarb. (1960) haben die kataleptische Wirkung von Chlorpromazin, Prochlorperazin und Chlorprothixen an *Mäusen* mit Hilfe des von diesen Autoren beschriebenen und bereits erwähnten Testes (s. S. 43) vergleichend untersucht. Die wirksamen Dosen gehen aus nachfolgender Tabelle hervor:

Substanz	Dosis (mg/kg s.c.)	Anzahl der positiven Resultate	
		3 und weniger %	10 und mehr %
Chlorpromazin	2,5	60	10
	3,5	0	56
Prochlorperazin	0,7	30	20
	4,0	10	80
Chlorprothixen	0,35	50	10
	2,5	0	70

KOUZMANOFF und TISLOW haben Mäusen neben Bulbocapnin auch Prochlorperazin und Perphenazin verabreicht und die daraus resultierende „Katatonie" beschrieben. Dieser Test wurde ebenfalls bereits erwähnt (s. S. 43).

Nach VON SCHLICHTEGROLL sind Mäuse für Katalepsieuntersuchungen besser geeignet als andere Tierarten. Der Katalepsietest wird folgendermaßen ausgeführt:

Die Mäuse werden an der Nackenhaut frei in der Hand gehalten, und ihre hinteren Extremitäten werden passiv gestreckt. Nicht vorbehandelte Tiere reagieren auf diese Streckung mit einem reflektorischen Anziehen der hinteren Extremitäten, kataleptische Tiere belassen hingegen die Extremitäten in der Streckstellung. Diese Methode erlaubt eine Differenzierung gegenüber der sedativen bzw. hypnotischen Wirkung. Die DE 50-Werte (= jene Dosis, i.p. verabreicht, bei der zum Zeitpunkt des Wirkungsmaximums 50% der Tiere positiv reagieren) betragen: Chlorpromazin 4,35 mg/kg; Promazin etwa 11 mg/kg; Perphenazin 1,18 mg/kg; Prothipendyl mehr als 16 mg/kg; bei den Thiophenylpyridylaminderivaten das Diäthylamino-n-propyl-Derivat 5,5 mg/kg, das Pyrrolidino-n-propyl-Derivat 6,1 mg/kg und das Pyrrolidino-äthyl-Derivat 7,0 mg/kg. Ein ebenso einfach auszuführender Katalepsietest beruht nach VON SCHLICHTEGROLL auf der Tatsache, daß kataleptische Mäuse an einem senkrecht aufgestellten Drahtnetz unbeweglich längere Zeit verharren.

WIRTH u. Mitarb. (1958) haben das kataleptische Syndrom an *Ratten* in die folgenden vier Stadien gegliedert:

I. Unlust zu irgendwelchen Bewegungen. Die Tiere sitzen ruhig und ohne Spontanbewegungen an der Stelle, auf die sie gebracht wurden. Durch leichtes Anstoßen können kurzdauernde Bewegungen ausgelöst werden.

II. Wie Stadium I, jedoch antworten die Tiere auf Anstoßen nicht mehr mit Bewegungen.

III. Einnahme von Zwangshaltungen, z. B. Verweilen der Vorderpfote auf einem 3 cm hohen Korkstück.

IV. Steigerung des III. Stadiums. Es kann nunmehr eine Stellung beibehalten werden, bei der das Tier, auf den hinteren Extremitäten sitzend, eine vordere Extremität auf einem 9 cm hohen Korkstück und die andere vordere Extremität frei in der Luft verharren läßt.

Die mit Hilfe dieser Untersuchungsmethode erzielten Versuchergebnisse wurden bereits einleitend erwähnt. Die Dosierung betrug für alle untersuchten Phenothiazinderivate einheitlich 15 mg/kg s.c. Eine gewisse Wirkung war noch 22 Std nach der Verabreichung nachweisbar.

MØLLER-NIELSEN und NEUHOLD haben zur Beurteilung des kataleptischen Zustandes an Ratten die gleichen Kriterien wie WIRTH u. Mitarb. (1958) angewendet. Dabei zeigte sich, daß innerhalb eines Dosenbereiches von 10—15 mg/kg s.c. Chlorprothixen wesentlich stärker kataleptisch wirkt als Chlorpromazin; das Wirkungsmaximum wird bei Chlorprothixen etwa 22 Std nach der Injektion erreicht.

COURVOISIER u. Mitarb. (1957a) beschrieben als Hauptsymptome der durch Phenothiazinderivate an Ratten ausgelösten Katalepsie Akinese, Negativismus und Passivität. Die Ratten nehmen spontan Flexionshaltungen ein (Abb. 8) und behalten passiv erteilte Stellungen bei. Die Stellreflexe bleiben erhalten. Besonders charakteristisch ist, daß solche Ratten in aufrechter Stellung mit den Vorderpfoten auf eine erhöhte Unterlage gebracht werden können und diese Stellung ebenfalls beibehalten (Abb. 8).

Das Beibehalten dieser Stellung kann als Nachweis für das Vorliegen des kataleptischen Zustandes gewertet werden. Die mit Hilfe dieser Methode festgestellten kataleptisch wirksamen Dosen (DE 50) betragen für Chlorpromazin 50 mg/kg s.c. bzw. 100 mg/kg p.o. und für Prochlorperazin 15 mg/kg s.c. (COURVOISIER u. Mitarb., 1957a; LAMBERT u. Mitarb.). Ein weiteres Piperazinderivat des Phenothiazin, das 3-Dimethylsulfonamido-10-[(methylsulfonyl-4''-piperazino)-3'-propyl]-phenothiazins (9.260 R.P.) erwies sich hingegen als praktisch wirkungslos (DE_{50} = 750 mg/kg s.c. bzw. 500 mg/kg p.o.) (LAMBERT u. Mitarb.). Nach 10 bis

15 mg/kg Prochlorperazin s.c. wird das Maximum der kataleptischen Wirkung 6—7 Std nach der Injektion erreicht.

TEDESCHI u. Mitarb. haben die von COURVOISIER u. Mitarb. (1957a) angegebene Methode in folgender Weise modifiziert: die Ratte wird mit ihren vier Extremitäten auf vier Gummistopfen (Nr. 7) gestellt; die Tiere werden dann als kataleptisch bezeichnet, wenn sie in dieser Stellung mindestens 5 sec lang unbeweglich

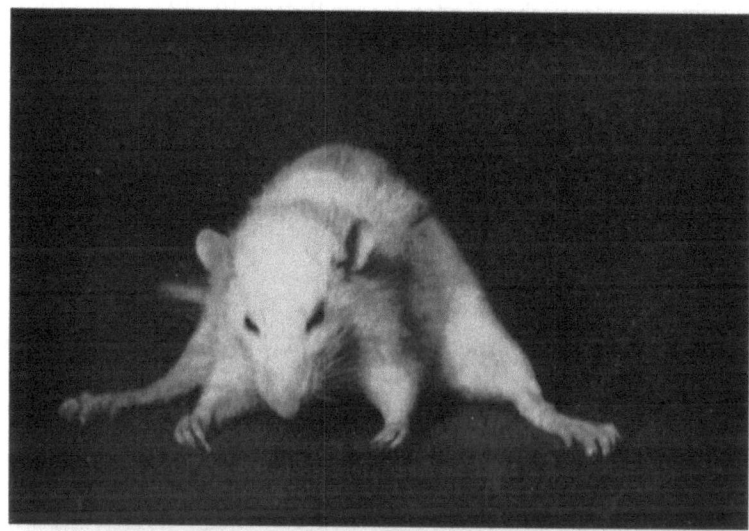

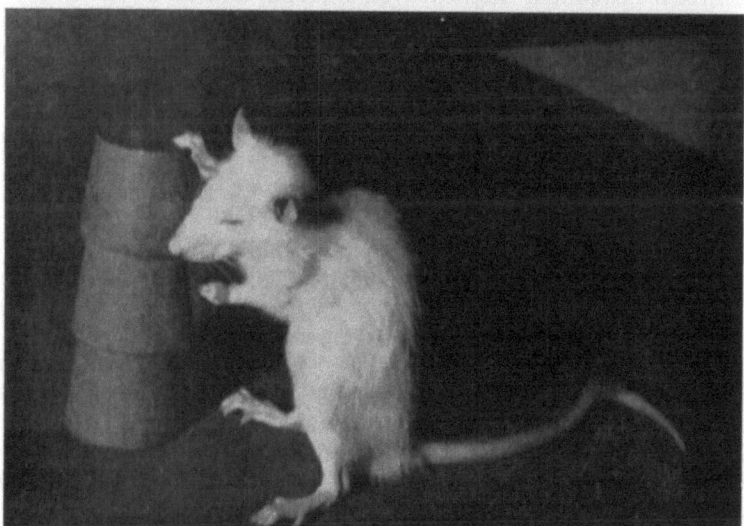

Abb. 8. Kataleptischer Zustand an Ratten nach Verabreichung von 25 mg/kg Prochlorperazin s.c. Oben: Flexionshaltung. Unten: Beibehaltung passiv erteilter Stellungen (nach COURVOISIER, DUCROT und JULOU)

verharren. Dabei erwies sich bei peroraler Verabreichung zum Zeitpunkt des Wirkungsmaximums Trifluoperazin als etwa 8mal wirksamer als Chlorpromazin; die DE_{50}-Werte betragen 2,6 mg/kg für Trifluoperazin und 21 mg/kg für Chlorpromazin. Das Piperazinderivat wirkt langsamer und länger als Chlorpromazin

(Wirkungseintritt bei Chlorpromazin 3 Std, bei Trifluoperazin 6 Std nach der Zufuhr; Wirkungsdauer 3 bzw. 6 Std). TEDESCHI u. Mitarb. geben folgende charakteristische Symptome des kataleptischen Zustandes an: Immobilität, plastischer Rigor der hinteren Extremitäten, Desinteresse, weite Spreizung der vorderen und hinteren Extremitäten, offensichtlicher Verlust des Kontaktes mit der Umgebung ohne Bewußtlosigkeit oder Ataxie, gelegentlich plötzlich ausgeführte Sprünge.

Nach ALEMA und SERGIO beträgt die optimale Dosis von Chlorpromazin zur Erzeugung eines kataleptischen Zustandes an Ratten 10—12,5 mg/kg (Wirkungsdauer: 12—24 Std).

COURVOISIER u. Mitarb. (1957a) haben die kataleptische Wirkung des Prochlorperazins auch an *Hunden* und *Affen* (Macacus rhesus) untersucht und gefunden, daß 25 mg/kg Prochlorperazin s.c. an Hunden, wie bei Ratten, Akinese, Negativismus und Passivität, außerdem auch Tremor verursacht und an Affen in der gleichen Dosierung ebenfalls eine typische Katalepsie mit Flexionshaltung hervorruft. Das Maximum der kataleptischen Wirkung war bei Hunden 7 Std und bei Affen 5—6 Std nach der Injektion erreicht.

D. Reserpin

Schon in ihrer ersten Publikation über Reserpin haben BEIN u. Mitarb. erwähnt, daß sich häufig „Kaninchen und Hunde, besonders unter dem Einfluß relativ hoher Dosen von Serpasil auch in bestimmte Stellungen bringen" lassen. Wie die nachfolgend wiedergegebenen Resultate anderer Autoren zeigen, lassen sich mit Reserpin auch an Mäusen, Ratten und Affen kataleptische Zustände auslösen.

Für Versuche an *Mäusen* verabreichten ZETLER u. Mitarb. (1960) 1,5—3 mg/kg Reserpin i.p. Der Nachweis der kataleptischen Wirkung erfolgte mit Hilfe der schon mehrfach erwähnten Methode von ZETLER und MOOG (s. S. 43). Nach 1,5 mg/kg zeigten 50% der Tiere 3 und weniger und 20% der Tiere 10 und mehr positive Resultate, nach 3 mg/kg betrugen diese Werte 0 und 100%. Reserpin muß, infolge seines langsamen Wirkungseintrittes, 3 Std vor Versuchsbeginn gegeben werden.

Die optimale Reserpindosis zur Erzeugung einer Katalepsie an *Ratten* beträgt nach ALEMA und SERGIO 10—12,5 mg/kg.

An *Affen* fanden CHUSID u. Mitarb. nach 1 mg/kg Reserpin i.v. Bewegungsarmut, grobschlägigen Tremor und Verharren in einem semistuporösen Zustande, wobei die Tiere keinen Versuch unternehmen, ihre Stellungen zu verändern. Affen (Macaca nemestrina und Macaca mulatta, 2,5—3,5 kg), die 5 mg Reserpin i.m. erhalten hatten, zeigten nach COLE und GLEES 1—2 Std nach der Injektion folgende Symptome: Die Tiere nehmen eine fetusähnliche Haltung ein, wobei jedwede Spontanaktivität fehlt, die Reaktion auf starke Reize (Nadelstich) aber erhalten bleibt; es besteht ein Parkinson-artiger Tremor. Nahrung, in das Maul gesteckt, wird dort behalten, aber nicht gekaut (nach RICHTER und PATERSON ein typisches Symptom des kataleptischen Zustandes an Affen, das auch nach Bulbocapninverabreichung beobachtet wird, s. S. 49). An allen vier Extremitäten ist ein starker Greifreflex nachweisbar, und passiv erteilte Stellungen werden beibehalten.

E. Andere Substanzen

Cocain (3,5 mg/kg s.c.) kann an Katzen in seltenen Fällen „Katatonie" erzeugen (SPIEGEL, 1932). Auch stickstoffhaltige Lokalanaesthetica erzeugen ein Vergiftungsbild mit motorischer Dyskoordination, Rigidität und Hypokinese (SASAKI und OTSUKA, SASAKI und UEDA).

In seiner Monographie erwähnt DE JONG (1945) mehrere andere Substanzen, die in seinen Untersuchungen imstande waren, unter bestimmten Versuchsbedingungen kataleptische Zustände auszulösen. Auf Einzelheiten dieser Untersuchungen soll hier nicht näher eingegangen werden. Im wesentlichen konnte für folgende Verbindungen eine kataleptische Wirkungskomponente — zumindest bei bestimmten Tierarten und innerhalb eines bestimmten Dosenbereichs — nachgewiesen werden:

Meskalin bewirkt an Säugetieren neben vegetativen Symptomen auch kataleptische Zustände. Die Meskalin-,,Katatonie" ist jedoch weniger deutlich ausgeprägt als die Bulbocapnin-,,Katatonie". Die verwendeten Meskalindosen betrugen für Mäuse 3—7,5 mg s.c., für Katzen 120 mg i.m. und für Affen 270 mg i.m.

Adrenalin führt erst in hohen, fast letalen Dosen zu Katalepsie (Mäuse: 0,1 ml Solutio Suprarenini hydrochlorici 1 : 1000 s.c.; Katzen: 10 mg s.c.; an Affen nur Hyperkinesen nach 10 mg i.m.).

Adrenalinderivate (Ephedrin und Sympathol) haben an Katzen in einer Dosierung von 200—300 mg eine ähnliche Wirkung.

Acetylcholin verursacht nach DE JONG (1945) ,,ausgeprägte katatone Phänomene"; nach 0,125—0,25 mg (Mäuse) bzw. 5 mg i.m. (Katzen) kommt es neben starken vegetativen Erscheinungen zu Hypokinese, verringerter motorischer Initiative, Negativismus und Katalepsie.

F. Substanzen, die bei intraventrikulärer Injektion einen kataleptischen Zustand auslösen

Bulbocapnin ist eine der wenigen Substanzen, die nicht nur bei parenteraler bzw. peroraler Zufuhr, sondern auch bei intraventrikulärer Applikation kataleptisch wirken. Diesbezügliche Untersuchungen wurden von FELDBERG und SHERWOOD (1955) an Katzen durchgeführt. 0,1—0,2 mg Bulbocapnin, intraventrikulär injiziert, bewirken nur kurzdauernde Verhaltensänderungen. Nach Injektion von 1 mg werden die Katzen nach einer Latenzzeit von 30 sec bis 3 min erregt, haben Schwierigkeiten in der normalen Fortbewegung und zeigen dann, meist plötzlich einsetzend, alle Symptome einer ,,Katatonie" mit Flexionshaltung und Beibehaltung unnatürlicher Stellungen. Dieser Zustand ist nach 15—30 min maximal ausgeprägt und verschwindet in den folgenden 1—2 Std allmählich wieder. Höhere Dosen (5 mg) bewirken initial Krämpfe und erst im Anschluß daran die obenerwähnten kataleptischen Erscheinungen. FELDBERG und SHERWOOD (1955) weisen darauf hin, daß somit Bulbocapnin bei intraventrikulärer Injektion etwa 40 mal wirksamer ist als bei s.c. Verabreichung.

Eine zweite, allerdings weniger bedeutende Substanz, die ebenfalls sowohl bei peroraler als auch bei intraventrikulärer Zufuhr kataleptische Erscheinungen auslöst, ist *Propylenglykol* (FELDBERG und SHERWOOD, 1954). Die kataleptische Wirkung von peroral verabreichtem Propylenglykol war von LOEWE (1946) beschrieben worden.

Einer zweiten Gruppe von Substanzen kommt nur dann eine kataleptische Wirkung zu, wenn die Injektion in das Ventrikelsystem des Gehirns erfolgt. Dazu gehören Acetylcholin, Eserin und Diisopropylfluorophosphat (DFP) (FELDBERG und SHERWOOD, 1954) sowie Calciumchlorid, Histamin und 5-Hydroxytryptamin (5-HT) (FAZIO und SACCHI). Allerdings hat, wie bereits erwähnt, DE JONG (1945) behauptet, daß Acetylcholin auch bei parenteraler Zufuhr kataleptisch wirken kann.

An Katzen durchgeführte Untersuchungen von FELDBERG und SHERWOOD (1954) ergaben, daß *Eserin* (0,02—0,1 mg) und *DFP* (0,1 mg) bei intraventrikulärer Injektion Symptome auslösen, die in die folgenden drei Stadien aufgegliedert werden können:

I. Jucken, Irritation (Kratzen usw.), eigentümliche Kieferbewegungen.

II. Änderungen in Haltung und Gang; gesteigerter Tonus der Extremitätenmuskulatur; Ohrbewegungen, Bewegungen des Kopfes und der Schultern; Tremor der
hinteren Extremitäten.

III. „Katatonie" (bei DFP stärker ausgeprägt als bei Eserin): Beginn mit
„Absencen", zuerst nur 1—2 sec lang anhaltend, dann länger und häufiger werdend.
Akinese. Reaktion auf Geräusche erhalten. Wenn das Tier zum Gehen gezwungen
wird, macht es wenige langsame Schritte und verfällt dann wieder in Bewegungslosigkeit. Beibehaltung unnatürlicher Haltungen, z. B. kann eine Extremität,
wenn sie auf den Rücken gebracht wird, dort 10—15 sec unverändert verharren.
Bei passiven Bewegungen Flexibilitas cerea. Dieser Zustand hält mehrere Stunden an.

Folgende Nachweismethoden werden von FELDBERG und SHERWOOD (1954)
für die obenerwähnten „Absencen" angegeben: 1. Wird bei der sitzenden oder
stehenden Katze eine Vorderpfote abduziert oder weggezogen, dann kann diese
Extremität widerstandslos in dieser Stellung gehalten werden; nach dem Los-
lassen wird die Stellung noch einige Sekunden oder sogar Minuten beibehalten.
2. Ein gleichartiges Verhalten ist festzustellen, wenn eine vordere Extremität
auf den Rücken gebracht wird. 3. Die Katze kann mit den Vorderpfoten auf die
Sprossen eines Stuhles „gehängt" werden und verbleibt in dieser Stellung.

Nach hohen *Acetylcholin*-Dosen beobachteten FELDBERG und SHERWOOD
(1954) initial Krämpfe und im Anschluß daran ähnliche Zustandsbilder wie nach
DFP.

Mehrere Arbeiten italienischer Autoren (FAZIO und SACCHI; dort weitere
Literaturhinweise) beschäftigen sich mit der kataleptischen Wirkung von *Calciumchlorid, Histamin* und *5-HT*; die Katalepsie wurde an Hunden durch intraventrikuläre Injektion von Calciumchlorid bzw. durch Injektion von Histamin und 5-HT
in die Cisterna magna erzeugt. Mit einer speziellen Methode konnten die Autoren
zeigen, daß 5-HT und Calciumchlorid nur dann kataleptisch wirken, wenn sie mit
dem Ventrikelependym bzw. mit den paraventrikulären Zentren in Kontakt
kommen. Die genannten Substanzen verursachen im allgemeinen keine Katalepsie,
wenn sie parenteral appliziert werden; i.m. injiziertes 5-HT soll jedoch bei einigen
wenigen Tierarten, nämlich beim Triton (GARELLO und DOLCE) und bei Fischen
(SACCHI und GIANNIOTTI), ebenfalls kataleptisch wirken. Bei chronischer Behandlung des Carassius auratus mit 5-HT wurden auch Zellveränderungen in bestimmten Teilen des ZNS gefunden (SACCHI u. Mitarb.).

Experimentelle Erzeugung einer Phenylketonurie

Beim menschlichen Phenylbrenztraubensäureschwachsinn, der recessiv ver-
erbt wird, beträgt der Phenylalaninplasmaspiegel 15—60 mg-%, ist also gegenüber
der Norm etwa auf den 30fachen Wert erhöht (BOREK u. Mitarb.; JERVIS u.
Mitarb.; STEIN und MOORE). Der ursächliche Faktor dieser Stoffwechselstörung
ist eine Hemmung der Umwandlung von L-Phenylalanin in L-Tyrosin (JERVIS,
1947; UDENFRIEND und BESSMAN) als Folge des Fehlens des für diese Reaktion
verantwortlichen Ferments L-Phenylalaninhydroxylase in der Leber (JERVIS,
1953). Daher werden Phenylalanin selbst sowie seine Stoffwechselprodukte
Phenylbrenztraubensäure und Phenylmilchsäure vermehrt im Harn ausgeschieden
(Literaturhinweise bei JERVIS, 1950). Zufuhr von Phenylalanin oder Phenylbrenztraubensäure erhöht die Ausscheidung von Phenylalanin, Phenylbrenztraubensäure und Phenylmilchsäure im Harn (JERVIS, 1950). Bezüglich weiterer
Einzelheiten sei auf die Übersichtsarbeit von HARRIS verwiesen, aus der auch das
nachfolgende Schema entnommen ist.

I.p. injiziertes Tyrosin senkt bei Ratten die Phenylalaninhydroxylaseaktivität der Leber auf etwa $^1/_3$ des Normalwertes (AUERBACH und WAISMAN), Zusatz in vitro ist jedoch wirkungslos (UDENFRIEND und COOPER); daher wird angenommen, daß in vivo zugefügtes Tyrosin durch Hemmung der Enzymbildung in der Leber wirkt (AUERBACH u. Mitarb.).

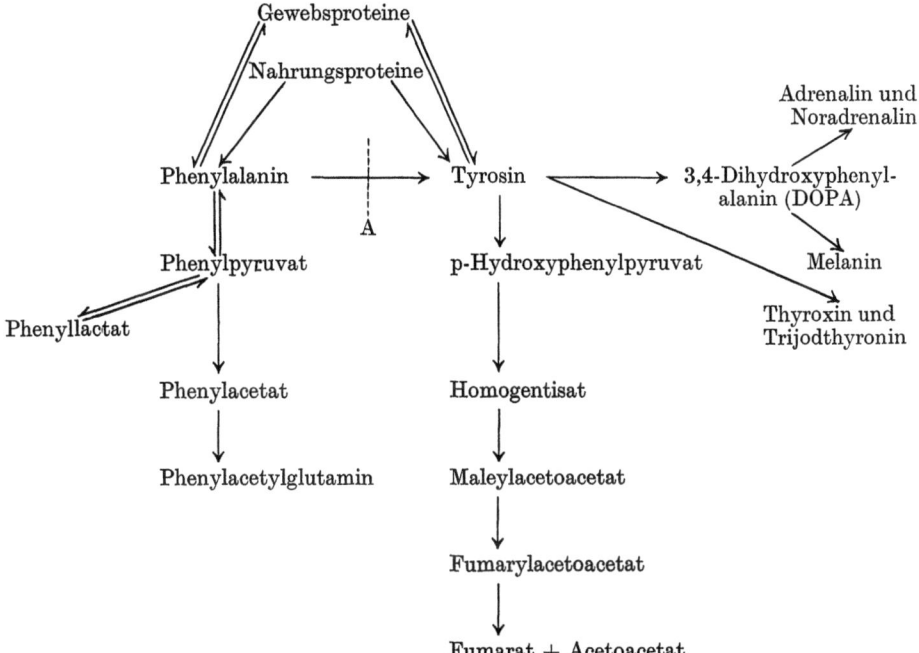

A = mögliche Blockierung des Phenylalanin- und Tyrosinstoffwechsels bei Phenylketonurie (nach HARRIS).

Phenylalanin in hohen Konzentrationen hemmt ebenfalls die Phenylalaninhydroxylaseaktivität (UDENFRIEND und COOPER). Außerdem hemmt in hohen Konzentrationen zu Leberschnitten zugesetztes Phenylalanin (und Phenylpyruvat) auch den normalen Tyrosinabbau und den Tyrosineinbau in Eiweißkörper; dieser Effekt kann möglicherweise mit dem bei Phenylbrenztraubensäureschwachsinn bestehenden psychischen Defekt in Verbindung gebracht werden (BICKIS u. Mitarb.).

Von diesen Tatsachen ausgehend, haben AUERBACH u. Mitarb. versucht, durch Verabreichung von L-Tyrosin oder DL-Phenylalanin oder von Gemischen beider Aminosäuren bei Ratten Phenylketonurie zu erzeugen. Für diese Versuche wurden 21 Tage alte Ratten verwendet; dem Futter wurde 5% Tyrosin oder 5% Phenylalanin oder je 2,5% oder 3,75% Tyrosin und Phenylalanin beigemengt. Jede dieser Behandlungen bewirkte eine starke Reduktion der Phenylalaninhydroxylaseaktivität in der Leber. Der Tyrosin- und Phenylalaninblutspiegel sowie die im Harn ausgeschiedenen Mengen an Phenylbrenztraubensäure und Homogentisat unter dem Einfluß der genannten Behandlungsmethoden gehen aus der nachfolgenden Tabelle (S. 62) hervor.

Die Phenylbrenztraubensäureausscheidung im Harn ist etwa 1 Monat nach Behandlungsbeginn maximal ausgeprägt. Die mit je 2,5% Tyrosin und Phenylalanin behandelten Ratten wurden außerdem einem Diskriminationstest unterworfen. Dabei zeigten diese Tiere eine deutlich herabgesetzte Lernfähigkeit.

Ähnliche Ergebnisse konnten auch an Affen erhalten werden (WAISMAN u. Mitarb., 1959). Junge Affen (Macacus Rhesus, 3 kg) erhielten als Futterbeimengung L-Tyrosin, L-Phenylalanin oder Gemische beider Aminosäuren in Dosen von dreimal täglich 0,5—3,0 g über Zeiträume bis zu 33 Wochen. Eine ausgeprägte Erhöhung des Phenylalaninplasmaspiegels sowie eine Erhöhung der Phenylbrenztraubensäureausscheidung im Harn konnte insbesondere bei den mit dreimal

Behandlung	Plasma (mg/100 ml)		Gesamtausscheidung im Harn (mg/Tag)	
	Tyrosin	Phenylalanin	Phenylbrenz-traubensäure	Homogentisat
Kontrolltiere	2,5	1,6	1,2	0,1
5% L-Tyrosin	3,4	1,3	0,8	0,4
5% DL-Phenylalanin	4,8	2,8	19,0	2,8
2,5% L-Tyrosin + 2,5% DL-Phenylalanin	7,4	2,8	3,9	0,9
3,75% L-Tyrosin + 3,75% DL-Phenylalanin	—	—	54,6	59,8

täglich 3,0 g Phenylalanin behandelten Tieren beobachtet werden. Die Zufuhr von Tyrosin ist somit, wie schon die Ergebnisse von AUERBACH u. Mitarb. gezeigt hatten, zur Erzeugung dieser Stoffwechselstörung nicht notwendig. Die hohen Phenylalanin-Plasmakonzentrationen können einfach dadurch erklärt werden, daß durch Zufuhr großer Phenylalaninmengen die Kapazität der Phenylalaninhydroxylase überschritten wird, so daß nur ein Bruchteil des zugeführten Phenylalanins in Tyrosin umgewandelt werden kann. Zusätzlich spielt möglicherweise auch eine Aktivitätsverminderung dieses Enzyms durch Phenylalanin oder durch dessen Umwandlungsprodukte eine Rolle. Die mit dreimal täglich 3,0 g Phenylalanin behandelten Tiere schieden pro Tag bis zu 0,78 g Phenylbrenztraubensäure im Harn aus. Nach ARMSTRONG und LOW tritt eine Phenylbrenztraubensäureausscheidung dann ein, wenn die Blutphenylalaninkonzentration den Wert von 15 mg-% überschreitet. Alle erwähnten biochemischen Veränderungen sind etwa 1 Monat nach Behandlungsbeginn maximal ausgeprägt und zeigen im Anschluß daran eine Tendenz zur Normalisierung trotz Fortführung der Behandlung.

In einer weiteren Untersuchung haben WAISMAN u. Mitarb. (1960) die Wirkung von L-Phenylalanin auf infantile Affen untersucht. Die Tiere wurden unmittelbar nach ihrer Geburt von den Muttertieren getrennt und künstlich ernährt. Während der ersten beiden Lebenswochen erhielten sie eine Milch mit 0,25 mg/100 ml Phenylalanin verfüttert; später wurde die Phenylalaninkonzentration der Milch auf 0,5 mg/100 ml erhöht. Die Phenylalaninzufuhr betrug dabei täglich etwa 2,75 g/kg Körpergewicht. Diese Behandlung verursachte ein Ansteigen der Phenylalaninkonzentration im Plasma von 1,0—1,5 mg-% auf 8,8—47,5 mg-% und eine Phenylbrenztraubensäureausscheidung im Harn von 79—465 mg pro 24 Std. Die behandelten Tiere zeigten im allgemeinen normales Wachstum und keine erkennbaren pathologischen Symptome. Selten traten Grand mal-ähnliche Anfälle auf. Bei der Durchführung verschiedener psychologischer Testmethoden zeigten die Tiere jedoch ein deutlich von der Norm abweichendes Verhalten.

Experimentelle Erzeugung von Suchtkrankheit

Über die experimentelle Erzeugung von Suchtkrankheit liegt eine umfangreiche Literatur vor. Erst kürzlich hat SCHAUMANN in diesem Handbuch alle mit der Suchtkrankheit zusammenhängenden Fragen eingehend behandelt, soweit solche Suchtkrankheiten durch Morphin und morphinähnlich wirkende Verbindungen ausgelöst werden. In der genannten Arbeit findet sich auch eine Abhandlung über Nomenklatur und Definitionen der Begriffe Sucht, Gewöhnung, Hörigkeit usw. sowie ein Hinweis auf alle einschlägigen Übersichtsarbeiten. Dort findet man auch die in verschiedenen Ländern gebräuchlichen Namen. Im folgenden sollen nur rein technische Details beschrieben werden, deren Kenntnis für die Erzeugung einer Suchtkrankheit beim Tier von Bedeutung sind.

Nach SEEVERS (1948) können am Tier nur Gewöhnung (Toleranz) und Hörigkeit (engl. "Physical dependence", deutscher Ausdruck nach SCHAUMANN) erzeugt werden. Zur Auslösung einer Suchtkrankheit im Tierversuch wird — in analoger Weise wie beim Menschen — die betreffende suchterzeugende Verbindung über einen bestimmten Zeitraum in Form wiederholter Einzeldosen verabreicht. Während der chronischen Verabreichung tritt Toleranz auf; man versteht darunter, ,,daß ein Reiz bei öfterer Wiederholung allmählich an Wirksamkeit verliert, so daß er, um zum gleichen Erfolg zu führen, immer mehr verstärkt werden muß" (SCHAUMANN). Nach dem Absetzen der Substanz nach chronischer Verabreichung tritt ein Symptomenkomplex von Abstinenzerscheinungen auf; das Auftreten von Abstinenzerscheinungen beweist, daß Hörigkeit vorgelegen hat (HIMMELSBACH und SMALL).

Die Erscheinungen der Suchtkrankheit können im Tierversuch durch chronische Verabreichung einer Reihe von Substanzen ausgelöst werden. Die folgende Darstellung beschränkt sich jedoch auf die Erzeugung einer Suchtkrankheit durch die praktisch wichtigsten Substanzen dieser Gruppe, nämlich 1. Morphin und morphinähnlich wirkende Verbindungen, 2. Barbiturate und 3. einige Beruhigungsmittel (Meprobamat, Phenaglykodol und Chlorpromazin).

A. Morphin und morphinähnlich wirkende Verbindungen

I. Toleranz

Die Toleranz ist dadurch charakterisiert, daß es bei wiederholter Verabreichung zu einer Verkürzung der Wirkungsdauer der Einzeldosis kommt bzw. daß bei chronischer Verabreichung die Einzeldosis progredient erhöht werden muß, wenn dadurch der gleiche Effekt wie initial ausgelöst werden soll (SEEVERS und WOODS). In der Geschwindigkeit der Toleranzentwicklung und ihrer Vollständigkeit bestehen qualitative und quantitative Unterschiede, die nach KRUEGER u. Mitarb. im wesentlichen auf folgende Faktoren zurückgeführt werden können:

a) Art der chemischen Verbindung,
b) Tierart,
c) Art der beeinflußten Zellen bzw. Zellgruppen und
d) Dosierung.

Auf den ersten Faktor — Art der chemischen Verbindung — soll hier nicht näher eingegangen werden, da es sich bei der folgenden Darstellung nicht um die Beschreibung der Prüfung von Substanzen auf ihre suchterzeugenden Eigenschaften handelt, sondern darum, wie mit nachgewiesenermaßen suchterzeugenden Substanzen experimentell im Tierversuch eine Sucht erzeugt werden kann. Aus diesem Grund sollen hier auch nur solche Substanzen berücksichtigt werden. Die drei restlichen Faktoren sind jedoch für die experimentelle Erzeugung einer Suchtkrankheit von grundsätzlicher Bedeutung.

1. Wahl der Tierart

Bei *Kaltblütern* kann keine Toleranz (und nach dem Absetzen auch kein Abstinenzsyndrom) erzeugt werden (KRUEGER u. Mitarb.). So konnte z. B. an

Fröschen (Rana temporaria) nicht nur keine Gewöhnung an Morphin, sondern im Gegenteil sogar häufig Kumulation der tetanischen Wirkung nachgewiesen werden (HAUSMANN).

Affe und *Hund* stellen gewissermaßen das andere Extrem dar: die Toleranzentwicklung gelingt bei diesen beiden Tierarten am leichtesten und die dabei beobachteten Erscheinungen sind den entsprechenden Erscheinungen beim Menschen am ähnlichsten (SEEVERS und WOODS). Insbesondere der Affe verhält sich in dieser Beziehung optimal (SEEVERS, 1936a).

Bei *Nagetieren* (Maus, Ratte, Meerschweinchen und Kaninchen) und bei jenen Tieren, bei denen Morphin primär erregend wirkt *(Katze, Huftiere)*, ist eine Toleranz schwieriger zu erzielen und die dabei beobachteten Erscheinungen sind denen des Menschen meist unähnlich (SEEVERS, 1954; SEEVERS und WOODS). Trotzdem können auch bei Mäusen und Ratten eindeutige Toleranzerscheinungen erzielt werden, was in Anbetracht der Tatsache wichtig erscheint, daß gerade bei diesen beiden Tierarten die Möglichkeit zu Untersuchungsserien an einem größeren Tiermaterial gegeben ist. Andererseits ist jedoch bei derartigen Versuchen an Kleintieren zu bedenken, daß eine Übertragung der erhobenen Befunde auf höhere Säugetiere nicht berechtigt ist, zumal ja in der Reaktion dieser beiden Tiergruppen etwa gegenüber dem Morphin grundlegende Unterschiede bestehen (SEEVERS, 1954).

Allgemein kann gesagt werden, daß bei den verschiedenen Tierarten eine Parallelität zwischen dem Ausmaß der durch Morphin hervorgerufenen depressiven Wirkung und der totalen Toleranzentwicklung besteht (SEEVERS und WOODS).

2. Wahl der Wirkungskomponente

Die einzelnen Wirkungen des Morphin (und die der morphinähnlichen Substanzen) werden bei chronischer Verabreichung des Alkaloids in verschieden starkem Ausmaß abgeschwächt, d. h. die einzelnen Wirkungen sind in verschieden starkem Ausmaß der Toleranzentwicklung unterworfen. Da es bei der experimentellen Erzeugung einer Sucht häufig wünschenswert sein wird, zu prüfen, ob und inwieweit bereits Gewöhnung eingetreten ist, muß diese Prüfung naturgemäß an Hand solcher Wirkungen geschehen, die im Laufe der chronischen Verabreichung abgeschwächt werden.

Gegenüber folgenden Wirkungen entwickelt sich

a) maximale und weitgehend vollständige Toleranz:

narkotische Wirkung, sedative Wirkung, hypnotische Wirkung, analgetische Wirkung, Wirkung auf die Atmung, Anorexie, Erbrechen, Diuresehemmung, temperatursenkende Wirkung, periphere Gefäßerweiterung (Blutdruckabfall), Blutzuckererhöhung, EEG-,,Synchronisierung";

b) inkonstante und partielle Toleranz:

vagale Bradykardie, Miosis, Wirkung auf die Magensäuresekretion;

c) wenig oder keine Toleranz:

zentral erregende Wirkungen (Krampfwirkung), erregende Wirkung auf die Darmmotilität (SEEVERS und WOODS; SCHAUMANN).

Praktisch wird die Prüfung auf eingetretene Toleranz in folgender Weise durchgeführt: Eine Tiergruppe wird chronisch mit der suchterzeugenden Substanz behandelt, eine zweite analoge Tiergruppe, die als Kontrolle dient, erhält über den gleichen Zeitraum jeweils statt der suchterzeugenden Substanz eine gleich große Volumsmenge physiologischer Kochsalzlösung. Manche Autoren, z. B. KORNETSKY u. Mitarb., führen die Aufteilung der einzelnen Tiere zu den beiden Tiergruppen in der Weise durch, daß eine bestimmte Morphin-Testdosis bei beiden Gruppen im Durchschnitt quantitativ gleich stark wirkt. Selbstverständlich stellt diese Art der Aufteilung das exakteste Vorgehen dar. Bei beiden Tiergruppen wird sowohl zu Versuchsbeginn, als auch zu verschiedenen Zeitpunkten nach dem Beginn der chronischen Medikation die Wirkung einer Testdosis der suchterzeugenden Substanz untersucht. Hierbei wird die Wirkung dieser Testdosis an der behandelten Tiergruppe mit der an der Kontrollgruppe verglichen. Auf diese Weise können eventuell eingetretene Wirkungsabschwächungen leicht und sicher festgestellt werden. Selbstverständlich wird man, um festzustellen, ob bereits Toleranz eingetreten ist, für diese Prüfungen solche Wirkungen heranziehen, gegen die sich eine maximale und weitgehend vollständige Toleranz entwickeln kann (siehe oben sub a). Handelt es sich nur um diese Feststellung, so wird man hierzu einfach und sicher nachweisbare Wirkungen verwenden; also solche sind vor allem die zentral depressive und die quantitativ besser feststellbare analgetische Wirkung zu nennen.

Die bereits erwähnte Tatsache, daß gegenüber den zentral dämpfenden Wirkungen schnell und weitgehend vollständig Toleranz eintritt, gegenüber den zentral erregenden Wirkungen hingegen nicht, bewirkt die seit langem bekannte (AMSLER; VAN EGMOND; JOEL und ETTINGER; KEESER u. Mitarb.; LANGER; und andere) Änderung des Verhaltens der Tiere bei chronischer Zufuhr von Morphin oder morphinähnlich wirkenden Verbindungen. Auch diese Verhaltensänderung, die sich in zunehmender Erregung äußert, kann als Kriterium für die eingetretene Gewöhnung herangezogen werden, wenn sie auch quantitativ schwer faßbar ist.

3. Wahl der Dosis

Nach SEEVERS (1954) „erfordert maximale Toleranz und maximale Hörigkeit die Aufrechterhaltung einer kontinuierlichen und ununterbrochenen Gewebskonzentration (maximale Receptorbesetzung) der Substanz zu jeder Zeit". Die Toleranzentwicklung erfolgt langsam und minimal bei konstanten, kleinen und in entsprechenden Intervallen verabreichten Einzeldosen, schnell und maximal hingegen bei Verabreichung von progredient ansteigenden, oft wiederholten Gaben. Im Tierversuch kann die schnellste Toleranzentwicklung durch akute Sättigung des Tieres mit wiederholten hohen oder sogar subletalen Dosen in wenigen Stunden erreicht werden, wobei in diesem Fall der Tod durch Verabreichung von Antikonvulsiva verhindert werden muß (SCHMIDT und LIVINGSTON, 1933b; SEEVERS und WOODS).

Die Toleranzentwicklung geht im allgemeinen mit der stufenweisen Steigerung der Tagesdosis parallel (SCHMIDT und LIVINGSTON, 1933b; SEEVERS, 1954). Einer besonderen Berücksichtigung bedürfen die zwischen den Einzeldosen einzuschaltenden Intervalle. Entsprechend der Forderung nach Aufrechterhaltung einer kontinuierlichen Gewebskonzentration werden diese Intervalle um so kürzer sein müssen, je kürzer die Wirkungsdauer einer gegebenen Einzeldosis der betreffenden suchterzeugenden Substanz ist. In älteren Arbeiten wurden die Einzeldosen meist in 24 Std-Intervallen verabreicht, wobei am Wochenende jeweils ein oder zwei Tage behandlungsfrei blieben, gelegentlich wurden auch noch längere und irreguläre Intervalle eingehalten. Wenn solche, mit Morphin durchgeführten Versuche trotzdem zu nachweisbaren Toleranzentwicklungen führten, so ist dies lediglich der Tatsache zuzuschreiben, daß Morphin eine relativ lange Wirkungsdauer besitzt. Handelt es sich aber um kürzer wirkende suchterzeugende Substanzen, so ist die Einhaltung derartig langer Abstände zwischen den Einzeldosen nicht möglich. Es sei hier zur Demonstration dieses Sachverhaltes ein von SEEVERS (1954) erwähntes Beispiel wiedergegeben: An Rhesusaffen konnte mit Codein (SEEVERS, 1936a, b), Meperidin (BARLOW und LEWIS) und Methadon (COCHIN u. Mitarb., 1948) keine nachweisbare Toleranz oder Hörigkeit erzeugt werden, wenn diese Substanzen in 24 Std-Intervallen 7mal pro Woche verabreicht wurden. Bei Verkürzung der

Intervalle von 24 auf 6 Std ist jedoch Toleranz und Hörigkeit innerhalb von 15 Tagen nachweisbar (DENEAU u. Mitarb.). Ebenso kann die regelmäßige Verabreichung zu kleiner Einzeldosen das Zustandekommen einer Toleranz verhindern. So fanden z. B. SCOTT und CHEN zunächst bei Verabreichung von 2 mg/kg Methadon täglich bei Hunden keine Toleranzentwicklung; später konnte jedoch durch eine Erhöhung der Tagesdosis auf 5 mg/kg innerhalb von 33 Tagen eine komplette Toleranz gegenüber der analgetischen Wirkung festgestellt werden (SCOTT u. Mitarb., 1947a).

Als günstigste Tageszeit für die tägliche Applikation empfiehlt SEEVERS (1936a) den Morgen. Hierbei können gegebenenfalls vor der neuerlichen Applikation am nächsten Morgen auftretende Abstinenzerscheinungen beobachtet werden. Die Einschaltung einer 48 Std langen behandlungsfreien Periode, z. B. am Wochenende, ist unbedingt zu vermeiden, da dadurch ein Großteil der bereits erworbenen Toleranz wieder verlorengehen kann (SEEVERS, 1936a, 1954). Andererseits fanden jedoch ORAHOVATS u. Mitarb. (1953), daß sich bei Ratten eine Toleranz gegenüber der analgetischen Morphinwirkung bei täglicher Verabreichung (8 mg/kg Morphinsulfat s.c.) in gleicher Weise entwickelt wie bei einer gleichartigen Behandlung mit 2 tägiger Pause am Wochenende. EDDY und REID haben Gewöhnungsversuche mit Morphin, Dilaudid und Dicodid an Hunden durchgeführt, wobei die Injektionen täglich, mit Ausnahme von Sonntag, verabreicht wurden; sie finden, daß im allgemeinen die Montag-Morgen-Dosis eine stärkere Wirkung als die während der restlichen Wochentage gegebenen Injektionen entfaltet. Auch dieser Befund weist auf die bereits erwähnte Tatsache hin, daß ein auch nur 48 Std langes behandlungsfreies Intervall zu einem partiellen Verlust der bereits erworbenen Toleranz Anlaß gibt. Vielleicht können die Unterschiede in den Befunden von ORAHOVATS u. Mitarb. (1953) einerseits und von EDDY und REID andererseits durch die Unterschiede in den verwendeten Tierarten erklärt werden. Allerdings finden HIMMELSBACH u. Mitarb. (1935), ebenfalls an Ratten, daß bei täglicher, pausenloser Verabreichung von Morphin, Codein und Heroin eine progredient zunehmende Übererregbarkeit vor der jeweiligen Injektion (d. h. jeweils 24 Std nach der letzten Injektion) auftritt, die als „Abstinenzübererregbarkeit" gedeutet wird. Eine pausenlose Verabreichung in möglichst kurzen Intervallen scheint also zweifellos das sichere Vorgehen darzustellen.

Werden zur Erzeugung einer Gewöhnung die Einzeldosen progredient gesteigert, so kann dies langsam oder schnell geschehen. Manche Autoren machen zwischen diesen beiden Methoden eine strenge Unterscheidung. So wird etwa nach SEEVERS (1936b) bei diesen beiden Methoden wie folgt vorgegangen:

„Langsame Methode":

Initial konstant kleine Dosis für 6 Wochen (Tagesdosen an Affen für Morphin 10 mg/kg, für Heroin 2—3 mg/kg, für Codein 20—30 mg/kg und für Dilaudid 2—3 mg/kg), dann Verdoppelung dieser Tagesdosen innerhalb der nächsten 4 Wochen und Verabreichung der doppelten Initialdosis für einen Zeitraum von 6 Wochen. Innerhalb der nächsten 12 Wochen langsamer Anstieg auf Maximaldosis (Morphin 125 mg/kg, Heroin 25 mg/kg, Codein 35—40 mg/kg und Dilaudid 25 mg/kg), die dann über einen längeren Zeitraum unverändert beibehalten wird.

„Schnelle Methode":

Innerhalb von 6 Wochen rasche Dosissteigerung von der Initialdosis zur Maximaldosis (tägliche Dosissteigerung 0,5 mg/kg für Heroin und Dilaudid und 2,5 mg/kg für Morphin; bei Codein war eine derartig rasche Dosissteigerung der konvulsiven Wirkung wegen nicht möglich), die dann etwa 4 Wochen lang konstant verabreicht wird.

Nach Seevers (1936b) sind die bei der schnellen Methode auftretenden Gewöhnungserscheinungen nicht ganz so schwer, aber dennoch eindeutig ausgeprägt.

Bei vielen Methoden der Dosissteigerung, wie auch bei der oben angegebenen, handelt es sich um ein relativ starres Schema; der Versuchsplan wird hierbei weitgehend unabhängig vom Verhalten bzw. von der Reaktion der Tiere auf die jeweilige Injektion durchgeführt. Mehrere Autoren führen hingegen die Dosissteigerung in Abhängigkeit vom jeweiligen Verhalten der Tiere durch. Hierfür sollen im folgenden zwei Beispiele gegeben werden. Keasling u. Mitarb. verdoppeln die Morphindosis bei Hunden immer dann, wenn keine Erhöhung der Schmerzschwelle mehr nachweisbar ist. Cochin u. Mitarb. (1954) führen die Dosissteigerung (Morphin an Hunden) in Abhängigkeit vom Körpergewicht der Tiere durch; Gewichtsverlust bedeutet Überdosierung. In diesem Fall empfiehlt sich vorübergehende Reduzierung der Dosis, bis Gewichtsstabilisierung auftritt.

Werden im Rahmen einer Dosissteigerung einmal relativ hohe Tageseinzeldosen erreicht, so wird gelegentlich empfohlen, die Gesamttagesdosis in Form von zwei oder mehreren Einzeldosen zu verabreichen. Detrick und Thienes führten bei Ratten eine Dosissteigerung von 10 mg/kg Morphinsulfat täglich auf 100 mg/kg täglich durch. Bei Überschreitung der Tagesdosis von 50 mg/kg teilten sie diese auf zwei, in einem Abstand von 4 Std verabreichte Einzeldosen auf. Dadurch soll eine Kachexie der Tiere vermieden werden. Außerdem bewirkt eine Verkürzung der Injektionsintervalle, wie bereits erwähnt wurde, eine bessere Toleranzentwicklung.

II. Dosierung bei verschiedenen Versuchstieren

a) Morphin

1. Mäuse

Meist wurden konstante Tageseinzeldosen subcutan über Zeiträume von etwa zwei bis vier Wochen verabreicht. Die verwendeten Tageseinzeldosen betragen z. B. 2—4 mg/kg (Keeser u. Mitarb.) oder 10 mg/kg (Woolfe und McDonald). Bianchi und Franceschini verabreichten als Tageseinzeldosis die Dosis effectiva 80 (gemessen an der akut analgetischen Wirkung). Shideman verabreichte Morphin peroral und steigerte die Tagesdosis innerhalb von 10 Wochen von 20 mg/kg auf 195 mg/kg.

Als Kriterium der Toleranzentwicklung wird im allgemeinen die Abnahme der analgetischen Wirkung oder die Abnahme der narkotischen bei gleichzeitiger Zunahme der erregenden Wirkung verwendet. Das auf Morphinzufuhr bei Mäusen auftretende und leicht feststellbare Straubsche Schwanzphänomen kommt als Kriterium der Toleranzentwicklung nicht in Betracht, da sich gegenüber diesem Morphineffekt keine Gewöhnung entwickelt (Herrmann).

2. Ratten

Die weitaus meisten Gewöhnungsversuche wurden an Ratten (und Hunden) durchgeführt, obwohl, wie bereits erwähnt wurde, manche Autoren (Seevers, 1954; Seevers und Woods) die Verwendung von Nagetieren für derartige Versuche ablehnen. Es ist nicht möglich, eine auch nur annähernd komplette Aufzählung aller hierher gehörigen Arbeiten zu geben; es sollen vielmehr jeweils nur einige Beispiele für die verschiedenen Dosierungsschemata herausgegriffen werden.

Konstante Tagesdosen:

Die Höhe der konstanten Tagesdosis beträgt im allgemeinen 10—30 mg/kg s.c. oder — seltener — i.p. (z. B.: Cochin und Kornetsky; Himmelsbach u. Mitarb.; Komlos und Földes; Lewis; Myers und Flynn; Scott u. Mitarb., 1947b; Weger und AMSLER, 1936a; ZAUDER, 1951). Auch Verabreichung niedrigerer Tagesdosen, wie etwa 7 oder 8 mg/kg s.c., bewirkt Toleranz (ORAHOVATS u. Mitarb., 1955; WINTER und FLATAKER). Höhere Tagesdosen als 30 mg/kg wurden nur selten verabreicht, so etwa von MYERS, der Tagesdosen bis zu 70 mg/kg verwendete. Die Dauer der chronischen Morphinzufuhr beträgt durchschnittlich 4—10 Wochen, obschon bereits nach 12—18 Tagen die Toleranz gegenüber der analgetischen Wirkung deutlich ausgeprägt sein kann (WEGER und AMSLER, 1936b). Zur peroralen Applikation kann Morphin 0,01—1,0%ig dem Futter beigemischt werden (FINNEGAN u. Mitarb.; MACKAY).

Dosissteigerung:

Bei Anwendung progredient ansteigender Dosen zur Erzielung einer Gewöhnung beträgt die Initialdosis 10—40 mg/kg s.c. oder i.p., meist jedoch 20 mg/kg. Diese Initialdosis wird entweder einige Tage lang gegeben, oder aber es wird bereits am zweiten Behandlungstag mit der Dosissteigerung begonnen. Die Dosissteigerung kann sich über verschieden lange Zeiträume erstrecken, je nachdem, ob es sich um eine langsame oder schnelle Gewöhnung handelt. Die Maximaldosen liegen im Bereich von 100—200 mg/kg täglich. Es können jedoch auch wesentlich höhere Dosen verwendet werden, so etwa Steigerungen von 100 mg/kg auf 600 bis 1000 mg/kg s.c. (RÜBSAMEN; HILDEBRANDT). Die höchsten Dosen wurden offenbar von HANNA verabreicht. Hierbei wurde die Dosis von initial 90 mg/kg alle 4 Std i.p. täglich um 18 mg/kg bis auf 360 mg/kg alle 4 Std gesteigert. Mit dieser Dosierung wurde komplette Toleranz gegenüber der analgetischen und sedativen Wirkung erreicht. Der Effekt einer Dosissteigerung ist immer jeweils am nächsten Tag am stärksten ausgeprägt und verschwindet dann allmählich wieder (SCARBOROUGH).

Im folgenden sei ein Beispiel für die langsame und schnelle Methode der Gewöhnung angeführt (COCHIN und AXELROD, 1959): Ratten erhalten täglich Morphinsulfat i.p.; die Testdosis beträgt 20 mg/kg. Vor und am Ende der Gewöhnung wird das Ausmaß der analgetischen Wirkung dieser Testdosis geprüft. Bei der langsamen Gewöhnung wird die Dosis von initial 20 mg/kg innerhalb von 45 Tagen auf 70 mg/kg täglich gesteigert; am 45. Tag betrug die analgetische Wirkung der Testdosis 14,2% des Kontrollwertes. Bei der schnellen Gewöhnung wurde die Dosierung von initial 2mal täglich 20 mg/kg innerhalb von 14 Tagen auf 2mal täglich 140 mg/kg gesteigert; am 14. Tag betrug die analgetische Wirkung 7,7% des Kontrollwertes. Kurze Gewöhnung mit höheren Dosen ergibt demnach ebenso gute Resultate wie langsame Gewöhnung mit niedrigeren Dosen.

Für die Dosissteigerung wurden verschiedene Schemata angegeben. Als Beispiele seien erwähnt: Dosissteigerung alle 10 Tage auf das 1,5fache (ZAUDER, 1952) bzw. auf das Doppelte (SZERB und MCCURDY) oder Dosissteigerung pro Woche um 10 mg/kg (GROSS und PIERCE) oder um 25 mg/kg (ABOOD u. Mitarb.). Wie bereits erwähnt wurde, empfiehlt es sich, bei Erreichen einer höheren Dosis die Tagesdosis auf zwei Einzeldosen aufzuteilen (COCHIN und AXELROD, 1958, 1959; TANABE und CAFRUNY); dies kann auch schon bei Versuchsbeginn geschehen (COCHIN und AXELROD, 1959; KAYMAKCALAN und WOODS, 1954, 1956; THIENES und DETRICK; WAY u. Mitarb.).

Als Kriterium der Toleranzentwicklung an Ratten wird vorzugsweise, ähnlich wie bei Mäusen, die Abnahme der analgetischen Wirkung verwendet. Gemessen an dieser Wirkung läßt sich feststellen, daß die Toleranz schneller eintritt und auch schneller wieder verschwindet, als wenn die Abschwächung anderer Wirkungen als Kriterium für die Toleranzentwicklung verwendet wird (COCHIN und KORNETSKY; KORNETSKY u. Mitarb.).

Ein besonderer Test zur Prüfung von "addiction," "tolerance" und "abstinence" an Ratten wurde von HIMMELSBACH u. Mitarb. angegeben: Die Ratten werden hierbei während des Gewöhnungsversuches einmal pro Woche in einer für sie unangenehmen Lage, nämlich auf dem Rücken liegend, festgebunden und ihre Bewegungen registriert. Unter diesen Umständen äußert sich die Toleranzentwicklung in einer progredienten Steigerung der Übererregbarkeit nach der Injektion, bedingt durch die zunehmende Verringerung der sedativen Wirksamkeit. Die Brauchbarkeit dieser Methode wird allerdings, wie HIMMELSBACH u. Mitarb. selbst angeben, durch folgende Tatsache etwas eingeschränkt: Die auf die Injektion folgende Abnahme der motorischen Bewegungen ist einer Summation von mindestens zwei Wirkungen zuzuschreiben, nämlich einerseits der Beruhigung und andererseits der Erzeugung eines kataleptischen Zustandes. Gegenüber der beruhigenden Wirkung entwickelt sich aber Toleranz leichter und schneller als gegenüber der kataleptischen Wirkung. Daher kann diese Methode bei Toleranzuntersuchungen zwar falsche negative, nicht aber falsche positive Resultate liefern.

3. Meerschweinchen

Über Gewöhnungsversuche an Meerschweinchen liegen nur wenige Angaben vor. Meist wurden konstante Tagesdosen (50 oder 100 mg/kg täglich s.c.) über einen Zeitraum von etwa einem Monat gegeben (BERTSCHIK; MATSCHULAN, 1937a; STENDER und AMSLER; WEGER und AMSLER, 1936b). RENTZ und KESARBANI steigerten die Tagesdosis von initial 25—50 mg/kg innerhalb von 40 Tagen auf 100 mg/kg s.c. Als Kriterium der Toleranzentwicklung wird immer die Abnahme der analgetischen Wirksamkeit verwendet.

4. Kaninchen

Kaninchen sind für Gewöhnungsversuche nur sehr bedingt geeignet, vor allem da sie gegenüber der narkotischen Morphinwirkung keine Toleranz zu entwickeln scheinen (VAN DONGEN; TATUM u. Mitarb., 1929). Über die Gewöhnung an die Atemwirkung liegen widersprechende Angaben vor (CAHEN; VAN DONGEN; GOTTLIEB; GRÜNINGER; und andere). Über eine eventuelle Toleranzentwicklung der analgetischen Wirkung gegenüber existieren keine Untersuchungen. Hingegen wurde besonders von japanischen Autoren (KOBAYASHI; OHKAWA; RO) darauf hingewiesen, daß die hyperglykämisierende Morphinwirkung bei chronischer Verabreichung an Kaninchen immer geringer wird; dies wurde später von PHATAK u. Mitarb. (1948, 1953) bestätigt.

Für Gewöhnungsversuche am Kaninchen wurden sehr unterschiedliche Dosierungen verwendet. So steigerten z. B. PHATAK u. Mitarb. die Morphindosis von initial 10—15 mg/kg täglich s.c. innerhalb von 6—14 Wochen auf 60—80 mg/kg und KOOPMAN von initial 20—30 mg innerhalb von 4 Wochen auf 50—60 mg. TATUM u. Mitarb. (1929) begannen die Gewöhnung mit 100 mg/kg und steigerten innerhalb von 4—12 Wochen auf 200 mg/kg. Da das Kaninchen zur experimentellen Erzeugung einer Gewöhnung kaum herangezogen werden wird, mögen diese Dosierungsbeispiele genügen.

5. Katzen

Katzen scheinen als Versuchstiere für Morphin-Gewöhnungsversuche völlig ungeeignet zu sein, da bei diesen Tieren Morphin erregend wirkt und eine Gewöhnung an die erregende Wirkung, wie allgemein angenommen wird, nicht eintritt. TATUM u. Mitarb. (1929) fanden bei langdauernder Verabreichung von Morphin (15 mg/kg täglich) eine Verkürzung des Intervalls zwischen Injektion und Wirkungsbeginn. GOLD beobachtete bei täglicher Verabreichung von 5, 10 oder 20 mg/kg i.m. eine schwache Toleranzentwicklung gegenüber der zentral erregenden Wirkung nach 9—30 Tagen.

6. Hunde

Wie bereits erwähnt, sind Hunde und Affen die für Gewöhnungsversuche am besten geeigneten Tierarten. Hunde wurden für die ersten Gewöhnungsversuche überhaupt verwendet (FAUST). An der gleichen Tierart haben überdies SCHMIDT und LIVINGSTON (1933b) eine der wichtigsten Untersuchungen über die Abhängigkeit der Toleranzentwicklung von der Dosierung durchgeführt, auf die weiter unten näher eingegangen werden wird.

Akute Sättigung:

Nach SCHMIDT und LIVINGSTON (1933b) bewirkt eine einmalige, hohe, konvulsive Morphindosis (100—250 mg/kg) eine gewisse Toleranz, vor allem bezüglich der narkotischen Wirkung bei nachfolgender chronischer Morphinverabreichung. Die durch chronische Behandlung mit 30 oder 60 mg/kg Morphin täglich s.c. verursachte relativ hohe Mortalität wird durch die erwähnte Vorbehandlung wesentlich herabgesetzt. Eine Toleranz ist unter diesen Umständen schon nach einer Woche nachweisbar. Bei Verabreichung der hohen initialen Morphindosis müssen die Tiere durch Antikonvulsiva vor Krämpfen geschützt werden.

Eine akute Toleranzentwicklung bezüglich der Blutdruckwirkung läßt sich erzielen, wenn Morphin (oder synthetische Morphin-Ersatzpräparate) wiederholt immer dann gegeben werden, wenn der Blutdruck seinen Ausgangswert wieder erreicht hat, d. h. also, etwa alle Stunden; es besteht hierbei gute Übereinstimmung mit der „chronischen" Toleranz (SHIDEMAN und JOHNSON, 1947, 1948).

Konstante Tagesdosen:

SCHMIDT und LIVINGSTON (1933b) verabreichten vier verschieden hohe Morphindosen täglich s.c., nämlich 2, 10, 30 und 60 mg/kg. Nach chronischer Behandlung mit 30 oder 60 mg/kg ist eine hohe Mortalität zu beobachten, die überlebenden Tiere sind aber nach einem Monat tolerant. Behandlung mit 2 oder 10 mg/kg täglich hat eine wesentlich langsamere Toleranzentwicklung zur Folge; bei dieser Dosierung ist die Toleranz erst nach 15—20 Wochen maximal ausgeprägt. Nach dieser Zeit werden allerdings auch hohe Morphindosen (100 mg/kg) ohne narkotische Erscheinungen vertragen.

Auch die von zahlreichen anderen Autoren für Gewöhnungsversuche verwendeten Morphin-Tagesdosen liegen in dem genannten Bereich (2—60 mg/kg). Es empfiehlt sich tägliche Verabreichung. Nach KEASLING u. Mitarb. kommt es zu einer nur geringfügigen Erhöhung der Schmerzschwelle, wenn Morphin (3 mg/kg s.c.) nur dreimal pro Woche (entweder Montag, Mittwoch und Freitag oder jeden zweiten Tag) verabreicht wird. In neuerer Zeit werden häufig kürzere Intervalle als 24 Std zwischen den einzelnen Injektionen bevorzugt. So werden z. B. 2 mg/kg zweimal täglich (WINTER und FLATAKER) oder 3 mg/kg dreimal täglich (KEASLING u. Mitarb.) oder 5—10 mg/kg alle 6 Std (CARTER und WIKLER, 1954) gegeben. Bei hinreichender Dosierung und Einhaltung entsprechend kurzer Injektionsintervalle sind Toleranzerscheinungen schon nach einigen wenigen Wochen nachweisbar. So war z. B. in den Versuchen von KEASLING u. Mitarb. (3 mg/kg dreimal täglich) eine Erhöhung der Schmerzschwelle bis zum 16. Versuchstag zu beobachten; SCOTT und CHEN fanden bei einer Verabreichung von 5 mg/kg Morphinsulfat täglich i.p. eine starke Herabsetzung der analgetischen Wirkung innerhalb von 22 Tagen; SCHMIDT und LIVINGSTON (1933a) konnten zeigen, daß nach 15 Tage langer Behandlung mit 50 mg/kg s.c. eine intravenöse Morphindosis von 2 oder 5 mg/kg nicht mehr die typische Blutdrucksenkung auszulösen vermag; nach ORAHOVATS u. Mitarb. (1955) wird durch tägliche Behandlung mit 2 mg/kg Morphinsulfat s.c. die Schmerzschwellenerhöhung von initial 66% innerhalb von 30 Tagen auf 22% reduziert. Nichtsdestoweniger kann die chronische Morphinzufuhr, wenn nötig, über Monate und Jahre fortgesetzt werden. Solch langdauernde Morphinmedikationen wurden vor allem von Pierce und Plant (1932), Plant und Pierce (1933) und von Plant und Slaughter (1935, 1936, 1938) durchgeführt, wobei Hunde Morphin-Tagesdosen von 20 oder 50 mg/kg, gelegentlich auch bis zu 70 mg/kg (Pierce und Plant, 1930) s.c. über Zeiträume bis zu drei Jahren erhielten.

Dosissteigerung:

Beim Verfahren der Dosissteigerung werden von den meisten Autoren initial Dosen verwendet, die im Bereich zwischen 1 und 20 mg/kg liegen. Diese Initialdosis wird dann allmählich bis auf etwa 25—200 mg/kg gesteigert. Die Toleranz entwickelt sich hierbei sehr schnell. So fanden z. B. Hatcher und Gold, daß bei einer Dosissteigerung von initial 5—20 mg/kg innerhalb von 18—68 Tagen auf maximal 25—100 mg/kg bereits nach Verabreichung der 4. oder 5. Dosis eine Abnahme der Wirkung zu beobachten ist.

In ähnlicher Weise wie bei Ratten kann auch bei Hunden die Dosissteigerung in Abhängigkeit von irgendeiner Reaktion der Versuchstiere auf die Morphinzufuhr durchgeführt werden, z. B. Dosissteigerung immer dann, wenn mit der bisher verabreichten Dosis keine schlaferzeugende Wirkung mehr ausgelöst werden kann (Wachtel). Es wurde bereits einleitend darauf hingewiesen, daß das Gewicht der Tiere einen wertvollen Indicator für die Verträglichkeit der verabreichten Morphindosen darstellt (Cochin u. Mitarb., 1954). Plant und Pierce (1928) steigern die Morphin-Tagesdosis von initial 5—10 mg/kg in 40—330 Tagen auf 30—230 mg/kg; dabei wird die Initialdosis so lange gegeben, bis der Hund aufhört zu erbrechen und selbst genügend frißt, so daß es zu keinem Gewichtsverlust kommt und auch die Dosissteigerung wird in Abhängigkeit vom Körpergewicht durchgeführt.

Als Kriterium der Toleranzentwicklung wird beim Hund nur selten die Abnahme der analgetischen Morphinwirkung (Keasling u. Mitarb.; Orahovats u. Mitarb., 1955; Scott und Chen; Winter und Flataker) oder die Abnahme der durch Morphin verursachten zentralen Depression (Barbour u. Mitarb.; Finnegan u. Mitarb.; Miller und Plant; Pierce und Plant, 1930) verwendet. Schon am Verhalten der Tiere ist die Gewöhnung eindeutig erkennbar. Dieses Verhalten wurde z. B. von Eddy und Reid, Plant und Pierce (1927, 1928) und von Tatum u. Mitarb. (1927, 1929) ausführlich beschrieben.

Auf die Gewöhnungsversuche von Wikler (1946) an decortizierten Hunden sowie an Spinaltieren (Wikler, 1945; Wikler und Frank, 1948) sei hier hingewiesen.

7. Affen

Affen (Macacus Rhesus) wurden bereits 1929 von Tatum u. Mitarb. als Versuchstiere für Gewöhnungsversuche herangezogen. Die bei Affen während der Gewöhnung und während der Abstinenz auftretenden Erscheinungen sind den entsprechenden Symptomen beim Menschen am ähnlichsten (Tatum u. Mitarb., 1929; Seevers, 1936 b).

Konstante Tagesdosen wurden z. B. von Burns u. Mitarb. und von Deneau und Seevers gegeben. Die genannten Autoren verabreichten 3 mg/kg alle 6 Std über einen Zeitraum bis zu einem Monat.

Bei Anwendung progredient ansteigender Dosen kann wieder zwischen einer schnellen und langsamen Methode unterschieden werden. Nach Seevers (1936a) (ausführliche Beschreibung dieser Methode s. S. 66) wird bei der schnellen Methode die Dosis innerhalb von 2—6 Wochen auf die maximal vertragene Dosis gesteigert; bei der langsamen Methode erfolgt die Steigerung auf die gleiche Maximaldosis innerhalb eines Zeitraumes von 6—12 Monaten. Die letztere Methode ist der Sachlage beim Menschen ähnlicher, es können damit höhere Dosen erreicht werden und die Symptome sind charakteristischer als bei der schnellen Methode.

Andererseits verträgt der Affe eine raschere Dosissteigerung als der Hund. Nach SEEVERS (1936a) besteht das beste Vorgehen darin, daß bei der Gewöhnung darauf geachtet wird, das Tier im bestmöglichen Zustand zu erhalten.

Im folgenden seien einige Beispiele für Dosissteigerungen beim Affen wiedergegeben: Steigerung von 10 mg/kg auf 20 mg/kg täglich in 6 Wochen (SEEVERS, 1934); Steigerung von 7,5 mg/kg auf 100 mg/kg täglich in 50 Tagen (WOODS u. Mitarb., 1947a, 1947b); Steigerung von 5 mg/kg über mehrere Wochen auf 30 mg/kg täglich (MELLETT und WOODS); Beginn mit 2 mg/kg täglich und Erhöhung der Dosierung pro Woche um 2 mg/kg (TATUM u. Mitarb., 1929); Steigerung von dreimal 5 mg/kg täglich in 112 Tagen auf dreimal 50 mg/kg täglich (COCHIN u. Mitarb., 1948); Steigerung von 10 mg/kg in 13 Wochen auf 60 mg/kg, 6mal pro Woche (EDDY und REID). Nach SEEVERS (1936a) ist jedoch die Einführung einer 48 Std langen behandlungsfreien Pause am Wochenende zu unterlassen. Die Injektionen werden zweckmäßig subcutan in die Brust oder an den Extremitäten verabreicht.

MELLETT und WOODS stellen fest, daß nach etwa 2 Monate langer Behandlung mit der Maximaldosis (30 mg/kg täglich) für etwa 6—8 Std pro Tag Abstinenzerscheinungen sowie Gewichtsverlust auftreten; dies kann vermieden werden, wenn die Tagesdosis auf zweimal 15 mg/kg aufgeteilt wird.

Die während der Gewöhnung auftretenden Symptome sind von SEEVERS (1936a) ausführlich beschrieben worden.

b) Morphinderivate

1. Codein

An *Ratten* wurde Codein in einer Dosierung von 63 mg/kg täglich s.c. über 5—6 Wochen verabreicht (HIMMELSBACH u. Mitarb.). BOUMA führte die ersten Gewöhnungsversuche mit Codein an *Hunden* durch, wobei jedoch das Alkaloid sehr unregelmäßig und unter Einschaltung zahlreicher behandlungsfreier Intervalle gegeben wurde, so daß die Ergebnisse nicht beweisend sind. BOUMA findet keine Gewöhnung, sondern eher gesteigerte Empfindlichkeit. In späteren Versuchen haben TATUM u. Mitarb. (1929) Codein in einer Dosierung von 200—300 mg/kg täglich verabreicht. Nach einiger Zeit trat eine anhaltende geringgradige Depression auf, worauf auf eine Toleranzentwicklung gegenüber den zentral stimulierenden Wirkung geschlossen wird. Wird die Codeinverabreichung für 3—4 Tage unterbrochen, dann führt die gleiche Codeindosis zum Auftreten von Krämpfen. Gewöhnungsversuche mit Codein an *Affen* wurden vor allem von SEEVERS (1934, 1936b) durchgeführt. Die dabei angewandte Dosierung wurde bereits beschrieben (s. S. 66). In diesen Versuchen traten während der Behandlung häufig Krämpfe auf, eindeutige Gewöhnungserscheinungen konnten jedoch nicht festgestellt werden.

Allen diesen Versuchen haftet vermutlich der Fehler an, daß zu lange Abstände zwischen den einzelnen Injektionen eingehalten wurden. Wie DENEAU u. Mitarb., ebenfalls an Affen, zeigen konnten, treten Abstinenzerscheinungen in deutlich ausgeprägter Form nur dann auf, wenn Codein regelmäßig 7 Tage lang in 3stündigen Intervallen gegeben wurde. Auch zur Erzeugung von Toleranzerscheinungen werden derartige kurze Injektionsabstände notwendig sein.

2. Dilaudid

Nach JOEL und ETTINGER verursacht Dilaudid an Morphin-toleranten *Ratten* in einer Dosierung von 2 mg/100 g nur Erregung. STANTON (1935, 1936) führte Gewöhnungsversuche mit Dilaudid an Ratten nach der von HIMMELSBACH u.

Mitarb. angegebenen Methodik durch. Hierbei wurden entweder konstant 2 mg/kg täglich verabreicht oder die Dosis wurde von initial 2 mg/kg in 5 Wochen auf 20 mg/kg täglich gesteigert. Zu Vergleichszwecken wurde Morphin in wirkungsmäßig gleicher Dosierung (Dosissteigerung von initial 20 mg/kg in 5 Wochen auf 200 mg/kg täglich) gegeben. Eine Gewöhnung an Dilaudid trat dabei in gleicher Weise wie an Morphin ein.

GOTTLIEB fand bei *Kaninchen* mit einer Dosierung von 0,3 mg/kg täglich s.c. keine Gewöhnung an die Atemwirkung.

An *Hunden* wurde Dilaudid von EDDY und REID in konstanter Dosierung von 2 und 5 mg/kg täglich (6mal pro Woche) s.c. verabreicht, insgesamt über einen Zeitraum von 18 Wochen. Nach 15 Tagen war keine hypnotische Wirkung mehr feststellbar. Die Gewöhnung an die depressive Wirkung trat etwas langsamer ein als bei Morphin (10 und 50 mg/kg täglich). Ein 48 Std langes Aussetzen der Behandlung am Wochenende führte bei beiden Alkaloiden zu leichten Abstinenzerscheinungen.

Von EDDY und REID wurde Dilaudid auch an *Affen* (Macacus Rhesus) verabreicht. Die Dosis betrug initial 5 mg/kg täglich; sie wurde am 2. Tag auf 10 mg/kg, am Beginn der 3. Woche auf 20 mg/kg und am Beginn der 13. Woche auf 30 mg/kg täglich (6mal pro Woche) gesteigert; die Gesamtbehandlungsdauer betrug 14 Wochen. Die Toleranzerscheinungen waren dabei sehr ähnlich wie bei chronischer Morphinbehandlung (initial 10 mg/kg, Steigerung auf 60 mg/kg täglich, 6mal pro Woche), Schläfrigkeit und Muskelschwäche verschwanden etwas langsamer; das „Montag-Morgen-Abstinenzsyndrom" begann in der 5.—8. Behandlungswoche. SEEVERS (1934) verabreichte initial 2 mg/kg und verdoppelte die Tagesdosis nach 6 Wochen; die Behandlung wurde 6 Wochen lang fortgesetzt.

3. Dicodid

JOEL und ETTINGER konnten an *Ratten* bei 2—3 Wochen langer Behandlung mit 5 mg/kg Dicodid täglich s.c. Gewöhnungserscheinungen beobachtet.

Nach EDDY und REID bewirkt Dicodid an *Hunden* in einer Dosierung von 2 oder 5 mg/kg täglich (6mal pro Woche) schwächere Toleranzerscheinungen als Morphin (10 und 50 mg/kg täglich) oder Dilaudid (2 und 5 mg/kg täglich); auch nach 66 Tage langer Behandlung mit den angegebenen Dosen tritt nach der Injektion noch immer intermittierender Schlaf auf.

Auch an *Affen* sind nach den gleichen Autoren mit Dicodid Gewöhnungserscheinungen schwerer zu erzielen als mit Morphin oder Dilaudid. In den Versuchen an Affen wurde Dicodid initial in einer Dosierung von 5 mg/kg gegeben und diese Dosis am Beginn der 9. Woche auf 7,5 mg/kg täglich gesteigert. Auch am Ende des Versuches, nach 10 Wochen langer Behandlung, verursachte Dicodid noch immer Schläfrigkeit und leichte Muskelschwäche.

Es ist anzunehmen, daß sich mit Dicodid, in ähnlicher Weise wie mit Codein, bei entsprechender Verkürzung der Injektionsintervalle eindeutigere Toleranzerscheinungen erzeugen ließen. Diesbezügliche Untersuchungen liegen jedoch unseres Wissens nicht vor.

4. Heroin

Gewöhnungsversuche mit Heroin an *Ratten* wurden von HIMMELSBACH u. Mitarb. durchgeführt. Die Dosis wurde entweder konstant auf 6,5 mg/kg täglich s.c. gehalten oder von initial 6,5 mg/kg in 5—6 Wochen auf 65 mg/kg täglich gesteigert. Das Prinzip des Testes wurde bereits bei der Morphingewöhnung beschrieben (s. S. 69). Unmittelbar nach der täglichen Heroininjektion wurde bis zum Ende des Versuches eine annähernd vollständige Beruhigung beobachtet, was darauf hindeuten würde, daß sich gegenüber der zentral beruhigenden Wirkung des Heroin keine Toleranz entwickelt. Nach Ansicht der Autoren handelt es sich hier jedoch nur um ein scheinbares Fehlen der Gewöhnung, da bei Anwendung dieser Methodik die „beruhigende" Heroinwirkung sowohl durch die kataleptische als auch durch die zentral sedative Wirkungskomponente bedingt sein kann, wobei sich gegenüber der kataleptischen Wirkung offenbar tatsächlich keine Toleranz entwickelt. SHIDEMAN gab Ratten bei Versuchen über die Wirkung von Heroin auf den Sauerstoffverbrauch der Skeletmuskulatur Dosen von initial 10 mg/kg, ansteigend in 52 Tagen auf 100 mg/kg täglich s.c.

In einer älteren Arbeit führte LANGER Heroingewöhnungsversuche an *Kaninchen* und *Hunden* durch. An Kaninchen verursachte Heroin in einer Dosierung von 30 mg s.c. Krämpfe. Bei 14 Tage andauernder Verabreichung von 10—60 mg täglich war keinerlei Gewöhnung feststellbar; bei genügend hoher Dosierung traten unverändert Krämpfe auf. Die Dosierung an Hunden betrug initial 25—30 mg/kg. Bei 8 Tage langer Verabreichung von 40 mg/kg täglich war eine ständige Abnahme der narkotischen Wirksamkeit zu beobachten. Auch bei allmählicher Dosissteigerung bis auf 120 bzw. 180 mg/kg war eine progredient abnehmende narkotische Wirkung, gleichzeitig damit jedoch eine Zunahme der Erregung zu beobachten. Die Tiere starben schließlich an Krämpfen.

Bei Heroingewöhnungsversuchen an *Affen* wurden von SEEVERS (1934, 1936b) Dosen gewählt, die initial 2—3 mg/kg täglich betrugen und entweder langsam oder schnell auf die Maximaldosis von 25 mg/kg täglich gesteigert wurden. Eindeutige Gewöhnungs- und Abstinenzerscheinungen konnten dabei beobachtet werden.

c) Synthetische Morphin-Ersatzpräparate

1. DL-*Methadon*

α) **Ratten.** Zur Gewöhnung mit Hilfe konstanter Tagesdosen können 5 — 8 mg/kg täglich (s.c., i.p. oder i.m.) gegeben werden (SCOTT u. Mitarb., 1947a, 1947b; WINTER und FLATAKER; ZAUDER, 1951). Für die Entwicklung von Toleranzerscheinungen ist eine Behandlungsdauer von etwa einem Monat vollkommen hinreichend. Zur peroralen Verabreichung haben FINNEGAN u. Mitarb. Methadon in einer Konzentration von 0,01—1,0% dem Futter beigemischt. Eine gesteigerte Mortalität war bei Konzentrationen von höher als 0,5% (weibliche Ratten) bzw. bei 1% (männliche Ratten) zu beobachten.

Gewöhnung an Methadon kann außerdem durch Steigerung der Dosierung von initial 5 mg/kg innerhalb von 80 Tagen auf 20 mg/kg täglich s.c. erzielt werden (SUNG u. Mitarb., 1951, 1953). RICKARDS u. Mitarb. steigerten die Dosierung von initial dreimal täglich 5 mg/kg innerhalb von etwa zwei Monaten auf dreimal täglich 15 mg/kg s.c.; die Dosis wurde hierbei immer dann gesteigert, wenn die Tiere auf eine Testdosis Methadon nur mehr eine minimale analgetische Wirkung zeigten.

Die eingetretene Gewöhnung wird am zweckmäßigsten anhand der Abnahme der analgetischen Wirkung verifiziert. Für diese Prüfung kann jeweils eine Testdosis von 10 mg/kg Methadon i.p. verwendet werden. Toleranz ist dann eingetreten, wenn auf diese Testdosis nicht nur keine Analgesie, sondern auch keine Rigidität und keine zentrale Dämpfung mehr eintritt (SUNG u. Mitarb., 1953).

β) **Kaninchen.** Bei einer innerhalb von 6 Wochen von initial 5 mg/kg auf 9 mg/kg täglich ansteigenden Dosierung (Dosierung in den einzelnen aufeinanderfolgenden Wochen: 5, 6, 7, 8, 9 und 9 mg/kg täglich) konnten PHATAK u. Mitarb. (1948) eine nur geringfügige Abnahme des hyperglykämisierenden Effektes beobachten.

γ) **Hunde.** 4—5 mg/kg Methadon ist offenbar die zur Erzielung von Toleranz-erscheinungen minimal notwendige Tagesdosis. Jedenfalls konnten SCOTT und CHEN bei einer 4 Wochen langen Behandlung mit 1—2 mg/kg Methadon täglich i.p. (1. Woche: 1 mg/kg, 2.—4. Woche: 2 mg/kg) keinerlei Toleranzerscheinungen, son-dern eher eine gesteigerte Empfindlichkeit feststellen: Methadon bewirkte am 21. Behandlungstag eine stärkere Erhöhung der Schmerzschwelle als am 1. Tag. FINNEGAN u. Mitarb. behandelten Hunde 100 Tage lang mit 2 und 5 mg/kg täglich, ausgenommen Sonntag; die zentrale Depression zeigte dabei mit Ausnahme einer geringfügigen Verkürzung keine Abschwächung. Andererseits war in den gleichen Versuchen eine Toleranzentwicklung gegenüber der hyperglykämisierenden Wir-kung nachweisbar. Eindeutige Toleranzerscheinungen konnten SCOTT u. Mitarb. (1947a) erst bei einer Erhöhung der Methadon-Tagesdosis auf 5 mg/kg feststellen; dabei bestand nach 33 Tage langer Medikation komplette Toleranz gegenüber der analgetischen Wirkung. WINTER und FLATAKER fanden nach 5 Wochen langer Behandlung mit zweimal täglich (am Wochenende: einmal täglich) 2 mg/kg Methadon eine deutliche Abschwächung der analgetischen Wirksamkeit, die etwa gleich stark ausgeprägt war wie bei Behandlung mit gleichgroßen Morphindosen. Die Abschwächung der zentralen Depression erfolgte in diesen Versuchen erheblich langsamer als bei der Morphinbehandlung. Nach 7—90 Tage langer Behandlung mit 2—5 mg/kg Methadon, alle 6 Std gegeben, treten beim Absetzen Abstinenz-erscheinungen auf (CARTER und WIKLER, 1954).

Für Dosissteigerungen empfiehlt sich eine Initialdosis in der Größenordnung von 1—5 mg/kg täglich. Erfolgreiche Gewöhnungen wurden mit folgenden Dosis-steigerungen erzielt: Steigerung von 4mal täglich 1 mg/kg in 8 Wochen auf 4mal täglich 5 mg/kg Methadon s.c. (WIKLER und FRANK, 1947); Steigerung von 5 mg/kg täglich i.p. in 32 Tagen auf zweimal täglich 20 mg/kg, wobei 2 von 4 Tieren während der Behandlung starben und die übrigen einen starken Gewichtsverlust aufwiesen, oder von 1 mg/kg täglich s.c. in 4 Wochen auf dreimal täglich 5 mg/kg und Fortsetzung dieser Behandlung über weitere 4 Wochen, wobei der Gewichts-verlust weniger stark ausgeprägt ist (SCOTT u. Mitarb., 1947b). In beiden Ver-suchsreihen konnte Toleranzentwicklung gegenüber Analgesie, Narkose, Sedation und Ataxie, nicht aber gegenüber Bradykardie und Wirkung auf die Darm-motilität nachgewiesen werden. WINTER und FLATAKER beobachteten bei dem Versuch, die Methadondosis nach 6 Wochen langer Behandlung mit zweimal täg-lich 2 mg/kg zu verdoppeln, starke Depression, Anorexie und Gewichtsverlust, so daß die Dosiserhöhung unterbleiben mußte; nach 13 Wochen wurde die Dosis-verdoppelung von den Tieren vertragen.

δ) **Affen.** WOODS u. Mitarb. (1947a, 1947b) behandelten Rhesusaffen 75—96 Tage lang mit Methadon; die Dosierung wurde mit 5 mg/kg täglich s.c. begonnen und in 24—26 Tagen auf die maximal tolerierte Dosis (11—13 mg/kg täglich) gesteigert, abhängig von der Stärke der akuten Depression und vom Gewichts-verlust. Dabei trat keine Toleranzentwicklung, sondern im Gegenteil sogar eine gesteigerte Empfindlichkeit gegenüber Methadon auf. Bedingt durch die lokale Reizwirkung (Fibrose) zeigten die Tiere nach einiger Zeit eine starke Aversion gegen die Injektion. Auch COCHIN u. Mitarb. (1948) erzielten ähnliche Resultate: Bei Affen (Macaca mulatta) verursachte eine Dosissteigerung von dreimal täglich 2 mg/kg nach 66—142 Tagen auf dreimal 7 mg/kg excessive Depression, Anorexie und Gewichtsverlust; schließlich blieben die Tiere aber in gutem Zustand. Nach dem Absetzen waren die Abstinenzerscheinungen nur schwach ausgeprägt oder nicht vorhanden. Einwandfreie Gewöhnung und Abstinenz ist mit Methadon an Affen nur dann zu erzielen, wenn die Injektionsintervalle auf 6 Std verkürzt werden (DENEAU u. Mitarb.).

2. L-*Methadon*

BIANCHI und FRANCESCHINI konnten an *Mäusen* durch tägliche s.c. Verabreichung der Dosis effectiva 80 (bestimmt anhand der akut analgetischen Wirkung) über einen Zeitraum von 22 Tagen Toleranz gegenüber der analgetischen Wirkung erzeugen.

An *Ratten* wurden analoge Ergebnisse von LEWIS erhalten; L-Methadon wurde dabei 6 Wochen lang in einer Dosierung von 2 mg/kg täglich s.c. verabreicht.

Bei chronischer Verabreichung unterscheidet sich L-Methadon bezüglich der Wirkung auf den Blutzucker von *Kaninchen* nicht von DL-Methadon (s. S. 74) (PHATAK u. Mitarb.).

3. DL-*Isomethadon*

Für Gewöhnungsversuche an *Ratten* wurde Isomethadon 10 Wochen lang in einer Dosierung von 4 mg/kg täglich s.c. gegeben. Nach 4 Wochen ist die Toleranz gegenüber der analgetischen Wirkung etwa ebenso stark entwickelt wie nach gleich langer Behandlung mit DL-Methadon (4 mg/kg täglich) oder Morphin (7 mg/kg täglich).

Auch an *Hunden* bestehen in der Toleranzentwicklung zwischen DL-Isomethadon, DL-Methadon und Morphin keine Unterschiede, wenn alle drei Substanzen in einer einheitlichen Dosierung von zweimal täglich (am Wochenende einmal täglich) 2 mg/kg gegeben werden. Bei DL-Isomethadon kann diese Dosierung nach 6 Wochen verdoppelt werden (WINTER und FLATAKER).

An *Kaninchen* wird während chronischer Behandlung mit DL-Isomethadon die hyperglykämische Wirkung stärker abgeschwächt als bei chronischer Behandlung mit gleich großen Dosen DL-Methadon oder L-Methadon (Dosissteigerung von 5 auf 9 mg/kg täglich innerhalb von 6 Wochen) (PHATAK u. Mitarb.).

4. DL-*Heptazon*

An *Ratten* wurde durch 10 Wochen lange Behandlung mit 4 mg/kg DL-Heptazon täglich s.c. eine Toleranz gegenüber der analgetischen Wirkung erzeugt; diese war etwa gleich stark ausgeprägt wie bei Behandlung mit DL-Isomethadon (4 mg/kg täglich), DL-Metadon (4 mg/kg täglich) oder Morphin (7 mg/kg täglich).

Die Gewöhnung bei *Hunden* erfolgte durch Verabreichung von zweimal täglich (am Wochenende einmal täglich) 4 mg/kg mit Verdoppelung dieser Dosis am Ende der 6. Behandlungswoche. Auch hier war die Toleranzentwicklung gegenüber der analgetischen Wirkung gleichartig wie bei chronischer Behandlung mit DL-Methadon, DL-Isomethadon oder Morphin (WINTER und FLATAKER).

5. *Pethidin*

Zur Erzeugung einer Toleranz gegenüber der analgetischen Wirkung wurde an *Mäusen* 5 mg/kg Pethidin täglich (WOOLFE und MCDONALD) oder die (anhand der akut analgetischen Wirkung bestimmte) Dosis effectiva 80 täglich s.c. (BIANCHI und FRANCESCHINI) und an *Ratten* 35 mg/kg täglich i.m., i.p. oder s.c. (ZAUDER, 1951) verabreicht. Bei all diesen Gewöhnungsversuchen betrug die Versuchsdauer 22—30 Tage.

In den bereits mehrmals erwähnten Gewöhnungsversuchen von PHATAK u. Mitarb. wurden *Kaninchen* mit innerhalb von 6 Wochen von 50 auf 110 mg/kg täglich ansteigenden Dosen behandelt, wobei eine Abschwächung der hyperglykämisierenden Wirkung zu beobachten war.

In einer Reihe von Untersuchungen ist festgestellt worden, daß Pethidin an Hunden und Affen nur sehr schwache Toleranzerscheinungen und überhaupt keine

Abstinenzerscheinungen verursacht. So wurden für Gewöhnungsversuche an *Hunden* 75 mg/kg Pethidin täglich peroral über einen Zeitraum von 10 Monaten gegeben. Während der ganzen Versuchsdauer trat nach jeder täglichen Dosis Spastizität auf, Krämpfe waren nicht zu beobachten. Lediglich die initial vorhandene Anorexie verschwand nach etwa 4 Wochen langer Behandlung. In einer zweiten Versuchsreihe erhielten die Tiere 28 Tage lang dreimal täglich 15 mg/kg Pethidin, in 8 Std-Intervallen verabreicht, i.m. Pethidin hatte in dieser Versuchsreihe eine progressiv stärkere Wirkung (Salivation, Zuckungen, Apathie, Depression, Anorexie, Ataxie), und nach dem Absetzen waren keine Abstinenzerscheinungen zu beobachten (BARLOW und LEWIS). Auch CARTER und WIKLER (1955) konnten an Hunden während und nach chronischer Pethidinzufuhr weder Toleranz- noch Abstinenzerscheinungen auslösen. Die Tiere erhielten 57—126 Tage lang entweder 10 oder 15—20 mg/kg Pethidin alle 3 Std s.c. Die Autoren glauben, daß eine Gewöhnung an Pethidin möglicherweise daran scheitert, daß von dieser Substanz ihrer konvulsiven Wirkung wegen keine höheren oder häufigeren Einzeldosen gegeben werden können.

Affen (Macacus Rhesus), die entweder 10 Monate lang 40 mg/kg Pethidin täglich peroral oder 28 Tage lang dreimal täglich 15 mg/kg Pethidin i.m. erhielten, verhielten sich während des Gewöhnungsversuches ähnlich wie Hunde. Bei peroraler Zufuhr traten während der ganzen Versuchsdauer Spastizität und Krämpfe auf, die initial vorhandene Anorexie verschwand in der 2. Behandlungswoche, Apathie und Depression wurden jedoch progredient stärker, und wiederum traten nach dem Absetzen keinerlei Abstinenzerscheinungen auf (BARLOW und LEWIS). Nach DENEAU u. Mitarb. kann allerdings durch eine weitere Verkürzung der Injektionsintervalle auch bei Affen Gewöhnung an Pethidin erreicht werden.

III. Andere Faktoren, die die Toleranzentwicklung beeinflussen

Die bisher erwähnten Faktoren (Substanz, Tierart, Wirkungskomponente und Dosierung) spielen zweifellos bei der experimentellen Gewöhnung die größte Rolle. Auf einige weitere Faktoren, die die Toleranzentwicklung in irgendeiner Weise beeinflussen können, soll im folgenden kurz eingegangen werden.

Außerordentlich wichtig ist für jeden Gewöhnungsversuch die Wahl einer richtigen *Ernährung*. Oftmals ist zumindest zu Beginn des Experimentes eine künstliche Ernährung notwendig. So haben z. B. PIERCE und PLANT (1932) Hunde über längere Zeiträume (1—3 Jahre) mit 10—50 mg/kg Morphinsulfat täglich s.c. (Zeitpunkt der Injektion 9 Uhr früh) behandelt. Im Anfang bestanden dabei Ernährungsstörungen, die später wieder verschwanden. Während der ersten 7—10 Versuchstage trat ein Gewichtsverlust auf, der bei spontaner Nahrungsaufnahme etwa 40%, bei künstlicher Ernährung hingegen nur 5—15% betrug. Auch SCOTT u. Mitarb. (1947b) geben an, daß bei ihren Gewöhnungsversuchen mit Methadon (Anstieg von 5 mg/kg auf zweimal 20 mg/kg täglich i.p.) wegen des starken Gewichtsverlustes künstliche Ernährung erforderlich war. KUN und ABOOD fanden, daß chronische Morphinverabreichung bei Ratten zu Gewichtsverlust, Hautinfektionen und Pneumonien führt. ABOOD u. Mitarb. konnten diese Erscheinungen mit Ausnahme eines initialen Gewichtsverlustes durch Änderung der Zusammensetzung des Futters verhindern. An Meerschweinchen soll saure Ernährung die Gewöhnung beschleunigen und die Entwöhnung verzögern, während einer alkalischen Diät der umgekehrte Effekt zugeschrieben wird (MATSCHULAN, 1937b).

Eine Abhängigkeit der Gewöhnung von der *Jahreszeit* wurde von MATSCHULAN (1937a) beschrieben: Bei Meerschweinchen erfolgt die Gewöhnung an Morphin im

Frühjahr rascher und im Herbst langsamer, während die Entwöhnung im Frühjahr langsamer und im Herbst rascher vor sich geht.

Nach WEGER und AMSLER (1936a) bewirkt *Vitamin D-Mangel* an Ratten (20 mg/kg Morphin täglich s.c.) eine Beschleunigung der Gewöhnung und eine Verzögerung der Entwöhnung.

Insulin hat keinen Einfluß auf Toleranzentwicklung, Entziehung und Körpergewicht während der Gewöhnung (STANTON, 1937) und auch die Integrität der *Nebennieren* ist für die Toleranzentwicklung bedeutungslos (WAY u. Mitarb.).

IV. Abstinenz

Die Erzeugung von Abstinenzerscheinungen setzt das Vorhandensein einer Gewöhnung voraus, und man wird daher bei derartigen Versuchen zunächst eine Gewöhnung nach einer der obenbeschriebenen Methoden zu erzeugen haben. Auf diese braucht daher hier nicht mehr näher eingegangen zu werden.

Das Auftreten von Abstinenzerscheinungen beweist das Vorliegen einer "physical dependence" oder Hörigkeit (SCHAUMANN). An manchen peripheren Geweben kann eine Toleranzentwicklung ohne nachweisbare "physical dependence" vor sich gehen, am Zentralnervensystem ist jedoch bisher kein Fall einer kompletten Unabhängigkeit dieser beiden Phänomene voneinander bekannt geworden (SEEVERS, 1954).

Die im Rahmen eines Abstinenzsyndroms auftretenden Symptome sind wiederholt beschrieben worden. SEEVERS (1936a, 1936b) unterscheidet am Affen je nach der Schwere der Symptome vier verschiedene Grade von Abstinenzsymptomen. Da diese erst kürzlich von SCHAUMANN in diesem Handbuch neuerlich genannt wurden, soll hier auf eine nochmalige Aufzählung verzichtet werden. Beschreibungen des Abstinenzsyndroms bei anderen Tierarten finden sich z. B. bei PLANT und PIERCE (1928) und bei TATUM u. Mitarb. (1929).

Nach eingetretener Gewöhnung können Abstinenzerscheinungen prinzipiell auf zwei verschiedene Arten ausgelöst werden (SEEVERS, 1954), nämlich

a) durch abrupte Beendigung der chronischen Verabreichung (Entziehung) und

b) durch Verabreichung von N-Allylnormorphin (Nalorphin).

a) Entziehung

Bei abrupter Entziehung treten zwei Phänomene gleichzeitig in Erscheinung: Es kommt zu einem Verschwinden der Toleranz und gleichzeitig damit zum Auftreten von Abstinenzerscheinungen. Dabei ist die Geschwindigkeit des Verschwindens der Toleranz von ihrer Entstehungsgeschwindigkeit abhängig: Je schneller die Entstehung war, desto schneller ist auch das Verschwinden. Nach dem kompletten Verschwinden jedweder Toleranz besteht, evtl. für die Dauer von einigen Monaten, eine reduzierte Toleranz, d. h. eine Überempfindlichkeit gegenüber der narkotischen Wirkung, die mit abnormalen neurologischen Symptomen einhergeht (SEEVERS und WOODS).

Die Abstinenzerscheinungen beginnen unmittelbar nach der Entziehung, nehmen progredient an Intensität zu und erreichen ihr Maximum dann, wenn eben jedwede Toleranz verschwunden ist. Die Geschwindigkeit des Auftretens von Abstinenzerscheinungen ist daher im wesentlichen von der Eliminationsgeschwindigkeit der betreffenden Substanz aus dem Organismus und somit von der Art der verwendeten suchterzeugenden Substanz, von der Tierart und vom Individuum abhängig. Bei Morphin erreichen die Abstinenzerscheinungen zwischen 24 und

72 Std nach der letzten Injektion ihr Maximum; sie nehmen an Intensität in der 72.—96. Std nach der letzten Injektion relativ stark und über einen Zeitraum von 5—7 Tagen oder länger weiter allmählich ab (SEEVERS, 1954). Die Abhängigkeit des zeitlichen Verlaufes der Abstinenzerscheinungen von der Art der zur Gewöhnung verwendeten Substanz sei anhand eines Vergleiches von Morphin und Methadon illustriert. Qualitativ bestehen zwischen dem Morphin- und Methadon-Abstinenzsyndrom praktisch keine Unterschiede. Andererseits sind jedoch Methadon-Abstinenzerscheinungen leichter zu erzeugen (nach 1 Monat, verglichen mit 2—3 Monaten bei Morphin), sie treten schneller auf (9 Std, verglichen mit 22 Std nach der letzten Injektion bei Morphin), und sie sind schwerer als die Morphin-Abstinenzerscheinungen (ISBELL u. Mitarb.). Die quantitativen Unterschiede zwischen dem Morphin- und Methadon-Abstinenzsyndrom dürften jedoch in hohem Ausmaß auch von der Dosierung während der Gewöhnung abhängig sein. DENEAU u. Mitarb. haben mit Morphin, Morphinderivaten, Pethidin, Methadon, Substanzen der Morphinanreihe und anderen suchterzeugenden Verbindungen die Abstinenzerscheinungen bei Affen untersucht, wobei alle Substanzen in 6stündigen Intervallen 7 Tage lang verabreicht worden waren. Die Abstinenzerscheinungen waren bei Morphin, Morphinderivaten (mit Ausnahme von Codein), Pethidin und den Substanzen der Morphinanreihe am stärksten ausgeprägt; Methadon hatte eine deutlich schwächere Kapazität, Abstinenzerscheinungen hervorzurufen, diese waren aber, ebenso wie nach Codein und Pethidin, immer noch deutlich ausgeprägt. WINTER und FLATAKER haben in bereits erwähnten Untersuchungen Gewöhnungs- und Entziehungsversuche mit Morphin, DL-Heptazon, DL-Methadon und DL-Isomethadon an Hunden durchgeführt. Die Abstinenzerscheinungen waren am stärksten bei den mit Morphin und am schwächsten bei den mit Heptazon und Isomethadon behandelten Tieren ausgeprägt. Wenn es sich nur darum handelt, Abstinenzerscheinungen überhaupt zu erzeugen, dann dürfte, wie aus dem Gesagten hervorgeht, die Anwendung von Morphin als suchterzeugende Substanz das vorteilhafteste und sicherste Vorgehen sein.

Zur Beurteilung der Frage nach dem Vorliegen eines Abstinenzsyndroms können naturgemäß am einfachsten die überaus charakteristischen und oftmals beschriebenen Symptome dieses Syndroms herangezogen werden. Nichtsdestoweniger haben verschiedene Autoren versucht, bestimmte Symptome des Abstinenzsyndroms quantitativ und damit objektiv leichter beurteilbar zu erfassen. So haben z. B. HIMMELSBACH u. Mitarb., wie bereits erwähnt, Ratten in Rückenlage festgebunden und ihre Bewegungen mechanisch registriert. Nach Absetzen der chronischen Behandlung mit Morphin, Codein und Heroin zeigten die Tiere eine gesteigerte und registrierbare motorische Unruhe, die innerhalb von 7 bis 10 Tagen zur Norm zurückkehrte. Nach PHATAK u. Mitarb. kann die während der Entziehung an Kaninchen auftretende hyperglykämische Reaktion zur quantitativen Beurteilung der Intensität des Abstinenzsyndroms verwendet werden.

b) N-Allylnormorphin

N-Allylnormorphin ist imstande, an gewöhnten Tieren ein Abstinenzsyndrom auszulösen, das dem durch Entziehung verursachten natürlichen Abstinenzsyndrom weitgehend gleicht. Die Intensität der Symptome des N-Allylnormorphin-Abstinenzsyndroms ist im wesentlichen von den folgenden drei Faktoren abhängig:

a) von der Höhe der N-Allylnormorphin-Dosis,
b) von dem Ausmaß der entwickelten Gewöhnung und
c) vom Zeitpunkt der N-Allylnormorphin-Injektion.

BURNS u. Mitarb. haben an Morphin-gewöhnten Affen (3 mg/kg Morphinsulfat alle 6 Std) die Wirkung verschiedener N-Allylnormorphin-Dosen (0,0125—0,4 mg-pro kg) untersucht und festgestellt, daß die Stärke der auftretenden Abstinenz-erscheinungen proportional der N-Allylnormorphin-Dosis ist. Die üblichen N-Allylnormorphin-Dosen betragen für Ratten 10—20 mg/kg (HANNA; KAYMAKCALAN und WOODS, 1954, 1956), für Hunde 15 mg/kg (CARTER und WIKLER, 1954, 1955) und für Affen 2 mg/kg (IRWIN und SEEVERS). Es sind jedoch auch schon erheblich niedrigere Dosen wirksam; so wurden z. B. an Hunden 1,5 mg/kg (KAYMAKCALAN und WOODS, 1954) und an Affen 0,0125—0,4 mg/kg (BURNS u. Mitarb.) verab-reicht und damit erfolgreich Abstinenzerscheinungen ausgelöst. Die Injektionen erfolgen zweckmäßig subcutan.

Die Intensität des N-Allylnormorphin-Abstinenzsyndroms nimmt mit der Dauer der Gewöhnung zu (CARTER und WIKLER, 1954), jedoch nur bis zu einem bestimmten Maximum. Immer ist die maximale Intensität der Abstinenzerschei-nungen die gleiche wie bei einer zum gleichen Zeitpunkt durchgeführten gewöhn-lichen Entziehung (SEEVERS, 1954).

Besonders SEEVERS (1954) hat sich mit der Abhängigkeit der Intensität des Abstinenzsyndroms vom Zeitpunkt der N-Allylnormorphin-Zufuhr beschäftigt, wenn diese nach dem Absetzen der suchterzeugenden Substanz durchgeführt wird. Wie bereits erwähnt, nimmt die Intensität der natürlichen Abstinenzerscheinungen vom Zeitpunkt der letzten Morphininjektion 24—72 Std lang bis zur Erreichung eines Maximums progredient zu. Wird N-Allylnormorphin innerhalb dieses Zeit-raums injiziert, dann werden dadurch Abstinenzerscheinungen ausgelöst, deren Intensität der maximalen Intensität des natürlichen Abstinenzsyndroms ent-spricht. Hingegen ist N-Allylnormorphin wirkungslos, wenn es zu einem späteren Zeitpunkt, d. h. dann, wenn die Symptome des natürlichen Abstinenzsyndroms bereits wieder im Abklingen begriffen sind, injiziert wird. Die theoretischen Grund-lagen dieses Sachverhaltes sind von SEEVERS (1954) und SCHAUMANN ausführlich diskutiert worden. In der Praxis scheint die eben erwähnte zeitliche Abhängigkeit allerdings nicht immer zuzutreffen. So finden etwa KAYMAKCALAN und WOODS (1954), daß N-Allylnormorphin (1,5 mg/kg s.c.) an Morphin-gewöhnten Hunden (Steigerung von zweimal täglich 2 mg/kg in 40—50 Tagen auf zweimal täglich 15 mg/kg Morphinsulfat s.c.) 12 Std nach der letzten Morphininjektion stärker wirkt als 90 min nach der letzten Morphininjektion. Ebenso haben KAYMAKCALAN und WOODS (1956) N-Allylmorphin (10 mg/kg s.c.) an Morphin-gewöhnte Ratten (Steigerung von zweimal täglich 20 mg/kg auf zweimal täglich 100 mg/kg Morphin-sulfat s.c.) 2 bzw. 12 Std nach der letzten Morphininjektion verabreicht und gefun-den, daß der Zeitpunkt der N-Allylnormorphin-Verabreichung praktisch keinen Einfluß auf die Intensität des Abstinenzsyndroms hatte. Bei Verabreichung 2 Std nach der letzten Morphininjektion war die Beruhigung etwas kürzer.

N-Allylnormorphin scheint ungeeignet zu sein zur Auslösung eines Abstinenz-syndroms nach Gewöhnung an Pethidin (Hunde, 10 mg/kg Pethidin alle 3 Std) (CARTER und WIKLER, 1954) oder nach Gewöhnung an Ketobemidon (Affen) (IRWIN und SEEVERS).

Die Wirkung von N-Allylnormorphin am gewöhnten Tier tritt 1—5 min nach nach der Injektion ein, ist in 10—30 min maximal ausgeprägt und verschwindet langsam nach 3—8 Std, abhängig von der Schwere der Gewöhnung (IRWIN und SEEVERS). Während der Wirkungsdauer von N-Allylnormorphin sind selbst große Morphindosen wirkungslos (SEEVERS, 1954).

CARTER und WIKLER (1954) geben folgende Symptome der N-Allylnormorphin-Wirkung bei Hunden, die an Morphin oder Methadon gewöhnt worden waren, an (15 mg/kg N-Allylnormorphin nach chronischer Behandlung mit 5—10 mg/kg

Morphin oder 2—5 mg/kg Methadon, alle 6 Std): Unruhe, Tränenfluß, Rhinorrhoe, Gähnen, Erbrechen, Harnabgang, ausgeprägter Tremor, Scharren am Boden. Nach KAYMAKCALAN und WOODS (1954, 1956) tritt im Rahmen des N-Allylnormorphin-Abstinenzsyndroms an Ratten keine Erregung, sondern Beruhigung, Verlust des Exophthalmus, verringerte Muskelrigidität und gesteigerte Darmtätigkeit auf. Demgegenüber stellt HANNA fest, daß N-Allylnormorphin (10—20 mg/kg alle 4 Std, i.p.) an Ratten, wie an Hunden, ein typisches Abstinenzsyndrom mit Erregung und Übererregbarkeit auslöst.

An normalen, nicht gewöhnten Tieren ist N-Allylnormorphin weitgehend wirkungslos. So bewirken z. B. 2 mg/kg s.c. bei normalen Affen (IRWIN und SEEVERS) und 15 mg/kg an normalen Hunden nur leichte Beruhigung (CARTER und WIKLER, 1954). N-Allylnormorphin besitzt eine analgetische Wirkung, die bei chronischer Behandlung ebenfalls abgeschwächt wird (COCHIN und AXELROD, 1958).

B. Barbiturate

I. Toleranz

Über die Möglichkeit der experimentellen Erzeugung einer Barbituratgewöhnung im Tierversuch herrscht insbesondere in der älteren Literatur keine Klarheit. Einer Reihe von Autoren ist es nicht gelungen, durch chronische Barbituratverabreichung im Tierversuch Toleranzerscheinungen zu erzielen. So konnten etwa BIBERFELD, EDDY, BACHEM sowie HOFMANN Kaninchen und Hunde nicht an Veronal gewöhnen; BARLOW und VAN DER BROOK und CARTLAND fanden an Kaninchen bzw. Hunden keine Toleranzentwicklung gegenüber Pentobarbital und KENNEDY und MASUDA u. Mitarb. an Mäusen bzw. Kaninchen keine solche gegenüber Evipan. Schließlich konnten RAVDIN u. Mitarb., SWANSON u. Mitarb. und DEUEL u. Mitarb. Ratten, Hunde und Affen nicht an Amytal gewöhnen. Diese kurze Aufzählung von Barbiturat-Gewöhnungsversuchen mit negativem Resultat möge genügen, obschon sie noch wesentlich erweitert werden könnte. Trotzdem kann heute als gesichert gelten, daß eine Gewöhnung an Barbiturate im Tierversuch, in gleicher Weise wie beim Menschen, möglich ist (SEEVERS und TATUM; FRASER und ISBELL, 1954b).

GRUBER und KEYSER nehmen folgende Ursachen für die Uneinigkeit der Autoren über die Möglichkeit einer Toleranzerzeugung gegenüber Barbituraten im Tierversuch an: a) verschiedenartiger Gebrauch der Terminologie ("drug addiction" und "drug tolerance"), b) Unterschiede in den angewendeten Injektionsintervallen, c) Unterschiede in den verwendeten Dosierungen, d) Unterschiede im verwendeten Kriterium zur Beurteilung des Vorliegens einer Gewöhnung und e) Unterschiede in der Tierart. Insbesondere muß für eine erfolgreiche Gewöhnung als Einzeldosis eine Dosis gewählt werden, die für das betreffende Tier optimal ist; diese Dosis darf einerseits bei wiederholter Verabreichung nicht zur Kumulation führen, die eine Gewöhnung maskieren könnte, sie muß aber andererseits hoch genug sein, um jeweils eine narkotische Wirkung auszuüben (DALLEMAGNE). In gleicher Weise wie bei der experimentellen Erzeugung einer Gewöhnung an Morphin oder Morphin-ähnlich wirkende Substanzen muß auch bei Barbituraten die Verabreichung um so häufiger erfolgen, je kürzer eine Einzeldosis des betreffenden Barbiturates bei einer bestimmten Tierart wirkt; so muß z. B. Evipan zur Erzeugung einer Gewöhnung an Kaninchen zweimal täglich gegeben werden (GRUBER und KEYSER). Bei Berücksichtigung dieser Faktoren scheint sich prinzipiell jede Tierart gleich gut für die Gewöhnung an Barbiturate verwenden zu lassen.

Als Kriterium zur Feststellung der eingetretenen Gewöhnung eignet sich am besten die Beobachtung der Verkürzung der Schlafdauer. STANTON (1936) ver-

wendet zur Feststellung der Toleranzentwicklung die bereits bei der Beschreibung
der Morphingewöhnung erwähnte Versuchsanordnung nach HIMMELSBACH u.
Mitarb. (siehe S. 69). Als Kriterium völlig ungeeignet ist auch hier die Dosis
letalis (DL_{50}, DL_{90}, usw.), denn Tiere, die durch chronische Behandlung mit einem
Barbiturat eine Toleranz — gemessen an der Verkürzung der Schlafdauer — entwickelt haben, zeigen keinerlei Toleranz gegenüber der letalen Wirkung (CARMI-
CHAEL und POSEY; GRUBER und KEYSER).

Bezüglich einer Eigentümlichkeit unterscheidet sich die Gewöhnung an Barbiturate von der Gewöhnung an Morphin und Morphin-ähnlich wirkende Substanzen. Während sich die Toleranzen bei chronischer Behandlung mit Morphin
allmählich und progredient entwickelt, tritt sie bei chronischer Behandlung mit
Barbituraten in praktisch maximalem Ausmaß nach Verabreichung der zweiten
oder dritten Dosis in Erscheinung (BUTLER u. Mitarb.; ETTINGER; FITCH; MOIR;
NICHOLAS und BARRON). Einige wenige Autoren stellen fest, daß die Toleranz erst
zu einem späteren Zeitpunkt maximal entwickelt ist, jedoch wird auch in diesen
Fällen als Intervall zwischen Behandlungsbeginn und Zeitpunkt der maximal entwickelten Toleranz ein Zeitraum angegeben, der niemals größer als etwa 5—6 Tage
ist. So fanden z. B. HUBBARD und GOLDBAUM bei Mäusen, die chronisch mit
Thiopental behandelt wurden, eine maximal entwickelte Toleranz in Form einer
Verkürzung der Schlafdauer auf 50% nach einer Behandlungszeit von 5—6 Tagen.
Die rasche Toleranzentwicklung bei der Gewöhnung an Barbiturate hat am
ehesten ihr Analogon in der raschen Erzeugung einer Gewöhnung an Morphin
durch akute Sättigung des Tieres mit einer hohen Morphin-Initialdosis (siehe S. 70).
Es war naheliegend, daß diese rasche Toleranzentwicklung bei der Barbituratgewöhnung mit dem Phänomen der akuten Toleranz in Zusammenhang gebracht
wurde. Es läßt sich zwar (bei Dialkylbarbituraten) eine Korrelation zwischen
Wirkungsdauer und Abbaugeschwindigkeit des betreffenden Barbiturates nachweisen (MAYNERT und LOSIN), trotzdem ist aber die Abbaugeschwindigkeit nicht
der einzige bestimmende Faktor für die Wirkungsdauer einer bestimmten Bar-
biturat-Einzeldosis. So fanden z. B. SHIDEMAN und JOHNSON (1948), daß bei
Hunden, die in kurzen Zeitabständen jeweils 10 mg/kg Thiopental erhielten, die
Thiopental-Plasmakonzentrationen, bei denen die Körperstellreflexe zurückkeh-
ren, mit jeder Dosis höher werden, auch wenn dabei die tatsächliche Narkosedauer progredient zunimmt. Außerdem konnten DUNDEE u. Mitarb. und BRODIE
u. Mitarb. feststellen, daß nach Verabreichung von Thiopental-Einzeldosen die
Barbiturat-Plasmakonzentration zum Zeitpunkt des Aufwachens um so höher ist,
je höher die Einzeldosis gewählt worden war. In neuerer Zeit haben MAYNERT
und KLINGMAN diese Angaben bestätigt; sie fanden an Hunden, daß sich eine
akute Toleranz in einem um so stärkeren Ausmaß entwickelt, je höher die Dosis
(bis zu einem bestimmten Maximum) ist, d. h.: nach Verabreichung höherer
Einzeldosen ist die Plasmakonzentration, bei der ein bestimmtes Symptom (z. B.
Ataxie) verschwindet, wesentlich höher als jene Plasmakonzentration, bei der das
gleiche Symptom anfänglich, bei ansteigender Plasmakonzentration, auftritt. Eine
maximale akute Toleranz wurde nach Verabreichung der fünffachen „mittleren
ataktischen Dosis" gefunden; sie betrug 100%, d. h. die Plasmakonzentration, bei
der die Ataxie wieder verschwand, war doppelt so hoch wie jene, bei der Ataxie
auftrat. MAYNERT und KLINGMAN konnten zeigen, daß derartige Befunde nicht
nur bei Barbituraten, sondern auch bei Verwendung von Äthylalkohol, Paraldehyd
und Trichloräthanol erhoben werden können. Die genannten Autoren sprechen
die Vermutung aus, daß möglicherweise auch die bei chronischer Verabreichung
von Barbituraten sich entwickelnde Toleranz im wesentlichen durch die erste
Dosis bedingt ist.

Im folgenden soll wiederum an Hand einiger Beispiele gezeigt werden, auf welche Weise bei den einzelnen Tierarten eine Gewöhnung an Barbiturate erzielt werden kann.

1. Kaulquappen

Kaulquappen können an Barbiturate gewöhnt werden. HAFFNER und WIND haben Kaulquappen zunächst zwei Tage lang in einer unterschwelligen Barbituratlösung gehalten, dann die Konzentration der Lösung um etwa 30% erhöht und dieses Verfahren dann noch etwa 2—3 Tage lang fortgesetzt, bis die höchste vertragene Konzentration erreicht war. Dabei ist immer Gewöhnung festzustellen. So wird z. B. Isopropylallylbarbitursäure bei einer langsam bis auf 1/500 m ansteigenden Konzentration narkosefrei vertragen. Andererseits zeigen Kaulquappen, die sofort in eine 1/900 bzw. 1/600 molare Isopropylallylbarbitursäurelösung eingebracht werden, eine leichte bzw. schwere Narkose (Reflexlosigkeit).

2. Mäuse

Von Barbituratgewöhnungsversuchen, die an Mäusen durchgeführt wurden, seien die Untersuchungen von HUBBARD und GOLDBAUM erwähnt. Hierbei erhielten männliche Mäuse 14 Tage lang täglich 50 mg/kg Thiopental i.p. Die Schlafdauer betrug initial $39 \pm 3,1$ (mittlerer Fehler des Mittelwertes) min und nach 14 Tagen $20 \pm 2,1$ min. Die maximale Verkürzung der Schlafdauer beträgt somit etwa 50%; sie ist bereits nach 5—6 Tagen maximal ausgeprägt.

3. Ratten

GRUBER und KEYSER haben Ratten in Abständen von 48 Std Butisol (33 bis 40 mg/kg), Pentobarbital (29 mg/kg), Cyclopal (75 mg/kg), Ortal (150 mg/kg) oder Seconal (66 mg/kg) i.p. verabreicht. Insgesamt wurden von jedem Barbiturat 3 bis 5 Injektionen gegeben. Dabei wurde eine Verkürzung der Schlafzeit auf 25% (Cyclopal) bis 57% (Pentobarbital) beobachtet. Die erworbene Toleranz geht rasch wieder verloren; nach 19—30 tägiger behandlungsfreier Pause war bei den Tieren keine Toleranz mehr nachweisbar. Bei Ratten und möglicherweise auch bei anderen Tierarten spielt das Geschlecht und Alter der Tiere für die Toleranzentwicklung eine große Rolle. MOIR hat Ratten beiderlei Geschlechtes und verschiedenen Alters in Abständen von 39—55 (meist 48) Std je 35 mg/kg Pentobarbital-Natrium i.p. verabreicht; es wurden z. B. 8 Injektionen in 14 Tagen oder 17 Injektionen in 32 Tagen usw. gegeben. Bei allen Tieren war bereits nach der zweiten Injektion eine Toleranz (Verkürzung der Schlafdauer) nachweisbar. Nach einer 2—5 Wochen langen behandlungsfreien Periode war bei weiblichen und bei kastrierten männlichen, nicht aber bei normalen männlichen Ratten eine stark gesteigerte Emfindlichkeit gegenüber Pentobarbital zu beobachten; bei Fortsetzung der Behandlung trat bei weiblichen und kastrierten männlichen Ratten rasch wieder Toleranz auf. NICHOLAS und BARRON verabreichten Ratten Einzeldosen von 10 mg/100 g (Weibchen) bzw. 20 mg/100 g (Männchen) Amytal-Natrium s.c. Wenn diese Dosen eine Toleranzentwicklung bewirken, sind 2—3 Tage später doppelte Dosen notwendig, um eine Narkose zu erzielen.

4. Meerschweinchen

CARMICHAEL und POSEY behandelten Meerschweinchen mit Nembutal i.p., entweder zweimal wöchentlich oder täglich; die Einzeldosen lagen zwischen 7,5 und 20 mg/kg. Bei zweimal wöchentlicher Verabreichung war der hypnotische Effekt nach 4 Wochen stark reduziert und die Schlafdauer erheblich verkürzt. Bei täglicher Verabreichung entwickelten sich die Toleranzerscheinungen wesentlich schneller. Die Höhe der Dosis letalis blieb unverändert.

5. Kaninchen

Nach BARLOW tritt an Kaninchen, die 30 Tage lang täglich 40 mg/kg Pento-barbital-Natrium i.v. (10 mg/min) erhielten, praktisch keine Toleranz auf. Anderer-seits fanden jedoch GRUBER und KEYSER, daß auch Kaninchen an eine Reihe von Barbituraten gewöhnt werden können. Die Tiere erhielten in diesen Versuchen Amytal (37,5—40 mg/kg), Butisol (36—45 mg/kg), Pentobarbital (18—26 mg/kg), Seconal (18—22,5 mg/kg), Cyclopal (40 mg/kg) oder Evipan (40 mg/kg) i.v. Ins-gesamt wurden 3—5 Injektionen verabreicht, die Injektionsintervalle betrugen 12 Std (Evipan) oder 24 Std (Pentobarbital und Seconal) oder 48 Std (Amytal, Butisol und Cyclopal). Nach der dritten Injektion war die Schlafzeit auf 36% (Amytal und Evipan) bis 47% (Butisol und Pentobarbital) verkürzt. Auch MASUDA u. Mitarb. fanden an Kaninchen, die wiederholt Nembutal, Pernoston oder Amytal erhalten hatten, Entwicklung von Toleranz und schnellen, innerhalb von 3—5 Tagen nach Beendigung der Behandlung eintretenden Toleranzverlust. FITCH findet ebenfalls bei chronischer Verabreichung mit Barbituraten (Neonal, Noctal und Amytal) bei Kaninchen eine Verkürzung der Schlafdauer bereits nach der zweiten oder dritten Dosis. Außerdem konnte FITCH jedoch eine Erhöhung der akut letalen Dosis bei den gewöhnten Tieren nachweisen, obwohl, wie bereits erwähnt, im allgemeinen eine Toleranzentwicklung bezüglich der Dosis letalis bei keiner Tierart und bei keinem suchterzeugenden Mittel gefunden wird.

6. Hunde

An Hunden wurden die weitaus meisten Barbiturat-Gewöhnungsversuche durchgeführt. Hier sollen der besseren Übersicht wegen lediglich Beispiele für erfolgreiche Gewöhnungsversuche gebracht werden.

OETTEL und KRAUTWALD verabreichten Hunden 4—7 Monate lang täglich 30 mg/kg Luminal. Initial verursachte diese Luminaldosis für wenige Stunden einen leichten Schlaf ohne Reflexsteigerung, aber mit starken Gleichgewichts-störungen. Es trat Gewöhnung ein; nach einigen Wochen konnten die Hunde bereits 5 Std nach der Einnahme wieder stehen, und nach einigen Monaten ver-ursachte die gleiche Luminaldosis nur mehr leichte Benommenheit und Be-wegungsunsicherheit. BUTLER u. Mitarb. konnten demgegenüber bei Luminal eine Toleranzentwicklung bereits in den ersten Tagen der Behandlungsperiode fest-stellen. Die initiale Luminaldosis betrug 60 mg/kg i.v.; 1 Std nach der Verabrei-chung betrug die Plasmakonzentration 70 mg/l, 24 Std später 60 mg/l. In der Folgezeit wurde die tägliche Luminaldosis, i.m. oder i.v. verabreicht, so gewählt, daß die Plasmakonzentration in den ersten zwei Wochen zwischen 65 und 45 mg/l und dann zwischen 100 und 60 mg/l schwankte. Am Ende der Behandlungsperiode bewirkte eine Luminal-Plasmakonzentration von 90 mg/l etwa eine gleich starke Ataxie wie initial eine solche von 60 mg/l; der Effekt einer gegebenen Luminal-Plasmakonzentration verringerte sich bereits in den ersten Tagen der Behandlung eindeutig.

100 mg/kg Veronal, über Monate täglich verabreicht, bewirkten in den Ver-suchen von OETTEL und KRAUTWALD in den ersten Tagen einen tiefen, etwa 7 Std lang anhaltenden Schlaf mit Reflexsteigerung, Rigor, fibrillären Zuckungen und Tonus- und Gleichgewichtsstörungen jeweils bis zum nächsten Tag. Im Verlauf der monatelangen Behandlung wurden die genannten Symptome schwächer und die Schlafzeit kürzer, aber selbst nach 7 Monaten bewirkte 100 mg/kg Veronal immer noch einen 2—3 Std lang anhaltenden Schlaf und eine Reflexsteigerung. Bei vorübergehender Dosissteigerung trat tiefes Koma, starke Reflexsteigerung bis zu klonischen Krämpfen auf. Zu ähnlichen Ergebnissen kamen SEEVERS und

TATUM, die Hunden durch $4^1/_2$—$37^3/_4$ Monate hindurch täglich 100 mg/kg (in zwei Fällen 61,6 bzw. 82 mg/kg) Veronalnatrium, in 250—300 cm³ Wasser gelöst mit einem Magenschlauch peroral verabreichten. Auch in diesen Versuchen trat initial ein 4—8 Std lang anhaltender Schlaf auf. Oft bestand anhaltend ein komatöser Zustand, so daß die chronische Medikation vorübergehend unterbrochen werden mußte. Bei Dosissteigerung kam es zu Kumulationserscheinungen. Nach 2—3 Wochen trat Gewöhnung ein, die sich in einer Verkürzung der Schlafzeit, niemals jedoch in einer kompletten Wirkungslosigkeit der verabreichten Veronaldosis äußerte. Nach SEEVERS und TATUM verursacht Veronal an Hunden eine wesentlich schwächere Toleranz als Morphin. Auch FRASER und ISBELL (1954 b) konnten mit Veronal an Hunden während der ersten drei bis vier Behandlungswochen deutliche Gewöhnungserscheinungen feststellen. Sie steigerten die täglich peroral verabreichte Veronaldosis bis auf 106—168 mg/kg; die Anfangsdosis betrug 30—55% der Enddosis, die Steigerung wurde innerhalb von 4 Wochen durchgeführt und die Maximaldosis im Anschluß daran 6—$6^1/_2$ Monate lang gegeben. Sowohl SEEVERS und TATUM, als auch FRASER und ISBELL (1954 b) weisen auf den starken Gewichtsverlust hin, den alle Tiere während des Gewöhnungsversuches erleiden.

ETTINGER führte Gewöhnungsversuche an Hunden mit Dial und Nembutal durch. Dial wurde in Einzeldosen von 0,3—0,5 cm³/kg (Dial CIBA) i.v. oder i.p. in Abständen von je 3—7 Tagen insgesamt 5—22 mal verabreicht. Die erste Dosis wirkte meist erheblich länger als die 2. bis 10. Dosis, die eine ziemlich konstante Wirkung hatten. Bei Tieren, die mehr als 10 Einzeldosen erhalten hatten, sank die Schlafdauer von initial 10 Std auf 4 Std nach der 14. Injektion. Bei Verabreichung von Nembutal in Einzeldosen von 28—42 mg/kg i.v. (bei jedem Tier konstant) mit Injektionsintervallen von 1—11 Tagen bewirkte die zweite Dosis jeweils eine Narkose, die nur halb so lang war wie die auf die erste Injektion folgende Narkose; nach den folgenden Injektionen trat keine weitere Verkürzung der Narkosedauer mehr ein. Auch GRUBER und KEYSER beobachteten bei chronischer Behandlung von Hunden mit Nembutal eine rasch einsetzende Gewöhnung.

In den bereits erwähnten Gewöhnungsversuchen von OETTEL und KRAUTWALD verursachten sowohl Phanodorm als auch Noctal rasch einsetzende Gewöhnungserscheinungen: 75 mg/kg Phanodorm bewirkten initial schwere Gleichgewichtsstörungen von mehr als 24 Std langer Dauer, aber erst nach wiederholten Gaben dieser Dosis trat mehrstündiger Schlaf auf; im Anschluß daran kam es zur Gewöhnung und die Phanodormdosis mußte zur Erzielung einer konstanten Schlafdauer von 6—7 Std schließlich bis auf 130 mg/kg gesteigert werden. 50 mg/kg Noctal bewirkten am ersten Tag einen 6—7 Std lang anhaltenden tiefen Schlaf mit Steigerung der Reflexe, während am zweiten Tag die gleiche Dosis nur mehr einen dreistündigen Schlaf zur Folge hatte; nach wenigen Tagen konnte auch mit 75—90 mg/kg Noctal kein Schlaf mehr erzielt werden. Bei weiterer Dosissteigerung traten immer nur unmittelbar nach der jeweiligen Dosissteigerung geringe Gleichgewichtsstörungen und Reflexsteigerungen, auf und erst bei 195 mg/kg konnte vorübergehend wieder Schlaf erzielt werden. Bei Fortsetzung der Behandlung mit dieser Dosis trat zwar weitere Gewöhnung an die narkotische Wirkung ein, gleichzeitig erkrankten die Tiere jedoch an Conjunctivitis, Rhinitis und Colitis.

Von DALLEMAGNE wurden Gewöhnungsversuche mit Evipan und Numal durchgeführt. Von beiden Barbituraten wurden Einzeldosen von 12,5—60 mg/kg i.v., entweder konstant oder gesteigert, jeden zweiten Tag, über einen Zeitraum von insgesamt 1—2 Monaten zugeführt. Immer kam es zu einer Gewöhnung, die sich in einer deutlichen Verkürzung der Schlafzeit manifestierte; nach jeder Dosissteigerung war vorübergehend wieder eine verstärkte Wirkung zu beobachten. DALLEMAGNE weist besonders auf die starke individuelle Variation der Versuchstiere hin, die darin zum Ausdruck kommt, daß einige Hunde nur schwer gewöhnt werden können.

Schließlich liegen Angaben über Gewöhnungsversuche an Hunden mit Butisol vor (GRUBER und KEYSER). Einzelinjektionen von 36 mg/kg Butisol i.v. (= 40% der DL$_{50}$) wurden in 48 Std-Intervallen insgesamt 3—4 mal verabreicht. Als Ausdruck der Gewöhnung trat eine rapide Verkürzung der Schlafdauer auf, die nach der 2. Injektion maximal ausgeprägt war.

II. Abstinenz

Es wurde bereits darauf hingewiesen, daß es einer Reihe von Autoren nicht gelungen ist, durch chronische Barbituratverabreichung im Tierversuch Toleranzerscheinungen zu erzielen. Das gleiche gilt auch für die Erzeugung von Abstinenzerscheinungen. So konnten z. B. BACHEM, HOFMANN, sowie OETTEL und KRAUTWALD an Hunden, EDDY an Katzen, MOTT u. Mitarb. an Katzen und Affen sowie STANTON an Ratten bei plötzlichem Absetzen der Barbituratmedikation nach chronischer Zufuhr keine Abstinenzerscheinungen beobachten, obwohl etwa STANTON, sowie OETTEL und KRAUTWALD in den gleichen Versuchen Erfolg in der Erzielung von Toleranzerscheinungen hatten.

Andererseits ist es HOFF und KAUDERS bereits 1926 gelungen, an Hunden Abstinenzerscheinungen nach chronischer Barbituratzufuhr zu demonstrieren. Ausführliche Beschreibungen über die Symptome der Barbituratabstinenz an Hunden liegen von SEEVERS und TATUM und von FRASER und ISBELL (1954 b) vor. SEEVERS und TATUM haben, wie bereits erwähnt, Hunde $4^{1}/_{2}$—$37^{3}/_{4}$ Monate lang täglich mit 100 mg/kg Veronalnatrium peroral behandelt und dabei die Entwicklung von Toleranzerscheinungen beobachtet. Nach 2—6 Monate langer Medikation traten jeweils 24 Std nach der letzten Applikation, d. h. unmittelbar vor der jeweils nächsten Applikation, verschiedene Symptome wie Muskeltremor, inkoordinierter Gang und Intentionstremor auf; alle diese Symptome konnten durch die tägliche Barbituratdosis zum Verschwinden gebracht werden und die Tiere waren nach dem Erwachen aus dem der Medikation folgenden Schlaf vorübergehend wieder normal. Wurde 48 Std lang kein Barbiturat gegeben, dann kam es zu Reizbarkeit, starkem Tremor, motorischer Unruhe, Ataxie und Krämpfen und auch diese Symptome konnten durch Veronal vorübergehend wieder aufgehoben werden. FRASER und ISBELL (1954 b) untersuchten das Abstinenzsyndrom an Hunden nach chronischer Verabreichung von Seconal, Amytal, Nembutal und Veronal. Die Barbiturate wurden täglich einmal peroral verabreicht, die Initialdosis betrug 30—55% der Enddosis und die Höhe der Enddosis war für Seconal 35—42 mg/kg, für Amytal 55 mg/kg, für Nembutal 60—104 mg/kg und für Veronal 106—168 mg/kg. Die Dosis wurde innerhalb von 4 Wochen progredient bis zur Maximaldosis gesteigert und diese im Anschluß daran bis zu einer Gesamtdauer von 6—$6^{1}/_{2}$ Monaten verabreicht; dann wurde das Barbiturat abrupt entzogen. Obwohl während der chronischen Behandlung mit Seconal, Amytal und Nembutal alle Tiere eine deutliche Toleranzentwicklung erkennen ließen, trat nach dem Absetzen nur bei einem von insgesamt 27 Tieren ein typisches schweres Abstinenzsyndrom auf. Die genannten Barbiturate dürften sich daher nicht zum Studium von Abstinenzerscheinungen eignen. Anders verhielt sich Veronal. Nach dem Absetzen der chronischen Veronalzufuhr verschwanden zunächst die Intoxikationssymptome (Ataxie und Apathie) und an ihrer Stelle traten Ruhelosigkeit und Tremor aller Extremitäten auf. 48 Std nach dem Absetzen waren Schwäche und Ataxie, ein eigenartiger Gang, Tremor des ganzen Körpers, Gewichtsverlust (am 1. Tag der Entziehung Gewichtsabnahme um 12,7%) und Krämpfe zu beobachten.

Später entwickelte sich bei allen Tieren ein Zustand, den FRASER und ISBELL (1954b) als "canine delirium" bezeichnen. Dieses Delirium trat meist im Anschluß an einen Krampf, am 3. bis 5. Tag der Entziehung auf und äußerte sich in folgenden Erscheinungen: Anstarren der Wand, Bewegung des Kopfes, der Augen und Ohren, als ob die Tiere irgend etwas wahrnehmen würden; tatsächlich werden aber von diesen Tieren andere Tiere oder auch die Gegenwart von Menschen völlig ignoriert; die Tiere werden außerdem nervös und sehen verschreckt aus, sie benehmen sich wie bei einem Angriff oder verhalten sich so, als ob sie Sexualbeziehungen mit anderen „imaginären" Tieren unterhalten würden. Es besteht anhaltende Schlaflosigkeit. Die Dauer dieses deliranten Zustandes beträgt 1 bis 6 Tage. 14 von 15 Hunden zeigten während der Entziehung 2—29 „grand mal Krämpfe", insgesamt wurden an diesen Tieren 159 solche Krämpfe festgestellt. Die überlebenden Tiere erholten sich nach etwa 2 Wochen, obwohl gewisse Verhaltensänderungen noch monatelang bestehen bleiben können (FRASER und ISBELL, 1954a).

ESSIG und WIKLER beschreiben ähnliche Abstinenzerscheinungen an Katzen. 3 Katzen, die 67—182 Tage lang täglich 475—895 mg Veronal erhalten hatten, zeigten während der ersten 5—10 Tage nach der Entziehung 5—8 Krämpfe. Zur Auslösung solcher Krämpfe scheint eine entsprechend lange Vorbehandlung mit Veronal notwendig zu sein; nach einer 30 bzw. 16 Tage langen Behandlung mit 760 bzw. 855 mg Veronal täglich traten jedenfalls keine Abstinenzkrämpfe auf. Elektrische Reizung des Cortex, dreimal täglich appliziert, verhindert das Auftreten dieser Krämpfe.

C. Andere Substanzen

Zahlreiche andere Substanzen sind von verschiedenen Autoren mit Erfolg zur Erzeugung von Toleranz- und Abstinenzerscheinungen im Tierversuch verwendet worden. In keinem Fall unterscheidet sich jedoch die experimentelle Erzeugung einer Suchtkrankheit methodisch von der beschriebenen Erzeugung einer Opiat- oder Barbituratsucht. Selbstverständlich wird man bei anderen Substanzen gegebenenfalls andere Wirkungen wählen, deren Abschwächung bei chronischer Behandlung Toleranzentwicklung anzeigt. War es bei Morphin und Morphin-ähnlich wirkenden Substanzen die analgetische Wirkung und bei Barbituraten die hypnotische Wirkung, deren Abschwächung bei chronischer Behandlung zur Beurteilung der Toleranzentwicklung besonders geeignet ist, so kann bei einigen anderen Substanzen z. B. die antikonvulsive Wirkung bzw. deren Abschwächung vorteilhaft als Kriterium der Toleranzentwicklung Verwendung finden. Da die diesbezüglichen Untersuchungen gleichzeitig auch zeigen, daß moderne Beruhigungsmittel bei chronischer Zufuhr ebenfalls zu Toleranz- und Abstinenzerscheinungen führen können, soll im folgenden näher darauf eingegangen werden.

McQUARRIE und FINGL haben Krampfschwellenveränderungen als Kriterium für das Auftreten einer Toleranz bzw. Abstinenz bei chronischer *Alkohol*-Zufuhr verwendet: Mäuse erhielten über einen Zeitraum von 14 Tagen alle 8 Std jeweils 2 g/kg Äthylalkohol peroral. Nach der ersten Alkoholdosis war der Elektroschock-Schwellenwert auf das Doppelte erhöht; der tonische Extensorenkrampf nach einem maximalen Elektroschock war bei 60% der Tiere aufgehoben und 40% der Tiere zeigten minimale neurologische Ausfallserscheinungen. Beurteilt an Hand dieser Erscheinungen, ließ sich bei chronischer Behandlung weder Toleranz noch Kumulation feststellen. Nach dem Absetzen der chronischen Alkoholzufuhr waren keine Anzeichen einer abnormalen Übererregbarkeit des ZNS festzustellen und der Ablauf der maximalen Elektroschock-Krämpfe war unverändert. Hingegen war die Elektroschock-Schwelle auf 50% des Normalwertes herabgesetzt. Diese

Schwellenerniedrigung war 48 Std nach der letzten Alkoholdosis am stärksten
ausgeprägt und normalisierte sich innerhalb eines Zeitraumes von 7 Tagen.

Auf Grund dieser Beobachtung haben SWINYARD, CHIN und FINGL sowie CHIN
und SWINYARD versucht, Veränderungen der Elektroschock-Schwelle zur Beurteilung eventuell auftretender Toleranz- und Abstinenzerscheinungen bei chronischer Behandlung mit *Meprobamat* und *Phenaglykodol* zu verwenden. Die Versuche wurden an Mäusen durchgeführt; der Elektroschock wurde durch mono-
polare Impulse einer Einzelimpulsdauer von 0,2 msec, einer Frequenz von 6 Hz
und einer Gesamtdauer von 3 sec ausgelöst. Als Krampfschwelle wurde jene
Spannung bezeichnet, bei deren Anwendung bei 50% der Tiere Krämpfe auftraten.

In den Untersuchungen von SWINYARD u. Mitarb. wurden die Mäuse durch
längere Zeit mit *Meprobamat* (in Form einer 2—3%igen Suspension in 6%iger
Acacia-Lösung, peroral) behandelt, und zwar erhielten die Tiere 6 Tage lang täglich
1,2 g/kg Meprobamat (je 200 mg/kg um 8, 12, 16 und 20 Uhr und 400 mg/kg um
24 Uhr), am Morgen des 7. Tages wurden diese Dosen um 50% gesteigert und
diese erhöhten Dosen weitere 10 Tage lang gegeben. Eine Kontrollgruppe erhielt
über den gleichen Zeitraum gleiche Volumina einer Acacia-Lösung ohne Meprobamat. Eine Einzeldosis von 300 mg/kg Meprobamat bewirkt an nicht vorbehandelten Tieren nach 30 min eine Erhöhung der Elektroschock-Schwelle auf das
10fache des Kontrollwertes (verglichen mit dem Wert einer Kontrollgruppe).
Hingegen bewirkt die gleiche Meprobamat-Dosis am 6. oder 10. Tag der chronischen Behandlung nur eine Erhöhung auf den 2,5fachen Wert. Bei chronischer
Behandlung erleidet somit die antikonvulsive Wirkung des Meprobamat eine nicht
unerhebliche Abschwächung als Ausdruck der sich entwickelnden Toleranz. 4 Std
nach einer Einzeldosis von 300 mg/kg Meprobamat ist an nicht vorbehandelten
Tieren keine antikonvulsive Wirkung mehr nachweisbar. Demgegenüber liegt bei
den chronisch mit Meprobamat behandelten Tieren die Krampfschwelle 4 Std nach
der 8 Uhr-Dosis am 12. und 17. Behandlungstag niedriger als bei der Kontrollgruppe.

Zu ganz ähnlichen Versuchsergebnissen kamen CHIN und SWINYARD bei analog
durchgeführten Versuchen mit *Phenaglykodol*. Die Dosierung betrug initial
600 mg/kg täglich (je 200 mg/kg um 7, 15 und 24 Uhr); am Morgen des 7. Tages
wurden diese Dosen wiederum um 50% erhöht und die erhöhten Dosen weitere
11 Tage lang gegeben. Die Kontrollgruppen wurden wie oben angegeben behandelt.
Während eine Einzeldosis von 300 mg/kg Phenaglykodol an nicht vorbehandelten
Tieren die Elektroschock-Schwelle auf das 3,7fache des Kontrollwertes erhöht,
bewirkt die gleiche Dosis bei den chronisch behandelten Tieren nur eine Erhöhung
auf den 1,9fachen Wert. 8 Std nach dem Absetzen liegt der Schwellenwert niedriger als bei den nicht vorbehandelten Kontrolltieren. Die Abstinenzübererregbarkeit kann 8—16 Std nach der Entziehung nachgewiesen werden, sie verschwindet innerhalb von 32 Std. Aus diesen Versuchen geht somit hervor, daß
sowohl Meprobamat als auch Phenaglykodol während bzw. nach chronischer
Zufuhr Toleranz- bzw. Abstinenzerscheinungen auslösen können.

Abstinenzerscheinungen nach chronischer Behandlung mit Meprobamat konnten auch von ESSIG und AINSLIE nachgewiesen werden. Hunde erhielten initial
3,2 g Meprobamat peroral; nach einer Dosissteigerung auf 8,2—8,8 g täglich wurde
die Substanz nach 4—6 Monaten abgesetzt. Das darauf folgende Abstinenzsyndrom
zeigte folgende Symptome: ausgeprägte Unruhe, Tremor, heftige motorische
Hyperaktivität, Schleckbewegungen und Krämpfe; drei der vier Hunde starben
nach 3—5 Krämpfen.

Schließlich konnten Toleranz- und Abstinenzerscheinungen auch mit *Chlorpromazin* erzielt werden (BOYD): Junge Ratten, die durch 40 Wochen hindurch

mit Chlorpromazin behandelt worden waren (Initialdosis: 1 mg/kg täglich i.m. während der ersten Woche, ansteigend auf 200 mg/kg täglich während der 39. und 40. Woche), entwickelten während der Behandlung Toleranz gegenüber dem sedativen Effekt sowie gegenüber der Dosis letalis. Nach abrupter Entziehung am Ende der 40. Behandlungswoche traten Hyperkinese und Diarrhoen auf, außerdem starben einige Tiere. Die chronische Chlorpromazinbehandlung bewirkte auch Wachstums- und Fertilitätsstörungen, Alkalurie und Indicanurie, hypochrome Anämien und Leukocytose. Die genannten Symptome verschwanden 10—21 Tage nach der abrupten Entziehung.

Literatur

Abbozzo, G., E. Genazzani et L. Donatelli: L'action du Néoantergan sur les convulsions au Cardiazol et sur la narcose a l'Avertine. Arch. int. Pharmacodyn. 88, 209—222 (1951).

Abood, L. G., E. Kun and E. M. K. Geiling: Phosphorylated intermediates of chronically and acutely morphinized rats. J. Pharmacol. exp. Ther. 98, 373—379 (1950).

—, and E. B. Sigg: Correlation between experimental catatonia and inhibition of phosphorylation. Fed. Proc. 14, 1 (1955).

Ahmed, A., P. B. Marshall and D. M. Shepherd: Pharmacology of tremor-producing amino alcohols. J. Pharm. (Lond.) 10, 672—682 (1958).

Albertoni, P.: Untersuchungen über die Wirkung einiger Arzneimittel auf die Erregbarkeit des Großhirns nebst Beiträgen zur Therapie der Epilepsie. Pflügers Arch. ges. Physiol. 15, 248—288 (1882).

Albus, G.: Tierexperimentelle Untersuchungen über die Weckwirkung handelsüblicher Analeptica unter besonderer Berücksichtigung von Cardiazol und Coramin. Naunyn-Schmiedeberg's Arch. exp. Path. Pharmak. 182, 471—476 (1936).

Alema, G., and C. Sergio: On the influence of some pharmacological substances upon the experimental catatonia produced by bulbocapnine, reserpine and chlorpromazine in rats. In: S. Garattini and V. Ghetti: Psychotropic Drugs. p. 168—170. Elsevier Publishing Company 1957.

Amsler, C.: Zur Pathogenese der Gewöhnung an Morphin. Naunyn-Schmiedeberg's Arch. exp. Path. Pharmak. 161, 233—246 (1931).

Armstrong, M. D., and N. L. Low: Phenylketonuria VIII. Relation between age, serum phenylalanine level, and phenylpyruvic acid excretion. Proc. Soc. exp. Biol. (N. Y.) 94, 142—146 (1957).

Arnold, A., and C. A. Elvehjem: Is running fits a deficiency disease? J. Amer. vet. med. Ass. 95, 303—308 (1939).

Arrigoni-Martelli, E., e M. Kramer: Studio farmacologico di un nuovo derivato fenotiazinico: la perfenazina. Arch. int. Pharmacoyn. 119, 311—333 (1959).

Auerbach, V. H., and H. A. Waisman: The metabolism of aromatic amino acids in leukemic rats. Cancer Res. 18, 536—542 (1958).

— — and L. B. Wyckoff, jr.: Phenylketonuria in the rat associated with decreased temporal discrimination learning. Nature (Lond.) 182, 871—872 (1958).

Axmacher, F.: Über erregende und analeptische Eigenschaften des Methylimidazols nebst Vergleich mit der Wirkung von Cardiazol und Coramin. Naunyn-Schmiedeberg's Arch. exp. Path. Pharmak. 183, 478—499 (1936).

Azima, H., and B. Grad: Production of a permanent state of excitation in mice and rats with β,β-iminodipropionitrile. Fed. Proc. 15, 6 (1956).

Bachem, C.: Das Verhalten des Veronals (Veronalnatriums) im Tierkörper bei einmaliger und bei chronischer Darreichung. Naunyn-Schmiddeberg's Arch. exp. Path. Pharmak. 63, 228—241 (1910).

Bachhuber, T. E., J. J. Lalich, D. M. Angevine, E. D. Schilling and F. M. Strong: Lathyrus factor activity of beta-aminopropionitrile and related compounds. Proc. Soc. exp. Biol. (N. Y.) 89, 294—297 (1955).

Bárány, E.: The influence of the electrode arrangement in the determination of drug action by means of electrical convulsive thresholds. Arch. int. Pharmacodyn. 73, 189—192 (1946).

—, and E. Stein-Jensen: The mode of action of anticonvulsant drugs on electrically induced convulsions in the rabbit. Arch. int. Pharmacodyn. 73, 1—47 (1946).

Barbour, H. G., J. A. Porter and J. M. Seelye: Morphinism as a metabolic stimulant. J. Pharmac. exp. Ther. 65, 332—342 (1939).

BARLOW, O. W.: The relative efficiency of a series of analeptics as antidotes to sublethal and lethal dosages of pentobarbital, chloral hydrate, and tribromethanol ("avertin"). J. Pharmacol. exp. Ther. **55**, 1—23 (1935).

—, and J. R. LEWIS: Toxicology and addiction liability of meperidine (demerol) in experimental animals. J. Pharmacol. exp. Ther. **103**, 147—152 (1951).

BARUK, H., et H. DE JONG: Études sur la catatonie expérimentale. L'épreuve de la bulbo-capnine chez divers animaux avec et sans néopallium. Rev. neurol. **2**, 532—541 (1929).

BATELLI, M. F.: Production de l'accès épileptiforme par les courants électriques industriels. C. R. Soc. Biol. (Paris) **55**, 883 (1903).

BAUTHIER, J., et H. VANDERSMISSEN: Antagonisme entre le carbamate de propynyl-cyclo-hexanol et deux stimulants nerveux centreaux. Arch. int. Pharmacodyn. **119**, 258—263 (1959).

BEER, A. G.: Beiträge zur Pharmakologie des extrapyramidalen Systems. I. Mitteilung: Die Wirkung des Harmins bei Katzen mit intaktem Nervensystem. Naunyn-Schmiedeberg's Arch. exp. Path. Pharmak. **193**, 377—392 (1939 a).

— Beiträge zur Pharmakologie des extrapyramidalen Systems. II. Mitteilung: Die Wirkung des Harmins bei Katzen ohne Neocortex. Naunyn-Schmiedeberg's Arch. exp. Path. Pharmak. **193**, 393—407 (1939 b).

BEIN, H. J., F. GROSS, J. TRIPOD u. R. MEIER: Experimentelle Untersuchungen über „Serpa-sil" (Reserpin), ein neues, sehr wirksames Rauwolfiaalkaloid mit neuartiger zentraler Wirkung. Schweiz. med. Wschr. **83**, 1007—1012 (1953).

BELFORD, J., and D. C. BONNYCASTLE: The effects of some anticonvulsant agents upon agene-induced convulsions in dogs. J. Pharmacol. exp. Ther. **99**, 325—328 (1950).

BENTLEY, H. R., E. E. McDERMOTT, J. PACE, J. K. WHITEHEAD and T. MORAN: Action of nitrogen trichloride on proteins: Progress in the isolation of the toxic factor. Nature (Lond.) **163**, 675—676 (1949 a).

— — — — — Action of nitrogen trichloride ("agene") on proteins: Isolation of cristalline toxic factor. Nature (Lond.) **164**, 438—439 (1949 b).

— — — — — Toxic factor from "agenized" proteins: Methionine as the essential reactant. Nature (Lond.) **165**, 150—151 (1950 a).

— — and J. K. WHITEHEAD: Action of nitrogen trichloride on proteins: A synthesis of the toxic factor from methionine. Nature (Lond.) **165**, 735 (1950 b).

BERTSCHIK, G.: Über Wiederherstellung der infolge von Gewöhnung an Morphin aufgehobenen Cocainanästhesie der Hornhaut bzw. über Aufhebung derselben bei nicht morphingewöhnten Tieren durch Milch. Naunyn-Schmiedeberg's Arch. exp. Path. Pharmak. **177**, 56—59 (1935).

BIANCHI, C.: Reserpine and serotonin in experimental convulsions. Nature (Lond.) **179**, 202—203 (1957).

—, and J. FRANCESCHINI: Experimental observations on Haffner's method for testing analgesic drugs. Brit. J. Pharmacol. **9**, 280—284 (1954).

BIBERFELD, J.: Zur Kenntnis der Gewöhnung. III. Über experimentelle Gewöhnung an Schlaf-mittel. Biochem. Z. **92**, 198—210 (1918).

BICKIS, I. J., J. P. KENNEDY and J. H. QUASTEL Phenylalanine inhibition of tyrosine meta-bolism in the liver. Nature (Lond.) **179**, 1124—1126 (1957).

BIEHLER, W.: Krampfgrenze und Krampfhemmung. Naunyn-Schmiedeberg's Arch. exp. Path. Pharmak. **178**, 693—699 (1935).

BIKELES, G., u. L. ZBYSZEWSKI: Über Erregbarkeit der Großhirnrinde und Auslösbarkeit von Rindenepilepsie unter Einfluß von Schlafmitteln wie nach Verabreichung größerer Brom-gaben. Pflügers Arch. ges. Physiol. **158**, 235—251 (1914).

BLOCKUS, L. E., and G. M. EVERETT: Tremor producing drug 1,4 dipyrrolidino-2-butyne ("Tremorine"). Fed. Proc. **16**, 283 (1957).

BLUM, B., and S. ZACKS: Analysis of the relationship between drug-induced convulsions and mortality in rats. J. Pharmacol. exp. Ther. **124**, 350—356 (1958).

BOREK, E., A. BRECHER, G. A. JERVIS and H. WAELSCH: Oligophrenia phenylpyruvica. II. Constancy of the metabolic error. Proc. Soc. exp. Biol. (N. Y.) **75**, 86—89 (1950).

BOUMA, J.: Über Gewöhnungsversuche mit Kodein. Naunyn-Schmiedeberg's Arch. exp. Path. Pharmak. **50**, 353—360 (1903).

BOVET, D., and V. G. LONGO: The action on nicotine-induced tremors of substances effective in parkinsonism. J. Pharmacol. Ther. **102**, 22—30 (1951).

BOYD, E. M.: Chlorpromazine tolerance and physical dependence. J. Pharmacol. exp. Ther. **128**, 75—78 (1960).

BROCK, N., D. LORENZ u. H. VEIGEL: Beitrag zur Wirkung von Antihistamin-Substanzen. II. Zur Pharmakologie des Systral. Arzneimittel-Forsch. **4**, 262—268 (1954).

BRODIE, B. B., L. C. MARK, P. A. LIEF, E. BERNSTEIN and E. M. PAPPER: Acute tolerance to thiopental. J. Pharmacol. exp. Ther. **102**, 215—218 (1951).

BROOM, W. A., M. R. GURD and G. L. M. HARMER: Effect of diet on toxicity to rabbits of the toxic factor from "agenized" flour. Nature (Lond.) 167, 772—773 (1951).

VAN DER BROOK, M. S., and G. E. CARTLAND: J. Pharmacol. exp. Ther. 80, 119 (1944); zit. bei CH. M. GRUBER and G. F. KEYSER: J. Pharmacol. exp. Ther. 86, 186—196 (1946).

BROWN, W. C.: Unveröffentlicht. Zit. bei SWINYARD u. Mitarb. (1952).

— D. O. SCHIFFMAN, E. A. SWINYARD and L. S. GOODMAN: Comparative assay of antiepileptic drugs by "psychomotor" seizure test and minimal electroshock threshold test. J. Pharmacol. exp. Ther. 107, 273—283 (1953).

BRÜCKE, F. TH.: Beiträge zur Pharmakologie des Bulbocapnins. Naunyn-Schmiedeberg's Arch. exp. Path. Pharmak. 179, 504—523 (1935).

— Das Wesen der Bulbocapninstarre. Naunyn-Schmiedeberg's Arch. exp. Path. Pharmak. 182, 324—330 (1936).

BRUNS, F., F. HAHN u. W. SCHILD: Untersuchungen zur Pharmakologie der Wärmeregulation. I. Mitteilung. Über den Wirkungsmechanismus und die Angriffspunkte der Narkotika, Krampfgifte und Antipyretika. Naunyn-Schmiedeberg's Arch. exp. Path. Pharmak. 209, 104—129 (1950).

BUCHMAN, E. F., and C. P. RICHTER: Abolition of bulbocapnine catatonia by cocaine. A. M. A. Arch. Neurol. Psychiat. 29, 499—503 (1933).

BÜCH, O.: Zur antikonvulsiven Wirkung des kurzwirkenden Injektionsnarkoticums 2-Methoxy-4-allylphenoxyessigsäure-N,N-diäthylamid (G 29505). Arch. int. Pharmacodyn. 114, 439—445 (1958).

BURNS, R. H., D. A. McCARTHY, G. A. DENEAU and M. H. SEEVERS: Comparison of dose dependent effects of nalorphine with those of levallorphan in production of graded abstinence in morphine dependent monkeys. Fed. Proc. 17, 355 (1958).

BUTLER, J. A. V., and G. L. MILLS: Concentration of the toxic substance from "agenized" flour. Nature (Lond.) 163, 835—836 (1949).

BUTLER, T. C., C. MAHAFFEE and W. J. WADDELL: Phenobarbital: Studies of elimination, tolerance, and dosage schedules. J. Pharmacol. exp. Ther. 111, 425—435 (1954).

CAHEN, R.: Hyposensibilité cellulaire acquise vis-a-vis de la morphine. Arch. int. Pharmacodyn. 53, 426—456 (1936).

CAHEN, R. L.: Action of nicotinic stimulant agents on rabbit skeletal muscle. I. Nicotine and acetylcholine. Proc. Soc. exp. Biol. (N. Y.) 84, 474—476 (1953).

— E. GROSKINSKY and P. PARISEK: Comparative effect of morphine and morphine derivatives on chemically induced convulsant seizures. J. Pharmacol. exp. Ther. 119, 137 (1957).

—, and T. E. LYNES: Nicotinolytic drugs. I. Drugs inhibiting nicotine-induced tremors. J. Pharmacol. exp. Ther. 103, 44—53 (1951).

— — Nicotinolytic drugs. II. Action of adrenergic blocking agents on nicotine-induced tremors. J. Pharmacol. exp. Ther. 107, 424—436 (1953).

CAMP, W. J. R.: The pharmacology of cardiazol. J. Pharmacol. exp. Ther. 33, 81—92 (1928).

CAMPBELL, P. N., T. S. WORK and E. MELLANBY: Isolation of a crystalline toxic factor from agenized wheat flour. Nature (Lond.) 165, 345—346 (1950).

CARMICHAEL, E. B., and L. C. POSEY: Observations on effect of repeated administration of nembutal in guinea pigs. Proc. Soc. exp. Biol. (N. Y.) 30, 1329—1330 (1933).

CARTER, R. L., and A. WIKLER: Use of N-allylnormorphine in early demonstration of physical dependence on potent analgesic in dogs. Fed. Proc. 13, 342 (1954).

— — Chronic meperidine intoxication in intact and chronic spinal dogs. Fed. Proc. 14, 325 (1955).

CHAKRAVARTI, M.: A quantitative comparison of different analeptics. J. Pharmacol. exp. Ther. 67, 153—174 (1939).

CHEN, G.: The anti-tremorine effect of some drugs as determined by HAFFNER's method of testing analgesia in mice. J. Pharmacol. exp. Ther. 124, 73—76 (1958).

—, and B. BOHNER: A study of the neuropharmacologic properties of certain convulsants, anticonvulsants and reserpine. J. Pharmacol. exp. Ther. 117, 142—147 (1956).

— — A study of central nervous system stimulants. J. Pharmacol. exp. Ther. 123, 212—215 (1958).

— — and C. R. ENSOR: Evaluation of five methods for testing anticonvulsant activities. Proc. Soc. exp. Biol. (N. Y.) 87, 334—339 (1954b).

— C. R. ENSOR and B. BOHNER: A facilitation action of reserpine on the central nervous system. Proc. Soc. exp. Biol. (N. Y.) 86, 507—510 (1954a).

— — — Anticonvulsant effects of certain CNS depressants on convulsions induced by strychnine, metrazol or caffeine. Arch. int. Pharmacodyn. 104, 333—338 (1956).

CHEYMOL, J., et J. THUILLIER: Anticonvulsants et crises toxiques chez la souris. Arch. int. Pharmacodyn. 83, 593—601 (1950).

CHIN, L., and E. A. SWINYARD: Tolerance and withdrawal hyperexcitability induced in mice by chronic administration of phenaglycodol. Proc. Soc. exp. Biol. (N. Y.) 97, 251—254 (1958).

CHU, WEI-CHANG, and R. L. DRIVER: Effects of some old and proposed anticonvulsants on the threshold for electrical convulsions. Proc. Soc. exp. Biol. (N. Y.) **64**, 245—248 (1947).

CHUSID, J. G., L. M. KOPELOFF and N. KOPELOFF: Reserpine (Serpasil) effects on epileptic monkeys. Proc. Soc. exp. Biol. (N. Y.) **88**, 276—277 (1955).

COCHIN, J., and J. A. AXELROD: Analgesic response and N-dealkylation of narcotics after short-term administration of morphine, nalorphine and normorphine. Fed. Proc. **17**, 359 (1958).

— — Biochemical and pharmacological changes in the rat following chronic administration of morphine, nalorphine and normorphine. J. Pharmacol. exp. Ther. **125**, 105—110 (1959).

— C. C. GRUHZIT, L. A. WOODS and M. H. SEEVERS: Further observations on addiction to methadon in the monkey. Proc. Soc. exp. Biol. (N. Y.) **69**, 430—431 (1948).

— J. HAGGART, L. A. WOODS and M. H. SEEVERS: Plasma levels, urinary and fecal excretion of morphine in non-tolerant and tolerant dogs. J. Pharmacol. exp. Ther. **111**, 74—83 (1954).

—, and C. KORNETSKY: A comparison of the effects of chronic morphine administration on analgesic response and swimming time in the rat. J. Pharmacol. exp. Ther. **122**, 12A—13A (1958).

COLE, J., and P. GLEES: Ritalin as an antagonist to reserpine in monkeys. Lancet **270**, 338 (1956).

CONRAD, E. A., G. H. ARMSTRONG and J. M. LITTLE: Factors affecting seizures in mice induced by the oral administration of pentylenetetrazol. J. Pharmacol. exp. Ther. **122**, 14 (1958).

COURVOISIER, S., R. DUCROT, J. FOURNEL et L. JULOU: Propriétés pharmacodynamiques générales de la prochlorpémazine (6. 140 R.P.). C. R. Soc. Biol. (Paris) **151**, 1144—1148 (1957 b).

— — et L. JULOU: Nouveaux aspects expérimentaux der l'activité centrale des dérivés de la phénothiazine. In: S. GARATTINI and V. GHETTI: Psychotropic Drugs. p. 373—391. Elsevier Publishing Company, 1957 (a).

DAHLBOM, R., T. EDLUND, T. EKSTRAND and A. KATZ: The ability of some phenothiazine derivatives to inhibit nicotine-induced tremors. Arch. int. Pharmacodyn. **90**, 241—250 (1952).

DALLEMAGNE, M. J.: L'accoutumance expérimentale a l'évipan et au numal. Arch. int. Pharmacodyn. **65**, 52—62 (1941).

DASLER, W.: Production by semicarbazide of gross skeletal changes in rats similar to osteolathyrism. Proc. Soc. exp. Biol. (N. Y.) **97**, 112—114 (1958).

DAVENPORT, V. D., and H. W. DAVENPORT: J. Nutr. **36**, 139 (1948); zit. bei WOODBURY and DAVENPORT (1952).

DAVIS, H., C. H. HINE, M. W. NEAL, H. E. CHRISTENSEN and F. J. MURPHY: Some pharmacologic comparisons of 1-ethoxy-3-isopropoxy-propane-2-ol and 3-(2′-methylphenoxy)-propane-1,2-diol (Myanesin). Arch. int. Pharmacodyn. **89**, 145—159 (1952).

DECSI, L., M. VÁRSZEGI and J. MÉHES: Tolerance to tremorine. J. Pharm. (Lond.) **13**, 127 (1961).

DE JONG, H.: Über Bulbocapnin-Katalepsie. Klin. Wschr. **1**, 684—685 (1922).

— Experimental catatonia in a chimpanzee. Proc. Soc. exp. Biol. (N. Y.) **41**, 395—396 (1939).

—. et H. BARUK: Étude comparative expérimentale et clinique des manifestations du syndrome catatonique. Rev. neurol. **1**, 21—34 (1929 a).

— — Études sur la catatonie expérimentale. L'épreuve de la bulbocapnine chez les singes. Comparaison des stades de l'intoxication bulbocapninique avec les aspects de la Catatonie humaine. Rev. neurol. **2**, 541—547 (1929 b).

— — La Catatonie Expérimentale par la Bulbocapnine. Étude physiologique et clinique. Paris: Masson et Cie. 1930.

—, and E. CHASE: Emotial expressions of cats in bulbocapnine catatonia. J. nerv. ment. Dis. **98**, 478—484 (1934).

DE JONG, H. H.: Experimental Catatonia. A General Reaction-Form of the Central Nervous System and Its Implications for Human Pathology. Baltimore: Williams & Wilkins Company 1945.

DE JONGH, D. K.: An apparatus for the induction of supramaximal electroshock seizures in groups of ten mice. Acta physiol. pharmacol. neerl. **6**, 511—514 (1957).

—, and E. G. VAN PROOSDIJ-HARTZEMA: Anticonvulsant activity of a series of substituted acetamides and thioacetamides. Acta physiol. pharmacol. neerl. **5**, 485—488 (1957).

DELAY, DENKIER, ROPERT, BECK, BARANDE et EURIEULT: Presse méd. **67**, 123 (1959); zit. bei M. W. PARKES: Tranquillizers. In: G. P. ELLIS and G. B. WEST: Progress in medicinal chemistry. Vol. I., p. 72—131. Butterworths 1961.

DELAY, J., P. PICHOT, J. THUILLIER et J.-P. MARQUISET: Action de l'aminodipropionitrile sur le comportement moteur de la souris blanche. C. R. Soc. Biol. (Paris) **146**, 533—534 (1952).

DENEAU, G., J. KISSEL and M. H. SEEVERS: Influence of frequency of administration on development of physical dependence to analgesics in monkey. Fed. Proc. **13**, 347 (1954).

DENEAU, G., and M. H. SEEVERS: Thresholds of electrical excitability and electrograms in monkeys with permanently implanted cortical and subcortical electrodes during a cycle of morphine "addiction". Fed. Proc. **17**, 362 (1958).

DETRICK, L. E., and C. H. THIENES: Tissue hydration during morphine addiction and withdrawal in rats on low calcium diet and on high calcium diet with parathyroid hormone injection. Arch. int. Pharmacodyn. **66**, 130—137 (1941).

DEUEL, H. J., W. H. CHAMBERS and A. J. MILHORAT: J. biol. Chem. **69**, 249 (1926); zit. bei GRUBER, CH. M., and G. F. KEYSER: J. Pharmacol. exp. Ther. **86**, 186—196 (1946).

DIETRICH, S., u. H. EBSTER: Über den Einfluß von Muskelkrämpfen auf die Gase und die Reaktion des Blutes nebst einer Bemerkung über den Mechanismus des Strychnintodes. Arch. exp. Path. Pharmak. **129**, 339—353 (1928).

DIVRY, et ÉVRARD: Reserches sur certaines substances antagonistes de la bulbocapnine. J. belge Neurol. Psychiat. **34**, 506—523 (1934).

DONGEN, K. VAN: Beiträge zur Frage der Morphingewöhnung. Pflügers Arch. ges. Physiol. **162**, 54—66 (1915).

DUNDEE, J. W., H. J. PRICE and R. D. DRIPPS: Brit. J. Anaesth. **28**, 344 (1956), zit. bei MAYNERT, E. W. and G. I. KLINGMAN: J. Pharmacol. exp. Ther. **128**, 192—200 (1960).

EDDY, N. B.: The effect of the repeated administration of diethyl barbituric acid and of cyclohexenyl-ethyl barbituric acid. J. Pharmacol. exp. Ther. **37**, 261—271 (1929).

—, and J. G. REID: Studies of morphine, codeine and their derivatives. VII. Dihydromorphine (paramorphan), dihydromorphinone (dilaudid), and dihydrocodeinone (dicodid). J. Pharmacol. exp. Ther. **52**, 468—493 (1934).

EGMOND, A. A. J. VAN: Über die Wirkung des Morphins auf das Herz. Naunyn-Schmiedeberg's Arch. exp. Path. Pharmak. **65**, 197—213 (1911).

EHRLICH, P.: Chemotherapeutische Trypanosomen-Studien. Berl. klin. Wschr. **44**, 280—283 (1907).

EICHHOLTZ, F., H. VEIGEL u. J. SEEMAN: Der Antagonismus von convulsiven und spasmolytischen Substanzen. Naunyn-Schmiedeberg's Arch. exp. Path. Pharmak. **76**, 127—140 (1948).

ELITHORN, A., D. M. JOHNSON and M. A. CROSSKEY: Effects of agenized flour on man. Lancet **1949 I**, 143.

ESSIG, C. F., and J. D. AINSLIE: Addiction to meprobamate (equanil, miltown). J. Amer. med. Ass. **164**, 1382 (1957).

—, and A. WIKLER: Prevention of barbiturat withdrawal in cats by cerebral electrostimulation. Fed. Proc. **15**, 59 (1956).

ETTINGER, G. H.: The duration of anaesthesia produced in the dog by the repeated administration of dial and nembutal. J. Pharmacol. exp. Ther. **63**, 82—87 (1938).

EVERETT, G. M.: Tremor produced by drugs. Nature (Lond.) **177**, 1238 (1956a).

— A study of tremor and the Parkinson-like syndrome produced by 1,4-dipyrrolidino-2-butyne, "Tremorine". XXth International Physiological Congress, Brussels, 1956, Abstracts of Communications, p. 281—282 (b).

— L. E. BLOCKUS and I. M. SHEPPERD: Tremor induced by tremorine and its antagonism by anti-parkinson drugs. Science **124**, 79 (1956a).

— — and J. E. TOMAN: Production of tremor and a Parkinson-like syndrome by 1—4 dipyrrolidino-2-butyne, "Tremorine." Fed. Proc. **15**, 420—421 (1956b).

—, and R. K. RICHARDS: Pharmacological studies of phenacetylurea (phenurone), an anticonvulsant drug. J. Pharmacol. exp. Ther. **106**, 303—313 (1952).

ÉVRARD, E., u. E. A. SPIEGEL: Durchbrechung der Bulbocapnin-Katalepsie durch Cocain. Z. ges. Neurol. Psychiat. **138**, 197—202 (1932).

FAUST, E. S.: Über die Ursachen der Gewöhnung an Morphin. Naunyn-Schmiedeberg's Arch. exp. Path. Pharmak. **44**, 217—238 (1900).

FAZIO, C., and U. SACCHI: Experimental catalepsy produced by substances introduced into subarachnoid spaces and ventricles. In: S. GARATTINI and V. GHETTI: Psychotropic Drugs. Elsevier Publishing Company, 1957, p. 104—109.

FEER, H., u. P. G. WASER: Beziehungen zwischen der chemischen Struktur und der antikonvulsiven Wirksamkeit einiger bromierter Hydantoine. Helv. physiol. pharmacol. Acta **14**, 29—36 (1956).

FELDBERG, W., and S. L. SHERWOOD: Behaviour of cats after intraventricular injections of eserine and DFP. J. Physiol. (Lond.) **125**, 488—500 (1954).

— — Injections of bulbocapnine into the cerebral ventricles of cats. Brit. J. Pharmacol. **10**, 371—374 (1955).

FERRARO, A., and E. BARRERA: Experimental Catalepsy. Utica, N. Y.: New York States Hospitals Press. 1932.

FINNEGAN, J. K., H. B. HAAG, P. S. LARSON and M. L. DREYFUSS: Observations on the
    comparative actions of 6-dimethylamino-4,4-diphenyl-3-heptanone (amidone) and mor-
    phine. J. Pharmacol. exp. Ther. 92, 269—276 (1948).
FISCHER, J., Z. LODIN and J. KOLOUŠEK: A contribution to the histopathology of experimental
    seizures evoked by methionine sulfoximine (MSI). Proc. First Internat. Congr. of Neurol.
    Sci., Brusseles, Vol. III, p. 610—612 (1957).
FITCH, R. H.: An experimental study of tolerance to barbiturates. J. Pharmacol. exp. Ther.
    39, 266—267 (1930).
FLURY, F.: Beiträge zur Pharmakologie der Steppenraute (Peganum Harmala). Naunyn-
    Schmiedeberg's Arch. exp. Path. Pharmak. 64, 105—125 (1911).
FORMANEK, K., u. A. LINDNER: Einfluß der Außentemperatur auf die Wirkung von Krampf-
    giften. Wien. med. Wschr. 110, 461—463 (1960).
FRÄNKEL, S.: Chemie und Pharmakologie des Haschisch. Naunyn-Schmiedeberg's Arch. exp.
    Path. Pharmak. 49, 266—284 (1903).
FRASER, H. F., and H. ISBELL: Chronic intoxication of dogs with sodium barbital. Fed. Proc.
    13, 355 (1954a).
— — Abstinence syndrome in dogs after chronic barbiturate medication. J. Pharmacol. exp.
    Ther. 112, 261—267 (1954b).
FRITSCH, G., u. E. HITZIG: Über die elektrische Erregbarkeit des Großhirns. Virchows Arch.
    path. Anat. 1870, p. 300; zit. bei SCHILF.
FRÖHLICH, A., u. H. H. MEYER: Über die Dauerverkürzung der gestreiften Warmblüter-
    muskeln. Naunyn-Schmiedeberg's Arch. exp. Path. Pharmak. 87, 173—188 (1920).
FROMMEL, ED., et I. T. BECK: Étude comparative de la marge thérapeutique entre les doses
    convulsivantes et mortelles de la coramine, du cyclitron, du cardiazol, de la strychnine,
    de la picrotoxine et de la caféine. Schweiz. med. Wschr. 78, 1176—1178 (1948).
— C. RADOUCO, PH. GOLD, G. GREDER, D. MELKONIAN, L. STRASSBERGER, F. VALLETTE et
    M. DUCOMMUN: Étallonnage de la toxicité et de la puissance de diverses substances anti-
    convulsivantes sur l'animal soumis au choc chimique. Arch. int. Pharmacodyn. 92, 44—70
    (1952).
GARDNER, A. F.: Experimental lathyrism. Review of the literature. Amer. J. clin. Nutr.
    7, 312—323 (1959).
GARELLO, L., e G. DOLCE: Boll. Soc. ital. biol. sper., Sezione di Genova, 1956; zit. bei
    C. FAZIO and U. SACCHI (1957).
GERLICH, N.: Experimentelle Studien über die Beziehungen zwischen Schilddrüse und Krampf-
    bereitschaft. Naunyn-Schmiedeberg's Arch. exp. Path. Pharmak. 207, 159—172 (1949).
GESSNER, O.: Vergleichend-pharmakologische Untersuchungen über die analeptische Wirkung
    von Salamandrin, Pikrotoxin und Cardiazol. Naunyn-Schmiedeberg's Arch. exp. Path.
    Pharmak. 205, 1—20 (1948).
GINZEL, K. H.: Vergleichende Untersuchung einiger antikonvulsiv wirksamer Glyzerinäther.
    Naunyn-Schmiedeberg's Arch. exp. Path. Pharmak. 212, 331—338 (1951).
GIRNDT, O., u. G. SCHALTENBRAND: Beiträge zur Pharmakologie der Körperstellung und der
    Labyrinthreflexe. XVI. Mitteilung. Die Wirkung des Bulbocapnins auf Thalamuskatzen.
    Pflügers Arch. ges. Physiol. 209, 653—663 (1925).
GOLD, H.: On morphine habituation: Tolerance to the stimulant action of morphine. J.
    Pharmacol. exp. Ther. 35, 355—362 (1929).
GOLDIN, A., H. A. NOE, B. H. LANDING, D. M. SHAPIRO and B. GOLDBERG (with the technical
    assistance of R. A. FUGMANN, M. A. MILLER and A. J. FISK): A neurological syndrome
    induced by administration of some chlorinated tertiary amines. J. Pharmacol. exp. Ther.
    94, 249—261 (1948).
GOODMAN, L. S., M. S. GREWAL, W. C. BROWN and E. A. SWINYARD: Comparison of maximal
    seizures evoked by pentylene-tetrazol (Metrazol) and electroshock in mice, and their
    modification by anticonvulsants. J. Pharmacol. exp. Ther. 108, 168—176 (1953a).
— E. A. SWINYARD and J. E. TOMAN: Effects of 1(+) glutamic acid and other agents on
    experimental seizures. A. M. A. Arch. Neurol. Psychiat. 56, 20—29 (1946).
— — W. C. BROWN, D. O. SCHIFFMAN, M. S. GREWAL and E. L. BLESS: Anticonvulsant
    properties of 5-phenyl-5-ethyl-hexahydropyrimidine-4,6-dione (mysoline), a new anti-
    epileptic. J. Pharmacol. exp. Ther. 108, 428—436 (1953b).
— — — Anticonvulsant properties of 5,5-diphenyl-tetrahydro-glyoxaline-4-one (SKF
    No. 2599). J. Pharmacol. exp. Ther. 109, 403—410 (1953c).
— J. E. P. TOMAN and E. A. SWINYARD: Anticonvulsant drugs: Mechanisms of action and
    methods of assay. Arch. int. Pharmacodyn. 78, 144—162 (1949).
GOTTLIEB, R.: Vergleichende Messungen über die Gewöhnung des Atemzentrums an Morphin,
    Dicodid und Dilaudid. Münch. med. Wschr. 73, 595 (1926).
GREIG, M. E., R. A. WALK and A. J. GIBBONS: Bulbocapnine catatonia in mice. Fed. Proc.
    17, 373 (1958).

GROS, O., u. H. T. A. HAAS: Der Antagonismus der Narkotica gegen Cardiazol. Naunyn-Schmiedeberg's Arch. exp. Path. Pharmak. **182**, 348—362 (1936).

GROSS, E. G., and R. M. FEATHERSTONE: Studies with tetrazole derivatives. I. Some pharmacologic properties of aliphatic substituted pentamethylene tetrazole derivatives. J. Pharmacol. exp. Ther. **87**, 291—298 (1946).

—, and I. H. PIERCE: Effect of morphine on the oxygen consumption of brain tissue in the rat. J. Pharmacol. exp. Ther. **53**, 156—168 (1935).

GRUBER, CH. M., and G. F. KEYSER: A study on the development of tolerance and cross tolerance to barbiturates in experimental animals. J. Pharmacol. exp. Ther. **86**, 186—196 (1946).

GRÜNEBERG, H.: The Genetics of the Mouse. Cambridge Univerity Press, 1943.

GRÜNINGER, U.: Die Wirkung einmaliger und verteilter Morphingaben auf die Atmung des Kaninchens. Naunyn-Schmiedeberg's Arch. exp. Path. Pharmak. **126**, 77—86 (1927).

GUTIERREZ-NORIEGA, ROTONDO y ALARCO: An. Fac. Med. (Lima) **21**, 263 (1939); zit. in „Cardiazol", Knoll A.-G. Chemische Fabriken, Ludwigshafen am Rhein, 1951.

HAAS, H., u. W. KLAVEHN: Über 3-Piperidino-1-phenyl-1-bicycloheptenyl-propanol-(1) (Akineton). Naunyn-Schmiedeberg's Arch. exp. Pharmak. **226**, 18—35 (1955).

HAFFNER, F., u. F. WIND: Über Gewöhnung an Narkotika. Naunyn-Schmiedeberg's Arch. exp. Path. Pharmak. **116**, 125—134 (1926).

HAHN, F.: Vergleichende Untersuchungen über die Krampf- und Blutdruckwirkung einiger Analeptica an dekapitierten Katzen. Naunyn-Schmiedeberg's Arch. exp. Path. Pharmak. **198**, 509—527 (1941).

— Untersuchungen über die Angriffspunkte von Cardiazol und Coramin. I. Über die Krampf- und Weckwirkung. Naunyn-Schmiedeberg's Arch. exp. Path. Pharmak. **205**, 552—562 (1948).

— Untersuchungen über die Angriffspunkte von Cardiazol und Coramin. Naunyn-Schmiedeberg's Arch. exp. Path. Pharmak. **208**, 29—31 (1949).

— Analeptics. Pharmacol. Rev. **12**, 447—530 (1960).

HANNA, C.: A demonstration of morphine tolerance and physical dependence in the rat. Arch. int. Pharmacodyn. **124**, 326—329 (1960).

HARA, S.: Pharmacological studies in the functions of the extrapyramidal system. Report No. 1. Jap. J. Pharmacol. **2**, 127—138 (1953).

—, and K. KAWAMORI: Pharmacological studies on the function of the extrapyramidal system. Report No. 2. Mechanism of the appearance of tremor due to extrapyramidal poisons. Jap. J. Pharmacol. **3**, 149—156 (1954).

—, and MORI: Jap. J. med. Sci. Pharmacol. **7**, 78—79 (1933); zit. bei A. G. BEER (1939a).

HARNED, B. K., R. W. CUNNINGHAM, M. C. CLARK, C. H. HINE, M. M. KANE, F. H. SMITH jr., R. E. VESSEY, N. N. YUDA and F. W. ZABRANSKY: The pharmacology of N-benzyl-beta-chloropropionamide (hibicon), a new anticonvulsant. J. Pharmacol. exp. Ther. **107**, 403 bis 423 (1953).

HARRIS, H.: Human Biochemical Genetics. Cambridge University Press, 1959.

HARTMANN, H. A., and H. F. STICH: Psychopathologic symptoms induced by bis-beta-amino-propionitrile. Science **125**, 445 (1957).

HATCHER, R. A., and H. GOLD: The mechanism of morphine habituation. J. Pharmacol. exp. Ther. **35**, 257—279 (1929).

HAUSMANN, W.: Zur Kenntnis der chronischen Morphinvergiftung. Naunyn-Schmiedeberg's Arch. exp. Path. Pharmak. **52**, 315—325 (1905).

HENRY, G. W.: Experimental catatonia in birds. Psychiat. Quart. **5**, 68—81 (1931).

—, and H. DE JONG: A comparative study of the action of bulbocapnine and some other drugs in producing catatonic states. Acta psychiat. (Kbh.) **5**, 463—471 (1930).

HELAERS, E.: Contribution a l'étude de divers analeptiques respiratoires chez le lapin normal ou intoxiqué par la morphine ou le somnifène. Arch. int. Pharmacodyn. **35**, 221—265 (1929).

HERKEN, H.: Änderungen von Zellfunktionen im Nervensystem durch Hexachlorcyclohexan. (Untersuchungen am Warmblütler.) Naunyn-Schmiedeberg's Arch. exp. Path. Pharmak. **211**, 143—152 (1950).

— Eingriffe am Nervensystem mit Hexachlorcyclohexan. Arzneimittel-Forsch. **1**, 356—359 (1951).

HERRMANN, O.: Eine biologische Nachweismethode des Morphins. Biochem. Z. **39**, 216—231 (1912).

HEWETSON, H. R.: Vet. Rec. 48, 1202 (1936); zit. bei NEWELL u. Mitarb. (1948).

HEYMANS, C., and J. J. ESTABLE: On new nicotinolytic compounds. Science **109**, 122 (1949).

— — et S. CASTILLO DE BONNEVEAUX: Sur la pharmacologie de la phénothiazinyl-éthyl-diéthylamine (2987 R.P.). Arch. int. Pharmacodyn. **79**, 123—138 (1949a).

— — — Nicotinolytic action of diethylaminoethylphenothiazine (2987 R.P. or Diparcol). Arch. int. Pharmacodyn. **79**, 185—188 (1949b).

HEYMANS, C., et G. R. DE VLEESCHHOUWER: Actions pharmacologiques de l'ester diéthyl-aminoéthylique de l'acide phényl-cyclopentane-carboxylique (Parpanit). Arch. int. Pharmacodyn. **75**, 307 bis 324 (1948).

HILDEBRANDT, F.: Über Veränderungen des Stoffwechsel nach chronischer Morphinzufuhr. Naunyn-Schmiedeberg's Arch. exp. Path. Pharmak. **92**, 68—96 (1922).

— Pentamethylentetrazol (Cardiazol). I. Mitteilung. Naunyn-Schmiedeberg's Arch. exp. Path. Pharmak. **116**, 100—109 (1926).

HIMMELSBACH, C. K., G. H. GERLICH and E. J. STANTON: A method for testing addiction, tolerance and abstinence in the rat. Results of its application to several morphine alkaloids. J. Pharmacol. exp. Ther. **53**, 179—188 (1935).

—, and L. F. SMALL: Clinical studies of drug addiction. II. "Rossium" treatment of drug addiction. Publ. Hlth Rep. Suppl. No. 125 (1937).

HOFF, H., u. O. KAUDERS: Über chronische experimentelle Medinalintoxikation. Z. ges. Neurol. Psychiat. **103**, 176—184 (1926).

HOFMANN, A.: Inaug. Diss. Gießen 1906.

HOTOVY, R.: Zur Pharmakologie des Belladonnins. Arzneimittel-Forsch. **4**, 287—292 (1954).

HUBBARD, T. F., and L. R. GOLDBAUM: The mechanism of tolerance to thiopental in mice. J. Pharmacol. exp. Ther. **97**, 488—491 (1949).

INGRAM, W. R., and S. W. RANSON: Bulbocapnine. Effect of animals with lesions of the central nervous system. A. M. A. Arch. Neurol. Psychiat. **31**, 987—1006 (1934).

IRWIN, S., and M. H. SEEVERS: Comparative study of regular and N-allylnormorphine induced withdrawal in monkeys addicted to morphine, 6-methyldihydromorphine, Dromoran, methadone and ketobemidone. J. Pharmacol. exp. Ther. **106**, 397 (1952).

— M. SLABOK, P. L. DEBIASE and W. M. GOVIER: Perphenazine (Trilafon), a new potent tranquilizer and antiemetic: I. Behavior profile, acute toxicity and behavioral mode of action. Arch. int. Pharmacodyn. **118**, 358—374 (1959).

ISBELL, H., and H. F. FRASER: Addiction to analgesics and barbiturates. Pharmacol. Rev. **2**, 355—397 (1950).

— A. WIKLER, N. B. EDDY, J. L. WILSON and C. F. MORAN: Tolerance and addiction liability of 6-dimethylamino-4,4-diphenyl-heptanone-3 (methadon). J. Amer. med. Ass. **135**, 888 bis 894 (1947).

JELLINEK, ST.: Elektropathologische Versuche mit Gleichstrom. Med. Klin. **1920**, Nr. 44, S. 1128; zit. bei SCHILF.

JENNEY, E. H., and C. C. PFEIFFER: Ann. N. Y. Acad. Sci. **64**, 679 (1956); zit. bei MITCHELL and KEASLING.

JERVIS, G. A.: Studies on phenylpyruvic oligophrenia. The position of the metabolic error. J. biol. Chem. **169**, 651—656 (1947).

— Excretion of phenylalanine and derivatives in phenylpyruvic oligophrenia. Proc. Soc. exp. Biol. (N. Y.) **75**, 83—86 (1950).

— Phenylpyruvic oligophrenia deficiency of phenylalanine-oxidizing system. Proc. Soc. exp. Biol. (N. Y.) **82**, 514—515 (1953).

— R. J. BLOCK, D. BOLLING and E. KANZE: Chemical and metabolic studies on phenylalanine. II. The phenylalanine content of the blood and spinal fluid in phenylpyruvic oligophrenia. J. biol. Chem. **134**, 105—113 (1940).

JOËL, E.: Beiträge zur Pharmakologie der Körperstellung und der Labyrinthreflexe. XIII. Mitteilung. Haschisch. Pflügers Arch. ges. Physiol. **209**, 526—536 (1925).

—, u. A. ETTINGER: Zur Pathologie der Gewöhnung. III. Mitteilung: Experimentelle Studien über Morphingewöhnung. Naunyn-Schmiedeberg's Arch. exp. Path. Pharmakol. **115**, 334 bis 350 (1926).

KADOYAMA, CH.: Wirkung des Harmans auf das Zentralnervensystem. Tôkohu J. exp. Med. **17**, 1—9 (1931); ref. Ber. ges. Physiol. **61**, 818; zit. bei A. G. BEER (1939a).

KAELBER, W. W., and R. J. JOYNT: Tremor production in cats given chlorpromazine. Proc. Soc. exp. Biol. (N. Y.) **92**, 399—402 (1956).

KAUFMAN, M. R., u. E. A. SPIEGEL: Experimentelle Analyse der Beeinflussung katatoner Zustände durch Einatmen von Kohlensäure-Sauerstoffmischungen. Z. ges. Neurol. Psychiat. **127**, 312—320 (1930).

KAYMAKCALAN, S., and L. A. WOODS: Response of morphine-tolerant dogs and rats to methimazole and/or nalorphine. Fed. Proc. **13**, 373 (1954).

— — Nalorphine-induced "abstinence syndrome" in morphine-tolerant albino rats. J. Pharmacol. exp. Ther. **117**, 112—116 (1956).

KEASLING, H. H., E. G. GROSS, F. A. D. ALEXANDER, C. HIRSCHLER and L. MARSHALL: The effect of chronic morphine administration on tooth pulp thresholds in dogs. J. Pharmacol. exp. Ther. **126**, 345—348 (1959).

KEESER, E., H. A. OELKERS u. W. RAETZ: Über das Schicksal des Morphins im Tierkörper. Naunyn-Schmiedeberg's Arch. exp. Path. Pharmak. **173**, 622—632 (1933).

KENNEDY, A.: The effect of cardiazol convulsions on the so-called "Bulbocapnine-Catatonia" in the monkey. J. Neurol. Psychiat. **2**, 115—124 (1939).

KENNEDY, W. P.: Sodium salt of C-C-cyclohexenylmethyl-N-methyl barbituric acid (evipan) anaesthesia in laboratory animals. J. Pharmacol. exp. Ther. **50**, 347—353 (1934).

KEWITZ, H., u. H. REINERT (unter Mitarbeit von G. SCHAEFFER u. F. MASSBERG): Zum Nachweis von Funktionsänderungen im Zentralnervensystem durch elektrisch und chemisch induzierte Krämpfe. Naunyn-Schmiedeberg's Arch. exp. Path. Pharmak. **215**, 93—99 (1952).

KOBAYASHI, A.: Über die Morphingewöhnung und die dabei beobachtete erregende Wirkung des Morphins. Jap. J. med. Sci., Trans IV., Pharmacol. **4**, 189 (1930); ref. Ber. Physiol. **57**, 505.

KOBINGER, W.: Förderung von Streckkrämpfen und experimentelle Katatonie. Naunyn-Schmiedeberg's Arch. exp. Path. Pharmak. **236**, 123—124 (1959).

KOCH, R.: Audiogene sowie durch Pentamethylentetrazol und Strychnin hervorgerufene Krämpfe bei adrenalektomierten Ratten. Arzneimittel-Forsch. **8**, 90—92 (1958).

—, u. U. HAGEN: Vergleichende toxikologische Untersuchungen an Cysteaminderivaten und entsprechenden Aminoalkoholen. Arch. int. Pharmacodyn. **109**, 108—120 (1957).

KOHN, R., u. M. JACOBI: Untersuchungen über qualitative und quantitative Beziehungen zwischen Schlafmitteln und Analepticis. Arch. Naunyn-Schmiedeberg's exp. Path. Pharmak. **179**, 448—458 (1935).

KOK, D. J.: L'intoxication aigue par la bulbocapnine chez le chien. Proc. roy. Acad. Sci. Amst. **37**, 357—361 (1934).

KOMLOS, E., u. I. FÖLDES: Ausbildung bedingter Reflexe während Morphingewöhnung. Naunyn-Schmiedeberg's Arch. exp. Path. Pharmak. **229**, 463—468 (1956).

KOOPMAN, J.: Studies on morphinism. Arch. int. Pharmacodyn **29**, 19—30 (1924).

KORNETSKY, C., J. COCHIN and E. KAMMEN: Protracted tolerance to morphine in the rat. Fed. Proc. **18**, 411 (1958).

KOUZMANOFF, S. P., and R. TISLOW: Experimental states of catatonia elicited by bulbocapnine and some phenothiazine compounds. Fed. Proc. **17**, 385 (1958).

KRAUSE, F., u. H. DE JONG: Über die Lokalisation einiger motorischer Erscheinungen bei der Bulbocapnin-Katatonie. Z. ges. Neurol. Psychiat. **133**, 754—761 (1931).

KRISCH, H., u. E. A. SPIEGEL: Sichtbarmachung latenter, experimentell hervorgerufener Tonusstörungen mit Bulbocapnin. Z. ges. Neurol. Psychiat. **122**, 535—544 (1929).

KRUEGER, H., N. B. EDDY and M. SUMWALT: The pharmacology of the opium alkaloids. Publ. Hlth. Rep. Suppl. No 165, 1941.

KUN, E., and L. G. ABOOD: "In vivo" action of morphine, urethane and phenobarbital on the glycogen synthesis from glucose in the rat liver. Arch. int. Pharmacodyn. **80**, 51—61 (1949).

LAFFAN, R. J., E. A. SWINYARD and L. S. GOODMAN: Stimulus intensity, maximal electroshock seizures, and potency of anticonvulsants in rats. Arch. int. Pharmacodyn. **111**, 60—69 (1957).

LAMBERT, P.-A., S. COURVOISIER et L. JULOU: Notes sur l'activité neuroleptique d'un dérivé phénothiazine à propriété pure. Étude pharmacodynamique et clinique de la diméthyl-sulfamido-3[(Méthylsulfonyl-4''-Piperazino)3'Propyl]-10 Phénothiazine (9.260 R. P.). Psychopharmacologia **2**, 209—213 (1961).

LANGER, H.: Über Heroinausscheidung und -gewöhnung. Biochem. Z. **45**, 221—238 (1912).

LANGLEY, J. N.: On the reaction of cells and of nerve-endings to certain poisons, chiefly as regards the reaction of striated muscle to nicotine and to curari. J. Physiol. (Lond.) **33**, 374—413 (1905).

—, and W. L. DICKINSON: Pituri and nicotin. J. Physiol. (Lond.) **11**, 265—306 (1890).

LAURENCE, D. R., and R. S. STACEY: The effect of methonium compounds on nicotine convulsions. Brit. J. Pharmacol. **7**, 80—84 (1952).

LENDING, M., L. B. SLOBODY and J. MESTERN: Effect of prolonged convulsions on the blood-cerebrospinal fluid barrier. Amer. J. Physiol. **197**, 465—468 (1959).

LENKE, D.: Narkosepotenzierende und analgetische Wirkung von 1,4-Dipyrrolidino-2-butin. Naunyn-Schmiedeberg's Arch. exp. Path. Pharmak. **234**, 35—45 (1958).

LESSIN, A. W., and M. W. PARKES: The effects of reserpine and other agents upon leptazol convulsions in mice. Brit. J. Pharmacol. **14**, 108—111 (1959).

LEVY, B. M.: New method for rapid determination of lathyrogenic agents. Science **129**, 720 (1959).

LEWIN, L.: Untersuchungen über Banisteria Caapi Spr. (Ein südamerikanisches Rauschmittel). Naunyn-Schmiedeberg's Arch. exp. Path. Pharmak. **129**, 133—149 (1928).

LEWIS, J. R.: The development of tolerance in rats to some new synthetic analgesics. J. Pharmacol. exp. Ther. **96**, 31—37 (1949).

LIBERSON: Yale J. Biol. Chem. **17**, 572 (1945); zit. bei WOODBURY u. SWINYARD (1947).

LODIN, Z., and K. KOLOUŠEK: The metabolism of methionine and methionine sulfoximine and function of the central nervous system. XXth Internat. Physiol. Congr., Bruxelles, Abstr. of Comm. 583—584 (1956).

LOEWE, S.: Studies on the pharmacology and acute toxicity of compounds with marihuana activity. J. Pharmacol. exp. Ther. 88, 154—161 (1946).

— Cannabiswirkstoffe und Pharmakologie der Cannabinole. Naunyn-Schmiedeberg's Arch. exp. Path. Pharmak. 211, 175—193 (1950).

MACKAY, E. M.: The relation of acquired morphine tolerance to the adrenal cortex. J. Pharmacol. exp. Ther. 43, 51—60 (1931).

MALONEY, A. H.: An analysis of the stimulant-depressant action of caffeine, coramine and metrazol (cardiazol) based on experimental data. Arch. int. Pharmacodyn. 52, 373—380 (1935).

MARSHALL, P. G., and D. K. VALLANCE: Anticonvulsant activity. Derivatives of succinimide, glutarimide, thiazolidinedione and methanol, and some miscellaneous compounds. J. Pharm. (Lond.) 6, 740—746 (1954).

MASUDA, M., R. N. BUDDE and J. M. DILLE: J. Amer. pharm. Ass. 27, 830 (1938); zit. bei CH. M. GRUBER and G. F. KEYSER: J. Pharmacol. exp. Ther. 86, 186—196 (1946).

MATSCHULAN, G.: Jahresrhythmen in Entwicklung und Verlauf der Morphingewöhnung und Entwöhnung. Naunyn-Schmiedeberg's Arch. exp. Path. Pharmak. 186, 113—117 (1937a).

— Abhängigkeit der Morphingewöhnung und -entwöhnung von der Ernährung. Naunyn-Schmiedeberg's Arch. exp. Path. Pharmak. 187, 230—233 (1937b).

MAYNERT, E. W., and G. I. KLINGMAN: Acute tolerance to intravenous anesthetics in dogs. J. Pharmacol. exp. Ther. 128, 192—200 (1960).

—, and L. LOSIN: The metabolism of butabarbital (butisol) in the dog. J. Pharmacol. exp. Ther. 115, 275—282 (1955).

McQUARRIE, D. G., and E. FINGL: Hyperexcitability in mice following cessation of chronic administration of ethanol. Fed. Proc. 14, 369 (1955).

MEHL, W.: Addition der Wirkung von einigen Analepticis zu Medinal. Naunyn-Schmiedeberg's Arch. exp. Path. Pharmak. 151, 41—48 (1930).

MELLANBY, E.: Diet and canine hysteria: Experimental production by treated flour. Brit. med. J. 2, 885—887 (1946).

— Further observations on the production of canine hysteria by flour treated with nitrogen trichloride (Agene process). Brit. med. J. 1947 II, 288/289.

MELLETT, L. B., and L. A. WOODS: The distribution and fate of morphine in the non-tolerant and tolerant monkey. J. Pharmacol. exp. Ther. 116, 77—83 (1956).

MELNICK, D., and G. R. COWGILL: The toxicity of high-gliadin diets: Studies on the dog and on the rat. J. Nutr. 14, 401—418 (1937).

MERRIT, H. H., and T. J. PUTNAM: A new series of anticonvulsant drugs testes by experiments on animals. A. M. A. Arch. Neurol. Psychiat. 39, 1003—1015 (1938).

MILLER, G. H., and O. H. PLANT: Effect of morphine and some other opium alkaloids on the muscular activity of the alimentary canal. II. Influence of continued administration of morphine and of withdrawal on the contractions of small intestines of dogs. J. Pharmacol. exp. Ther. 28, 241—249 (1926).

MIRSKY, J. H., H. D. WHITE and T. B. O'DELL: Central nervous system depressant effects of some indolylethylpyridines. J. Pharmacol. exp. Ther. 125, 122—127 (1959).

MITCHELL, C. L., and H. H. KEASLING: A comparison of three anticonvulsant testing methods. J. Pharmacol. exp. Ther. 128, 79—84 (1960).

MODE, A.: Über die physiologischen Eigenschaften des Bulbocapninum hydrochloricum. Diss. Berlin, 1892.

MOIR, W. M.: The influence of age and sex on the repeated administration of sodium pento-barbital to albino rats. J. Pharmacol. exp. Ther. 59, 68—85 (1937).

MØLLER-NIELSEN, I., and K. NEUHOLD: The comparative pharmacology and toxicology of the trans-isomer of 2-chloro-9-(3'-dimethylaminopropylidene)-thiaxanthene, HCl (Chlorpro-thixene) = N 714 trans and chlorpromazine. Acta pharmacol. (Kbh.) 15, 335—355 (1959).

MORAN, T.: Lancet 1947 II, 289, zit. bei NEWELL u. Mitarb. (1948).

MORGAN, T. H.: Ann. N. Y. Acad. Sci. 21, 87 (1911); zit. bei GOLDIN u. Mitarb.

MOTT, F. W., D. L. WOODHOUSE and F. A. PICKWORTH: Brit. J. Exper. Path. 7, 325 (1926); zit. bei E. J. STANTON: J. Pharmacol. exp. Ther. 57, 245—252 (1936).

MYERS, H. B.: The effect of chronic morphine poisoning upon growth, the oestrus cycle and fertility of the white rat. J. Pharmacol. exp. Ther. 41, 317—323 (1931).

—, and J. B. FLYNN: Effect of morphine in moderate doses upon growth of the white rat. Proc. Soc. exp. Biol. (N. Y.) 25, 786—787 (1928).

NEUNER, A., u. H. TAPPEINER: Über die Wirkung der Alkaloide von Peganum Harmala, insbesondere des Harmalins. Naunyn-Schmiedeberg's Arch. exp. Path. Pharmak. 35, 69—76 (1894).

NEWELL, G. W., T. C. ERICKSON, W. E. GILSON and C. A. ELVEHJEM: Effect of wheat gluten diet on the electroencephalograms of dogs. Proc. Soc. exp. Biol. (N. Y.) 65, 115—116 (1947a).
— — S. N. GERSHOFF and C. A. ELVEHJEM: Role of "agenized" flour in the production of running fits. J. Amer. med. Ass. 135, 760—763 (1947b).
— S. N. GERSHOFF, F. H. FUNG and C. A. ELVEHJEM: Effect of adiminstering agenized amino acids and wheat gluten to dogs. Amer. J. Physiol. 152, 637—644 (1948).
NICHOLAS, J. S., and D. H. BARRON: The use of sodium amytal in the production of anesthesia in the rat. J. Pharmacol. exp. Ther. 46, 125—129 (1932).
NIESCHULZ, O., I. HOFFMANN u. K. POPENDIKER: Pharmakolohische Untersuchungen über N-Methyl-piperazinyl-N'-propyl-phenothiazin. Arzneimittel-Forsch. 8, 199—210 (1958).
NYÁRY, A. v.: Die krampfhemmende Wirkung der Hypnotica. Naunyn-Schmiedeberg's Arch. exp. Path. Pharmak. 165, 504—515 (1932).
OETTEL, H., u. A. KRAUTWALD: Über chronische Schlafmittelvergiftung. Klin. Wschr. 16, 299—300 (1937).
OHKAWA, J.: Einige Versuche über den Kohlehydratstoffwechsel beim morphingewohnten Kaninchen. Mitt. med. Akad. Kioto 28, 895 (1940); ref. Ber. Physiol. 121, 429.
ORAHOVATS, P. D., C. A. WINTER and E. G. LEHMAN: The effect of N-allylnormorphine upon the development of tolerance to morphine in the albino rat. J. Pharmacol. exp. Ther. 109, 413—416 (1953).
— — — and L. FLATAKER: Comparative studies of 6-substituted delta⁶-desoxymorphines and morphine with special reference to 6-methyl-delta⁶-desoxymorphine. J. Pharmacol. exp. Ther. 114, 100—109 (1955).
ORLOFF, M. J., H. L. WILLIAMS and C. C. PFEIFFER: Timed intravenous infusion of metrazol and strychnine for testing anticonvulsant durgs. Proc. Soc. exp. Biol. (N. Y.) 70, 254—257 (1949).
PACE, J., and E. E. MCDERMOTT: Methionine sulfoximine and some enzyme systems involving glutamine. Nature (Lond.) 169, 415—416 (1952).
P'AN, S. Y., R. CARIOTO, E. TIMMENS and J. F. GARDOCKI: Tremorine antagonism studies with a new anticholinergic agent, oxyphencyclimine. Arch. int. Pharmacodyn. 120, 222—228 (1959).
PATERSON, A. S., and C. P. RICHTER: Action of scopolamine and carbon dioxide on catalepsy produced by bulbocapnine. A. M. A. Arch. Neurol. Psychiat. 29, 231—240 (1933).
PETERS, F.: Pharmakologische Untersuchungen über Corydalisalkaloide. Naunyn-Schmiedeberg's Arch. exp. Path. Pharmak. 51, 130—174 (1904).
PETERS, J. J., A. R. VONDERAHE and P. A. PALMISANO: The influence of pentylenetetrazol, strychnine and curare on the electrical activity of the brain and cord of the salamander. J. Pharmacol. exp. Ther. 114, 225—230 (1955).
— — and T. H. POWERS: Comparative effects of some convulsant drugs on the behavior and electrical activity of the nervous and muscular system of the salamander. J. Pharmacol. exp. Ther. 123, 28—34 (1958).
PHATAK, N. M., and N. A. DAVID: Effects of hydergine (CCK/179) on the modification of tolerance to morphine and 1-isomethadone hyperglycemia in rabbits. J. Pharmacol. exp. Ther. 109, 139—147 (1953).
— J. MALONEY and N. DAVID: Use of hyperglycemic response for estimating addiction potentialities of analgesic compounds. Fed. Proc. 7, 249 (1948).
PIERCE, I. H., and O. H. PLANT: Excretion of morphine in dogs made tolerant by long continued administration of moderate doses. J. Pharmacol. exp. Ther. 39, 265—266 (1930).
— — Studies of chronic morphine poisoning in dogs. IV. Excretion of morphine in tolerant and non-tolerant animals. J. Pharmacol. exp. Ther. 46, 201—228 (1932).
PLANT, O. H., and I. H. PIERCE: General symptoms and behavior of dogs during morphine tolerance and withdrawal. J. Pharmacol. exp. Ther. 31, 210—211 (1927).
— — Studies of chronic morphine poisoning in dogs. I. General symptoms and behavior during addiction and withdrawal. J. Pharmacol. exp. Ther. 33, 329—357 (1928).
— — Studies of chronic morphine poisoning in dogs. V. Recovery of morphine from tissues of tolerant and non-tolerant animals. J. Pharmacol. exp. Ther. 49, 432—449 (1933).
—, and D. SLAUGHTER: Effects of dinitrophenol on the excretion of morphine in tolerant and non-tolerant dogs (Preliminary report). J. Pharmacol. exp. Ther. 54, 157—158 (1935).
— — Studies of chronic morphine poisoning in dogs. VI. Effect of increasing tissue oxidations by dinitrophenol on the excretion of morphine in tolerant and non-tolerant dogs. J. Pharmacol. exp. Ther. 58, 417—427 (1936).
— — Studies of chronic morphine poisoning in dogs. VII. Effect of thyroid feeding on the excretion of morphine in tolerant and non-tolerant dogs. J. Pharmacol. exp. Ther. 62, 106—110 (1938).

PREZIOSI, P., and G. R. DE VLEESCHHOUWER: Anti-"Tremorine" effects of the diethylamino-ethylester of monoethylphenylethylmalonate. Arch. int. Pharmacodyn. **120**, 108—113 (1959).

PULEWKA, P.: Über die relative Wirksamkeit türkischer Hanfpflanzen. Naunyn-Schmiedeberg's Arch. exp. Path. Pharmak. **211**, 278—286 (1950).

RADOMSKI, J. L., and G. WOODARD: Pharmacological studies on the causative agent of canine hysteria. J. Pharmacol. exp. Ther. **95**, 429—437 (1949).

— — and A. J. LEHMAN: J. Nutr. **36**, 15 (1948); zit. bei BENTLEY u. Mitarb. (1949a).

RADOUCO, C., ED. FROMMEL, PH. GOLD, G. GREDER, D. MELKONIAN, S. RADOUCO, L. STRASS-BERGER, F. VALLETTE et M. DUCOMMUN: Étude physio-pathologique de l'action du pentaméthylènetétrazol (cardiazol). Deuxiéme mémoire. Arch. int. Pharmacodyn. **92**, 13—38 (1952a).

— — — G. GREDER, D. MELKONIAN, S. RADOUCO, L. STRASSBERGER, F. VALLETTE et M. DUCOMMUN: La physiologie de l'épilepsie électrique expérimentale. Arch. int. Pharmacodyn. **92**, 129—162 (1952b).

RAVDIN, I. S., D. L. DRABKIN and A. E. BOTHE: J. Lab. clin. Med. **16**, 561 (1930); zit. bei CH. M. GRUBER and G. F. KEYSER: J. Pharmacol. exp. Ther. **86**, 186—196 (1946).

REINHARD, J. F., O. J. PLEKSS and J. V. SCUDI: Some pharmacological actions of amphenidone, a new psychotherapeutic drug. Proc. Soc. exp. Biol. (N. Y.) **104**, 480—482 (1960).

RENTZ, E., u. D. N. KESARBANI: Gewöhnung des Meerschweinchendarms an Morphin. Naunyn-Schmiedeberg's Arch. exp. Path. Pharmak. **198**, 107—113 (1941).

REUSE, J. J.: A propos des propriétés antinicotiniques des certains dérivés de la thiodiphényl-amine. Arch. int. Pharmacodyn. **89**, 117—121 (1952).

— Effects de la réserpine sur les réponses circulatoires et respiratoires de doses convulsivantes de pentétrazol et de bémégride chez le Lapin. Modifications par l'atropine et la respiration artificielle. C. R. Soc. Biol. (Paris) **153**, 1479—1482 (1959).

RICHTER, C. P., and A. S. PATERSON: Bulbocapnine catalepsy and the grasp reflex. J. Pharmacol. exp. Ther. **43**, 677—691 (1931).

RICKARDS, J. C., G. E. BOXER and C. C. SMITH: Studies on the distribution and metabolism of methadone in normal and tolerant rats by a new colorimetric method. J. Pharmacol. exp. Ther. **98**, 380—391 (1950).

RIDDER, C.: Pentamethylentetrazol (Cardiazol). IV. Mitteilung: Wird Cardiazol in der Leber entgiftet? Naunyn-Schmiedeberg's Arch. exp. Path. Pharmak. **120**, 126—128 (1927).

RO: Jap. J. med. Sci., IV. Pharmacology **9**, 59 (1935); zit. bei N. M. PHATAK, J. MALONEY and N. DAVID: Fed. Proc. **7**, 249 (1948).

ROTHLIN, E., u. A. CERLETTI: Über einige pharmakologische Untersuchungen an Mäusen mit congenitaler Drehsucht. Helv. physiol. pharmacol. Acta **10**, 319—327 (1952).

RUDBERG, T.: Occurrence of the "Waltzing syndrome" in mice after administration of amino-dipropionitrile. Acta pharmacol. (Kbh.) **13**, 233—239 (1957).

— Effects of atropine on "Waltzing syndrome" in mice after iminodipropionitrile. Acta physiol. scand. **42**, 199—203 (1958).

RÜBSAMEN, W.: Experimentelle Untersuchungen über die Gewöhnung an Morphin. Naunyn-Schmiedeberg's Arch. exp. Path. Pharmak. **59**, 227—244 (1908).

SACCHI, U., A. BRUSA e G. GIANNIOTTI: Boll. Soc. ital. Biol. sper. **32**, 438 (1956); zit. bei C. FAZIO and U. SACCHI (1957).

SACCHI, U., e G. GIANNIOTTI: Boll. Soc. ital. Biol. sper. **32**, 175 und 177 (1956); zit. bei C. FAZIO and U. SACCHI (1957).

SASAKI, T., u. I. OTSUKA: Beiträge zur Kenntnis der chemischen Konstitution und der biologischen Wirkung. Über amyostatische Gifte. I. Mitt. J. Biochem. (Tokyo) **12**, 429—458 (1930); ref. Berg. ges. Physiol. **60**, 506.

—, u. H. UEDA: Beiträge zur Kenntnis des Zusammenhanges zwischen chemischer Konstitution und biologischer Wirkung. II. Biochem. Z. **232**, 260—268 (1931); ref. Ber. ges. Physiol. **62**, 215.

SATO, M.: Über die Entstehung der Schwimm- und Laufbewegungen durch das Harman und seine Drivate. Tôhoku J. exp. Med. **26**, 161—163 (1935); ref. Ber. ges. Physiol. **89**, 201; zit. bei A. G. BEER (1939a).

SCARBOROUGH, E. M.: The influence of thyroid feeding on chronic morphine poisoning. J. Pharmacol. exp. Ther. **27**, 421—429 (1926).

SCOTT, C. C., and K. K. CHEN: The action of 1,1-diphenyl-1-(dimethylaminoisopropyl)-butanone-2, a potent analgesic agent. J. Pharmacol. exp. Ther. **87**, 63—71 (1946).

— — K. G. KOHLSTAEDT, E. B. ROBBINS and F. W. ISBELL: Further observations on the pharmacology of "dolophine" (methadon, Lilly). J. Pharmacol. exp. Ther. **91**, 147—156 (1947b).

Scott, C. C., K. G. Kohlstaedt, E. B. Robbins and F. W. Isbell: Further observations on the pharmacology of dolophine. Fed. Proc. 6, 370 (1947a).

Schaltenbrand, G.: Über die Bewegungsstörungen bei akuter Bulbocapninvergiftung. Naunyn-Schmiedeberg's Arch. exp. Path. Pharmak. 103, 1—16 (1924).

— Beiträge zur Pharmakologie der Körperstellung und der Labyrinthreflexe. XIV. Mitteilung. Die Wirkung des Bulbocapnins auf unverletzte Katzen. Pflügers Arch. ges. Physiol. 209, 623—642 (1925a).

— Beiträge zur Pharmakologie der Körperstellung und der Labyrinthreflexe. XV. Mitteilung. Wirkung des Bulbocapnins auf Rückenmarks- und decerebrierte Katzen. Pflügers Arch. ges. Physiol. 209, 643—652 (1925b).

— Beiträge zur Pharmakologie der Körperstellung und der Labyrinthreflexe. XVII. Mitteilung. Die Wirkung der Bulbocapnins auf Katzen mit Cortexverletzungen. Versuch einer Lokalisation der Symptome, die bei Bulbocapninvergiftung unverletzter Tiere entstehen. Pflügers Arch. ges. Physiol. 209, 664—674 (1925c).

— Die Beziehungen der extrapyramidalen Symptomenkomplexe zu den Lage- und Bewegungsreaktionen, zum motorischen Haushalt und zu den Stammganglien. Dtsch. Z. Nervenheilk. 108, 209—245 (1929).

— Buchbesprechung zu: H. de Jong et H. Baruk: La Catatonie Expérimentale par la Bulbocapnine. Paris: Masson et Cie. 1931. — Dtsch. Z. Nervenheilk. 124, 307—311 (1932).

—, and S. Cobb: Brain 53, 449 (1931); zit. bei J. N. Voss (1940).

Schaumann, O.: Morphin und morphinähnlich wirkende Verbindungen. Handb. d. exper. Pharmakol., Ergänzungswerk, 12. Band, 1957.

Schilf, E.: Über experimentelle Erzeugung epileptischer Anfälle durch dosierte Starkstromenergie. Einfluß von Maßnahmen pharmakologischer, chirurgischer und serologischer Art auf die künstlich erzeugte Epilepsie. Z. ges. exp. Med. 28, 127—143 (1922).

Schlichtegroll, A. von: Zentrale und periphere Dämpfungswirkungen in der Reihe der Thiophenylpyridylamin-Derivate. Arzneimittel-Forsch. 8, 489—503 (1958).

Schmidt, C. F., and A. E. Livingston: The action of morphine on the mammalian circulation. J. Pharmacol. exp. Ther. 47, 411—441 (1933a).

— — The relation of dosage to the development of tolerance to morphine in dogs. J. Pharmacol. exp. Ther. 47, 443—471 (1933b).

Schoen, R.: Beiträge zur Pharmakologie der Körperstellung und der Labyrinthreflexe. XXII. Mitteilung: Hexeton und Cardiazol. Naunyn-Schmiedeberg's Arch. exp. Path. Pharmak. 113, 257—274 (1926).

Schuebel, K., u. W. Gehlen: Vergleichende Untersuchungen über atmungserregende Pharmaka am morphinvergifteten Kaninchen. Naunyn-Schmiedeberg's Arch. exp. Path. Pharmak. 133, 295—316 (1928).

Seevers, M. H.: Addiction potentialities of morphine, codeine, heroine and dilaudid in the monkey. J. Pharmacol. exp. Ther. 51, 141—142 (1934).

— Opiate addiction in the monkey. I. Method of study. J. Pharmacol. exp. Ther. 56, 147—156 (1936a).

— Opiate addiction in the monkey. II. Dilaudid in comparison with morphine, heroine and codaine. J. Pharmacol. exp. Ther. 56, 157—165 (1936b).

— Animal experimentation in studying addiction to the new synthetics. Ann. N. Y. Acad. Sci. 51, 98—108 (1948).

— Adaptation to narcotics. Fed. Proc. 13, 672—684 (1954).

—, and A. L. Tatum: Chronic experimental barbital poisoning. J. Pharmacol. exp. Ther. 42, 217—231 (1931).

—, and L. A. Woods: The phenomena of tolerance. Amer. J. Med. 14, 546—557 (1953).

Shideman, F. E.: Effects of morphine and its derivatives on intermediary metabolism. IV. The influence of chronic morphine and heroin poisoning on the oxygen consumption of dog, rat and mouse skeletal muscle. J. Pharmacol. exp. Ther. 86, 242—247 (1946).

—, and H. T. Johnson: Acute vascular tolerance to morphine, demerol. and 1,1-diphenyl-1-(dimethylamino-isopropyl)butanone-2 (amidone) in the dog. Fed. Proc. 6, 371—372 (1947).

— — Acute vascular tolerance to morphine, isonipecaine (demerol), and methadon (amidone) in the dog. J. Pharmacol. exp. Ther. 92, 414—420 (1948).

— A. R. Kelly and B. J. Adams: Blood levels of thiopental (Pentothal) following repeated intravenous administration to the dog. Fed. Proc. 7, 255 (1948).

Silver, M. L.: Anat. Rec. 100, 78 (1948); zit. bei Silver u. Pollock.

— R. E. Johnson, R. M. Kark, J. R. Klein, E. P. Monahan and S. S. Zevin: White bread and epilepsy in animals. J. Amer. med. Ass. 135, 757—760 (1947c).

— E. P. Monahan and J. R. Klein: Canine epilepsy caused by flour bleached with nitrogen trichloride (agene). II. Role of amino acids. Proc. Soc. exp. Biol. (N. Y.) 66, 410—412 (1947b).

102 Literatur

SILVER, M. L., and G. H. POLLOCK: Rôle of carbon dioxide and of the hindbrain in agene-induced canine epilepsy. Amer. J. Physiol. 154, 439—442 (1948).
— S. S. ZEVIN, R. M. KARRK and R. E. JOHNSON: Canine epilepsy caused by flour bleached with nitrogen trichloride (agene). I. Experimental method. Proc. Soc. exp. Biol. (N. Y.) 66, 408—409 (1947a).
SMITH, R. G.: The sequence of events in the excitation of the respiratory center by caffeine and some other convulsants. J. Pharmacol. exp. Ther. 33, 147—165 (1928).
SPIEGEL, E.: Bulbocapnine-benzedrine antagonism. J. Pharmacol. exp. Ther. 63, 438—442 (1938).
SPIEGEL, E. A.: Quantitative determination of the convulsive reactivity by electric stimulation of the brain with the skull intact. J. Lab. clin. Med. 22, 1274—1276 (1937).
— Zur Pharmakologie der zentralen Tonusinnervation. Dtsch. Z. Nervenheilk. 124, 104—116 (1932).
—, and E. G. SZEKELY: Prolonged stimulation of the head of the caudate nucleus. A. M. A. Arch. Neurol. 4, 67—77 (1961).
STANTON, E. J.: Dihydromorphinone hydrochloride (dilaudid): its tranquilizing potency, respiratory depressant effects and addiction liability, as tested on the rat. J. Pharmacol. exp. Ther. 56, 252—263 (1935).
— Addiction and tolerance to barbiturates? The effect of daily administration and abrupt withdrawal of phenobarbital-sodium and pentobarbital-sodium in the albino rat. J. Pharmacol. exp. Ther. 57, 245—252 (1936).
— Insulin treatment of morphine abstinence symptoms. J. Pharmacol. exp. Ther. 60, 387 to 395 (1937).
STEIN, W. H., and S. MOORE: The free amino acids of human blood plasma. J. biol. Chem. 211, 915—926 (1954).
STENDER, O., u. C. AMSLER: Beiträge zur Kenntnis der Morphingewöhnung. Arch. exp. Path. Pharmakol. 160, 195—204 (1931).
STERN, P., u. D. MITROVIĆ-KOCIĆ: Pharmakologische Analyse der Bulbocapnin-Katalepsie an der Maus. Arch. int. Pharmacodyn. 116, 489—498 (1958).
— D. RATKOVIĆ and Ž. FUKS: Pharmacological influences on intentional tremor. Arch. int. Pharmacodyn. 130, 1—8 (1961).
STILLE, G., u. I. BRUNCKOW: Die ganglioplegische Wirkung von 3-Alkylaminoalkyl-Hydantoine Arzneimittel-Forsch. 4, 723—725 (1954).
STONE, C. A., K. L. MECKELNBURG and M. L. TORCHIANA: Antagonism of nicotine-induced convulsions by ganglionic blocking agents. Arch. int. Pharmacodyn. 117, 419—434 (1958).
STUMPF, CH.: Die Wirkung des Nicotin auf die Hippocampustätigkeit des Kaninchens. Naunyn-Schmiedeberg's Arch. exp. Path. Pharmak. 235, 421—436 (1959).
SUNG, CHEN-YU, and E. L. WAY: Studies on the fate of d,l-methadone in rats made tolerant to the compound. J. Pharmacol. exp. Ther. 101, 34 (1951).
— — and K. G. SCOTT: Studies on the relationship of metabolic fate and hormonal effects of D,L-methadone to the development of drug tolerance. J. Pharmacol. exp. Ther. 107, 12—23 (1953).
SWANSON, E. E., M. M. WEAVER and K. K. CHEN: Amer. J. Med. Sci. 193, 246 (1937); zit. bei CH. M. GRUBER and G. F. KEYSER: J. Pharmacol. exp. Ther. 86, 186—196 (1946).
SWINYARD, E. A.: Validity of laboratory anticonvulsant tests for predicting antiepileptic potency and specifity. Fed. Proc. 6, 376 (1947).
— Laboratory assays of clinically effective antiepileptic drugs. J. Amer. pharm. Ass. 38, 201—204 (1949a).
— Effect of extracellular electrolyte depletion on brain electrolyte pattern and electroshock seizure threshold. Amer. J. Physiol. 156, 163—169 (1949b).
— W. C. BROWN and L. S. GOODMAN: Comparative assays of antiepileptic drugs in mice and rats. J. Pharmacol. exp. Ther. 106, 319—330 (1952).
— L. CHIN and E. FINGL: Withdrawal hyperexcitability following chronic administration of meprobamate to mice. Science 125, 739—741 (1957).
—, and L. S. GOODMAN: Laboratory assay of anticonvulsant potency of some hydantoinates. Fed. Proc. 5, 205—206 (1946).
SZERB, J. C., and D. H. McCURDY: Concentration of morphine in blood and brain after intravenous injection of morphine in non-tolerant. tolerant and neostigmine-treated rats. J. Pharmacol. exp. Ther. 118, 446—450 (1956).
TANABE, T., and E. J. CAFRUNY: Adrenal hypertrophy in rats treated chronically with morphine. J. Pharmacol. exp. Ther. 122, 148—153 (1958).
TARTLER, O. P.: Über den Antagonismus und Synergismus zwischen einigen Analepticis und Medinal. Naunyn-Schmiedeberg's Arch. exp. Path. Pharmakol. 143, 65—78 (1929).

TATUM, A. L., K. H. COLLINS and M. H. SEEVERS: Further observations in experimental chronic morphinism. J. Pharmacol. exp. Ther. **31**, 213—214 (1927).
— M. H. SEEVERS and K. H. COLLINS: Morphine addiction and its physiological interpretation on experimental evidence. J. Pharmacol. exp. Ther. **36**, 447—475 (1929).
TEDESCHI, D. H., E. A. SWINYARD and L. S. GOODMAN: Effects of variations in stimulus intensity on maximal electroshock seizure pattern, recovery time, and anticonvulsant potency of phenobarbital in mice. J. Pharmacol. exp. Ther. **116**, 107—113 (1956).
— R. E. TEDESCHI, L. COOK, P. A. MATTIS and E. J. FELLOWS: The neuropharmacology of trifluoperazine: a potent psychotherapeutic agent. Arch. int. Pharmacodyn. **122**, 129—143 (1959).
TEN CATE, J., et D. W. SWIJGMAN: Localisation de l'origine des convulsions produites par le cardiazol et la coramine. Arch. int. Pharmacodyn. **70**, 293—306 (1945).
THIENES, C. H., and L. E. DETRICK: Morphine addiction and withdrawal: Effect of calcium therapy and tissue hydration. J. Pharmacol. exp. Ther. **66**, 36 (1939).
THUILLIER, J., A. BURGER et P. MOUILLE: Contribution à l'étude du syndrome moteur provorqué chez la souris par l'amino-dipropionitrile (souris tournantes). C. R. Soc. Biol. (Paris) **147**, 1052—1055 (1953).
— — Contributation à l'étude du syndrome moteur provoqué chez la couris par l'amino-dipropionitrile (souris tournantes). Experientia (Basel) **10**, 223—224 (1954).
—, et H. NAKAJIMA: Action comparée des drogues psychotropes sur les "souris tournantes" provoquées par l'imino-β,β'-dipropionitrile. In: Psychotropic Drugs. p. 136—158. Elsevier Publishing Company 1957.
TOMAN, J. E. P.: Neuropharmacologic considerations in psychic seizures. Neurology **1**, 444—460 (1951).
—, and L. S. GOODMAN: Anticonvulsants. Physiol. Rev. **28**, 409—432 (1948).
TORDA, C.: Ammonium ion content and electrical activity of the brain during preconvulsive and convulsive phases induced by various convulsants. J. Pharmacol. exp. Ther. **107**, 197—203 (1953).
TRIPOD, J., H. J. BEIN and R. MEIER: Characterization of central effects of serpasil (reserpin, a new alkaloid of rauwolfia serpentina B.) and of their antagonistic reactions. Arch. int. Pharmacodyn. **96**, 406—423 (1953).
UDENFRIEND, S., and S. P. BESSMAN: The hydroxylation of phenylalanine and antipyrine in phenylpyrurc oligophrenia. J. biol. Chem. **203**, 961—966 (1953).
—, and J. R. COOPER: The enzymatic conversion of phenylalanine to tyrosine. J. biol. Chem. **194**, 503—511 (1952).
VOSS, J.: Pentamethylentetrazol (Cardiazol). III. Mitteilung: Über die Wirkung von Cardiazol bei peroraler Applikation. Naunyn-Schmiedeberg's Arch. exp. Path. Pharmak. **118**, 259—266 (1926).
VOSS, J. N.: Über das Verhalten halbseitig großhirnloser Tiere und Bulbocapnin in mittleren Gaben. Pflügers Arch. ges. Physiol. **243**, 496—504 (1940).
WACHTEL, C.: Nachweis und Bestimmung des Morphins und anderer Alkaloide in tierischen Ausscheidungen und Organen. Biochem. Z. **120**, 265—283 (1921).
WAGNER, J. R., and C. A. ELVEHJEM: J. Nutr. **28**, 431 (1944); zit. bei NEWELL u. Mitarb. (1948).
WAISMAN, H. A., H. L. WANG, H. HERLOW and R. R. SPONHOLZ: Experimental phenylketonuria in the monkey. Proc. Soc. exp. Biol. (N. Y.) **101**, 864—865 (1959).
— — G. PALMER and H. F. HARLOW: Phenylketonuria in infant monkeys. Nature (Lond.) **188**, 1124—1125 (1960).
WASTL, H.: Influence of various salts on metrazol reactions. Arch. int. Pharmacodyn. **66**, 397—408 (1941).
WATT, J. M.: The influence of cardiazol on the cardio-vascular system and its utility in cases of circulatory failure. Arch. int. Pharmacodyn. **36**, 225—232 (1936).
WAWZONEK, S., I. V. POSETI, R. S. SHEPARD and L. G. WIEDENMANN: Epiphysal plate lesions, degenerative arthritis, and dissecting aneurysm of the aorta produced by aminonitriles. Science **121**, 63—65 (1955).
WAY, E. L., CHEN-YU SUNG and J. M. FUJIMOTO: The effect of adrenalectomy on the development of tolerance to morphine and methadone. J. Pharmacol. exp. Ther. **110**, 51—52 (1954).
WEGER, P., u. C. AMSLER: Beschleunigung der Gewöhnung an Morphin bzw. Verzögerung der Entwöhnung davon durch Vitamin D-Mangel. Naunyn-Schmiedeberg's Arch. exp. Path. Pharmak. **183**, 9—12 (1936a).
— — Weiteres zum Problem der Gewöhnung am Morphin. Naunyn-Schmideberg's Arch. exp. Path. Pharmak. **181**, 489—493 (1936b).

WERNER, H. W., and A. L. TATUM: A comparative study of the stimulant analeptics picrotoxin, metratzol and coramine. J. Pharmacol. exp. Ther. **66**, 260—278 (1939).

WIDLOCHER, D., H. NAKAJIMA et J. THUILLIER: Action des monoéthylamide (LAE) et diéthylamide (LSD) de l'acide lysergique sur le comportement de la Souris tournante provoquée par l'imino-β,β'-dipropionitrile. C. R. Soc. Biol. (Paris) **151**, 668—670 (1957).

WIENKE, H.: Zur Frage der Beeinflussung der Elektro- und Cardiazolkrampfschwellen durch vegetative Nervengifte. Naunyn-Schmiedeberg's Arch. exp. Path. Pharmak. **217**, 312 (1953).

WIKLER, A.: Hindlimb reflexes in chronic spinal dogs during a cycle of morphine addiction. Fed. Proc. **4**, 141 (1945).

— Reactions of chronic totally decorticated dogs during a cycle of morphine addiction. Fed. Proc. **5**, 212—213 (1946).

—, and K. FRANK: Tolerance and physical dependence in intact and chronic spinal dogs during addiction to 10820 (4,4-diphenyl-6-dimethylamino-heptanone-3). Fed. Proc. **6**, 384 (1947).

— — Hindlimb reflexes of chronic spinal dogs during cycles of addiction to morphine and methadon. J. Pharmacol. exp. Ther. **94**, 382—400 (1948).

WINDLE, W. F., J. CAMMERMEYER, E. R. FERINGA, J. JORALEMON, J. O. SMART and M. P. McQUILLEN: Tremor in African green monkeys. Fed. Proc. **15**, 202 (1956).

WINIWARTER, F.: Über die Wirkung von Schlafmitteln, Antipyreticis und Analepticis auf normale und großhirnlose Tauben. Arch. exp. Path. Pharmak. **185**, 95—101 (1937).

WINTER, C. A., and L. FLATAKER: Studies on heptazone (6-morpholino-4,4-diphenyl-3-heptanone hydrochloride) in comparison with other analgesic drugs. J. Pharmacol. exp. Ther. **98**, 305—317 (1950).

WIRTH, W.: Zur pharmakologischen Wirkung von Promazin. Arzneimittel-Forsch. **8**, 507—511 (1958).

— R. GÖSSWALD, U. HÖRLEIN, K.-H. RISSE u. H. KREISKOTT: Zur Pharmakologie acylierter Phenothiazin-Derivate. Arch. int. Pharmacodyn. **115**, 1—31 (1958).

— — u. W. VATER: Zur Pharmakolgie acylierter Phenothiazin-Derivate. Arch. int. Pharmacodyn. **123**, 78—114 (1959).

WOLF, J.: Versuche zum Nachweis exzitierender Wirkungen narkotischer Stoffe und Rauschgifte mit Hilfe des Elektroschockverfahrens. Naunyn-Schmiedeberg's Arch. exp. Path. Pharmak. **214**, 14—28 (1951).

WOLF-HEIDEGGER, G., F. SCHÜRMANN u. J. MEIER: Erbliche Drehbewegungen bei Mäusen. Verh. schweiz. Naturforsch. Ges. 1941, 205.

WOODBURY, D. M., R. E. HURLEY, N. G. LEWIS, M. W. McARTHUR, W. W. COPELAND, J. F. KIRSCHVINK and L. S. GOODMAN: Effect of thyroxine, thyroidectomy and 6-n-propyl-2-thiouracil on brain function. J. Pharmacol. exp. Ther. **106**, 331—340 (1952).

WOODBURY, J. W., J. SIMONS, R. EVANS, T. Y. BURTON and J. E. P. TOMAN: Effect of diphenylhydantoin on recovery of various central nervous functions following maximal electroshock seizures in cats. Amer. J. Physiol. **155**, 479—480 (1948).

WOODBURY, L. A., and V. D. DAVENPORT: Design and use of a new electroshock apparatus, and analysis of factors altering seizure threshold and pattern. Arch. int. Pharmacodyn. **92**, 97—107 (1952).

—, and E. A. SWINYARD: Energy requirements for the electrical production of seizures. Fed. Proc. **6**, 230 (1947).

WOODS, L. A., J. B. WYNGAARDEN and M. H. SEEVERS: The addiction potentialities of 1,1-diphenyl-1-(dimethylaminopropyl)-butanone-2 (amidone) in the monkey. Fed. Proc. **6**, 387 (1947a).

— — — Addiction potentialities of 1,1-diphenyl-1-(beta-dimethylaminopropyl)-butanone-2-hydrochloride (amidone) in the monkey. Proc. Soc. exp. Biol. (N. Y.) **65**, 113—114 (1947b).

WOOLFE, G., and A. D. McDONALD: Evaluation of the analgesic action of pethidine hydrochloride (demerol). J. Pharmacol. exp. Ther. **80**, 300 (1944); zit. bei H. ISBELL, A. WIKLER, N. B. EDDY, J. L. WILSON and C. F. MORAN: J. Amer. med. Ass. **135**, 888—894 (1947).

WOOLLEY, D. E., P. S. TIMIRAS, M. R. ROSENZWEIG, D. KRECH and E. L. BENNETT: Sex and strain differences in electroshock convulsions of the rat. Nature (Lond.) **190**, 515—516 (1961).

ZAUDER, H. L.: The effect of certain analgesic drugs and adrenal cortical hormones on the brain of normal and hypophysectomized rats as measured by the thiobarbituric acid reagent. J. Pharmacol. exp. Ther. **101**, 40—46 (1951).

— The effect of prolonged morphine administration on the in vivo and in vitro conjugation of morphine in rats. J. Pharmacol. exp. Ther. **104**, 11—19 (1952).

ZETLER, G.: Substanz P, ein Polypeptid aus dem Darm und Gehirn mit depressiven, hyper-
  algetischen und Morphin-antagonistischen Wirkungen auf das Zentralnervensystem.
  Naunyn-Schmiedeberg's Arch. exp. Path. Pharmak. **228**, 513—538 (1956).
— Der Harmin-Tremor und seine Antagonisten. Naunyn-Schmiedeberg's Arch. exp. Path.
  Pharmak. **231**, 34—54 (1957).
— Versuche zur antikonvulsiven Wirksamkeit des Polypeptids SubstanzP. Naunyn-Schmiede-
  berg's Arch. exp. Path. Pharmak. **237**, 11—16 (1959).
— K. MAHLER u. F. DANIEL: Versuche zu einer pharmakologischen Differenzierung katalep-
  tischer Wirkungen. Naunyn-Schmiedeberg's Arch. exp. Path. Pharmak. **238**, 486—501
  (1960).
—, u. E. MOOG: Die Bulbocapnin-Katatonie, ihre Synergisten und Antagonisten. Naunyn-
  Schmiedeberg's Arch. exp. Path. Pharmak. **232**, 442—458 (1958).
— W. MÜLLER u. I. WARM: Jactatio capitis, eine pharmakologisch ausgelöste Stereotypie
  der Maus. Naunyn-Schmiedeberg's Arch. exp. Path. Pharmak. **237**, 247—263 (1959).
ZIPF, K., W. A. WINDSCHUS u. F. KOKOSCHKA: Zur Wirkung von Cardiazol, Coramin, Hexeton,
  Strychnin und Ikoral gegenüber Narkotica. Naunyn-Schmiedeberg's Arch. exp. Path.
  Pharmak. **185**, 113—124 (1937).

Neuropathologische Methoden

Von

H. Petsche

Mit 48 Abbildungen

I. Experimentelle Erzeugung von Entmarkungserkrankungen

(Entmarkung als führendes Symptom)

a) Allgemeines

Eine zusammenfassende Darstellung der Versuche, menschliche Erkrankungen des ZNS beim Tier zu erzeugen, ist vor allem deshalb schwierig, weil die somatischen Unterschiede zwischen Mensch und Tier vielschichtig sind. Kaum eine Erkrankung gibt es, die beim Menschen und einer Tierspecies in derselben Weise verläuft. Außerdem sind Ätiologie und Genese einer Erkrankung oft so wenig bekannt, daß eine Einteilung nach diesem Prinzip wohl nur als vage Richtlinie zu nehmen ist.

Am schwersten ist es, bei den mit Entmarkung einhergehenden Erkrankungen Vergleiche zwischen Mensch und Tier zu ziehen. Nicht einmal der Titel dieses Kapitels kann eindeutig sein; er bedarf einer näheren Erläuterung.

Die in diesem Abschnitt zusammengestellten experimentellen Beiträge haben den Sinn, den menschlichen Entmarkungserkrankungen ein Korrelat gegenüberzustellen, ein möglichst getreues Modell der Erkrankung am Tier, dessen Verhalten experimentell studiert werden kann, ohne daß dem Wissenschaftler durch ethische Grundsätze Einschränkungen auferlegt sind, die Experimente am kranken Menschen verbieten. Das Ziel der Mehrzahl der Arbeiten ist es, dem Wesen der Multiplen Sklerose näherzukommen, jener demyelinisierenden Erkrankung, die in zunehmendem Maße zu einem soziologischen Problem wird und über deren Pathophysiologie noch wenig bekannt ist. Trotz der zahlreichen Bemühungen gerade auf diesem Feld sind noch keine experimentellen Maßnahmen bekannt, die eine der chronischen Form der Multiplen Sklerose identische Erkrankung erzeugen könnten. Es gibt zwar spontane Entmarkungserkrankungen beim Tier, die zahlreiche Analogien zur menschlichen Multiplen Sklerose aufweisen. Aber selbst wenn man die Möglichkeit verschiedener Verlaufsformen durch artspezifische Unterschiede mit in Rechnung stellt, entbehrt jeder Versuch der Identifizierung einer gesicherten Grundlage. Scherer hat zwar 1944 in seiner Monographie eine Form der Hundestaupe als „Akute Multiple Sklerose des Hundes" bezeichnet und sie der entsprechenden Form beim Menschen gleichgesetzt. Heute, nachdem mehr über die Komplexität des Begriffes Hundestaupe bekannt ist, kann diese Ansicht nicht mehr aufrechterhalten werden. Und Frauchiger hat erst jüngst wieder (1957) mit Entschiedenheit eine solche Identifizierung auf Grund pathologischer Überlegungen abgelehnt.

Selbst die durch dieselben Erreger erzeugten Entmarkungserkrankungen unterscheiden sich in ihrer Pathologie in einigen Zügen bei Mensch und Tier.

Weitere Verwirrung wurde dadurch geschaffen, daß bei vielen der experimentell erzeugten Entmarkungserkrankungen eine allergische Genese hochwahrscheinlich ist, wenn auch der Nachweis der Antikörper und des allergisierenden Stoffes noch nicht gelungen ist. Eine solche Genese ist aber nur für einen Teil der menschlichen Entmarkungserkrankungen wahrscheinlich, wie etwa für die postvaccinalen Encephalitiden. Die Ätiologie der Multiplen Sklerose dagegen, die den Hauptanteil von Erkrankungsfällen bildet, ist heute noch unbekannt, und die Argumente für und wider ihre allergische Natur halten einander die Waage.

Aus diesen Gründen wurde versucht, in diesem Kapitel alles zusammenzustellen, was über experimentelle Entmarkung bekannt ist, ohne aber im einzelnen Fall immer darüber Rechenschaft abgeben zu können, ob für eine bestimmte Art der Entmarkung auch der Begriff Krankheit zutrifft. Die Entmarkung ist nur ein Symptom. Doch die Grenzen zwischen den Begriffen „Symptom" und „Erkrankung" beginnen dann zu zerfließen, wenn das Symptom das entscheidende Charakteristicum für die Erkrankung wird.

Die Demyelinisierung ist die für ein besonderes Substrat, nämlich die weiße Substanz, charakteristische Antwort auf Läsionen (Hurst 1952). Sie ist schon deshalb ein besonders auffallender Zug im pathologischen Bild, weil die Markscheide auf Einflüsse verschiedenster Art besonders empfindlich reagiert. Sie zerfällt früher als andere nervöse Substanzen. Dies ist ein weiterer Grund zur Vorsicht, von „Entmarkungskrankheiten" überhaupt zu sprechen. Frauchiger (1957) schlägt deshalb vor, den Begriff Entmarkungskrankheiten auf die tatsächlich vorkommenden „echten" Erkrankungen mit Entmarkung zu beschränken (M. S., M. Schilder, Konzentrische Sklerose, Neuromyelitis optica, Metachromatische Leukoencephalitis u. a.) und diesen alle anderen, mit Entmarkung gekoppelten Prozesse als Pseudodemyelinisationen gegenüberzustellen. Allerdings ist auch dieser Vorschlag nicht geeignet, ein ordnendes Prinzip zu schaffen.

Als Symptom kann Entmarkung durch mannigfaltiges Vorgehen erzeugt werden: Am bekanntesten sind Vergiftungen (Kohlenmonoxyd, Cyanid, Barbiturate), endo- und exogene Toxine (Saponin, Sodiumtaurochlorat, Streptolysin, Clostridium Welchii Toxin, Schlangengifte, Bienengift), Mangelzustände (Sauerstoffmangel, Vitamin B-Mangel, langes Hungern), experimentelle Thrombosen und Mikroembolien, experimentelle Ödeme, Infektionen des ZNS (bei der Hundestaupe ist nach Hurst, Cooke und Melvin, 1943, das Virus selbst die Ursache der Demyelinisierung, indem es die weiße Substanz direkt angreift), und schließlich die zahlreichen Antigen-Antikörperreaktionen.

b) Beim Menschen vorkommende entzündliche Entmarkungserkrankungen
(Entmarkungserkrankungen im engeren Sinn nach Hallervorden)

Bevor die experimentellen Arbeiten im einzelnen behandelt werden, soll ein kurzer Überblick über die menschlichen entzündlichen Entmarkungserkrankungen gegeben werden. Die Einteilung der mit Entmarkung einhergehenden Encephalomyelitiden beim Menschen ist zwar im einzelnen noch problematisch, doch kann man sie vom histopathologischen Standpunkt aus mit Pette (1942) zu zwei großen Gruppen zusammenfassen: Dem Formenkreis der perivenösen Encephalomyelitiden nach Spatz und dem Formenkreis der sklerosierenden Encephalomyelitiden, insbesondere der Multiplen Sklerose. Zur ersten Gruppe gehören die Encephalomyelitiden nach Virusinfektionen (nach Schutzimpfungen, nach Seruminjektionen) und die Encephalomyelitiden im Gefolge klimatischer Einwirkungen (Pette 1952). Zur zweiten Gruppe zählen vor allem die Multiple Sklerose und die Encephalitis periaxialis diffusa Schilder. Die durch experimentelle Maßnahmen erzeugten Encephalomyelitiden gehören vorwiegend der ersten Gruppe an. So sagt SCHALTENBRAND in seiner Diskussion über die Beziehungen zwischen MS und experimenteller Entmarkungsencephalomyelitis am III. Internationalen Kongreß für Neuropathologie (1957):

„Die bedeutungsvollen Untersuchungen mit der Freundschen Technik haben ihre Bewährungsprobe bestanden. Das so ausgelöste Geschehen muß heute als wesentlicher Faktor auch in der menschlichen Pathologie angesehen werden. Ich glaube, es herrscht allgemeine Übereinstimmung darüber, daß vor allem die sogenannten parainfektiösen Encephalomyelitiden durch dieses Geschehen erklärt werden können, und ich glaube, daß man diese Erklärung mit großer Wahrscheinlichkeit auch auf die Neuromyelitis optica anwenden kann."

Allerdings entsprechen die Läsionen nur unvollkommen denjenigen der menschlichen Leukoencephalitiden; am ehesten könnten noch Läsionen bei Hunden, mit derselben Technik erzielt, mit ihrem massiven Aspekt, den scharf umschriebenen Herden und dem häufigen Vorkommen von Fettkörnchenzellen mit der menschlichen akuten Multiplen Sklerose verglichen werden.

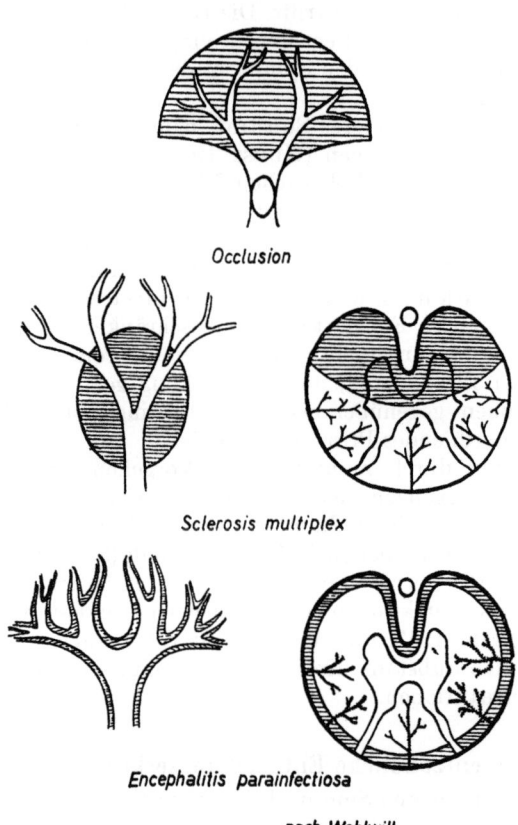

Occlusion

Sclerosis multiplex

Encephalitis parainfectiosa

nach Wohlwill

Abb. 1. Ausbreitung der Herde (Modif. nach WOHLWILL 1939) bei Embolie (Versorgungsgebiet des Gefäßes), multipler Sklerose (Diffusion ohne Rücksicht auf Strukturen) und parainfektiöser Encephalitis („Säume" an Gefäßen und Oberflächen). (Aus HALLERVORDEN 1952)

Fassen wir kurz die für die Multiple Sklerose charakteristischen Befunde zusammen, um sie den experimentell erhaltenen gegenüberstellen zu können: Nach PETERS (1958) stellt die Entmarkung bei der Multiplen Sklerose den primären und selbständigen Vorgang dar und nicht die Folge einer serösen Entzündung. Eine Abhängigkeit vom Gefäßsystem besteht im Gegensatz zur perivenösen Encephalitis nur an einer umschriebenen Stelle. Von dort breitet sich die Entmarkung wie ein Tintenklecks auf Löschpapier (REDLICH) aus, ohne Rücksicht auf die Gewebsstrukturen. Die Läsionen liegen meist periventrikulär, subpial und perivasculär. Bei der Schilderschen Erkrankung formiert sich die Entmarkung in großen, symmetrischen Herden im Hemisphärenmark und führt sekundär zu Degenerationen. Bei der konzentrischen Sklerose sind sie zwiebelschalenartig (BALO) und bei der Neuromyelitis optica kommen sie nur im Nervus opticus und im Rückenmark vor, dort aber meist ausgedehnt und konfluierend.

Histologisch finden sich bei der Multiplen Sklerose sowohl scharf begrenzte Markscheidenausfälle als auch diffuse Markscheidenlichtungen. In frischeren Herden finden sich eine Gliareaktion mit zahlreichen Fettkörnchenzellen sowie entzündliche Veränderungen als lympho-plasmacelluläre, perivasculäre und interstitielle Infiltration. Die Ganglienzellen selbst sind der Noxe gegenüber auffallend resistent. Die Achsencylinder werden zwar betroffen, regenerieren aber möglicherweise bis zu einem bestimmten Grad, so daß sie in älteren Herden relativ intakt erscheinen. In älteren Herden kommt es zu einer mesenchymalen Organisation. Die Gefäße sind in den Herden relativ vermehrt, was jedoch durch Schrumpfung des Hirngewebes vorgetäuscht sein dürfte. Das Endstadium des Herdes ist ein wie ausgestanzter "plaque".

Zur Zeit bestehen noch verschiedene Hypothesen über die Entstehung dieser Erkrankung; die Möglichkeiten einer spezifisch infektiösen, einer toxischen, einer fermentativen, einer allergischen, bzw. einer vasculären Ätiologie wurden von verschiedenen Autoren in Erwägung gezogen. Auf die Problematik im einzelnen kann hier nicht näher eingegangen werden.

c) Spontane Entmarkungserkrankungen beim Tier

Affe. Nicht so selten wird an Affen in zoologischen Gärten eine demyelinisierende Erkrankung festgestellt, die durch multiple, zum Teil konfluierende, scharf begrenzte Herde in Gehirn und Rückenmark auffällt (SCHOB 1931; LEVADITI, LEPINE und SCHOEN 1930; GÄRTNER 1932, 1933; DAVISON 1934; SCHERER 1944; u. a.). Im Fall LEVADITIS fanden sich besonders große, symmetrische Erweichungen in der weißen Substanz bei einem Rhesusaffen, weshalb LEVADITI die Erkrankung mit dem M. Schilder verglich. SCHOB fand an zwei Orang Utans multiple, teils konfluierende Herde ohne jede Infiltration. Auch die Hinterstränge und der N.opticus waren degeneriert. DAVISON beschrieb vermutlich dieselbe Erkrankung an einem Papio cynocephalus, und GÄRTNER plädiert für die infektiöse Natur der Erkrankung: Ihm gelang es, durch intramuskuläre Überimpfung von 1,5 cm³ Liquor eines erkrankten Orang Utans auf einen Rhesusaffen dieselbe Erkrankung zu erzeugen, wogegen ein mit Blut beimpfter Affe nicht erkrankte. Hirnsubstanz des erkrankten Rhesusaffen wurde an eine Meerkatze im. weiter verimpft. Das Tier erkrankte ebenfalls. Das histologische Bild bei all den drei Tieren sei sehr ähnlich gewesen, und GÄRTNER glaubt, diese Spontanerkrankung des Affen zwischen die Multiple Sklerose und die Schildersche Erkrankung stellen zu dürfen. Auch KING und MEEHAN (1948) treten für eine epizootische Natur dieser Erkrankung ein; jedoch wurde über weitere gelungene Übertragungsversuche nichts bekannt.

Bei *Lämmern* kommt eine Entmarkungserkrankung vor, welcher INNES (1950) zahlreiche Studien gewidmet hat, das Sway-back. Es handelt sich um eine nichtfieberhafte Lähmung neugeborener und junger Lämmer, die in England in manchen Gegenden und Jahren (1950) 70 bis 90% des Bestandes befiel. Die klinischen Symptome sind Ataxie, spastische Paresen und Blindheit. Im Gehirn sind symmetrische Demyelinisierungen besonders in der weißen Substanz zu finden, der Cortex ist erhalten. Entzündungserscheinungen fehlen. INNES beschreibt auch Höhlenbildungen durch Verflüssigung der weißen Substanz. Die Ähnlichkeit mit der Schilderschen Erkrankung ist groß. HALLERVORDEN (1952) ebenso wie SCHERER (1944) vergleichen sie mit der Leukodystrophie.

Ätiologisch spielt beim Sway-back das Kupfer eine gewisse Rolle, die in ihrer Gesamtheit aber noch nicht geklärt ist. Kupfer, als Nahrungszusatz, hat einen prophylaktischen Effekt. Allerdings ist das Sway-back keine Kupfermangelkrankheit per se, da es auch in Gegenden vorkommt, wo der Kupfergehalt der Böden normal ist, es aber andererseits nicht überall auftritt, wo wenig Kupfer im Boden enthalten ist. Möglicherweise spielt dabei auch Molybdän eine Rolle, das nach DICK und BULL (1945) die Absorption von Kupfer hemmt. Ganz klar ist allerdings die Ätiologie dieser Erkrankung noch immer nicht: In England ist z. B. das Sway-back die einzige Kupfermangelkrankheit, in Holland und Schleswig-Holstein dagegen die Lecksucht, eine marantische Anämie.

Beträchtliches Aufsehen hat die Nachricht erregt, daß einige Personen, die an experimentellen Untersuchungen des Sway-back beteiligt waren, an Multipler Sklerose erkrankten (CAMPBELL u. Mitarb. 1947). Mehr ist aber bis heute über solche Zwischenfälle nicht bekannt geworden.

Eine künstliche Erzeugung dieser Erkrankung ist bisher nicht gelungen.

Einzelne Fälle demyelinisierender Erkrankungen, die spontan auftraten, jedoch für die experimentelle Forschung von geringerer Bedeutung sind, wurden beim *Bären*, beim *Tiger*, beim *Leoparden*, beim *Pferd*, beim *Elch* und bei der *Ziege* beschrieben. PAPPENHEIMER beschrieb 1952 zwei Fälle einer demyelinisierenden Erkrankung bei erwachsenen *Ratten*. Tierpassagen gelangen nicht. Eine ausführliche Literaturzusammenstellung über die spontanen Entmarkungserkrankungen bei Tieren wurde von KING und MEEHAN (1948) gegeben.

Eine Erkrankung erfordert besondere Beachtung, weil Übertragungsversuche positiv ausgefallen sind. Diese Erkrankung, Visna, wurde von 1935 bis 1951 bei *Schafen* in Island beobachtet und verbreitete sich schließlich so stark, daß in den Jahren 1950—1951 der gesamte Schafbestand zerstört wurde. Seitdem ist die Erkrankung bis zur Publikation (SIGURDSSON, PALSSON und GRIMSSON 1957) nicht wieder aufgetreten.

Die folgende Tabelle gibt eine Zusammenstellung der wichtigsten, bei Mensch und Tier beobachteten spontanen Entmarkungserkrankungen (modifiziert nach HURST, FRAUCHIGER und FANKHAUSER).

Tabelle 1

Erkrankung	mögliches Äquivalent beim Tier	Ursache
a) *Entmarkungserkrankungen im engeren Sinn beim Menschen* (nach HALLERVORDEN)		
Multiple Sklerose		
chronische Form	—	unbekannt
akute Form	vergleichbar spontan beim Hund	unbekannt
Morbus Schilder	—	unbekannt
konzentrische Sklerose (BALO)	—	unbekannt
Neuromyelitis optica (DEVIC)	—	unbekannt
Postvaccinale Encephalomyelitis	nach Wutschutzimpfung (Hund) nach Geflügelpestimpfung (Huhn)	wahrscheinlich allergisch
Para- und postinfektiöse Encephalomyelitis	spontan nicht sicher	allergisch oder direkte Virus-wirkung
b) *Symptomatische Entmarkung*		
Cyankali, Kohlenmonoxyd, Natriumazid, Hypoxie	experimentell erzeugbar	toxisch
Schlangengift, Bienengift, Cl. Welchii Toxin, Saponin	experimentell erzeugbar	toxisch
künstliche Fette	experimentell erzeugbar	toxisch
Forssman-Syndrom	experimentell erzeugbar	toxisch
Ultraschall	experimentell erzeugbar	mechanisch
Ionisierende Strahlung	experimentell erzeugbar	primär: spezifisch sekundär: über Gefäßsystem

Die mit Entmarkung einhergehenden spontanen Viruserkrankungen der Tiere können fast durchwegs experimentell erzeugt werden und sind im Viruskapitel behandelt.

Eine Erkrankung verdient wegen ihrer Sonderstellung besondere Erwähnung: die *Hundestaupe*. Die Staupeencephalitis ist nach FRAUCHIGER und FANKHAUSER (1957) noch kein fest definierter und ätiologisch untermauerter Krankheitsbegriff. Die Verfasser geben in ihrer Monographie zu, daß sie noch kein anderes Ordnungsprinzip sehen, diese Gruppe abzugrenzen, als das des Ausschlusses, indem alle ätiologisch abgeklärten Erkrankungen zuerst abgesondert werden, worauf der Rest der Encephalitiden nach pathologisch-histologischen Gesichtspunkten geordnet werden soll. Die Frage bleibt offen, ob für alle die verschiedenen Verlaufsformen das klassische Staupevirus als Erreger in Betracht kommt. Die Literatur über dieses Gebiet ist groß und verwirrend. FRAUCHIGER und FANKHAUSER versuchen drei klinische Gruppen abzugliedern: eine seröse Meningoencephalitis, eine disseminierte, vorwiegend lympho-plasmacytäre Meningoencephalomyelitis und eine herdförmige Meningoencephalomyelitis. Markscheidenausfälle kommen besonders bei der dritten Gruppe vor: Das Mark ist ödematös, zeigt wabigen Zerfall und im Markscheidenbild mottenfraßartige Ausfälle. Zahlreiche, mit Fettgranula beladene gliogene Gitter- und Körnchenzellen treten auf. Die Gefäße sind dagegen oft nur geringfügig infiltriert. Daneben kommen besonders im Kleinhirn und in der Brücke, im Rückenmark, Mittelhirn, in den Stammganglien und im Cortex auch scharf abgegrenzte Herde mit intensiver Gliaproliferation vor. Die Ganglienzellen innerhalb dieser Herde sind oft erstaunlich gut erhalten.

Befriedigende Versuche, eine Erkrankung des ZNS durch Überimpfung von MS-Liquor oder -serum auf Tiere zu erzeugen, wurden bisher nicht mitgeteilt, abgesehen von den schon besprochenen Versuchen von SCHALTENBRAND und einigen Versuchen aus der älteren Literatur, die aber nicht reproduziert werden konnten. Gelegentlich kam es zu unspezifischen Reaktionen nach intracerebraler Impfung (Lähmung der Hinterbeine, JENSEN und SCHRÖDER 1923), wie sie HURST 1932 beschrieben hat und wobei sich kein pathologisches Korrelat findet.

Eine Sonderstellung nehmen die Versuche BEHRS (1924) ein: Der Autor ging von der Annahme aus, der „Erreger" der Multiplen Sklerose müsse von der Siebbeinschleimhaut einwandern, da der N.opticus so häufig im Frühstadium befallen ist. BEHR impfte 4 Kaninchen mit Siebbeinschleimhaut von Patienten mit retrobulbärer Neuritis subdural. Bei allen Tieren kam es zu einer retrobulbären Neuritis, bzw. Neuritis nervi optici, die in Atrophie überging. Bei einigen Tieren traten später spastische Paresen, bzw. Hypotonie der Extremitäten auf. Auch Schleimhautüberimpfung von einem Gesunden erzeugte diese Veränderungen. Makroskopische Veränderungen im Hirn wurden nicht gefunden, mikroskopische wurden nicht publiziert. Weitere Versuche in dieser Richtung wurden nicht angestellt; über den Wert der Behrschen Versuche kann deshalb noch nicht abschließend geurteilt werden.

d) Experimentelle Beiträge zur Entmarkung

Entmarkungen in Gehirn und Rückenmark können durch *Hypoxie* erzeugt werden. Eine umfassende Literaturübersicht über die Erzeugung hypoxischer Schädigungen findet sich bei ALTMANN und SCHUBOTHE (1942). Sehr systematische Experimente zu dieser Frage wurden von MORRISON (1946) ausgeführt.

Die Tiere (Hunde) wurden entweder in einer luftdichten Kammer oder durch eine Maske mit einem Stickstoff-Sauerstoffgemisch beatmet. Das Kohlendioxyd wurde in der Kammer durch Ätznatron absorbiert.

Auf diese Weise wurden 25 Hunde an 6 Tagen der Woche für je 3—4 Std 1—40mal behandelt. Der Sauerstoffgehalt schwankte bei den Versuchen zwischen 13 und 4,5%. Außerdem wurden Affen bis zu einer simulierten Höhe von 10000 m in einer Druckkammer behandelt. Wurde der dieser Höhe entsprechende Sauerstoffdruck für 25 min aufrechterhalten, so traten schon nach einmaliger Behandlung ausgedehnte laminäre Nekrosen im Cortex auf.

Bei den chronischen Versuchen mit mehrfach wiederholten Hypoxien kam es zuerst zu Veränderungen der Zellkörper im Cortex und erst später (etwa ab 10% Sauerstoffgehalt) zu Entmarkungen im Balken und in der weißen Substanz, die mit der Entmarkung beim M. Schilder verglichen werden.

Durch intravenöse Injektionen verschiedener Coagulantien erzeugten HOEFER, PUTNAM und GRAY (1938) Demyelinisationen.

Bei einem Teil der Experimente wurde leglich versucht, akute, diffuse Thrombosen zu erzielen, indem die Experimente von KUSAMA (1913) modifiziert wurden: Verwendet wurde homologes und heterologes Serum (menschliches Serum bei Hunden, Hundeserum bei Kaninchen) sowie Typhusvaccine mit $2,5 \times 10^9$ Organismen/cm³. Der Tod trat bei i.v. Gaben von 1—2 cm³ meist innerhalb weniger Minuten bis einer halben Stunde ein. Pathologisch fanden sich große Thromben im Herzen, den Meningealgefäßen und den Gefäßen der Hirnbasis sowie kleinere Thromben in allen untersuchten Organen. Zusätzlich wurde MILLS Lungenextrakt verwendet. Schließlich wurde auch mit Erfolg ein Hirnextrakt injiziert.

Bei 34 Tieren (Hunden und Kaninchen) wurden subletale Dosen gegeben. Bei einigen Tieren traten Nystagmus, Blindheit, Bewegungsinkoordination und Paraplegien auf. Nach 2 bis 197 Tagen wurden die Tiere getötet. Meist fand sich pathologisch eine intensive Anschoppung der Venen in der weißen Substanz und nur geringe Oligodendrogliawucherung. Mehr im Hirnstamm und Kleinhirn als im Großhirn fielen perivenöse Lymphocyten- und Plasmazellanhäufungen auf sowie eine diffuse Astrocytenproliferation und kleine, perivasculäre Entmarkungen. Die Verfasser vergleichen diese Veränderungen mit denen der Encephalitiden nach Masern und den postvaccinalen Formen.

LUMSDEN berichtet 1940 über experimentelle Thrombosen und capillare Embolien an Ratten.

Versuche von Injektionen flüssiger Paraffintröpfchen in die Carotis schlugen fehl, da ein Tropfen Öl oft schon zu großen Infarkten führte. Deshalb entwickelte LUMSDEN schließlich folgende zuverlässige Technik mit sterilem Lebertran:

Die freigelegte Carotis wird auf die geöffneten Arme einer kleinen, gekrümmten Pinzette genommen und mit Watte unterlegt, so daß der distale Arm der Pinzette das Gefäß leicht komprimiert und sich im Abschnitt dahinter Blut staut. Auf diese Weise gelingt es leicht, eine feine Nadel in das Lumen des Gefäßes einzuführen. Mit einer Tuberkulinspritze wird langsam injiziert, indem der Stempel schraubenweise weiterbewegt wird, so daß nur ein kleines Tröpfchen Öl austritt, welches — von opaker Farbe — gut durch die Gefäßwand zu sehen ist. Darauf wird der distale Arm der Pinzette leicht niedergedrückt, so daß das angestaute Blut abfließen kann. Die plötzlich auftretende Strömung reißt das Öltröpfchen mit sich, wodurch es gewöhnlich in kleinere Tröpfchen zerfällt. Selbst die Größe der Tröpfchen läßt sich mit dieser Technik nach einiger Übung kontrollieren. Mit einer Dosis von 0,1 cm³ können zahlreiche Läsionen erzeugt werden. Nach der Injektion wird ober- und unterhalb der Injektionsstelle ligiert, um Blutungen zu vermeiden.

Auf diese Art wurden 150 Ratten injiziert. Nur bei wenigen traten große Infarkte auf, die in einer Stunde bis zu einer Woche zum Tod führten (dabei war häufig eine komplette Hemiplegie und eine Necrosis bulbi oculi zu sehen). In etwa 40% der Tiere fanden sich keine pathologischen Ausfälle; 21 von den 150 Ratten zeigten multiple, kleine Blockaden im Capillarsystem.

Die Läsionen waren meist nekrotischer Natur, die Demyelinisierung war nicht so stark ausgeprägt. Rasch kam es meist zu einer intensiven Mikrogliareaktion, auch Fettkörnchenzellen traten innerhalb weniger Tage auf. Größere Läsionen bildeten sich in Cysten um.

Diese Veränderungen ähneln nicht den durch Cyankali hervorgerufenen Veränderungen. Sie ähnelten vielmehr den histologischen Veränderungen nach Injektionen von Chinin- und Urethanlösungen, wie sie allerdings nur in 5 von 100 Ratten auftraten (LUMSDEN).

Capillare Fettembolien bei Schafen, Schweinen und Affen erzeugten HURST und COOKE (1943) durch Injektion kleiner Mengen gewöhnlicher Haushalt-Mayonnaise in die Carotis. Damit entstehen vorwiegend Läsionen in der weißen Substanz, Nekrosen und etwas weniger ausgeprägt Entmarkungen in ähnlicher Verteilung wie bei der Cyankalivergiftung.

PUTNAM, McKENNA und MORRISON (1931) verwendeten wie LUMSDEN Lebertran.

Die Autoren injizierten 8 Katzen und 7 Hunden eine handelsübliche Lebertranemulsion, 1:1 mit Wasser verdünnt, in beide Carotiden. Die Katzen erhielten 0,05—2 cm³, die Hunde 1—3 cm³. Zwei Tiere starben sofort, bei den anderen traten passagere Lähmungen auf.

In fast allen Tieren wurden perivasculäre Infiltrate gefunden, 5 zeigten deutliche Demyelinisierungen, ähnlich wie bei der CO-Vergiftung. Diese 5 Tiere wurden nach 20 Tagen, 1 Monat, 3 Monaten, 4 und 5 Monaten getötet.

Eine Zwischenstellung zwischen embolischem und allergischem Geschehen, vielleicht sogar einen aus beiden zusammengesetzten Effekt, stellt das Forssmansche Syndrom dar. Dieses von FORSSMAN 1920 als „Carotissyndrom" beschriebene Krankheitsbild tritt nach Injektion des Forssman-Serums in die Carotis auf und besteht aus Gleichgewichtsstörungen, Rotationsbewegungen um die vertikale und longitudinale Körperachse, Zwangshaltung der Augen und Nystagmus. Die Tiere bieten dabei keinerlei Zeichen eines anaphylaktischen Schocks (der sich allerdings prompt erzeugen läßt, wenn das Serum i.v. gegeben wird).

Dieses Syndrom wurde von JERVIS (1943) im Hinblick auf die Entmarkung genauer untersucht.

JERVIS verwendete zwei Arten von Serum: Das erste wurde aus Kaninchen gewonnen, die 6 Injektionen eines wäßrigen Extraktes aus Meerschweinchenniere innerhalb von drei Wochen bekommen hatten. Zu diesem Zweck wurden zwei Meerschweinchennieren mit physiologischer Kochsalzlösung (20 cm³) verrieben, zentrifugiert, und die überstehende Flüssigkeit den Kaninchen i.v. gegeben.

Die zweite Serumtype wurde aus Kaninchen gewonnen, die durch 3 Wochen 2mal wöchentlich 10—15 cm³ einer 5%igen Suspension frischer Erythrocyten vom Schaf bekommen hatten. Eine Woche nach der letzten Injektion wurde das Kaninchenserum abgenommen und bei 60° für eine halbe Stunde inaktiviert.

0,1—0,3 cm³ dieser Seren, auf 0,5 cm³ mit physiologischer Kochsalzlösung verdünnt, wurden langsam in die rechte Carotis von Meerschweinchen injiziert (innerhalb von 8—10 sec). Vor der Injektion wurde die Carotis distal unterbunden, unmittelbar nach der Injektion auch proximal. 5 Tiere bekamen 0,3 cm³ dieses Serums subdural, 10 Tiere erhielten eine 5%ige Stärkelösung in die Carotis injiziert.

Unmittelbar nach der Injektion trat das Syndrom in typischer Weise auf: Zwangsrotation von Kopf und Wirbelsäule nach links, linksseitige Spastizität, Tremor und Klonismen, Tendenz, in Kreisen gegen den Uhrzeiger zu laufen und Rotation um die Längsachse im Sinne einer Sinistrotorsion sowie Deviation der Augen nach links. Häufig trat auch Nystagmus auf. Dieser Zustand dauerte einige Minuten bis einige Tage, und die Hälfte der Tiere starb. Nach subduraler Injektion starben alle Tiere an Krämpfen im Koma. Die nach intraarterieller Injektion überlebenden Tiere erholten sich zum Teil komplett.

Wurde Stärkelösung in derselben Weise injiziert, war das Syndrom weniger konstant und weniger charakteristisch, kein Tier starb.

Histologisch fand sich eine starke Gefäßerweiterung der rechten Oblongatahälfte mit kleinen Blutungen, die manchmal auch auf die rechte Ponshälfte und den rechten Hirnschenkel übergriffen, gelegentlich auch auf die rechte Kleinhirnhälfte. Perivasculäres Ödem war häufig, perivasculäre Infiltrate fehlten jedoch. Im Bereich der Gefäßerweiterungen kam Schwellung der Nervenzellen und Chromatolysis vor. In Markfärbungen von Tieren, die im akuten Zustand zugrunde gingen, war die rechte Hälfte der Oblongata insgesamt etwas blässer. Wurden die Tiere erst nach 12 Std getötet, waren schon kleine, verstreute Herde von Erweichung zu sehen. Nach 5—10 Tagen überwogen diese Foci und zeigten scharf abgegrenzte Areas von Entmarkung. Die Tiere, welche Stärke bekommen hatten, zeigten meist nur Gefäßveränderungen, anämische, hyperämische Bezirke und kleine Hämorrhagien. Bei Tieren mit subduralen Injektionen waren die Meningealgefäße stark angeschoppt, subpiale Blutungen kamen häufig vor.

Wird, während die Tiere noch am Leben sind, i.v. Trypanblau gegeben, so färben sich dieselben Bezirke vital an, was auf ein Zusammenbrechen der Bluthirnschranke schließen läßt. Aller Wahrscheinlichkeit nach handelt es sich beim Forssman-Syndrom um ein lokales, anaphylaktisches Geschehen, wobei im Gegensatz zu den natürlich vorkommenden allergischen Reaktionen Antikörper zugeführt werden und das Antigen im Blut vorhanden ist. Die erste Reaktion ist ein Zusammenbrechen der Bluthirnschranke, womit der Weg für die weitere Antigen-Antikörperreaktion frei gemacht wird.

Eine größere und auch praktische Rolle spielen die *Vergiftungen des ZNS mit nachfolgender Entmarkung*, auf die hier nur insoweit eingegangen werden kann, als sie vorwiegend zu Entmarkung führen.

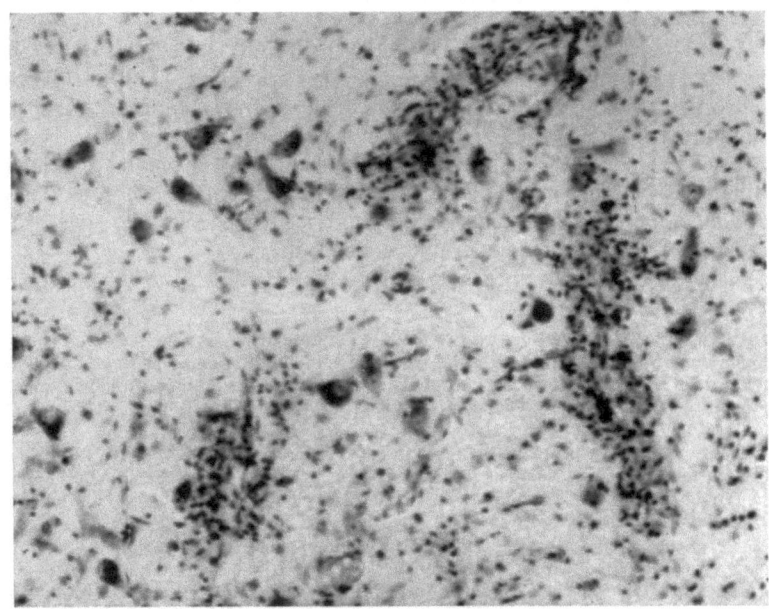

Abb. 2. Experimentelle akute CO-Vergiftung beim Rhesusaffen. Pallidum. Verdickung und Verquellung der Gefäßwände. Perivasculäre Anhäufung von Oligodendragliazellen. Die Nervenzellen sind unverändert. Nissl, 220 × (Aus LUND 1956)

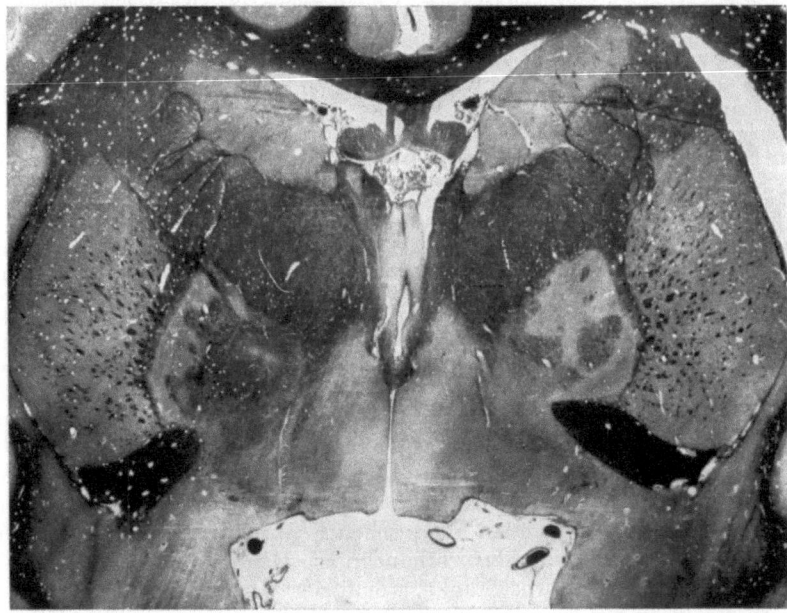

Abb. 3. Experimentelle akute CO-Vergiftung beim Rhesusaffen. Pallidum. Scharf begrenzte beiderseitige Entmarkung, vor allem der dorsolateralen Anteile. HEIDENHAIN, 4,5 ×. (Aus LUND 1956)

Von größter Bedeutung ist das *Kohlenmonoxyd*, das Nekrosen und Entmarkungen erzeugen kann.

MEYER hat (1928) als erster darauf hingewiesen, daß CO elektive Pallidumveränderungen hervorruft, wobei die caudalsten Teile des Pallidums mehr oder weniger intakt bleiben.

PUTNAM, MCKENNA und MORRISON (1931) setzten 22 Hunde und 2 Katzen reinem Kohlenmonoxyd aus, wobei 4 Tiere infolge Überdosis sofort, 2 weitere innerhalb einiger Tage starben. Bei diesen fanden sich Nekrosen in der weißen Substanz. Von den übrigen zeigten 11 Tiere keine pathologischen Läsionen, 3 deutliche Demyelinisierungen (10, 15, bzw. 51 Tage nach der letzten CO-Gabe getötet). Am stärksten war die Entmarkung bei einem 2 Monate alten Hund ausgeprägt, und zwar besonders um die großen Gefäße, ohne merkbare Veränderungen der Achsencylinder.

LUMSDEN untersuchte 1940 durch CO vergiftete Ratten und fand deutliche Unterschiede in der Entmarkung gegenüber den durch Kaliumcyanid vergifteten.

Dabei wurden 31 Ratten täglich in einer Gaskammer für 30—60 sec einer hohen Konzentration von CO ausgesetzt, welche generalisierte Krämpfe und Bewußtlosigkeit für mindestens 10 min erzeugte. Diese Behandlung wurde bei manchen Tieren bis zu 3 Monaten fortgesetzt, für Perioden von 3 Wochen, mit 7—10 Tagen Intervallen. Auf diese Weise gelang es LUMSDEN nur, in 3 Ratten Läsionen zu erzeugen, und zwar multiple, kleine Foci mit Mikrogliareaktion in Cortex, N.caudatus, Kleinhirn und gelegentlich auch im Rückenmark.

HURST (1940) dagegen findet Parallelen zwischen beiden Bildern. Sie treten gewöhnlich in symmetrischer Verteilung in den Basalganglien auf.

Von großem Wert sind die Experimente von LUND (1956), dem es gelang, durch gehäufte akute, bzw. protrahierte CO-Vergiftungen Pallidumentmarkungen ohne neuronale Nekrosen zu erzeugen.

LUND setzte 7 Rhesusaffen über 3 Monate insgesamt 12 akuten CO-Vergiftungen aus. Die Tiere kamen in eine Gaskammer mit einem strömenden Gas-Luft-Gemisch von 0,1 bis 0,5% CO. Bei etwa 15% CO-Hämoglobin kam es zu einer Unruhe, bei 30—40% zu starken, krampfartigen, kurzdauernden Erregungszuständen mit folgendem Kollaps und Bewußtlosigkeit. Bei 55—60% trat Schnappatmung auf. Zu diesem Zeitpunkt wurden die Tiere an die Frischluft gesetzt.

Histologisch fanden sich im Marklager und im Balken geringe diffuse, aber auch knötchenförmige Gliazellvermehrung (Oligodendroglia), im Ammonshorn symmetrische Nervenzellausfälle im Sommerschen Sektor und Feld H_2 nach VOGT. Reichlich Glia- und Fettkörnchenzellen waren zu finden. Im Dentatum fanden sich Gliaknötchen mit zentraler Nekrose. Der auffälligste Befund waren jedoch die scharf begrenzten Entmarkungen im dorsalen Anteil des Pallidums.

HURST (1942) untersuchte ferner die demyelinisierende Wirkung von *Natriumazid* (NaN$_3$), das zahlreiche Fermente hemmt.

HURST gab 17 Affen frischpräparierte 2%ige Lösungen intramuskulär, in Mengen von 5—20 mg/kg und ansteigenden Dosen, ähnlich wie bei Kaliumcyanid. Insgesamt erhielten die Tiere 35 bis 1206 mg/kg in 2 bis 165 Dosen.

Auf eine einzige große Dosis (20 mg/kg) wurde ein Tier nach 6—8 min bewußtlos, erholte sich aber innerhalb von 8 Std wieder. Es wurden mehrfache Dosen täglich, aber auch Einzeldosen täglich gegeben. Nach kleinen Dosen wurde das Tier ruhelos, legte sich am Boden des Käfigs nieder und erbrach sich. Nach größeren Dosen kam es zu Pupillenerweiterung, Tremor, tonischen Krämpfen oder Rigidität und zum Koma. Auch Blindheit kam vor. Der Tod trat unter Atemlähmung ein.

Pathologisch-anatomisch fanden sich häufig Schädigungen des Tractus opticus, sowie akut auftretende Nekrosen. Der Anteil der Demyelinisierungen war eher gering.

Bei *Nembutal* und *Somnifen* fand HURST nur selten Markscheidenschwund, häufiger bei *Stickoxydul*.

Ein geeignetes Mittel, experimentell Entmarkung zu erzeugen, ist *Kaliumcyanid*, welches nach WARBURG die respiratorischen Enzyme angreift und die Gewebsatmung hemmt.

FERRARO (1933) berichtet über 14 Katzen und 4 Affen, die subcutan zunehmende subletale Dosen von KCN erhielten, beginnend mit 2 mg und täglich um 0,5 mg zunehmend bis zu einem Maximum von 35 mg. Die höchste totale Dosis war 600 mg in 66 Injektionen über 135 Tage.

Klinisch kam es nach jeder Injektion zu einer Erhöhung der Atemfrequenz (proportional der Dosis), zum Erbrechen, zu Defäkation, Zuckungen, gelegentlich auch zu Kopftremor und Nystagmus, Spasmen und Reflexsteigerung der Beine. Nach längerer Applikation trat oft eine spastische Parese der Beine auf, die anfangs meist nur Stunden bis Tage anhielt, aber mit weiterer Gabe stationär wurde. Es kommt zu transitorischer oder dauernder Blindheit. Später treten auch generalisierte Krämpfe bis zum Status epilepticus auf.

Histologisch steht im Vordergrund eine Entmarkung besonders der frontalen und occipitalen Regionen. Die Herde sind meist sehr groß, jedoch nicht scharf begrenzt, und verschonen oft die U-Fasern. Die Intensität der Entmarkung schwankt und reicht von Rarefizierung bis zur kompletten Markscheidenzerstörung. Besonders stark sind die periventrikulären Regionen betroffen, ebenso der Balken sowie der Hirnstamm bis zum 4. Ventrikel. Auch konzentrische Demyelinisierungen kommen vor. Das Rückenmark ist besonders schwer betroffen und manchmal fast total entmarkt. Die Achsencylinder sind besser erhalten, aber auch in weiten Bereichen geschädigt. An den Orten der stärksten Demyelinisierung ist auch die fibröse Gliareaktion am deutlichsten. In den Randbezirken nehmen die Astrocyten an Größe und Zahl zu. Die Oligodendrogliazellen werden in der ganzen weißen Substanz leicht hypertrophisch und zeigen Tendenz zur Vacuolisierung; nur in Zonen starker Entmarkung nehmen sie beträchtlich ab. Die Mikrogliazellen zeigen degenerative Entartung, Speicherung von Fettkörnchen besonders in den Areas der Nekrosen oder Erweichung. Die Gefäße zeigen in den am stärksten betroffenen Gebieten Endothelschwellungen, Hyperplasien und hyaline Degeneration.

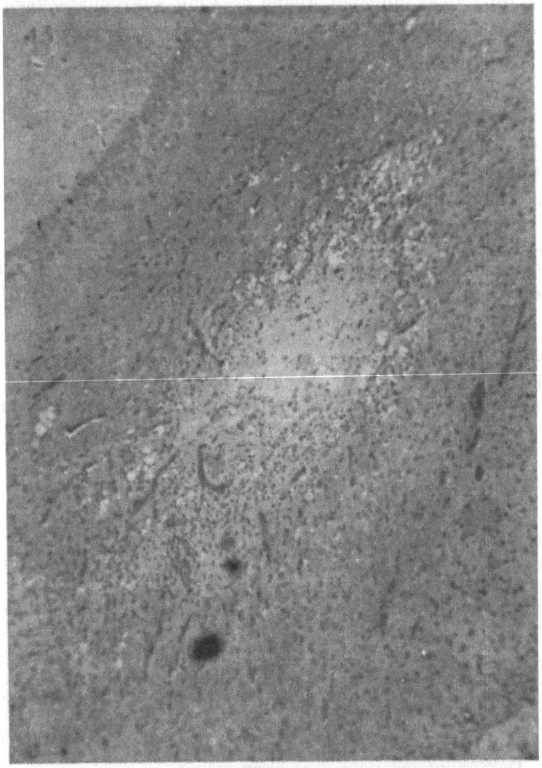

Entzündliche Veränderungen mit den klassischen Symptomen der Destruktion, der Proliferation und dem Exsudat wurden nur an 2 Tieren gefunden. Am Rande der Erweichungs- und Nekroseherde fanden sich granuläre Korpuskel, in denen aber kein Fett nachzuweisen war. Neben Entmarkungen fanden sich Nekroseherde, in denen auch die Gliazellen zerfallen sind, und Erweichungsareas.

Nach FERRARO ähnelt der Prozeß am meisten einer diffusen, symmetrischen Sklerose, doch finden sich auch verstreute, scharf abgegrenzte Entmarkungszonen, ähnlich denjenigen, die bei der Multiplen Sklerose zu beobachten sind.

Zur selben Zeit veröffentlichte MEYER seine Untersuchungen über Hirnveränderungen bei experimenteller Blausäurevergiftung (1932, 1933).

Abb. 4. Cyanid-Leukoencephalopathie bei der Ratte; die Läsion ähnelt einer Plaque bei Multipler Sklerose, mit Verschwinden der Markscheiden und der interfasciculären Oligodendroglia im Zentrum und mit einer Mikrogliareaktion an der Peripherie, keine zentrale Malacie. HE 50 ×. (Aus LUMSDEN 1950)

MEYER verwendet KCN in 10%iger Lösung an Hunden und in 2%iger Lösung an Kaninchen. Die Tiere erhielten 0,5—1 cm³ subcutan mehrere Tage hintereinander, wobei die folgende Dosis nach dem Effekt der vorhergegangenen festgesetzt wurde. MEYER fand Erweichungen in der roten Zone der Substantia nigra, Veränderungen im Ammonshorn (vorwiegend Ganglienzellausfall), Pallidum- und Balkenerweichungen, Balkengliose; im Vordergrund standen Nekrosen und Erweichungen. Auffällig waren außerdem die starken endarteriitischen Wucherungen.

Diese Befunde stehen im Gegensatz zu den von FERRARO berichteten, was vermutlich auf die unterschiedliche Dauer der Einwirkung zurückzuführen ist. Während bei FERRARO die Tiere bis über 135 Tage behandelt wurden, waren die Experimente MEYERs nur über 3 bis höchstens 8 Tage angelegt.

JEDLOWSKY (1938) gab 9 Hunden KCN-Dosen zwischen 14 und 307 mg/kg innerhalb von 4 bis 120 Tagen. Die Dosen wurden täglich gesteigert und betrugen 2—6 mg/kg. Pathologisch-anatomisch fanden sich vorwiegend Schädigungen des Hemisphärenmarkes von Groß- und Kleinhirn, des Balkens und der Sehbahn. Es kamen diffuse Entmarkungen, aber auch umschriebene Herde und konzentrische Bänder wie bei der Balóschen Form der Multiplen Sklerose vor. Alle Formen waren in ein- und demselben Gehirn anzutreffen.

HURST arbeitete 1940 ebenfalls mit KCN und wendete folgende Technik an:

Eine 0,2%ige Lösung von KCN in sterilem Wasser, die immer frisch zubereitet wurde, wurde am Morgen nüchternen Affen (Macaca mulatta) i.m. gegeben. Von 6 Tieren, die 5 mg/kg erhielten, erholten sich 4 nach Perioden von 1 bis 2 Std Bewußtlosigkeit. Ein Tier war nach 30 Std moribund, eines starb nach 8 Tagen. Einer anderen Gruppe wurden an 6 Wochentagen KCN-Dosen entsprechend den Angaben FERRAROs gegeben. Insgesamt bekamen 25 Tiere 146 bis 1560 mg in 17—103 Tagen. In 11 von diesen Tieren waren Entmarkungen, hauptsächlich in der weißen Substanz, zu beobachten. Ebenfalls betroffen waren der Tractus opticus und die vordere Kommissur, merkwürdig wenig betroffen waren die Zonen um die Ventrikel und die Capsula interna. Auch Veränderungen in der grauen Substanz kamen vor, allerdings nur bei 2 Tieren als einziger Be-

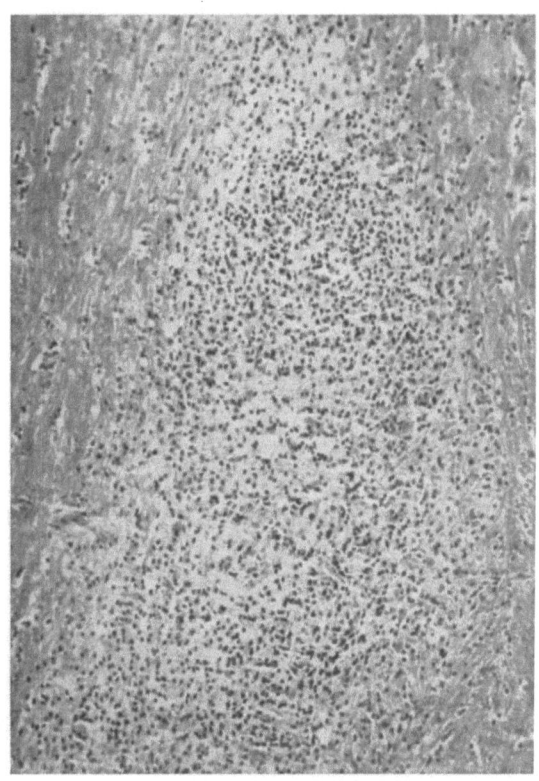

Abb. 5. Cyanid-Leukoencephalopathie bei der Ratte; jüngere Läsion. HE 90 ×. (Aus LUMSDEN 1950)

fund. Das Pallidum war bei 13 Tieren 8mal, der N.caudatus 6mal und das Putamen 4mal betroffen. Die Ammonshörner waren bis auf einen Fall immer verschont.

Gelegentlich erzeugten auch Einzeldosen denselben Effekt, allerdings meist erst in einer tödlichen Dosis. Nekrosen können plötzlich über weiten Gebieten auftreten.

Die von HURST 1942 berichteten KCN-Vergiftungen an Schafen und Kaninchen zeigten in der Dosis viel größere Unterschiede als die bei Affen. Trotzdem hält HURST das Schaf für ein weitaus geeigneteres Versuchstier für die experimentelle Erzeugung von Entmarkungen als den Affen.

Versuche, mit Kaliumcyanid auch bei Ratten Entmarkungen zu erzeugen, wurden 1950 von LUMSDEN vorgenommen.

Dieser Autor behandelte 150 Ratten durch 1—40 Tage mit subcutanen Injektionen einer sterilen KCN-Lösung. Die Injektionen wurden jeweils an 5 aufeinanderfolgenden Tagen gegeben. Die Durchschnittsdosis betrug 2—6 mg und hing von der Größe des Tieres ab. Mit der Größenzunahme der Tiere wurden auch die Dosen erhöht. Später wurden subletale Dosen verabreicht, die auf folgende Art bestimmt wurden: Wenn 30 Tiere 5 mg bekommen hatten und alle überlebten, wurden am nächsten Tag 6 mg gegeben. Starben nun einige dieser Tiere, so wurde diese Dosis solange beibehalten, bis keines der Tiere mehr starb; dann wurde um ein weiteres Milligramm gesteigert. Auf diese Weise wurden die täglichen Dosen sehr hoch gehalten und erzeugten meist eine Bewußtlosigkeit von 10 bis 60 min, die oft mit lang dauernden Krämpfen und hochgradiger Cyanose einherging. Nachher waren die Tiere für Stunden lethargisch. Meist entwickelte sich auch eine schwere Diarrhoe. Spastizität und Blindheit traten zwar auf sowie eine Art Torticollissyndrom, doch bleibende Lähmungen entwickelten sich nicht. Im allgemeinen blieben die Tiere bis auf einen Gewichtsverlust in guter Kondition.

Unter den fast 100 Tieren, die an akuter Intoxikation innerhalb der ersten 14 Tage starben, zeigte nur eines eine cerebrale Läsion. Unter den 37 überlebenden (bis zu 6 Monaten) entwickelten 16 Ratten deutliche cerebrale Läsionen. Sie waren, mit Ausnahme einer fettigen Degeneration der Leber, auf das Gehirn beschränkt.

Die weiße Substanz ist bei der Ratte sehr schmal, die Läsionen fanden sich daher hauptsächlich in den Kommissuren. LUMSDEN fand grundsätzlich dieselben Veränderungen wie HURST, allerdings waren die Entmarkungen ziemlich scharf umschrieben und nur auf die weiße Substanz und die Kommissuren beschränkt. Thrombosen waren nicht zu sehen, ebensowenig ein Ödem. Im Gegensatz zur CO-Vergiftung waren die Läsionen nicht multipel.

Besonders HURST betont, daß die plötzlichen Todesfälle und plötzlich auftretenden Nekrosen auf einen kumulierenden Effekt zurückzuführen sein müssen, der wohl in die Markscheide selbst verlegt werden muß, da bekanntlich das KCN im Körper schnell abgebaut wird. LUMSDEN nimmt an, daß gewisse Enzymsysteme durch KCN ausgeschaltet werden, wodurch das Nervensystem selbst myelinolytische Substanzen freisetzt.

Trotz der in vielen Punkten abweichenden Versuchsergebnisse, die wohl auch zum Teil durch methodische Unterschiede erklärt werden können, glauben wir mit PENTSCHEW (1958), daß ,,die Blausäure einen Vorgang sui generis im Gehirn auslöst, der wahrscheinlich auf dem Weg eines akuten oder subakuten Marködems zu einer Entmarkung führt, die insofern eine eigene Stellung unter den Entmarkungsprozessen beanspruchen darf, als sie plötzlich entsteht, einen vorgeschriebenen Verlauf zeigt und bestimmte Prädilektionsstellen besitzt, die besonders bei der Ratte das Prädikat *charakteristisch*, wenn nicht sogar *spezifisch* verdienen".

Entmarkungen können ferner durch parenterale Gaben gewisser *Toxine* erzeugt werden. Über die Wirkung von *Schlangengiften* auf die Markscheiden liegen bisher nur in vitro-Experimente vor (WEIL 1930), in denen gezeigt wurde, daß die Markscheiden angegriffen werden.

CORNIL, PAILLAS und CHOUQUET berichten 1939 über den Effekt von *Bienengift* auf das zentrale und periphere Nervensystem.

Die Verfasser arbeiteten mit erwachsenen Ratten und Meerschweinchen. Es wurden tägliche Dosen etwa subletaler Toxizität gegeben. Die Tiere haben mindestens 60 Std überlebt, der Tod trat mehrere Stunden nach der 3. Injektion auf. Entsprechend dem Gewicht wurde die Dosis bestimmt (nähere Angaben fehlen im Original). Täglich wurde eine subcutane Injektion gegeben. Unmittelbar danach trat eine Lähmung in der betreffenden Extremität auf, die persistierte. Am nächsten Tag wurde eine andere Extremität verwendet, wieder kam es zu einer Lähmung, am folgenden Tag geschah dasselbe mit der dritten Extremität.

Bei der Ratte waren die Veränderungen am stärksten. Nach der Injektion kam es zu einer Zunahme von Atemfrequenz und -volumen und einer Dyspnoe. Das Fell wurde gesträubt, Tremor trat auf. Beim Meerschweinchen dagegen kam es zu einer Somnolenz, die persistierte, gelegentlich auch zu Tremor. Nach der 3. Injektion starben die Tiere unter generalisierten Krämpfen.

Histologisch fanden sich degenerative Zellveränderungen bis zur Auflösung der Kerne sowie eine Gliareaktion, besonders der Oligodendroglia. Das Myelin blieb sehr oft erhalten: Allerdings fanden sich subcortical kleine Inseln von Demyelinisierung ohne jede systematische Verteilung. Im Rückenmark traten deutliche Zellveränderungen und, im Gegensatz zum Gehirn, hochgradige Demyelinisierungen auf, die bis zur Vacuolisierung der Stränge, besonders der Hinterstränge führten. Auch in den peripheren Nerven (N.ischiadicus) kam es zu einem hochgradigen Markscheidenzerfall.

Diese Beobachtungen verdienen deshalb Beachtung, da hochgradige Entmarkungen schon innerhalb von drei Tagen auftraten.

CORNIL untersuchte ferner mit POURSINES und GIRAUD-COSTA (1938) den myelolytischen Effekt von *Saponin* in vivo.

Bei den von diesen Autoren verwendeten Hunden ist ein Effekt nur bei subarachnoidaler Applikation zu erzielen. Werden 2—10 cm³ Saponin (Poulenc) in 1%iger Lösung einem 4 kg schweren Hund i.v., i.a., i.m. oder s.k. gegeben, so tritt kein Effekt auf.

Beim Meerschweinchen töten 3 cm³ einer 1—2⁰/₀₀igen Lösung die Tiere innerhalb von 24 Std. Unmittelbar nach der Injektion treten für 15—20 min Krämpfe auf. Doch können diese Injektionen alle Wochen über Jahre wiederholt werden, ohne daß bleibende Ausfälle auftreten würden. Auch die direkte intracerebrale Applikation durch ein Trepanloch führt zu keinem Effekt.

Bei subarachnoidaler Applikation (suboccipital oder lumbal) kommt es dagegen sofort zu Ausfällen. Die optimale Dosis beträgt 1 cm³ einer 1%igen Lösung für einen 6 kg schweren Hund. Es kommt zum Atemstillstand, der den Tod zur Folge haben kann, ferner zu schlaffen oder spastischen Paraplegien. Ein Zustand von Enthirnungsstarre wird beschrieben. Auch labyrinthäre Störungen wurden beobachtet.

Pathologisch-anatomisch imponiert ein Markscheidenzerfall besonders im Lumbosacralmark und in den Hirnschenkeln.

Auch *Enzyme* wurden zur Erzeugung von Entmarkung verwendet. VOGEL (1951) benutzte ein gereinigtes *Lipasepräparat*, das von den Delta Chemical Works aus dem Pankreas kastrierter Schweine hergestellt wurde.

Suspensionen von 5 bis 8 mg des Präparates in 0,125 oder 0,25 cm³ physiologischer Kochsalzlösung wurden in die Basalganglien und den Thalamus von Kaninchen injiziert. 3 Tiere starben unmittelbar nach der Injektion, 4 entwickelten Krämpfe und starben nach 3—8 Std. 7 wurden innerhalb von 2 bis 10 Tagen getötet, die restlichen nach 6 Monaten. Innerhalb von 6 Std bildeten sich Lähmungen oder Kopftremor in 10 von 13 Kaninchen aus.

Histologisch fanden sich meist solitäre, scharf begrenzte Demyelinisierungen bis zu 1 cm Ausdehnung.

FRAZER, ELKES u. Mitarb. (1945) berichten über Entmarkungen nach Gaben von *Clostridium Welchii Typ A-Toxin* bei Meerschweinchen.

Verwendet wurde das Standard Cl. Welchii Toxin Pf 9c in 50% Glycerin. Letale Dosen mit 1% Procain wurden i.v. oder i.m. gegeben. Schon bei Tieren, die innerhalb von 16 Std gestorben sind, fanden sich Demyelinisierungen in Gehirn und Rückenmark. Tiere, die 3 Tage überlebten und wiederholte kleine Dosen erhalten hatten, zeigten noch deutlichere Veränderungen.

Bekanntlich kommen auch bei Clostridium Welchii Infektionen am Menschen ausgedehnte Entmarkungen vor.

MORRISON und ZAMECNIK (1950) untersuchten die Wirkung von Cl. Welchii Toxin auf Hunde, Kaninchen und Mäuse, fanden jedoch bei i.v. Gaben keine klar abgegrenzten Entmarkungszonen, sondern nur geringe histologische Veränderungen. Im Gegensatz dazu traten jedoch bei den in vitro-Experimenten ausgedehnte Entmarkungen auf.

Markschädigungen durch *Hungern* sind berichtet worden (SWANK und BESSEY 1950). Sie treten bei Ratten schon auf, bevor noch die Fettreserven des Körpers erschöpft sind. Allerdings wurden lediglich die peripheren Nerven untersucht. Aus Berichten über die Folge langen Hungerns auf das ZNS (LIU und WINDLE 1950) kann man nicht den Eindruck gewinnen, daß die Markscheiden besonders selektiv geschädigt würden.

SCHALTENBRAND und SCHORN untersuchten im Krieg Ratten, die mit Pflanzenfetten, tierischen Fetten und künstlichen Fetten (Paraffinderivaten) ernährt wurden, konnten ihre Untersuchungen aber aus verständlichen Gründen erst nach dem Krieg (1948) veröffentlichen.

Der prozentuale Anteil des zu prüfenden Fettes an der Gesamtkalorienzahl der Nahrung betrug 57—64%. Die Versuchsdauer betrug 25 Tage. Begonnen wurde damit, daß jeweils 3 Tiere nach einigen Fasttagen auf eine gemischte Diät gesetzt wurden, die mit täglich 3 g des zu prüfenden Fettes für 6 Tage versetzt war. Vom 7. Tag an bekamen die Tiere 2 g des Fettes täglich. Klinisch traten bei der Verfütterung einiger Fette struppiges Fell und Lähmungen besonders der Hinterbeine auf.

Histologisch fand sich reichlich und im ganzen Gehirn fein verteiltes Fett, Erweichungen in der weißen Substanz, die wie Lückenfelder aussahen. Die Markscheiden zeigten teils klumpigen Zerfall, teils waren sie zu Riesenmarkballen angeschwollen. Die Ganglienzellen des Rückenmarkes waren hochgradig verändert.

Diese Veränderungen traten am stärksten bei Fetten der 10er und 11er Fettsäuren auf. Ein Unterschied zwischen ungesättigten und gesättigten Fettsäuren war nicht festzustellen.

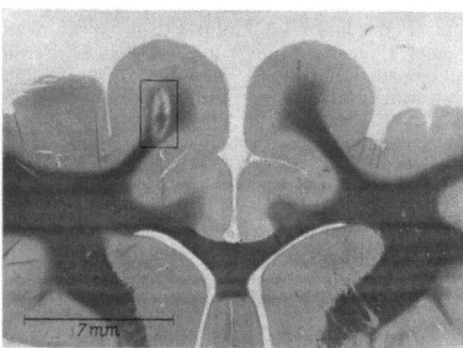

Abb. 6. Mittelschwere Läsion in der subcorticalen weißen Substanz des Katzengehirns durch Ultraschall(Einzeldosis). (Aus FRY 1956)

Von zunehmender praktischer Bedeutung ist die Entmarkung durch *Ultraschall*.

Die ersten Berichte über Markschädigungen des Rückenmarkes nach Beschallung stammen von WOEBER (1949).

Verwendet wurden 80—100 g schwere weiße Ratten, die zur Vermeidung der mit der Beschallung verbundenen heftigen Schmerzen mit Evipan narkotisiert wurden. Die Gegend der Lendenwirbelsäule wurde ausrasiert und die Haut mit Alkohol entfettet. Über einen 2 cm hohen Wasserzylinder, der als Kontaktmedium diente, wurde das Gewebe den Schallwellen ausgesetzt (1000 kHz, 3,5 cm ⌀ der schallabstrahlenden Fläche, Intensitätsmaximum 3 W/cm²).

50 Ratten wurden behandelt. Im Durchschnitt traten schlaffe oder spastische Lähmungen bei 1 W Intensität nach 10 min, bei 2 W nach 3—4 min und bei 2,6 W nach einer Minute Beschallung auf. Die Schädigungen waren irreversibel. Die Tiere starben meist nach 2—7 Tagen.

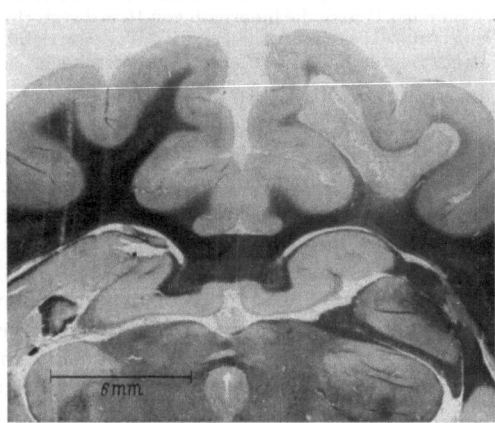

Abb. 7. Schwere Läsion in der subcorticalen weißen Substanz des Katzengehirns durch Ultraschall (mehrfache Dosen, Änderung der Lage des Schallkopfes). (Aus FRY 1956)

Die von PETERS durchgeführten histologischen Untersuchungen ergaben bei Tieren, die 20 Std bis 4 Tage nach dem Versuch getötet wurden, einen Zerfall der nervösen Substanz im Conus und der Nervenfasern der Cauda. Die Achsencylinder und Markscheiden zeigten Zerfall; reichlich Fettkörnchenzellen waren vorhanden. Die Gliafasern wucherten. Auch die Gefäßwandzellen zeigten proliferative Veränderungen. Daneben waren resorptive entzündliche Begleiterscheinungen zu sehen. Glia und mesenchymales Stützgewebe waren viel weniger betroffen als die Nervenzellen.

Eine zusammenfassende Darstellung der Ultraschallwirkung auf das ZNS gibt PETERS 1956. Da die graue Substanz erst viel später geschädigt wird als die weiße, verwendete FRY (1956) Ultraschalll zur gezielten Ausschaltung von Marksubstanz ohne Zerstörung der Rinde, und es scheint, als ob dieser unblutigen Technik nicht nur in der experimentellen Neurologie, sondern auch in der Neurochirurgie eine Zukunft beschieden sein könnte. Bei der Beschallung von ZNS-Gewebe werden alle neuronalen Komponenten zerstört, lange bevor eine Gefäßschädigung auftritt. Durch die erhöhte Sensibilität der weißen Substanz ist es möglich, Bahnen selektiv auszuschalten, ohne die Zellen zu schädigen.

Eine konzentrierte Tiefenwirkung erreicht FRY dadurch, daß er 4 Quarzkristalle an einem Träger so montiert, daß sich ihr Effekt in einem Punkt summiert. Dadurch kann die Schallintensität in einem Punkt in der Tiefe des Gehirns vervielfältigt werden, ohne daß die einzelnen Schallstrahlen das Hirngewebe schädigen.

Mit 50 at Schalldruck und 1—2 sec Beschallungsdauer wird nahezu selektiv die weiße Substanz zerstört. Schädigungen der grauen Substanz treten bei Verlängerung der Beschallung auf 2—3 sec auf. Mit dieser Methode, die allerdings einen größeren technischen Aufwand erfordert, gelingt es nicht nur, außerordentlich selektiv zu demyelinisieren, sondern auch mit großer Zielsicherheit scharf begrenzte, kleine Läsionen zu setzen. Durch sukzessive, diskontinuierliche Änderung der Schallrichtung gelingt es ferner, diffuse Entmarkungen beliebiger Größe und jeder gewünschten Form zu erzielen.

Die Entmarkungen, die bei Einwirkung anderer physikalischer Momente auf das ZNS entstehen (*Trauma, Temperatureinflüsse, elektrischer Strom, ionisierende Strahlung*), stehen nicht im Vordergrund der Symptomatik und werden in den entsprechenden Kapiteln behandelt.

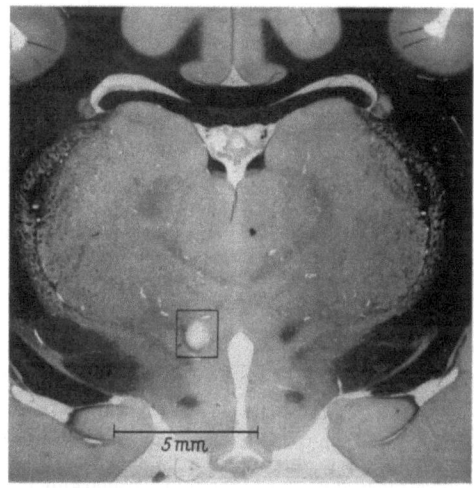

Abb. 8. Selektive Zerstörung des linken Tractus mamillothalamicus durch Ultraschall. (Aus FRY 1956)

e) Die experimentelle allergische Encephalomyelitis (EAE)

Den größten Raum in der Literatur über experimentelle Entmarkung nehmen Arbeiten ein, die sich mit der Wirkung von Inoculation von Nervengewebe befassen. Diese Untersuchungen wurden durch das relativ häufige Auftreten von Zwischenfällen bei der Wutschutzimpfung angeregt (postvaccinale Encephalitis). Die ersten Fälle dieser Art wurden von GONZALES 1888 in Barcelona mitgeteilt. PASTEUR bezeichnete dieses Krankheitsbild als "fausse rage" und sah in seinen Erscheinungen teils eine Heilwirkung der Schutzimpfung bei ausgebrochener Tollwut, teils Hysterie. Erst nach der Jahrhundertwende gelangte man zur Überzeugung, daß dieses Krankheitsbild nichts mit Tollwut zu tun hätte, sondern eine Encephalomyelitis sei, die vermutlich durch Überimpfung von Nervengewebe ausgelöst würde.

Ausgedehntere tierexperimentelle Untersuchungen zur Klärung dieser Frage wurden erstmals von KORITSCHONER und SCHWEINBURG 1927 durchgeführt, nachdem schon CENTANNI 1898 Veränderungen an Kaninchen nach parenteralen Gaben von Hirnemulsionen beobachtet hatte. Unter 20 Tieren trat jedoch nur einmal Kachexie auf, von Lähmungen berichten KORITSCHONER und SCHWEINBURG nichts. REMLINGER konnte 1920 zwar an einem Kaninchen, das mehrmals Hirnemulsionen injiziert bekommen hatte, Lähmungen erzeugen, welche 40 Tage nach der ersten Injektion auftraten. Nach 16 weiteren Tagen starb das Tier. Histologisch fand sich nur eine geringe Hyperämie im Rückenmark.

MIYAGAWA und ISHII gaben 1923 Albinoratten und Kaninchen intraperitoneal Hirn- und Rückenmarkssubstanz von Ochsen und Kaninchen in mehrfachen Injektionen (bis zu 30). Bei einigen Tieren traten nach 1 bis 2 Monaten Lähmungen auf. Histologisch fanden sich jedoch nur degenerative Veränderungen im ZNS, vor allem im Bereich der Nervenzellen. Von einem Markausfall wird nichts berichtet.

Über Lähmungen an einem von 6 Hunden, die über lange Zeit einer Wutschutzimpfung unterzogen wurden, berichteten 1927 REMLINGER und BAILLY.

Erneut wurde diese Frage von JERVIS, BURKHART und KOPROWSKI 1949 aufgegriffen. Von 90 Hunden, die Anti-Rabies-Vaccine erhalten hatten, entwickelten 4 innerhalb von 3 Wochen ein encephalomyelitisches Krankheitsbild.

RIVERS, SPRUNT und BERRY gelang es als ersten (1933), durch Inoculation von virusfreien Hirnemulsionen eine disseminierte Encephalomyelitis zu erzeugen, die die Charakteristica einer allergischen Reaktion auf parenteral einverleibtes Nervengewebe zeigte. Technisch gingen die Autoren folgendermaßen vor:

Affen erhielten frische Emulsionen von Kaninchengehirn. Ein ganzes Kaninchengehirn wurde mit Alaun zerrieben, mit 40 cm³ LOCKES Lösung und 10 cm³ 95% Alkohol versetzt und zentrifugiert. 3—5 cm³ des Überstandes wurden injiziert. Außerdem wurden Hirnextrakte verwendet: 4 Kaninchengehirne wurden zerrieben und 4 Tage lang bei 37° mit 300 cm³ 95%igem Alkohol extrahiert. Danach wurde das Material mit Äther 6 Tage extrahiert. Der Äther wurde verdampft, bis 20 cm³ einer seifigen Masse übrigblieben, welche im Alkohol des ersten Extraktes aufgelöst wurde. Unter Hitze (70° C) und im Vakuum wurde dieses Material auf 150 cm³ eingedampft. Für die Injektion jedes Affen wurde 1 cm³ mit 3—4 cm³ Aqua dest. gemischt.

Die Tiere erhielten 3 Inoculationen jede Woche, entweder 2mal Emulsion und 1mal Extrakt oder umgekehrt.

2 von 8 so behandelten Affen erkrankten: Der eine nach 46 Injektionen von Hirnemulsion und 38 von Hirnextrakt, der andere nach 28 Injektionen von Emulsion und 24 von Hirnextrakt. Klinisch zeigten sie Schwäche, Lähmungen und Ataxien. Im Rückenmark wurden Infiltrationen um die Gefäße und Entmarkungen gefunden.

Mit derselben Technik behandelten RIVERS und SCHWENTKER (1935) 8 Affen. Davon erkrankten 7 nach 46 bis 85 Injektionen.

Im Gegensatz dazu konnte HURST (1932) durch subcutane oder intramuskuläre Gaben von Hirnsuspensionen an Kaninchen, die täglich oder wöchentlich eine Injektion Meerschweinchen-, Schafs-, Menschen- oder Affenhirn erhielten, in nur 10% der Tiere nervöse Symptome beobachten, doch selbst bei sorgfältigster Untersuchung keine histologischen Ausfälle finden.

FERRARO und JERVIS wendeten 1940 nochmals die von RIVERS angegebene Methode an Affen an und berichteten, daß 7 Tiere nach 112 bis 405 Tagen mit 29 bis 103 Injektionen erkrankten.

Nach diesen Beobachtungen schien es gesichert, daß es zumindest bei Affen gelingt, in einem wenn auch sehr geringen Prozentsatz eine Encephalomyelitis mit Entmarkung durch Einverleibung von Hirnsubstanz zu erzeugen. Die weiteren Untersuchungen waren darauf hingerichtet, die Erkrankungsrate zu erhöhen und die Zeit bis zum ersten Auftreten der Symptome zu verkürzen. Dies gelang FREUND und McDERMOTT 1942 mit ihrer Adjuvanstechnik auf eine so überzeugende Art, daß diese Technik noch heute die Standardtechnik zur Erzeugung einer Encephalomyelitis mit Entmarkung darstellt.

FREUND und McDERMOTT gingen von folgenden Voraussetzungen aus: Seit LEWIS und LOOMIS ist bekannt, daß tuberkulöse Meerschweinchen mehr Antikörper erzeugen als nicht tuberkulöse, wenn sie mit verschiedenen Antigenen injiziert werden, die nichts mit der Tuberkulose zu tun haben. Auch die Hautreaktionen auf tierisches Protein sind bei tuberkulösen Tieren stärker und halten länger an als bei gesunden. Dieser verstärkte Effekt war auch mit abgetöteten Tuberkelbacillen zu erzielen. Schließlich fanden LANDSTEINER und CHASE (1940), daß selbst dann Sensibilisierungen erzielt werden konnten, wenn getötete Tuberkelbacillen in Paraffinöl als Adjuvans verwendet wurden. Noch höher war die sensibilisierende Eigenschaft von in Paraffin suspendierten Tuberkelbacillen, wenn das Antigen, wie es FREUND und McDERMOTT taten, in der wäßrigen Phase mit einer lanolinähnlichen Substanz kombiniert wurde und erst diese Kombination mit dem bacillenhaltigen Paraffinöl vermischt wurde.

Die Autoren verwendeten Tuberkelbacillen vom Typus humanus (Stamm Jamaica 22), auf Glycerinnährboden gezüchtet und in einem Sterilisator über eine halbe Stunde auf 100° C erhitzt. Die Bazillen wurden im Vakuum über Phosphorpentoxyd getrocknet, gewogen und in Paraffinöl suspendiert. Damit wurde Pferdeserum in folgender Weise versetzt: 10 cm³ Pferdeserum wurden in kleinen Dosen zu 10 cm³ Aquaphor in einem Mörser hinzugefügt und gut vermischt. Dazu kamen 20 cm³ schweres Paraffinöl, das 40 mg abgetötete Tuberkelbacillen enthielt. Diese Mischung wurde feinst verrieben. Von dieser Substanz erhielten Meerschweinchen 0,5 cm³ subcutan. Diese Dosis enthielt: 0,125 cm³ Pferdeserum, 0,125 cm³ Aquaphor, 0,5 mg Tuberkelbacillen und 0,25 cm³ Paraffin.

10 Tiere wurden auf diese Weise injiziert. Getestet wurde 7, 13, und 19 Tage nach der Injektion sowie nach einem halben und einem ganzen Jahr. Innerhalb von Stunden trat eine Schwellung an der Injektionsstelle auf. Die auf diese Weise erhaltenen Präcipitintiter waren höher als ohne Adjuvans. Die Verfasser vermuteten, daß das Paraffinöl die durch die Bacillen erzeugte celluläre Reaktion vergrößert und die Bakterien vor der Zerstörung schützt und außerdem Sensibilisierung und Antikörperbildung aufrecht hält. Das Aquaphor kann zwei Effekte haben: Es kann den Zerfall des Pferdeserums hemmen und die Antikörperproduktion erhöhen.

Isabel MORGAN (1946) verwendete als eine der ersten diese Technik, um Encephalomyelitiden beim Rhesusaffen zu erzeugen und erzielte nach subcutanen Injektionen innerhalb von 2–7 Wochen in 7 von 12 Affen diese Erkrankung.

Histologisch fand MORGAN Foci von perivasculären und extravasalen Infiltraten mit Lymphocyten und polymorphzelligen Leukocyten, oft auch Nekrosen und Hämorrhagien.

In einer weiteren Arbeit (MORGAN 1947) wird die Wirkung von weißer Substanz, grauer Substanz, gesundem und polioinfiziertem Rückenmark von Affen untersucht.

Die Injektionen werden 3mal subcutan in die Brust- oder Bauchwand von Rhesusaffen in Dosen von 0,75 bis 1 cm³ gegeben. 1 cm³ der Substanz besteht aus 0,2 mg hitzeabgetöteten Tuberkelbacillen, 0,5 cm³ Paraffinöl (Coleman and Bell), 0,25 Falba und 0,25 cm³ 20%iger Gewebsaufschwemmung in physiologischer Kochsalzlösung. (Falba ist eine Mischung von Oxycholesterine und Cholesterinen, aus dem Lanolin entwickelt. Hersteller: Pfaltz und Bauer Inc., New York.)

Bei Injektion von grauer Substanz des Cortex normaler Affen erkrankten von 10 Tieren 2, bei Injektion von weißer Substanz von 10 Tieren 5, bei Injektion von normalem Affenrückenmark von 12 Tieren 8 und von polioinfiziertem Rückenmark von 9 Tieren 8. Wurde Nieren- oder peripheres Nervengewebe gegeben, erkrankten keine Tiere.

Im allgemeinen begann die Erkrankung nach 2–6 Wochen. Die histologischen Bilder erinnerten an die akuten hämorrhagischen Leukoencephalitiden.

KABAT, WOLF und BEZER gelang es 1946, mit der Freund-McDermottschen Technik viel rascher die Erkrankung an Rhesusaffen zu erzeugen.

Die Autoren berichten über 2 Gruppen von je 4 Rhesusaffen. Die eine erhielt eine Emulsion von 18 g Kaninchengehirn in 20 cm³ physiologischer Kochsalzlösung, 20 cm³ Aquaphor und 40 cm³ Paraffinöl, welches 95 mg getrocknete, durch Hitze abgetötete Tuberkelbacillen enthielt. Die zweite Gruppe erhielt 27 g Kaninchenlunge, die in derselben Weise zubereitet worden war. Beiden Emulsionen wurde Phenol zugesetzt (0,25%). Außerdem wurden beide Emulsionen für 45 min auf 60° C erhitzt, um autolytische Enzyme zu hemmen.

Von diesen Emulsionen wurde den Affen wöchentlich 1 cm³ in den Arm oder ins Bein injiziert.

3 von den 4 Affen der ersten Gruppe erkrankten 25—33 Tage nach der ersten Injektion. Die Lokalisation der pathologischen Zeichen, ihre Aufeinanderfolge und die Art und Weise ihrer Entwicklung waren in allen drei Tieren verschieden. Die histologischen Läsionen ähnelten den von FERRARO und JERVIS (1940) und RIVERS u. Mitarb. (1933) berichteten. Sie waren fokal, vasculär und perivasculär und besonders in der Brücke und im Kleinhirn anzutreffen. Am geringsten war das Rückenmark befallen. Vorwiegend betroffen war die weiße Substanz um die Ventrikel. Auch der Opticus war in zwei Fällen mitbeteiligt.

Die histologischen Veränderungen waren charakteristisch in den Wänden der Capillaren und um die Capillaren, Venolen und auch kleinen Arterien. Der Prozeß begann mit einer muralen und perivasculären Infiltration mit polymorphkernigen Leukocyten, die später durch Lymphocyten ersetzt wurden. Die Histiocyten der Gefäßwände vermehrten sich und hypertrophierten. Die Markscheidendegeneration begann mit einer Blässe um die Gefäße und konnte bis zur kompletten Entmarkung fortschreiten. Die Mikroglia proliferierte, Phagocytose war zu sehen sowie eine mäßige Astrocytose in den perivasculären Läsionen. Die Axone blieben im allgemeinen gut erhalten.

Von den Tieren der zweiten Gruppe, die Lungengewebe erhalten hatten, erkrankte keines.

Im nächsten Jahr veröffentlichten dieselben Autoren (KABAT, WOLF, BEZER 1947) eine größere Versuchsserie an Affen mit im wesentlichen der gleichen Technik, jedoch weniger Tuberkelbacillen.

Das Material für die Injektionen wurde wie folgt zubereitet: 7—9 g frisches Kaninchengehirn wurden in 10 cm³ physiologischer Kochsalzlösung, 10 cm³ Aquaphor und 1% Phenol (so kühl gehalten, daß die Flüssigkeit eben noch nicht erstarrt) zentrifugiert und homogenisiert. Dazu kommen 20 cm³ Paraffinöl mit 25 mg hitzeabgetöteten, getrockneten Tuberkelbacillen. Das ganze wird in sterilen, verschlossenen Gefäßen für 45 min auf 60° C erhitzt. Jeder cm³ enthält dabei 175—225 mg Hirngewebe. Verwendet wurden Emulsionen aus dem Gehirn von erwachsenen Kaninchen, Kaninchenfeten, dem Gehirn erwachsener Affen, und zwar graue und weiße Substanz, ferner Kaninchenlunge.

Gewöhnlich wurden in einer Woche 3 Injektionen i.m. gegeben. Wenn nach einem Monat noch keine Erkrankung auftrat, erhielt das Tier nochmals 3 Injektionen.

Auszugsweise sei eine tabellarische Zusammenstellung der Ergebnisse wiedergegeben:

Tabelle 2

	Zahl der Affen	erkrankt	Beginn der Erkrankung (in Tagen)	Tod (in Tagen)
Gehirn erwachsener Kaninchen.	4	3	25—33	25—40
	3	3	17—30	18—31
(nur 1 cm³ injiziert)	2	2	22—62	45—67
	4	3	20—21	27—51
Graue Substanz des erwachsenen Affen . .	3	3	32—36	37—51
Weiße Substanz des erwachsenen Affen . .	3	3	28—32	28—47
Fetales Kaninchengehirn	3	—	—	—
	4	—	—	—
Kaninchenlunge	4	—	—	—

15 von 19 so behandelten Tieren hatten große, grob sichtbare Läsionen im Gehirn: meist subcortical, rund bis oval, grau bis grau-rosa, bzw. gelblichgrau. Gelegentlich kamen Petechien vor, auch größere Blutungen.

Die histologischen Veränderungen waren fokal und standen in enger Beziehung zu den Venolen, Venen, Capillaren und Arteriolen. Auch in dieser Versuchsserie war wieder die Tendenz zur periventriculären Verteilung auffällig. Primär war die weiße Substanz betroffen. Im Rückenmark waren die Läsionen weniger stark und mehr verstreut. Besonders stark war der Sehtrakt betroffen. Markscheidenausfälle kamen besonders um die Gefäße vor, die Axone waren wiederum relativ gut erhalten.

Klinisch wurden auch schubweise Verläufe beobachtet, die sich im histologischen Bild insofern äußerten, als akute Zeichen neben chronischen zu sehen waren.

Zwei Jahre später berichten dieselben Autoren (KABAT, WOLF, BEZER 1949) über experimentelle Encephalomyelitis an Rhesusaffen, denen eigenes Hirngewebe parenteral zugeführt worden war.

Die Tiere wurden rechts frontal lobektomiert; bei jedem wurden 3,3—3,5 g Gehirn entfernt und in Kohlensäureschnee aufbewahrt. Die Emulsionen wurden, wie oben beschrieben, hergestellt. Jedes Tier erhielt in wöchentlichen Abständen 3 mal 1 cm³ i.m.

5 von den 6 so behandelten Tieren entwickelten innerhalb von 4 bis 28 Tagen nach der 3. Injektion folgende Symptome: Ptosis, Pupillenerweiterung, Blindheit, Intentionstremor, Ataxie, generalisierter Tremor, Anfälle. Die histologischen Veränderungen waren ähnlich wie in den früheren Versuchsreihen.

Damit war erwiesen, daß Affen auch gegen das eigene Hirngewebe sensibilisiert werden können.

Ausgedehntere Untersuchungen von KABAT, WOLF, und BEZER (1948) haben gezeigt, daß der encephalitogene Faktor im Menschen-, Affen-, Kaninchen- und Hühnergehirn vorkommt, jedoch im Frosch- und Fischgehirn fehlt. Er wird durch

Fixierung mit Formalin, durch Kochen und durch Ultraschalleinwirkung nicht
zerstört. Im Rückenmark von 3 Tage alten Kaninchen ist er ebenfalls vorhanden,
im Gehirn erscheint er aber erst nach etwa 12 Lebenstagen, was eine auffallende
Parallele zum Fortschreiten der Myelinisierung darstellt.

Versuche, die Erkrankung passiv mit großen Mengen von Serum oder Zell-
exsudat erkrankter Tiere zu erzeugen, bzw. durch Zellsuspensionen von der Milz
oder von Lymphknoten, schlugen fehl.

Die Autoren geben in einer weiteren Arbeit (WOLF, KABAT und BEZER 1947)
eine detaillierte Beschreibung der Pathologie dieses Krankheitsbildes, das sie als
,,akute disseminierte Encephalomyelitis'' bezeichnen und vergleichen es mit der
akuten Multiplen Sklerose des Menschen. Sie betonen die Parallelen in Verlauf
und im histologischen Bild und führen die Unterschiede auf die Divergenz in der
artspezifischen Antwort auf dasselbe ätiologische Agens zurück. Allerdings ist zu-
zugeben, daß die mit dieser Technik erzeugte akute Encephalomyelitis beim Affen
von allen experimentell erzeugbaren Encephalomyelitiden noch am ehesten eine
gewisse Ähnlichkeit mit der akuten Multiplen Sklerose des Menschen aufweist.
1950 distanzierten sich die Verfasser auch wieder etwas von ihrer früheren Ansicht
(KABAT, WOLF und BEZER 1950).

Mehr Parallelen zur menschlichen chronischen Multiplen Sklerose weisen die
Encephalomyelitiden an Affen auf, die FERRARO und CAZZULLO (1948) erzeugten.
Das waren die ersten Experimente, die eine chronische Erkrankung mit Glia-
reaktion und fleckiger Sklerose zur Folge hatten.

19 Rhesusaffen wurden mit Emulsionen, die nach der Freund-McDermottschen Technik
hergestellt worden waren, behandelt. Verwendet wurden zwei Emulsionen:

Emulsion I:		(pro cm³)
Affenhirn	20 g	0,2 g
Physiol. Kochsalzlösung	22 cm³	0,4 cm³
Falba	10 cm³	0,2 cm³
Bayol	20 cm³	0,4 cm³
Tuberkelbacillen	25 mg	0,5 mg
Emulsion II:		
Affenhirn	2,5 g	0,05 g
Physiol. Kochsalzlösung	20,0 cm³	0,4 cm³
Falba	10,0 cm³	0,2 cm³
Bayol	20,0 cm³	0,4 cm³
Tuberkelbacillen	5,0 mg	0,1 mg

(Bayol ist ein leichtes Paraffinöl, Stanco Inc., New York.)

6 Tiere, die mit einer dieser Emulsionen behandelt wurden, überlebten die akute Episode.
Berichtet wird in der Arbeit das histologische Bild nach 2,5—3 Monaten. Die beiden Affen,
die am längsten überlebten und getötet werden mußten, erhielten 5mal 1 cm³ von Emulsion II
in 5tägigen Intervallen, bzw. nur 2 Injektionen von Emulsion II in 15tägigen Intervallen.

FERRARO und CAZZULLO zeigen damit, daß chronische Formen der Erkrankung
mit niedrigeren Dosen erzeugt werden können. Dabei scheint es vor allem auf die
Höhe der Tuberkelbacillendosis anzukommen, wie dieser Vergleich zeigt:

	Hirnsubstanz/cm³	Tuberkelbac./cm³
WOLF, KABAT, BEZER	175—225 mg	0,62 mg
MORGAN	50 mg	0,20 mg
FERRARO und CAZZULLO	50 mg	0,10 mg

Die Erkrankung entwickelte sich unter drei verschiedenen Formen: Bei der ersten domi-
nierte die Erkrankung des optischen Systems, bei der zweiten des vestibulo-cerebellaren
Systems (Ataxie, Tremor), die dritte zeigte einen blanden Verlauf ohne scheinbare Residuen.

Untersuchungen der Gehirne zeigten, daß nach 3 Monaten die entzündlichen Prozesse noch
nicht abgeschlossen waren. Perivasculäre Exsudate kamen noch vor. Diese Reaktivierung
wurde von den Verfassern auf die verzögerte Resorption des injizierten Antigens zurückgeführt. Im histologischen Bild überwiegt der fleckige Myelinscheidenzerfall in allen Regionen

der weißen Substanz. Im Rückenmark dagegen findet sich eher das Bild einer diffusen Entmarkung. Die Achsencylinder sind oft mit ergriffen. Drei Typen von Gliareaktionen fanden sich: Hypertrophie der Astrocyten, Oligodendro- und Mikroglia; Hyperplasie von frei im

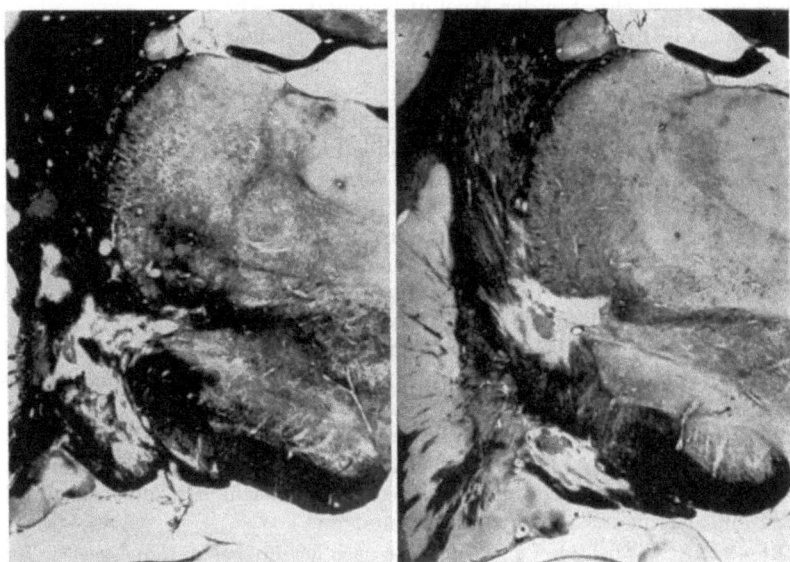

Abb. 9. Experimentelle allergische Encephalomyelitis beim Rhesusaffen. Zwei Schnitte durch das Mesencephalon mit Nekrosis im Tr. opticus und nekrotischen Feldern im Pes pedunculi und im latero-ventralen Anteil des Thalamus. ROIZIN's kombinierte Färbung für Markscheiden und Fett. (Aus FERRARO u. CAZZULO 1948)

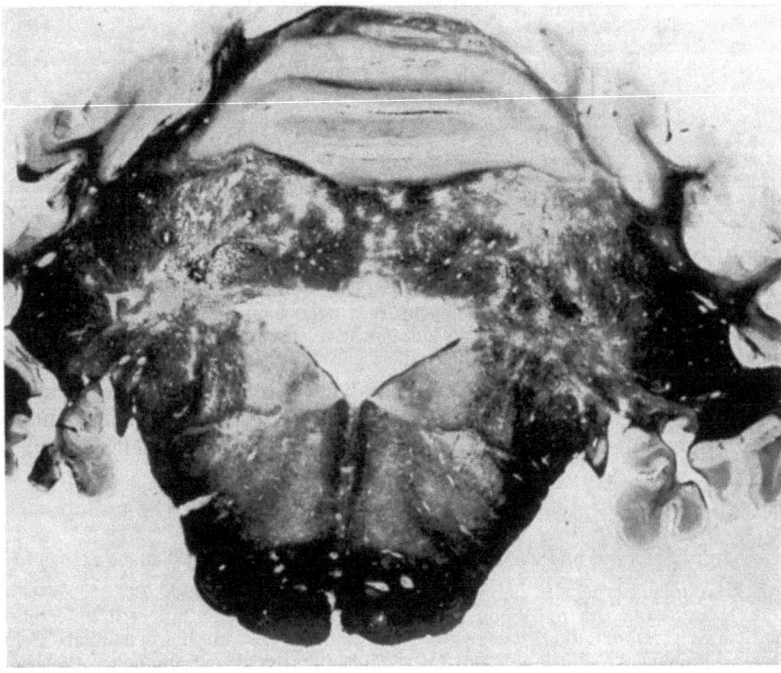

Abb. 10. Experimentelle allergische Encephalomyelitis beim Rhesusaffen. Medulla oblongata. Fleckige Entmarkung der cerebellovestibulären Region und der Kleinhirnkerne. ROIZIN's kombinierte Färbung. (Aus FERRARO u. CAZZULO 1948)

Parenchym liegenden Gliafasern und eine reparative Gliose. Die Gliareaktion ist nicht so stark wie bei der menschlichen Multiplen Sklerose.

Über eine größere Gruppe von 27 Rhesusaffen berichten CAZZULLO und FER-RARO nochmals (1950), ohne zu wesentlich neuen Ergebnissen zu gelangen.

Die Untersuchungen über die experimentelle, durch Inoculation von Nervengewebe erzeugte Encephalomyelitis sind gegen die Mitte des Jahrhunderts zu in vielen Laboratorien aufgenommen worden. Die Berichte ähneln einander wohl, weichen aber doch in wesentlichen Dingen voneinander ab, vor allem bei verschiedenen Tierarten.

KOPELOFF und KOPELOFF (1947) versuchten, die Erkrankung bei *Meerschweinchen* auszulösen, daneben verwendeten sie weiße Ratten (Stamm Sprague-Dawley), weiße Mäuse (Rocklandstamm) und *Kaninchen*.

Das Inoculat wurde auf folgende Weise hergestellt: 1 Teil einer mit Phenol versetzten 5%igen Kochsalzlösung wurde mit 4 Teilen der Organemulsion versetzt, und die Mischung 2 Tage lang im Brutschrank bei 37,5° C gehalten. Dann wurde sie in einem Mixer mit der gleichen Menge physiologischer Kochsalzlösung vermischt und bei 9° C aufbewahrt. 2 Teile der Suspension wurden langsam in 1 Teil Falba in einem Achatmöser zerrieben und die Mischung weiter mit 2 Teilen Bayol F, das 2 mg getrocknete Tuberkelbacillen/cm³ enthielt, emulsifiziert. Jeder cm³ dieser endgültigen Emulsion enthielt: 20 mg (feucht) Gewebe, 0,8 mg Tuberkelbacillen, 0,2 cm³ Falba, 0,4 cm³ Bayol F und 0,125% Phenol. Eine Dosis von 2 cm³ wurde subcutan am Hals bei Meerschweinchen und Ratten gegeben, 0,2—0,3 cm³ bei Mäusen.

Außerdem wurden Organextrakte auf folgende Weise hergestellt: Frisches Kaninchen- und Schafsgehirn wurde mit 95%igem Alkohol für 10 Tage bei 37,5° C extrahiert (10 cm³ Alkohol/g Frischgewebe). Das Filtrat wurde über einem Dampfbad nahezu getrocknet, dann mit 1 cm³ 2%igem Eiweiß pro 80 mg getrocknetem Organextrakt 2 Std stehen gelassen und dem Adjuvans wie oben zugeführt. Die Menge des alkoholischen Extraktrestes in der letzten Präparation war 32 mg/cm³ (beim Schafshirn 222 mg/cm³).

Tabelle 3. *Ergebnisse*

Organ	Fälle	erkrankt	Beginn (nach Tagen)	gestorben
Meerschweinchengehirn	4	3	25—53	3
Kaninchengehirn	6	5	13—26	4
Gehirn von Kaninchen mit Lyssa	3	1	24	1
Kaninchengehirn ohne Phenol	4	3	21—27	2
Kaninchengehirn ohne Tuberkelbacillen	4	1	17	1
Kaninchengehirn, nur weiße Substanz, nicht gefroren	4	0	—	—
Kaninchengehirn, nur weiße Substanz, gefroren .	4	3	11—38	2
Kaninchengehirn, graue Substanz, gefroren . . .	4	2	7—29	2
Kaninchengehirn, gekocht	4	4	17—27	3
Kaninchengehirn, dampfsterilisiert	4	1	25	1
Kaninchenniere.	10	2	19—32	1

Keine Erkrankungen traten auf Hoden- und Leberemulsionen auf.

Die Wirksamkeit der Organextrakte war geringer.

Schließlich starben von 8 Kaninchen, die Rattenhirnemulsionen erhalten hatten, 4 innerhalb ein bis acht Wochen nach der Injektion. Von 8 Kaninchen mit alkoholischem Extrakt zeigten nur 2 Läsionen.

Die Zusammenstellung zeigt, daß die Beigabe von Tuberkelbacillen unumgänglich notwendig ist, wenn ein hoher Prozentsatz von Erkrankungen erzielt werden soll. Das Kochen des Gehirns hebt dagegen die Wirksamkeit nicht auf.

Zur selben Zeit (1947) teilen FREUND, STERN und PISANI mit, daß es ihnen gelungen ist, mit nur einer Injektion eine Encephalomyelitis zu erzeugen.

Die Versuche wurden an Meerschweinchen im Gewicht von 300 bis 800 g ausgeführt. Als Antigen diente Kaninchengehirn (frisch oder in Vaccineform) oder Meerschweinchengehirn, entweder in wäßriger Lösung oder in Wasser-in-Öl-Emulsion mit und ohne säurefeste Stäbchen. Das Gehirn wurde in einem Mixer suspendiert und in eine Wasser-in-Öl-Emulsion gebracht, indem Falba oder Lanolin als emulsifizierendes Agens verwendet wurde. Als Bacterium wurde entweder Mycobacterium tuberculosis (Jamaica 22) oder Mycobacterium butyricum verwendet. Drei tiefe subcutane Injektionen wurden gleichzeitig in die Nackenhaut gegeben. 5 von 13 so behandelten Tieren entwickelten Lähmungen in der 3. Woche und starben 25—30 Tage nach der Injektion. (Die Tiere erhielten 40 mg Gehirnsubstanz, 2 mg Bacillen, 0,4 cm³ Falba, 0,8 cm³ Bayol und 0,8 cm³ physiologische Kochsalzlösung.)

Wurde nur Kaninchengehirn in physiologischer Kochsalzlösung gegeben, erkrankte kein Kaninchen, wurde dagegen 1 mg Mycobacterium butyricum in typischer Weise zugesetzt, erkrankten 6 von 7 Tieren. Mit Herz- oder Nierengewebe ließ sich die Erkrankung nicht erzeugen.

Histologisch fand sich eine diffuse meningeale Verdickung, mit Monocyten und Histiocyteninfiltration, Gefäßerweiterungen und Verschlüssen der piaarachnoidalen Gefäße, ferner Thromben und Hämorrhagien. Dieselben Läsionen fanden sich in den Hemisphären, besonders nahe der Oberfläche und subependymal. Außerdem sah man Astrocytenanhäufungen, die wie Granulome aussahen. Die Veränderungen waren im Rückenmark schwächer ausgeprägt, das Kleinhirn war frei. Ein besonderer Unterschied im Befall von Mark und Rinde fand sich nicht.

Auch Varianten von Mycobacterium butyricum erwiesen sich als Beigabe zum Adjuvans wirksam (FREUND, LIPTON und MORRISON 1950).

In weiteren Untersuchungen kommen LIPTON und FREUND (1953) schließlich zu der Ansicht, daß die intracutane Applikation des Antigens weitaus wirksamer sei als die bisher gebräuchlichen Arten der Einverleibung.

Die Emulsion wird in einer etwas modifizierten Weise zubereitet: Von Meningen befreites Rückenmark wurde nach Lagerung bei —15° C in einem Mörser in destilliertem Wasser mit 0,25% Phenol zerrieben. Die zu injizierende Gewebsmenge war in 0,04 cm³ der Suspension enthalten. Die Suspension wurde mit abgetöteten, getrockneten Tuberkelbacillen (Jamaika 22) versetzt, die in einer Mischung aus 8,5 Teilen Bayol F und 1,5 Teilen Arlacel A (zur wäßrigen Emulsion) suspendiert waren. 0,04 cm³ der Bayol-Arlacel-Mischung enthielt 0,2 mg Bakterien. Die Gewebssuspension wurde mit der Bakterienemulsion langsam in einer Spritze im Verhältnis 1:1 vermischt. 0,08 cm³ wurden jedem Tier mit einer 0,25 cm³ Spritze intracutan gegeben.

Die Meerschweinchen erkrankten schneller, meist schon nach dem 9. bis 12. Tag, die Symptome und die histologischen Läsionen waren stärker ausgeprägt. Schon bei dieser geringen Dosis wurden fast 100% der Tiere befallen.

Die Autoren fanden ferner, daß Meerschweinchen des Hartley-Stammes viel anfälliger waren als solche aus gemischten Zuchten. Das Meerschweinchen wird von ihnen als das Tier zur Erzeugung der experimentellen Encephalomyelitis angesehen, nicht zuletzt deshalb, weil es auch für Hauttests geeignet ist.

Histologisch standen die perivasculären Ansammlungen von mononucleären Zellen im Vordergrund. Entmarkungen und Blutungen waren kaum zu sehen.

Die erhöhte Wirksamkeit des intracutan applizierten Antigens bedeutet, daß dem lymphatischen System eine wichtige Rolle in der Entstehung der Erkrankung zuzuschreiben ist (wie auch GOOD und CONDIE 1958 ausführten, denen es gelang, bei Kaninchen in einem hohen Prozentsatz die Erkrankung zu erzeugen, wenn das Material direkt in Lymphgefäße oder Lymphknoten injiziert wurde). FREUND und LIPTON versuchten später (1955), durch Excision der Stelle der intracutanen Injektion das Auftreten der Erkrankung zu verhindern. Doch selbst wenn nur eine Stunde nach der Injektion das Infiltrat excidiert wurde, zeigte die Encephalitis in ihrem Auftreten und Verlauf keine Änderung, ebensowenig die Sensibilisierung auf Tuberkulin. Ein Teil des Materials erreichte innerhalb einer Stunde die regionären Lymphknoten. Öltröpfchen und die typische celluläre Reaktion, die gewöhnlich auf Mykobakterien in Öl auftritt, erscheinen auch in anderen Lymphknoten und in der Lunge. Das bedeutet, daß die Antigenstimulation nicht nur am Ort der Injektion, sondern an vielen Orten gleichzeitig einsetzt.

CAZZULLO und FERRARO berichten 1949 über die Erzeugung der experimentellen Encephalomyelitis bei Meerschweinchen auf intraperitonealem Wege. Sie wählten diesen Weg, um eine höhere Morbidität und Mortalität zu erzeugen, und Schübe zu vermeiden, wie sie durch die kontinuierliche Absorption des i.m. eingebrachten Antigens zustande kommen können.

Meerschweinchen erhielten 1 cm³ der Emulsion i.p. Die Zusammensetzung war folgende: Meerschweinchengehirn 33 mg, physiologische Kochsalzlösung 0,4 cm³, Falba 0,2 cm³, Bayol 0,4 cm³, Tuberkelbacillen 0,33 mg. Die Injektion wurde reizlos vertragen. In der Mehrzahl entwickelte sich die Erkrankung zwischen dem 9. und 14. Tag. Die Tiere verendeten zwischen dem 15. und 22. Tag.

In einer zweiten Gruppe etwas schwererer Tiere (650—700 g gegenüber 440—550 g der ersten Gruppe) erschienen die ersten Symptome 18—22 Tage nach der Injektion. Von 40 Tieren erkrankten 36 und starben 29. Der Tod trat meist über Nacht ein, oft aus relativem Wohlbefinden heraus.

In einer zweiten Mitteilung (CAZZULLO und FERRARO 1949b), in der dieselbe Technik an Tieren von 440—550 g angewendet wurde, erkrankten von 43 Tieren 39 innerhalb von 3 Wochen.

War die Freund-McDermottsche Emulsion 8−9 Monate alt, gelang es nicht mehr, die Erkrankung auszulösen (CAZZULLO und ALLEGRANZA 1950).

Mit der von CAZZULLO und FERRARO angegebenen Technik konnten CAZZULLO und ALLEGRANZA 1951 chronische Verläufe der Erkrankung erzeugen.

Dabei wurde 30 Meerschweinchen homologes und Menschengehirn in Emulsionen i.m. und i.p. gegeben. Von den 30 Tieren erkrankten 20, davon 8 akut und 12 chronisch. Die Erkrankung begann mit einer schlaffen Lähmung, die nach 20—30 Tagen spastisch wurde. Remissionen wurden beobachtet. Die Dauer der Erkrankung betrug 40—288 Tage.

Histologisch fanden sich akute und chronische Zeichen: disseminierte perivasculäre Entmarkungen, meist um die Ventrikel.

In mehreren Arbeiten berichtet ALVORD (1949) über die Erzeugung von Encephalomyelitiden beim Meerschweinchen.

Das Hirnmaterial wurde 1:20 in physiologischer Kochsalzlösung suspendiert, die mit 0,25 bis 0,5% Phenol versetzt war. 4 Teile Bayol (mit 2,5 mg/cm³ Tuberkelbacillen), 3 Teile Falba und 4 Teile der Hirnsuspension wurden in einem Mixer gemischt. Die Injektion erfolgte frisch oder nach einigen Tagen Lagerung im Eiskasten. Verwendet wurde frisches Meerschweinchengehirn, Gehirn vom Menschen und vom Rind. Mehr als 60% der Tiere erkrankten. Wurden die Tuberkelbacillen nicht gemeinsam mit der Hirnemulsion injiziert, sondern nur in Paraffinöl und die Hirnemulsion an einer anderen Stelle, trat die Erkrankung nicht auf.

1950 beschreibt derselbe Autor eine Versuchsserie von 180 Meerschweinchen, von denen 110 auf 1 Injektion erkrankten: Es kam zu Bewegungsunlust, rasch aufsteigenden Lähmungen, die schlaff begannen und spastisch wurden. Im allgemeinen begann die Erkrankung 14−34 Tage nach der Injektion in der Hälfte der Tiere, 10% erkrankten in den nächsten zwei Monaten. 75% der Tiere starben innerhalb von 2 Wochen, 10−15% hatten für 2−3 Monate eine chronische Paraplegie, 10−15% remittierten voll.

Histologisch findet ALVORD eine entzündliche Infiltration der Leptomeningen, des Plexus, der grauen und weißen Substanz des ganzen ZNS, besonders in den subependymalen Regionen. In den ersten beiden Erkrankungstagen fanden sich Exsudate von Lympho-, Mono- und polymorphkernigen Leukocyten, die die Wände der Venen und Capillaren infiltrierten und längs der Virchow-Robinschen Räume in das Hirngewebe eindrangen; dabei war in der weißen Substanz manchmal perivenöse Demyelinisierung zu beobachten, allerdings ohne sichtbaren fettigen Zerfall. Vom 5. bis 10. Tag schien das Exsudat mehr auf die Gefäßwände beschränkt zu bleiben (besonders der kleinen Venen) und verursachte eine besonders unregelmäßige Verdickung und Proliferation der Gefäße. Große, irreguläre Plaques bildeten sich aus, die sehr an Demyelinisierung erinnerten. Aber auch hier war kein freies Fett zu finden. Bei länger dauernder Erkrankung (25—49 Tage) waren die Fasern deutlich durch Bindegewebe und Astrocyten ersetzt.

Die Hauptlokalisation der akuten Zeichen wechselte, Hirn und Hirnstamm waren häufiger betroffen als das Rückenmark.

Eine Reihe weiterer Versuche, die ALVORD mit MAGEE, KIES und GOLDSTEIN 1959 durchführte, war der Aufklärung der anatomischen Veränderungen während der Frühsymptome der Erkrankung gewidmet.

Die dabei verwendete Hirnemulsion vom Meerschweinchen wurde auf folgende Art zubereitet: 1,1 g lyophilisiertes Gehirn und 25 mg hitzeabgetötete Tuberkelbacillen wurden in einem Glas-Homogenisator mit 10 cm³ Mineralöl, 5 cm³ physiologischer Kochsalzlösung (mit

0,5% Phenol) und 5 cm³ geschmolzenem Aquaphor gemischt. Die Mischung wurde homogenisiert und 1 Std bei 60° C inkubiert. Jedes Tier erhielt 1 cm³ (= 55 mg Gehirn, Trockengewicht) subcutan.

Obwohl in der 1. Woche schon bei einigen Meerschweinchen eine Schwäche in den Hinterbeinen auftrat, waren noch keine histologischen Veränderungen zu finden. Erst ab dem 10. Tag traten diese auf, wie oben beschrieben. Innerhalb dieser kurzen Zeit — die Tiere wurden innerhalb von 18 Tagen getötet — traten noch keine Granulombildungen oder Entmarkungen auf.

Für die klinischen Frühzeichen, die ab dem 7. Tag auftraten und in Schwäche, Verlangsamung, Stuhlverlust und Gewichtsabnahme bestanden, konnte demnach keine befriedigende Erklärung gefunden werden.

Im zweiten Teil der Arbeit (ALVORD, KIES 1959) entwickelten die Verfasser eine Methode zur quantitativen Auswertung des injizierten Antigens, indem sie aus der Stärke der klinischen und histologischen Zeichen und der auftretenden Lipämie einen Index ableiteten. Man kann damit, ähnlich der LD_{50} bei der Bestimmung der Toxicität von Substanzen, die Dosis errechnen, die eine halb so starke Wirkung ausüben muß.

Über Meerschweinchen publizierten JERVIS und KOPROWSKI (1948) mehrere Beobachtungsreihen. Sie bereiteten das Freundsche Adjuvans auf folgende Weise:

2 Teile einer 10%igen Kaninchenhirnaufschwemmung wurden langsam einer Mischung aus 1 Teil Falba und 2 Teilen Mineralöl mit hitzeabgetöteten Tuberkelbacillen zugeführt. Jedes Tier bekam subcutan 3 cm³ auf 3 Teile verteilt, in den Rücken und Nacken. Die totale Dosis entsprach etwa 120 mg Frischhirn, 0,6 cm³ Falba, 1,22 cm³ Mineralöl und 3 mg getrockneten Tuberkelbacillen.

Von 30 Tieren erkrankten klinisch 24. Die Erkrankung begann zwischen dem 14. und 28. Tag.

Histopathologisch werden im Gegensatz zu den oben zitierten Autoren vorwiegend perivasculäre Plasmazelleninfiltrate beschrieben, Leuko- und Lymphocyten kommen weniger vor. Außerdem werden epitheloide Zellen beobachtet. In älteren Läsionen überwiegen die gliogenen Elemente. Am stärksten war das Rückenmark affiziert. Daneben werden auch Entmarkungsherde mit teilweise zerstörten Axonen beobachtet.

Klinisch hatten die Zeichen eher flüchtigen Charakter, Remissionen kamen häufig vor.

In einer weiteren Publikation aus demselben Jahr (KOPROWSKI und JERVIS 1948) wird über die Inoculation von Kaninchen-, Meerschweinchen-, Kälber-, Schweine- und Menschengehirn berichtet. Der Prozentsatz der auf diese Weise erzeugten Erkrankungen und die pathologischen Befunde weichen von den in der ersten Arbeit mitgeteilten Ergebnissen nicht wesentlich ab. Auch Verdünnungen von mit Phenol versetzten Lyssa-Vaccinen, die mit Adjuvans kombiniert wurden, brachten dasselbe Krankheitsbild hervor. Beim Versuch, die Natur des encephalitogenen Agens zu ergründen, fanden die Verfasser, daß mehrere in der weißen Substanz enthaltene Substanzen eine Rolle spielen müssen. Es erübrigt sich jedoch, auf diese Untersuchungen näher einzugehen, da die von den Verfassern verwendeten Mischungen reichlich Verunreinigungen enthielten.

Von mehr Interesse sind die Versuche derselben Autoren, das Antigen nach stattgehabter Erkrankung nochmals einzuverleiben.

Dabei wurde Meerschweinchen, die die erste Erkrankung überlebt hatten, 5—7 Wochen nach der 1. Injektion nochmals 0,1 cm³ einer 10%igen Hirnaufschwemmung in Kochsalzlösung intracerebral gegeben. Die meisten Tiere starben 3—15 Tage nach dieser Injektion, vorher entwickelten sich Tremor, Spasmen, Lähmungen und epileptiforme Krämpfe. Die Erkrankungsrate war gering, wenn eine oder beide Injektionen aus homologem Gehirn bestanden, bzw. die Tiere erkrankten überhaupt nicht.

An diesen Tieren wurden auch Komplementbindungsreaktionen gegen menschliches, Meerschweinchen- und Kaninchengehirn durchgeführt. Antihirn-Antikörper traten ab dem 4. Tag nach der ersten Injektion auf und nahmen bis zum 21. Tag zu, dann wieder ab. Nach der 2. Injektion kam es zu einem starken Ansteigen der Antikörper. Korrelationen zwischen dem Antikörpertiter und dem klinischen Bild fanden sich nicht.

1949 berichtet LUMSDEN über Versuche zur Erzeugung der EAE an einer großen Zahl von Versuchstieren, vorwiegend Meerschweinchen (300 Meerschweinchen, 150 Ratten und 12 Kaninchen).

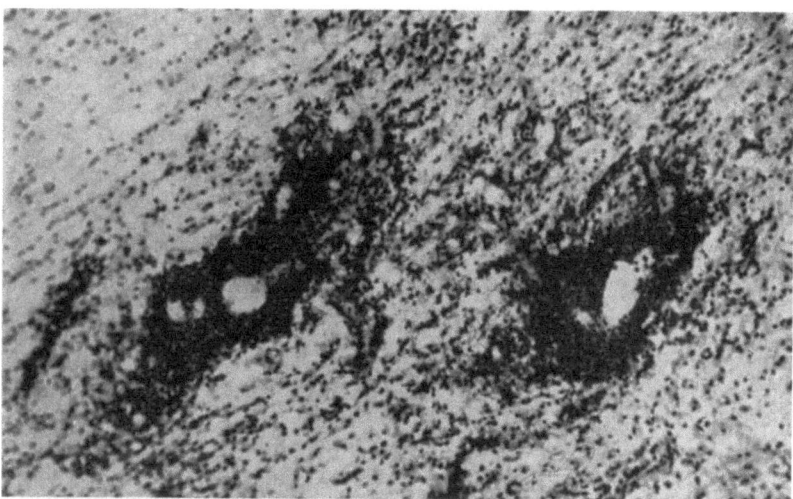

Abb. 11. Experimentelle allergische Encephalomyelitis beim Meerschweinchen. Perivasculäre Foci, mit Tendenz, sich ins umliegende Gewebe auszubreiten. Nissl. (Aus JERVIS u. KOPROWSKI 1948)

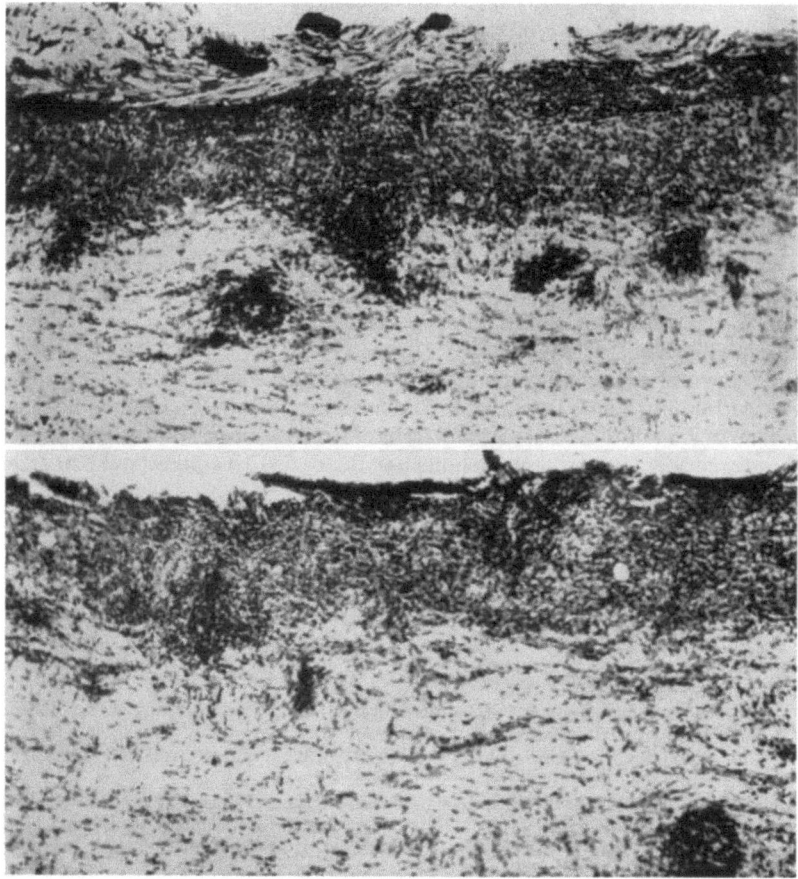

Abb. 12. Experimentelle allergische Encephalomyelitis beim Meerschweinchen. Subpiale Foci von cellulärer Infiltration und Demylinisierung im Rückenmark. Nissl. (Aus JERVIS u. KOPROWSKI 1948)

LUMSDEN verwendet folgende Technik: Die Gehirne von Ratten, bzw. Meerschweinchen wurden in einem Mörser zerrieben und mit physiologischer Kochsalzlösung mit 1% Phenol gemischt. Dazu kam steriles, flüssiges Paraffin mit 125 mg hitzeabgetöteten Tuberkelbacillen/ 100 cm³ Paraffin. Darauf wurde die geschmolzene Lanolinbase (bei etwa 65° C) langsam der Mischung zugegeben. Das ganze wurde drei Minuten gemischt. Die so erhaltene viscöse, fast völlig weiße Flüssigkeit kann, wenn sie auf 37° C erwärmt wird, gut injiziert werden. Sie bestand aus: 7,5—8,3 g Gehirn, 25,0 cm³ physiologischer Kochsalzlösung, 25,0 cm³ Aquaphor, 50,0 cm³ flüssigem Paraffin und 0,0625 g Tuberkelbacillen. Statt Aquaphor wurde auch Falba verwendet.

Die Injektionen wurden in wöchentlichen Intervallen gegeben (Menge nicht angegeben), alle vier Wochen wurde pausiert.

In mehr als 50% der so behandelten Meerschweinchen und Kaninchen trat die Erkrankung auf. Im Gegensatz zu den Angaben von MORGAN und von KABAT u. Mitarb. konnte LUMSDEN die Erkrankung auch mit peripherem Nervengewebe erzeugen.

Bei Meerschweinchen begann die Erkrankung am häufigsten um den 32. Tag. Bei Ratten gelang es mit dieser Technik nicht, die Encephalomyelitis auszulösen. Ebensowenig gelang es mit Rattengehirn, bei Meerschweinchen einen Effekt zu erzielen.

Ein weiterer Beitrag zur EAE an Meerschweinchen wurde 1959 von LATERRE veröffentlicht.

Der Verfasser inoculierte 100 Meerschweinchen Hirnbrei, 1:1 in physiologischer Kochsalzlösung, und ebensoviel Freundsches Adjuvans. Gegeben wurde 1 Injektion, die Dosis ist nicht mitgeteilt. Besonders auffallend ist die Diskrepanz zwischen der Zahl der erkrankten Tiere (nur 32%) und der Zahl der Tiere mit typischen histologischen Läsionen (75%).

Histologisch war fast nur die weiße Substanz befallen. Der Myelinzerfall war ziemlich beschränkt. Gliafaserreaktionen wurden nicht beobachtet.

Über das weitaus größte Material dürften wohl ROIZIN und KOLB (1959) verfügen. In verschiedenen Versuchsserien, in denen Hirnsuspensionen und verschiedene Fraktionen als Antigene Verwendung finden, arbeiteten die Autoren an 536 Tieren, 46 Affen und 490 Meerschweinchen. Die Entmarkungen, die sie fanden, zeigten beim Affen und beim Meerschweinchen die größten Differenzen: Beim Meerschweinchen waren die Entmarkungen sehr umschrieben und hauptsächlich auf die entzündlichen Läsionen beschränkt. Beim Affen waren sie, obwohl perivasculär und umschrieben, doch deutlich differenziert vom umliegenden normalen Gewebe. Fettsubstanzen als Zeichen des Markscheidenabbaus wurden hauptsächlich beim Affen gefunden, und zwar hauptsächlich in subakuten und chronischen Zuständen. Am deutlichsten war beim Affen auch die Tendenz zur fibrillären Gliose ausgebildet.

Die *Ratte* läßt sich im allgemeinen schwer sensibilisieren, da sie nur eine geringe Antikörperbildung zeigt. Deshalb sind auch weder Arthus-Phänomen noch Tuberkulin-Hautteste bei der Ratte provozierbar. LIPTON und FREUND gelang es 1952, durch intracutane Inoculation auch bei der Ratte das Krankheitsbild zu erzeugen. Ihre Technik ist folgende:

Verwendet wurden 5 männliche Ratten vom Stamm Sherman (145—195 g), die mit Rockland Mäusediät genährt wurden.

Rattenrückenmark wurde von den Meningen befreit und in destilliertem Wasser mit ¹/₄% Phenol in einem Mörser fein zerrieben. Diese Suspension enthielt 33% Gewebe-Trockengewicht. Sie wurde emulgiert mit einer gleichen Menge einer Mischung von Arlacel A (1,5 Teile) und Bayol F (Paraffinöl) (8,5 Teile), welches 4,5 mg hitzeabgetöteter und getrockneter Tuberkelbacillen vom Stamm Jamaica 22 pro cm³ enthielt. Die Emulsion wurde in einer Injektionsspritze hergestellt.

Die Ratten erhielten 7 gleichzeitige intracutane Injektionen von 0,1 cm³ der Emulsion, d. h. 16,5 mg Rückenmark, 0,0335 cm³ Wasser, 0,0075 cm³ Arlacel A, 0,0425 cm³ Bayol F und 0,2 mg Tuberkelbacillen pro Injektion. 3 Injektionen wurden auf der rechten, 3 auf der linken Rückenhälfte und 1 an der Vorderfläche des Halses intracutan gegeben.

Alle Ratten erkrankten an schlaffen Lähmungen nach 11—15 Tagen. Zumeist wurden zuerst die Hinterbeine ergriffen, und die Tiere wurden häufig inkontinent. Bereits 1—2 Tage vor der Erkrankung begannen die Tiere abzunehmen und verloren innerhalb weniger Tage 40—50 g an Gewicht.

Der auffälligste histologische Befund war eine perivasculäre Infiltration, besonders um die Capillaren und kleinen Venen. Auch die Gefäßwände waren hauptsächlich von Lymphocyten infiltriert. Auch die Meningen waren infiltriert. Gelegentlich waren Gliaknötchen zu sehen. Im allgemeinen war das Rückenmark stärker betroffen als das Gehirn.

Kontrolltiere, welche nur Tuberkelbacillen mit Wasser-in-Öl-Emulsion, bzw. Rückenmarksgewebe mit Emulsion ohne Bacillen erhalten hatten, erkrankten nicht.

Eine weitere Arbeit derselben Autoren aus demselben Jahr (LIPTON und FREUND 1953 b) zeigt, daß die Erkrankung an Ratten mit dieser Technik in 100% auszulösen ist, wenn zur Injektion eine Emulsion aus Rückenmark anstatt Gehirngewebe verwendet wird:

Von 12 mit Rattenrückenmark intracutan injizierten Tieren erkrankten alle nach 11 bis 14 Tagen; ebenfalls erkrankten alle 24 mit Meerschweinchenrückenmark injizierten Tiere. Von 4 mit Kaninchenrückenmark injizierten Tieren erkrankte nur 1, von 5 mit Rattenhirn behandelten 2. Ohne Erfolg blieb die Injektion von Nieren-, Hoden- und Pankreasgewebe nach derselben Technik.

Durch subcutane Einverleibung von Rattenrückenmark gelang es in keinem Fall, die Erkrankung zu erzeugen.

Schubweise Verläufe kamen vor. Von besonderer Wichtigkeit scheint die intracutane Applikation zu sein, da es bisher anders nicht gelang, die Erkrankung zu produzieren.

OLITSKY und YAGER berichten 1949 als erste über die Erkrankung an *Mäusen*. Die Freund-McDermottsche Technik wurde von diesen beiden Autoren insofern wesentlich modifiziert, als kein spezieller Emulgator und anstatt Leichtparaffin schweres (Soconal) benützt wurde.

40 Mäuse vom W-Swiss-Stamm bekamen i.m. in 2 Serien 0,3 cm³ einer milchigen Suspension, die aus 20 mg getöteten Tuberkelbacillen, 50 cm³ Vaseline (Soconal) und 10 g normalem Mäusegehirn in 50 cm³ physiologischer Kochsalzlösung bestand. Die Tuberkelbacillen (Stamm H 37 Rv) wurden azetongetrocknet und sterilisiert durch 15 min bei 7 at. Die Mischung wurde homogenisiert; die Mäuse erhielten 3—6 Injektionen in wöchentlichen oder längeren Intervallen.

Innerhalb von 16—105 Tagen entwickelten 36 Mäuse deutliche Erscheinungen von seiten des ZNS: Sie sträubten das Fell, wurden dyspnoisch; schlaffe, doch auch spastische Lähmungen traten auf, meist an den Hinterbeinen. Häufig fand sich ein generalisierter Tremor, Erregungszustände alternierten mit Somnolenz. Regelmäßig war Ataxie zu beobachten. Gekrümmter Rücken, katatonische Haltungen und Kreisbewegungen wurden beobachtet. Im allgemeinen wechselte die Symptomatik stark. Etwa 5% der Tiere starben, und zwar meist in den frühen Stadien. Häufig kamen Schübe vor, aber auch Remissionen von 2 bis 15 Tagen.

Histologisch stand eine perivasculäre Infiltration besonders in der weißen Substanz im Vordergrund, die hauptsächlich aus Lymphocyten bestand. In verstreuten Arealen fanden sich Neuronendegenerationen, zumeist im Rückenmark, Mesencephalon, in den Basalganglien und manchmal im Kleinhirn (Purkinjezellen). Disseminierte diffuse Gliainfiltration kam vor. Entmarkung war besonders in späteren Stadien, nach 3—4 Wochen Erkrankungsdauer zu beobachten und fand sich häufiger im Parenchym als perivasculär.

In einem weiteren Bericht (OLITSKY und YAGER 1949 b) werden 6—7 Wochen alte Albinomäuse vom Swiss- und Rockefeller-Institut-Stamm verwendet. Die ersteren entwickelten leichter und häufiger die Erkrankung (19/20 gegenüber 1/15). Injiziert wurde eine einmalige Dosis von 0,3 cm³ in den Oberschenkel. Trat keine Erkrankung auf, bekamen die Mäuse eine 2. Dosis, usw., bis insgesamt 5—6 Dosen. Die Abstände der Dosen sind nicht angegeben.

Von 50 Swiss-Albino-Mäusen erkrankten 2 nach einer einzigen Injektion, 5 nach 2, 18 nach 3, 13 nach 4, 3 nach 5 und 2 nach 6 Injektionen. Frühester und spätester Beginn der Erkrankung waren 9 und 112 Tage nach der 1. Injektion. Die Erkrankung dauerte 1—30 Tage, die meisten Mäuse wurden jedoch vorher getötet.

1950 untersuchten OLITSKY, CASALS und TAL weitere Mäusestämme auf ihre Empfindlichkeit gegenüber der EAE, indem sie dieselbe Technik benützten. Die Empfänglichkeit der drei untersuchten Stämme schwankte zwischen 80% und 8,5%. Es ist anzunehmen, daß diese starke Variabilität in der Reaktion auf den encephalitogenen Faktor auch für die negativen Resultate LUMSDENs verantwortlich ist.

Die Rolle der Heredität der für die Resistenz verantwortlichen Faktoren untersuchten LEE, OLITSKY, SCHNEIDER und ZINDER (1954) an 4 Inzuchtstämmen, die aus dem Rockefeller-Institut-Stamm durch sukzessive Geschwisterpaarungen gezüchtet wurden.

Gegenüber Salmonella und dem Virus der St. Louis-Encephalitis zeigten sie folgende Eigenschaften:

BRVR   (bakterienresistent, virusresistent)
BRVS   (bakterienresistent, virussuszeptibel)
BSVS   (bakteriensuszeptibel, virussuszeptibel)
BSVR   (bakteriensuszeptibel, virusresistent)

Es zeigte sich, daß die BRVR-Maus gegenüber der EAE völlig resistent war, die BSVS-Maus dagegen empfänglich. Die Parallelität der Resistenz auf EAE und bakterielle und virale Infektionen ist allerdings zufällig, wie SCHNEIDER (1959) später mitteilte.

Die beiden Stämme (BRVR und BSVS) wurden gekreuzt, um die Verschiedenheiten der Empfänglichkeit genetisch zu analysieren:

Die F_1-Generation war völlig resistent gegenüber der EAE. Der Faktor Resistenz gegenüber EAE ist dominant. Die F_2-Mäuse zeigten in 15 von 216 Fällen die Erkrankung, d. h. eine Empfänglichkeitsrate von 0,0649. Die Verfasser schließen daraus, daß zwei nicht miteinander gekoppelte genetische Faktoren vorliegen, die beide dominant sind und von denen jeder die Resistenz überträgt.

Daß die Empfänglichkeit gegenüber EAE weitgehend nahrungsmittelabhängig ist, zeigten SCHNEIDER, LEE und OLITSKY (1957) an der homozygoten BSVS-Maus. Bei Ernährung mit "fox chow pellets" (Ralston, Purina), Voll-Weizenbrot und Milch erkrankten 100%. Bei einer synthetischen Diät mit allem notwendigen Vitaminzusatz konnte die Empfänglichkeit auf 15% reduziert werden. Wurde zu dieser synthetischen Kost allerdings Biotin, Folsäure und B_{12} beigegeben, stieg die Erkrankungsrate wieder auf 70% an.

Eine wesentliche Erhöhung der Erkrankungsrate erzielten LEE und OLITSKY (1953) an Mäusen durch Kombination der Adjuvanswirkung von Pertussisvaccine und der von FREUND als besonders wirksam beschriebenen intracutanen Applikation.

Dabei wurde das nach FREUND hergestellte encephalitogene Material (anstatt Hirnsubstanz wurde Proteolipid verwendet) intracutan an verschiedenen Stellen des Rückens gegeben, 0,3 cm³ auf 3—4 Quaddeln verteilt. Vorher erhielten die Tiere H. Pertussisvaccine (Phase 1, 60000 Mill./cm³ Lederle) 0,1 cm³ intraperitoneal, 0—4 Tage vor der Antigenapplikation.

Ohne Pertussisvaccine erzeugte eine einzige intracutane Gabe von Proteolipiden nur in 6% der Mäuse die Erkrankung, mit Vaccine in 60%, ohne Vaccine mit 2 Injektionen in 90%, mit Vaccine in 100%. Der verstärkende Effekt war selbst zu beobachten, wenn die Vaccine gleichzeitig mit dem Antigen gegeben wurde.

Vor kurzem haben KERSTING und PETTE eine Serie von 30 *Affen* mit der Freundschen Technik behandelt (1957), wobei sie vor allem versuchten, ein Bild vom pathomorphologischen Substrat der Erkrankung zu gewinnen und die Beziehungen zu Erkrankungen beim Menschen zu ergründen.

Verwendet wurden 30 Rhesusaffen im Alter von 3—4 Jahren. 16 erhielten wäßrige Hirnrindenaufschwemmung, 6 Affenhirn, 2 menschliches Gehirn, 3 im wesentlichen ein Proteolipid A (FOLCH), 3 eine Ätherfraktion aus Rinderhirn. Injiziert wurde subcutan mit den Freundschen Adjuvantien Mycobacterium tuberculosis, Arlacel A und flüssigem Paraffin. Gegeben wurde 3—13mal 50—200 mg Trockenhirngewicht in einem Zeitraum von 1 bis 16 Wochen. Jede Dosis enthielt 3 mg Bakterien und Adjuvans ad 1,0 cm³.

Insgesamt 12 Tiere erkrankten. Das neurologische Syndrom setzte akut ein und dauerte nur wenige Tage. Die Erkrankung beschränkte sich auf das Gehirn, nur in einem Fall waren auch Infiltrate im Cervicalmark zu finden. Histologisch fand sich perivasculär ein Untergang von Nervenfasern und Gliaproliferation. Die Herde konfluieren manchmal. Die Gefäßwände waren aufgelockert, die Endothelien proliferierten. In der aufgelockerten Adventitia fanden sich Lymphocyten, Plasmazellen, Histiocyten und polymorphkernige Leukocyten. Manchmal wucherte auch das adventitielle Parenchym und nahm Granulomcharakter an. Die weichen Hirnhäute waren meist von der Entzündung mit ergriffen. An die entzündliche Infiltration der Gefäßwände schließt sich eine Gliawucherung an, die von den Verfassern mit dem Bild bei perivenösen Encephalomyelitiden beim Menschen verglichen wird. Am schwersten betroffen sind die Markscheiden. Im Fettpräparat finden sich allerdings nur wenige mit Neutralfett beladene Gitterzellen. Auch Gewebsnekrosen und Hämorrhagien kommen vor. Am seltensten war die Rinde von Groß- und Kleinhirn betroffen.

Im Gegensatz zu FERRARO fanden die Verfasser keine chronischen Fälle; auch schubförmige Verläufe kamen nicht vor.

KERSTING und PETTE betonen, daß sich die experimentelle Encephalomyelitis des Affen deutlich von den auf gleiche Weise produzierten Erkrankungen der kleinen Laboratoriumstiere unterscheidet. Im hochdifferenzierten Affengehirn sei die Tendenz zur konfluierenden Herdbildung viel größer als etwa beim Meerschweinchen. Wesentlich mehr Analogien weist dieses Krankheitsbild mit der akuten Form der menschlichen Multiplen Sklerose auf.

INNES gelang es, die EAE an *Schafen* zu erzeugen.

Gefrorenes Schafsgehirn wurde in 20%iger wäßriger Suspension mit gleichen Teilen einer Mineralölmischung mit 1 mg hitzeabgetöteten Tuberkelbacillen und getrocknetem Mycobacterium butyricum/cm³ und Arlacel A gemischt. 8 erwachsene Schafe im Alter von 18 Monaten bis 2 Jahren erhielten über 2 Wochen insgesamt 5 i.m. Injektionen von 5 cm³ dieser Mischung. Außerdem erhielten 9 einige Wochen alte Lämmer 1 Injektion i.m. in den Nacken.

4 von den 8 Schafen starben an anderen Ursachen, die übrigen 4 erkrankten und starben 53—151 Tage nach der Erstinjektion. Bei 3 Tieren verlief die Krankheit rasch, mit grobem Tremor des Kopfes und der Extremitäten, Falltendenz und fortschreitenden spastischen Lähmungen. Beim 4. Tier blieb die Erkrankung ziemlich stationär.

Auch 6 der 9 Lämmer erkrankten.

Außerdem wurden *Ziegen* in derselben Weise behandelt. Keine von ihnen entwickelte das Krankheitsbild.

Histologisch fanden sich in den Gehirnen der Schafe meningeale Infiltrationen von Lympho- und Monocyten. Die Läsionen waren auf das ganze ZNS verteilt, die periventrikulären Regionen waren nicht bevorzugt. Bei den meisten Tieren fand sich keine selektive Demyelinisierung, sondern im wesentlichen eine nicht hämorrhagische perivasculäre Infiltration. Granulomatöse Herde mit epitheloidartigen Zellen und Lymphocyten kamen in manchen Tieren vor. Auch unregelmäßige Zonen mit Markrarefikation waren anzutreffen.

Dieses pathologische Bild kann mit keinem der bei natürlichen Erkrankungen des Schafes vorkommenden verglichen werden. Beim Sway-back überwiegt bei weitem die Demyelinisierung.

Beim *syrischen Goldhamster* konnten TAL, LAUFER und BEHAR (1958) die Erkrankung erzeugen.

Ihr Adjuvans (ebenfalls nach FREUND und McDERMOTT) besteht aus 50 cm³ Bayol F, 50 cm³ physiologischer Kochsalzlösung, 250 mg im Autoklaven abgetöteter Tuberkelbacillen, Typ H 37 Rv und 20 mg Methiolat; die Substanzen wurden durch 4 min in einem Mixer gemischt und bei 4° C aufbewahrt. Als Antigen wurde einerseits eine Proteolipoid-A-B-Fraktion (FOLCH und LEES 1951) aus homologem und heterologem Hirnmaterial gewonnen, wobei das Proteolipoid aus 10 g Frischhirn, in physiologischer Kochsalzlösung, zu 100 cm³ Adjuvans gegeben wurde; andrerseits wurden aber auch 10 g Frischhirn zu 100 cm³ Adjuvans gegeben und 4 min gemischt.

Die verwendeten Hamster waren 3 Monate alt und wogen durchschnittlich 80 g.

Die Untersuchungen wurden an 60 Tieren durchgeführt, davon wurden 40 zwischen dem 40. und 70. Tag nach Beginn des Experimentes getötet, um Aufschlüsse über das pathologische Bild im Frühstadium der Erkrankung zu gewinnen.

Durch 6 Wochen erhielten die Tiere wöchentlich 1 cm³ subcutan. Alle Tiere, die länger als 70 Tage am Leben gelassen wurden, entwickelten die Erkrankung.

Klinisch kam es zu einer allgemeinen Schwäche, zum Auftreten von Paresen und Blasenfunktionsstörungen; das Fell war gesträubt, Atemstörungen traten auf. Aus Augen und Nase trat eitriges Sekret aus.

Die histologischen Veränderungen der vor dem 70. Tag getöteten Tiere bestanden in granulomatösen Läsionen verschiedener Größe mit Lymphocyten, Histiocyten, Plasmazellen und gelegentlich Granulocyten. Die später gestorbenen oder getöteten Tiere (spätestens 110 Tage nach Beginn des Experiments) zeigten Demyelinisierungen und Granulome meist um Gefäße.

An *Schweinen* konnte FOG 1952 die Erkrankung erzeugen.

Verwendet wurden 10 Schweine im Alter von 2 Monaten mit Gewichten um 20 kg. 6 davon bekamen homologes Gehirn, nach der Freundschen Methode zubereitet, 4 erhielten Gehirnfraktionen. Alle 6 Tiere erkrankten nach 8—37 Tagen an encephalitischen Symptomen, 5 davon schon nach der ersten Injektion.

Histologisch unterscheidet Fog zwei Phasen, eine extensive perivasculäre Encephalomyelitis und eine typische Plaque-Bildung perivenös längs der kleinen Venen und Venolen. Im Serum wurde eine rasch einsetzende Gammaglobulinvermehrung beobachtet.

Hunde wurden im allgemeinen weniger als Versuchstiere herangezogen. Thomas, Paterson und Smithwick (1950) erzeugten die Erkrankung mit homologen Hirnextrakten.

Die Autoren verwendeten Bastarde. Hirngewebe von gesunden Hunden wurde bei —20° C aufbewahrt, mit physiologischer Kochsalzlösung zu einer 50%igen Suspension vermischt und leicht zentrifugiert, wobei sich die gröberen Teilchen absetzten. Nach Freund wurden 1 Teil Arlacel A und 9 Teile Bayol F (mit 0,5 mg/cm³ trockenen, hitzeabgetöteten Tuberkelbacillen) mit 10 Teilen der Hirnsuspension vermischt. Die Hunde erhielten je 1 cm³ subcutan in jede Rückenseite. Die Injektionen wurden in Intervallen von 2 bis 5 Wochen wiederholt, so lange, bis pathologische Zeichen auftraten.

Von 43 Hunden entwickelten 35 neurologische Störungen, die dem typischen Bild einer Encephalitis entsprachen. Histologisch waren die Veränderungen ähnlich wie beim Affen. Die Symptome begannen 6—15 Tage nach der letzten Injektion. 8 Hunde erkrankten nach einer einzigen Dosis.

Zur gleichen Zeit berichten Halpern, Bertrand und Lhermitte (1950) über erfolgreiche Versuche an Hunden, wobei sie heterologes Material verwendeten.

Sie verwenden die von Kabat, Wolf und Bezer (1957) angegebene Technik, ersetzen aber Tuberkelbacillen durch abgetötete Bacillen vom BCG-Stamm. 10 g frisches Hirngewebe vom Lamm oder Hasen, im Mörser zerrieben, wurde mit 10 cm³ physiologischer Kochsalzlösung, die 1% Phenol enthält, suspendiert. Diese Suspension wurde mit 10 cm³ Aquaphor und 10 cm³ Paraffinöl mit 25 mg abgetöteten BCG-Bacillen emulgiert. Das Ganze kam für 45 min bei 60° C in den Brutschrank und wurde auf Eis aufbewahrt.

Von 3 damit behandelten Hunden erkrankten 2. Sie bekamen 3 mal wöchentlich 1 Injektion (1 cm³) und starben um den 29. Tag. Am 25. Tag traten Gleichgewichtsstörungen, Lähmungen der Hinterbeine, klonische Krämpfe auf.

Allerdings eignet sich der Hund weniger gut zur Erzeugung der EAE als etwa das Meerschweinchen und das Kaninchen, wie die Untersuchungen von Palffy und Endröczi (1958) zeigen, wobei nur 1 von 13 Hunden ein schweres Krankheitsbild entwickelte, während von den übrigen nur 6 leichte encephalitische oder myelitische Veränderungen im histologischen Präparat zeigten.

Der Impfstoff bestand in diesem Fall aus: 50 mg abgetöteten und getrockneten Tuberkelbacillen, 32 g Hundehirngewebe, 50 cm³ physiologische Kochsalzlösung, 2 cm³ Phenol und 140 cm³ Paraffinum liquidum. Davon wurden anfangs 2 mal wöchentlich, später wöchentlich 5 bzw. 2 cm³ in die Extremitäten oder in den Nacken subcutan gegeben.

Erst verhältnismäßig spät gelang es, auch an der *Katze* EAE hervorzurufen (Paterson und Brand 1957).

16 Katzen erhielten in 2—3 wöchigen Intervallen insgesamt 1—8 Injektionen einer nach der Freund-McDermottschen Technik zubereiteten Emulsion. 16 Tiere erkrankten an ataktischen Symptomen und Lähmungen, die bei 4 Tieren in eine komplette Quadruplegie übergingen. Pupillendifferenzen und Nystagmus kamen vor sowie Lähmungen der Kopf- und Nackenmuskulatur. 5 Katzen erholten sich und machten 1—4 neue Schübe durch. In 2 von diesen Tieren traten Schübe erst 77 und 126 Tage nach der letzten Injektion auf.

Histologisch fanden sich Zeichen einer Encephalomyelitis mit intensiver vasculärer und perivasculärer Zellinfiltration, Zerfall des Nervengewebes in der Nachbarschaft und Astrocytenproliferation verschiedener Grade.

f) Maßnahmen zur Verhinderung des Auftretens der EAE

Es fehlte nicht an Versuchen, Gegenmaßnahmen zu entwickeln, die das Ausbrechen der Encephalomyelitis verhindern könnten, da die dabei gewonnenen Ergebnisse neue Anregungen zur Behandlung der menschlichen Entmarkungskrankheiten bringen können. In mehreren Publikationen befaßte sich mit dieser Frage die Gruppe um Ferraro.

Durch intramuskuläre Injektionen normalen Hirngewebes läßt sich bis zu einem gewissen Grad das Auftreten der Erkrankung verhindern (Ferraro und Cazzullo 1949a, b).

In einer weiteren Serie berichten FERRARO, ROIZIN und CAZZULLO (1950) über 151 Meerschweinchen, welche vor der Antigeninjektion verschiedene Mengen von Hirnbrei entweder in einer größeren Dosis oder in kleineren Dosen zu verschiedener Zeit i.m. oder i.p. verabreicht erhielten. Von 151 so behandelten Tieren starben 75 (49%) und 76 überlebten. Von den überlebenden Tieren entwickelten einzelne eine leichte Form der Erkrankung, die Mehrzahl blieb gesund. Von 160 nicht vorbehandelten Tieren starben 123 (76%) und nur 37 überlebten.

GOOD, CAMPBELL und GOOD zeigten 1949, daß höhere Dosen von Natriumsalicylat oder Paraaminobenzoesäure die Erkrankung beim Meerschweinchen verhindern konnten, wenn die Behandlung vor der ersten Injektion des Freundschen Adjuvans begonnen hatte. Ein eigentlicher therapeutischer Effekt war dagegen mit beiden Substanzen nicht zu erzielen.

ACTH wirkt nach MOYER, JERVIS, BLACK, KOPROWSKI und COX (1950) beim Meerschweinchen ebenfalls präventiv.

8 Meerschweinchen erhielten Kaninchenhirnemulsion mit Adjuvans nach der von JERVIS und KOPROWSKI angegebenen Technik.

Wurden hohe Dosen von ACTH vom Beginn der Adjuvansinjektion an täglich gegeben (totale Dosis 65 mg), trat keine Erkrankung auf. Auch histologisch fanden sich keine Läsionen, abgesehen von kleineren, gelegentlichen perivasculären Infiltraten.

Die Verfasser führen den Schutzeffekt auf eine Hemmung der Antikörperbildung unter ACTH zurück, möglicherweise spiele aber auch eine Veränderung der Gefäßreaktivität mit, da ACTH auch die Shwartzmann-Sanarelli-Reaktion verhindert, welche nicht als anaphylaktischer Vorgang angesehen werden kann.

Im Gegensatz dazu stehen die Erfahrungen von ROSS, COLMANT und BÖHM (1958), welche am Tag vor jeder Antigeninjektion 2 mg/kg und mit der Antigeninjektion 1 mg/kg Prednisolon Meerschweinchen gaben und damit eine Intensivierung des Prozesses in klinischer und histopathologischer Hinsicht erzielten. Nach dieser Vorbehandlung waren nur mehr 2 Injektionen notwendig, eine EAE auszulösen, die Erkrankung setzte früher ein und verlief perakut. Eine befriedigende Erklärung für dieses Verhalten steht noch aus.

Mit homologem Rückenmark gelang es CONDIE, KELLIE, CAMPBELL und GOOD (1957), bei Kaninchen die Erkrankungs- und Mortalitätsrate zu senken.

In ihrer Serie von Tieren, die durch 4 Monate wiederholte subcutane Gaben von homologen Rückenmarksaufschwemmungen erhalten hatten und 45 Tage nach der letzten Injektion das Antigen, erkrankten nur 12% der Tiere und keines starb. Von der Kontrollserie erkrankten 80% und 53% starben.

Am Tag der Antigeninjektion gegebenes Rückenmark beeinflußte die Erkrankungsrate nicht.

In einer weiteren Serie an Kaninchen und Meerschweinchen (GOOD und CONDIE 1958) bekamen die Kaninchen Rinder- oder Kaninchenrückenmark, nach FREUND zubereitet, in die Hinterpfoten injiziert, die Meerschweinchen dasselbe Antigen subcutan. Die Symptome traten um den 20. Tag auf, der Tod trat nach 30 Tagen ein. Im Gegensatz zur ersten Serie wurden diese Tiere erst vom Termin der Antigengaben an täglich mit 50 mg homologem Rückenmark subcutan behandelt. Dabei war die Mortalität nur unwesentlich kleiner als bei den unbehandelten Fällen. Die Verfasser schließen die Möglichkeit nicht aus, daß die Behandlungsdauer von etwa 20 Tagen zu kurz war.

Die Art der Schutzwirkung ist unbekannt. Möglicherweise tritt eine Art von Desensibilisierung ein dadurch, daß das injizierte Hirngewebe die durch die späteren Injektionen gebildeten Antikörper absorbiert und so gewissermaßen als Ersatzhirn wirkt.

WAKSMAN untersuchte 1959 neuerlich die Frage des Schutzmechanismus durch Vorbehandlung mit Nervengewebe. Selbst wenn die Injektion schon einige Wochen nach der Geburt gegeben wird (subcutan homo- oder heterologes Rückenmark), wird die Häufigkeit einer später erzeugten EAE geringer sein. Bei den von ihm benützten Ratten findet WAKSMAN, daß der Grad der Schutzwirkung der Menge der einverleibten Substanz parallel geht. Am besten ist der Effekt, wenn wöchentliche Injektionen von der Geburt bis knapp vor der sensibilisierenden Injektion gegeben werden.

Durch wiederholte Gaben von weißer Substanz vom Rindergehirn gelang es allerdings bei Kaninchen nicht, die Erkrankungsrate zu vermindern.

FRICK und LAMP'L studierten 1954 die Erkrankung an hypophysenlosen Meerschweinchen.

Die Tiere erhielten 8—10 Tage nach der Hypophysektomie 1 cm³ Antigen, bestehend aus 200 mg homologem, frischen Gehirn, 2 mg hitzegetöteten M.butyricum, in 0,5 cm³ sterilem Paraffin emulgiert, und 0,2 cm³ Arlacel A.

Von 30 hypophysektomierten Tieren erkrankten 10, von derselben Anzahl Kontrolltiere 12 in der typischen Weise. Wenn auch nicht die Anfälligkeit durch diese Maßnahme beinflußt werden konnte, soll der klinische Verlauf doch deutliche Unterschiede gezeigt haben: Bei den hypophysenlosen Tieren fehlten die akuten und schubförmigen Verläufe, auch der Grad der Lähmungen war weniger schwer. Histologisch fand sich in beiden Gruppen kein wesentlicher Unterschied.

Ein therapeutischer Effekt konnte allerdings durch ACTH-Gaben nicht erzielt werden, außer bei GAMMON und DILWORTH (1953), welche über gute Effekte berichten, wenn Corticotrophin innerhalb 24 Std nach Einsetzen der Lähmungen in hohen Dosen gegeben wird.

Auf die Bedeutung des Lymphsystems für die Produktion der EAE wurde bereits hingewiesen (FREUND und LIPTON 1955). GOOD und CONDIE (1958) wiesen nach, daß ein gewisser Schutz zu erzielen war, wenn die regionalen Lymphknoten vor der Antigeninjektion röntgenbestrahlt wurden. Überraschenderweise hatte auch die Excision der regionalen Lymphknoten, selbst wenn sie noch nach 12 Tagen nach der intradermalen Antigeninjektion durchgeführt wird, einen ähnlichen Effekt. Dieser Effekt ist um so bemerkenswerter, als das Antigen schon Minuten nach der Injektion im Lymphknoten anzutreffen ist, und kann noch nicht befriedigend erklärt werden. Wie schon erwähnt, fanden FREUND und LIPTON keine Abnahme der Wirksamkeit, wenn das intradermal verabreichte Antigen schon eine Stunde nach der Injektion wieder entfernt wurde.

g) Der encephalitogene Faktor

Es fehlte nicht an Bemühungen, den encephalitogenen Faktor zu isolieren; doch die Ergebnisse auf diesem Feld sind zu widerspruchsvoll, als daß sie in diesem Rahmen im einzelnen behandelt werden könnten. Als gesichert darf heute angenommen werden, daß die encephalitogenen Substanzen hauptsächlich in der weißen Substanz höherer Tierarten vorkommen und daß sich bei allen Versuchen, mit Fraktionen von Hirnsubstanz die EAE zu erzeugen, doch immer wieder Gesamthirn bzw. Rückenmark am wirksamsten erwiesen hat (WAKSMAN, PORTER, LEES, ADAMS und FOLCH 1954). Nach dem Bericht über das vor kurzem abgehaltene Symposium über die EAE (1959) gibt es zumindest drei verschiedene encephalitogene Komponenten:

1. Die erste wurde von FOLCH, LEES, WAKSMAN und ADAMS identifiziert und gehört zu den Proteolipoidkomponenten der weißen Substanz des Rindes.

2. Eine zweite Klasse wurde von ROBOZ und HENDERSON und KIES und ALVORD studiert und besteht aus Proteinen; sie sind besonders wirksam in Meerschweinchen, wo sie in Dosen von nur 5—25 μg die Erkrankung erzeugen.

3. Ein von LIPTON aus dem Rückenmark gewonnenes Lipoid, das ebenfalls in kleinsten Dosen beim Meerschweinchen wirksam ist.

Der Ausdruck „Experimentelle allergische Encephalomyelitis" wird allgemein für die Bezeichnung der Erkrankung verwendet, ohne daß es bisher jedoch in allen Punkten bewiesen werden konnte, daß dem Geschehen tatsächlich ein allergischer Vorgang zugrunde liegt. Weder ist es gelungen, das Antigen völlig zu identifizieren, noch konnten die wirksamen Antikörper gefunden werden. Alle bisher in diesem Zusammenhang beschriebenen Antikörper haben sich als nicht spezifisch erwiesen (WITEBSKY und STEINFELD 1928, THOMAS, PATERSON und SMITHWICK 1950 u. a.). So viele Faktoren tragen jedoch zur Wahrscheinlichkeit einer allergischen Genese bei, daß der Ausdruck EAE berechtigt erscheint. Nach dem am Internationalen Allergiekongreß 1958 vorgetragenen Referat von GOOD und CONDIE sind folgende Übereinstimmungen gegeben:

Mehrere Injektionen sind nötig, die Erkrankung zu erzeugen; sie beginnt plötzlich und nach einem Intervall von 2 bis 4 Wochen, was einem optimalen Zeitraum für die Entstehung von Antikörpern und die Entwicklung einer Hypersensibilität entspricht. Intradermale Einverleibung beschleunigt den Ausbruch und erhöht die Anfälligkeit, ebenso die Verwendung von Adjuvantien. Die Erkrankung tritt nur an immunologisch reifen Tieren auf. Die chronische Form ähnelt der disseminierten Encephalitis. Homologe, heterologe und autologe Gewebssuspensionen erzeugen die Erkrankung und bilden Antikörper, die allerdings (soweit sie bis heute beschrieben wurden), nichts mit der eigentlichen Erkrankung zu tun haben. Eine Verhütung der Erkrankung wurde durch zahlreiche Maßnahmen, die allergische Reaktionen verhüten, erzielt.

Nach ALVORD fehlen vor allem noch 2 Punkte zum Beweis der Genese: Es gelang noch nicht, die Erkrankung durch vorherige Sensibilisierung der Tiere zu beschleunigen, ferner sind Versuche, den encephalitogenen Faktor passiv zu übertragen, mit einer einzigen Ausnahme, dem Parabioseversuch von LIPTON und FREUND (1953), fehlgeschlagen.

LIPTON und FREUND verwendeten dafür Ratten vom Sherman- und vom Wistarstamm. Die Donorratten bekamen intracutan 0,7 cm³ Antigen, auf 10 gleichzeitige Gaben verteilt (bestehend aus 120 mg Meerschweinchenrückenmark feucht, in 0,23 cm³ Aquae dest., 0,297 cm³ Paraffinöl, 0,053 cm³ Arlacel A und 1,4 mg Tuberkelbacillen). Die linke Seite des Donors wurde mit der rechten Körperseite des Rezipienten parabiotisch verbunden.

35 Donorratten wurden 4—12 Tage nach der intradermalen Antigeninjektion mit gesunden Ratten verbunden. 18 Donorratten entwickelten mäßige bis schwere Läsionen im ZNS, 5 der Rezipiententiere zeigten Läsionen im Rückenmark, bei weiteren 6 fand sich eine leichte Beteiligung des ZNS. Die Tiere lebten 7—12 Tage in Parabiose.

Ebensowenig klar ist die Rolle, die die Tuberkelbacillen als Adjuvans spielen. Ihre optimale Wirksamkeit liegt bei 0,3—1,0 mg. Große Dosen (über 1,0 mg) sind nach ALVORD nicht wirksam. CHOUCROUN konnte 1947 zwei Faktoren von biologischer Bedeutung aus Paraffinölextrakten abgetöteter Tuberkelbacillen isolieren, von denen der eine, eine Proteinkomponente, das sensibilisierende Antigen des Tuberkelbacillus zu sein scheint: In Paraffinöl i.p. gesunden Tieren gegeben, konnte diese Substanz eine Hypersensibilität vom Tuberkulintypus erzeugen. Über die Funktion des Freundschen Adjuvans im allgemeinen meint LIPTON, es schütze das Antigen vor rascher Zerstörung, verhindere seine Absorption, produziere ein Granulom mit spezifischen, Antikörper bildenden Zellen und verteile infolge seiner Lipoidnatur das Antigen hauptsächlich in die Lymphbahnen.

Die Adjuvantientechnik hat im allgemeinen in der Immunitätsforschung eine weite Verbreitung gefunden, da sich der Antikörper-bildende Effekt von Antigenen bei Verwendung von Komplexantigenen außerordentlich verstärken läßt, ohne daß die Art der erzielten Organschädigung verändert wird. Auf die nähere immunologische Problematik kann nicht eingegangen werden.

Als Anhang zu diesem Kapitel sollen noch zwei etwas abseits stehende Beobachtungen mitgeteilt werden, die für den experimentellen Pathologen von Interesse sein können.

Da die bei der EAE auftretenden Läsionen in ihrer Lokalisation wechseln, suchten CLARK und BOGDANOVE (1955) eine brauchbare Methode, mit der sich der Ort der Läsion vorherbestimmen läßt.

Unter anderem setzten sie Läsionen mit Diathermie, elektrolytische Läsionen, Hämorrhagien und applizierten Blutcoagula an die Dura. Die Hirnschädigungen wurden 5 Tage nach der intracutanen Einverleibung von Kaninchenrückenmark mit Freundschem Adjuvans in die Hinterpfoten von Meerschweinchen gesetzt.

Am häufigsten traten typische Entmarkungen in der Nähe von elektrolytischen Läsionen auf. Diese Läsionen wurden mit Hilfe eines Stromes von 15 mA durch 15 sec, der aus einer 45 V-Batterie stammte, erzeugt.

Eine im histologischen Bild ähnliche Erkrankung erzeugten GOMIRATO und MASOERO (1951) an Kaninchen durch Einatmen von Quarzstaub.

Die Tiere mußten in einer Kammer bis zu 1 Monat für eine halbe bis eine Stunde täglich feinen, in der Luft verteilten Quarzstaub einatmen. Eine Gruppe von Tieren wurde ohne Unterbrechung beatmet, einer anderen wurde eine Pause von 25 Tagen gegönnt.

Bei den mit Intervall beatmeten Tieren wurde neben den bekannten Organveränderungen ein Prozeß im ZNS festgestellt, der im wesentlichen als intensives perivasculäres Ödem mit umschriebener Entmarkung imponiert. Außerdem waren Diapedeseblutungen zu beobachten. Die Verfasser bezeichnen das Bild als „Leukoencephalitis", womit aber mehr Verwirrung gestiftet als Klarheit geschaffen wird.

Bei den ununterbrochen behandelten Tieren traten keine Hirnveränderungen auf. Die Verfasser schließen daraus, daß die Erkrankungen allergisch bedingt sei. Weitere immunologische Untersuchungen wurden nicht gemacht.

h) Das Arthus-Phänomen

Dem Arthusphänomen entspricht zwar keine menschliche Spontanerkrankung. Dennoch soll es an dieser Stelle besprochen werden, da es geeignet erscheint, Modellerkrankungen zu erzeugen, die gewissen menschlichen Encephalitisformen nahestehen.

Bekanntlich hat ARTHUS 1903 folgendes Phänomen beschrieben: Ein Kaninchen bekommt alle 6 Tage 5 cm³ Pferdeblut subcutan. Nach der 3. Injektion verzögert sich die Resorption, nach der 4. entwickelt sich eine weiche Schwellung, die härter wird, zunimmt und für mehrere Tage bestehen bleibt. Nach der 6. Injektion kommt es zu einer schweren Veränderung des Zellgewebes, das eine dicke, kompakte, weiße Masse bildet, die für Monate besteht. Nach einer etwaigen 7. Injektion bildet sich eine Gangrän aus. Histologisch findet sich ein leukocytenreiches Exsudat, das die Gefäße komprimiert, wodurch es zur Nekrose kommt.

Das Arthus-Phänomen stellt eine anaphylaktisch-hyperergische Entzündung dar und ist am besten beim Kaninchen auszulösen. Wird das Tier mit kleineren Serummengen weniger stark immunisiert, kommt es nur zu einer infiltrativen, schwachen Schwellung der Haut; histologisch sind hauptsächlich Proliferationen zu sehen, also eigentlich eine Spätreaktion vom Tuberkulintypus (LETTERER).

Der erste Bericht über die Auslösung des Arthus-Phänomens am ZNS stammt vom BURN und FINLEY (1931).

Diese Autoren verwenden tuberkulöse Tiere, um die Tuberkulinempfindlichkeit ihrer Gewebe für die Auslösung des Arthusphänomens zu benützen. *Meerschweinchen* erhielten subcutan virulente menschliche Tuberkelbacillen in genügender Menge, eine generalisierte Tuberkulose innerhalb von 3 bis 6 Wochen zu erzeugen. In verschiedenen Intervallen, bis zu 5 Wochen nach dieser Impfung, erhielten verschiedene Tiere 0,3 cm³ einer 1/10, 1/100 und 1/1000 Lösung von ATK in die basalen Zisternen injiziert. 112 Meerschweinchen und 42 Kontrolltiere wurden verwendet.

3—4 Std nach den Injektionen traten Unruhe auf, das Fell sträubte sich, die Tiere wurden schwächer, Muskelzuckungen und Verlust der Sphincterkontrolle trat auf und die Tiere verendeten innerhalb von 12 Std.

Histologisch fand sich im Subarachnoidalraum ein polymorphzelliges Exsudat. In fortgeschrittenen Fällen war auch eine perivasculäre Infiltration und Gliaproliferation zu beobachten. Wurden statt ATK tote oder lebende Tuberkelbacillen gegeben, waren die Ergebnisse im wesentlichen dieselben. Wurde das ATK in die Nackenmuskulatur gespritzt, trat keine Veränderung auf.

1932 erzeugte DAVIDOFF, SEEGAL und SEEGAL das Arthusphänomen intracerebral.

17 *Kaninchen* erhielten 0,1—0,2 cm³ Fremdeiweiß (Erythrocyten, Serum oder Eiweiß) intracerebral, und 1—5 Tage später eine ähnliche Injektion. Dann erhielten sie eine Serie von i.v. Injektionen von 1—3 cm³ eines Antigens in 5 tägigen Intervallen. Nach einem freien Intervall von 2—4 Wochen wurden wieder 0,1—0,2 cm³ des spezifischen Antigens durch das ursprüngliche Trepanloch gespritzt.

10 von den 17 Tieren starben innerhalb von 24 Std am Schock. 5 wurden nach 2—11 Tagen mit Äther getötet. Bei einigen Tieren trat schon 5 min nach der Injektion ein epileptischer Anfall auf, der innerhalb einer halben Stunde zum Tod führte. Die Reaktion trat auch bei Kaninchen auf, die nicht intracerebral vorbehandelt waren und nur intravenös das Antigen erhalten hatten.

Bei den am ersten Tag gestorbenen Tieren fand sich histologisch eine sehr starke Gewebsreaktion. Schon makroskopisch waren große Erweichungen, Verdrängungen des Gehirns über die Mittellinie, Hämorrhagien und ein Ödem zu erkennen. Treffend vergleichen die Verfasser das Bild mit einer Miniatur-Explosion, die in einer Hemisphäre stattgefunden hat. Nach 24 Std war meist die ganze homolaterale Hemisphäre am Prozeß beteiligt.

Bei Tieren, die den Schock überlebten, waren die cerebralen Areas der Läsion demarkiert. In der Umgebung proliferierten Gliazellen, dann kam es zu einer Schrumpfung, die Fasern nahmen zu, und es bildete sich eine Hirnnarbe aus.

Beim *Affen* erzeugten KOPELOFF, DAVIDOFF und KOPELOFF (1936) generalisierte anaphylaktische Schocks und lokales cerebrales Arthusphänomen.

6 Affen bekamen 5 Dosen von je 0,2 cm³ Eiweiß in 3 tägigen Intervallen, und zwar je zwei Tiere i.v., i.m. und intracerebral. Nach 2 Wochen erhielten alle Tiere eine i.v. Injektion von 100 cm³ frischem, unverdünntem Eiweiß, welches in jedem Fall zu einer generalisierten Schwäche führte. Am stärksten reagierten die i.v. vorbehandelten Tiere, die kollabierten. 2 Wochen später führte eine Wiederholung dieser i.v. Dosis zum unmittelbaren Tod jedes Tieres.

Von jedem Paar wurde ein Tier verwendet. Die übrigen 3 Affen erhielten kleinere Dosen (0,1 cm³) in 5 tägigen Intervallen, und zwar 0,1 cm³ Eiweiß in eine Hirnhälfte, 0,1 cm³ Pferdeserum in die andere. Um lokale cerebrale Anaphylaxie zu erzeugen, bekamen die Tiere nach 2 Wochen 5 cm³ jedes der beiden Antigene; darauf trat keine Reaktion auf. Diese Gabe wurde nach 2 Wochen wiederholt: Darauf starben 2 von den 3 Tieren im akuten anaphylaktischen Schock nach Eiweiß. Pferdeserum war wirkungslos.

Das Arthusphänomen wurde am Rhesusaffen in folgender Weise erzeugt: a) die Affen bekamen Agar-Streifen, die 0,1—0,15 cm³ Eiweiß oder Pferdeserum enthielten, an beiden Hemisphären unter der Dura befestigt, b) intracerebrale Injektionen von 0,1 cm³ desselben Antigens, 2 mal im Intervall von 5 Tagen, c) Streifen von gekochtem Eiweiß unter die Dura geschoben und d) wiederholte intracerebrale Injektionen von 0,2 cm³ Eiweiß.

Dabei wurden insgesamt nur wenige fokale Reaktionen beobachtet. Nur ein Tier starb einige Tage nach der Injektion. Nur im i.v. sensibilisierten Affen war ein starkes lokales Arthusphänomen bei intracerebraler Gabe desselben Antigens zu erzielen.

In einer späteren Arbeit berichten die Autoren (JERVIS, FERRARO, KOPELOFF und KOPELOFF 1941) über Rhesusaffen, wobei sie zwei Haupttypen von Läsionen beim Arthusphänomen sehen: Eine lokale Reaktion mit Nekrosen und Markscheidenzerfall hauptsächlich in der Peripherie und eine andere mit über die ganze weiße Substanz verteilten umschriebenen Herden von Lymphocyten, Fettkörnchenzellen, Plasmazellen, Leukocyten und Riesenzellen. Die histologischen Veränderungen wurden eingehend von FERRARO (1945) studiert.

ALEXANDER und CAMPBELL (1937) untersuchten das Arthusphänomen am *Meerschweinchen.*

Von 39 Tieren wurden 18 auf folgende Weise sensibilisiert: Als Antigen wurde ausschließlich Pferdeserum verwendet. Die Tiere erhielten eine einzige Dosis von 0,5 cm³ i.p. Nach 21 Tagen wurde die 2. Injektion gegeben: 0,1 cm³ Pferdeserum nach Trepanation unter Narkose intracerebral. Nach 24 Std bis 7 Tagen wurden die Tiere getötet. Ein Tier starb spontan.

Klinisch traten nach der zweiten Injektion Krämpfe auf, die Aktivität war vermindert, das Fell gesträubt. An Läsionen fanden sich Hämorrhagien, Thrombosen, Nekrosen, Demineralisierungen, Leukocyteninfiltrationen und Gliaproliferation. In der Umgebung der Läsion war das Feld anämisch (durch Ödem).

Der Unterschied gegenüber den viel kleineren Läsionen bei nicht sensibilisierten Tieren war mehr quantitativ als qualitativ.

In diesem Zusammenhang scheint es auch angebracht, das Shwartzman-Sanarelli-Syndrom anzuführen, dessen pathogenetische Einordnung noch immer auf Schwierigkeiten stößt (MIESCHER 1957). Es ist noch nicht entschieden, ob es immunbiologischer Natur ist. Sein pathologisches Bild ist durch eine kombinierte thrombopenische und vasculäre Purpura charakterisiert.

WAKSMAN und ADAMS (1957) versuchten, es als Modell für die akute nekrotisierende Encephalitis zu verwenden.

Zu diesem Zweck erzeugten WAKSMAN und ADAMS zuerst in typischer Weise eine EAE beim *Kaninchen*, indem sie homologes Rückenmark nach der Freundschen Technik zubereiteten und 1 oder mehrere Injektionen intradermal in die Pfoten gaben.

Für die Erzeugung der Shwartzman-Reaktion wurden drei Arten von Meningokokkentoxin verwendet; alle Tiere bekamen das Toxin i.v. in 1:50 bis 1:500 Verdünnung injiziert. Thorotrast wurde in einer Dosis von 3 mg/kg verabreicht. Die Tiere erhielten entweder eine Dosis Toxin, zwei Dosen Toxin oder Toxin + Thorotrast. Die Toxindosen variierten zwischen 0,0004 und 0,04 unverdünnten Toxins.

Tiere mit EAE zeigten eine deutliche Exacerbation durch das Shwartzman-Toxin: Apathie, Schwäche gesträubten Pelz, Schnappatmung und Opisthotonus. Innerhalb einiger Stunden traten Hämorrhagien am Auge und den subkonjunktivalen Regionen auf. Der Harn wurde blutig. Etwa die Hälfte der Tiere starb innerhalb von 64 Std.

Histologisch bestand eine intensive Kongestion der kleinen Gefäße. Reichlich von Leukocyten infiltrierte nekrotische Herde waren anzutreffen sowie Hämorrhagien der verschiedensten Formen. Ventrikelblutungen kamen ebenfalls vor. Ebenso häufig waren petechiale Hämorrhagien. Im allgemeinen zeigten die Tiere nach einer Toxininjektion mehr nekrotische Zeichen als bei der EAE allein. Wurden 2 Injektionen in 24 Std Intervall gegeben, überwogen weitaus massive Parenchymblutungen, ebenso, wenn eine Injektion nach Thorotrast (3—4 Std Intervall) gegeben wurde.

Im gesunden Gehirn von Kaninchen gelang es nicht, die Shwartzman-Sanarelli-Reaktion auszulösen, sondern nur innerhalb der ersten 4 Tage der EAE. Möglicherweise wird die Reaktion durch ein Zusammenbrechen der Blut-Hirnschranke begünstigt.

Gegenüber der hämorrhagischen, nekrotisierenden Leukoencephalitis beim Menschen bestehen nach den beiden Autoren folgende Unterschiede: Bei der experimentellen Form überwiegen die Nekrose der kleinen Gefäße und des perivasculären Gewebes, die Fibrinexsudation, die punktförmigen Hämorrhagien und die starke entzündliche Reaktion des Gehirngewebes, der Virchow-Robinschen Räume und der Meningen. Die Thromben stehen nicht so im Vordergrund. Das Arthusphänomen unterscheidet sich dagegen von dieser menschlichen Erkrankung durch die überwiegende Thrombose, die auf die Region der Injektion beschränkte Lokalisation und durch den diffusen Charakter der Hämorrhagien.

Auch ADANT, LARNELLE und REUMONT (1953) versuchten, die Shwartzman-Reaktion durch Colitoxin am *Kaninchen* auszulösen, konnten aber keine nennenswerten histologischen Veränderungen feststellen.

Das Kapitel über die experimentelle allergische Encephalomyelitis soll jedoch nicht beschlossen werden, ohne einen Fall erwähnt zu haben, der zeigt, von welcher Bedeutung die Kenntnis der experimentellen Faktoren, die zur EAE führen, auch für die menschliche Pathologie sein können. Dabei wurde unbeabsichtigt an einem Patienten ein Krankheitsbild erzeugt, das als der EAE analoge Form mit analogem pathologischem Substrat aufgefaßt werden kann.

SEITELBERGER, JELLINGER und TSCHABITSCHER (1958) berichten über einen 51jährigen Patienten, welcher wegen eines M. Parkinson innerhalb von 18 Monaten mit 7 Injektionen lyophiler Hirntrockenzellen vom Kalb (entsprechend insgesamt 150 mg Frischgewebe) behandelt wurde. 3 Wochen nach der letzten Injektion erkrankte der Patient akut an cerebralen Symptomen; es entwickelte sich ein typisches encephalitisches Syndrom, an dem der Patient nach 6 Wochen starb.

Der pathologische Befund zeigt alle Kriterien einer akuten disseminierten Encephalitis mit vorwiegend perivasculärer Entmarkung, ein Bild, wie es experimentell am ehesten beim Affen und beim Hund erzeugt werden konnte.

II. Durch Erreger bedingte Erkrankungen des ZNS

a) Spontaninfektionen des ZNS der wichtigsten Laboratoriumstiere

Eine Zeitlang war durch das unliebsame Dazwischentreten von Spontan-
encephalitiden der Wert des Tierexperimentes auf diesem Gebiet überhaupt in
Frage gestellt, da nicht selten latente Infektionen durch die Prozedur der Infektion
aktiviert wurden. Es ist daher angebracht, sich zuerst über die häufigsten spontanen Encephalomyelitiden bei den einzelnen Tiergattungen zu informieren, bevor
Infektionen artefiziell erzeugt werden.

Beim *Kaninchen* kommt am häufigsten die von BULL 1917 beschriebene enzootische diffuse Glomeruloencephalitis vor (Synonym: Enzootische diffuse Granu-
lomencephalitis. Literatur bei WRIGHT-CRAIGHEAD, PETTE, JAHNEL, LEVADITI,
BALÓ, COWDRY, SEIFRIED). Ihre Symptome sind Freßunlust, Abmagerung, Haar-
ausfall, Katarrhe, Apathie, Zwangshaltungen vor allem des Kopfes, Zittern,
Lähmungen. Die Erkrankung verläuft im allgemeinen mild. Im Liquor findet sich
eine unspezifische Zell- und Eiweißvermehrung. Die Ätiologie der Erkrankung ist
noch nicht völlig geklärt, möglicherweise kommt das Encephalitozoon cuniculi als
Erreger in Betracht (YOST 1958). Der Name Encephalitozoon cuniculi stammt von

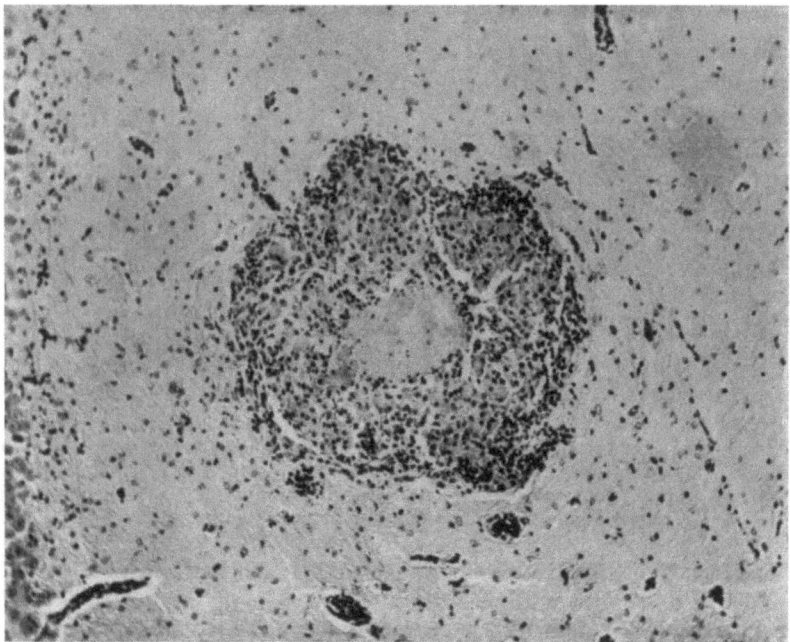

Abb. 13. Encephalitozoongranulom im Kaninchengehirn, HE, 60 ×. (Aus YOST 1958)

LEVADITI. Die Erkrankung soll außer beim Kaninchen auch bei *Mäusen, Meerschweinchen, Ratten* und *Hühnern* vorkommen. Klinisch findet sich zumeist eine
chronische Nephritis, die deutlichsten Läsionen finden sich allerdings im Gehirn:
Granulomartige Knötchen, die mit bloßem Auge sichtbar sind, an kleinen Gefäßen
liegen und ein nekrotisches Zentrum, eine epitheloide Innenschicht und Lymphocyten und Fibroblasten an der Peripherie zeigen. Der Organismus ist ein plumpes
Stäbchen mit abgerundeten Enden (etwa 1,5 : 2 : 0,7—1 μ) und kommt in Histiocyten oder extracellulär vor. Die Abgrenzung gegenüber dem Toxoplasma gondii

ist noch keineswegs klar. Wenn auch Yost ebenso wie Perrin (1943) eine klare Differenzierung der beiden Erreger für möglich hält, wird heute die Abgrenzung des ersteren von manchen Autoren bezweifelt (Frauchiger und Fankhauser 1957), und es ist noch keineswegs erwiesen, daß das Encephalitozoon tatsächlich als ätiologisches Moment für diese Erkrankung in Betracht zu ziehen ist. Es ist auch noch nicht gelungen, den Organismus zu kultivieren. Allerdings gelingt eine Übertragung von Tier zu Tier.

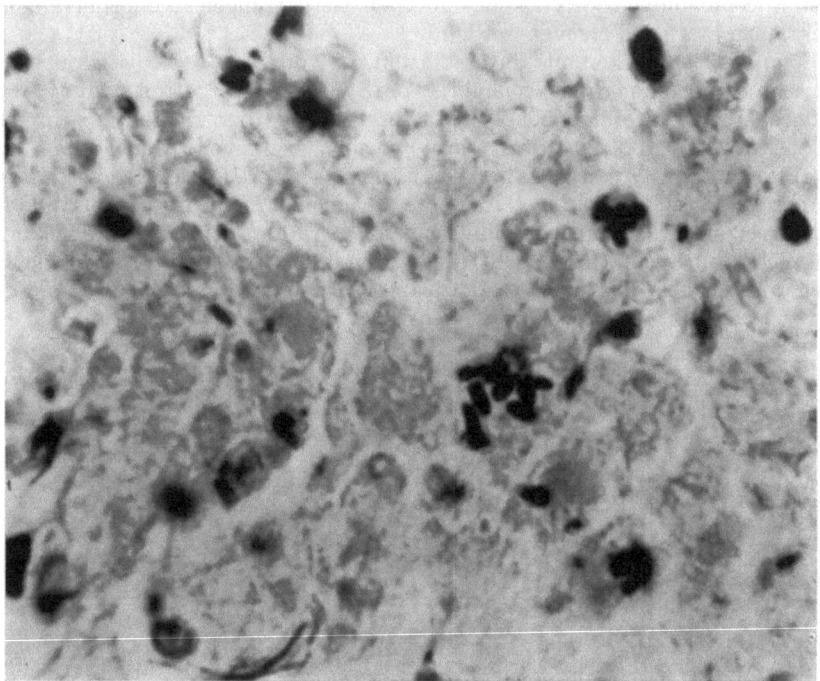

Abb. 14. Encephalitozoon im Kaninchengehirn. Färbung nach Wright, 1700 ×. (Aus Yost 1958)

Perrin (1943) übertrug das Peritonealexsudat oder Kochsalzaufschwemmungen von Gehirn, Leber oder Milz intracerebral, intraperitoneal oder intramuskulär. Todesfälle traten dabei nicht auf, doch zeigten die infizierten Mäuse eine Zunahme des Bauchumfanges bzw. entwickelten, wenn i.p. infiziert, ein Exsudat. Am häufigsten trat eine Meningoencephalitis auf. Auch Hamster und junge Ratten waren empfänglich, ebenso Mäuse; Kaninchen etwas weniger.

Nach Perrin kommen latente Infektionen der Gehirne von *Kaninchen, Meerschweinchen, Ratten* und *weißen Mäusen* ziemlich häufig vor. Aktiviert wurden solche besonders durch Injektionen von Gehirnmaterial bei Studien über die Encephalitis lethargica, doch kann die Erkrankung auch durch intracerebrale Injektion von nichtinfektiösem Gehirnmaterial zum Ausbruch kommen.

Die Darmcoccidiose ist nach Klöne (1953) eine der häufigsten und wichtigsten Erkrankungen des Kaninchens. Die dabei oft stark ausgeprägte zentralnervöse Symptomatik geht aber mit keinerlei morphologischen Veränderungen der Hirnsubstanz einher und dürfte auf eine toxische Schädigung zurückzuführen sein.

Purulente Meningoencephalitiden kommen spontan selten vor.

Unter den übrigen durch Erreger bedingten Erkrankungen mit Befall des ZNS ist noch die Listeriose und die außerordentlich weit verbreitete Toxoplasmose erwähnenswert, auf die noch näher eingegangen wird.

Bei *Mäusen* kommen spontan hauptsächlich zwei entzündliche Erkrankungen des ZNS vor:

a) am häufigsten die von ARMSTRONG 1934 beschriebene enzootische lymphocytäre Meningitis auf viraler Grundlage (lymphocytäre Choriomeningitis). Auch hier sind es häufig latente Infektionen, die durch eine zusätzliche künstliche Infektion aktiviert werden. Das Virus ruft bei der Maus vorwiegend eine lymphocytäre Entzündung der Meningen und des Plexus chorioideus hervor. Auch andere Organe werden befallen. Der Mensch ist für die Infektion empfänglich. Auch *Meerschweinchen, Ratten* und *Affen* erkranken.

b) Die Theilersche Krankheit (THEILER 1934, spontane Mäuseencephalomyelitis, Theilerosis, Poliomyelitis murium). Klinisch beginnt die Erkrankung mit einer schlaffen Lähmung eines Beines; bald kommt es zur Quadruplegie. Tiere, die weniger als vier Wochen alt sind, sterben meist noch vor der Entwicklung der Paresen. Mit zunehmendem Alter nehmen sowohl Häufigkeit der Paresen als auch der Meningitis ab. Anatomisch findet sich eine akute Nekrose der Ganglienzellen des Vorderhornes und einzelner Zellen im Gehirn. Außerdem kommen perivasculäre Infiltrate in Gehirn und Rückenmark vor. Bleiben die Tiere am Leben, so bilden sich die Lähmungen bis auf Restparesen meist der hinteren Extremitäten zurück.

Nach FRAUCHIGER und FANKHAUSER kommen neben dem Theilerschen Virus noch andere Viren als ätiologisches Moment in Betracht. BELLER und BIELING halten die in Europa beschriebenen spontanen Mäuseencephalitiden für nicht identisch mit der Theilerschen Krankheit.

Daneben kommen bei Mäusen auch Encephalitozoon und Toxoplasmoseinfektionen vor.

Bei allgemeinen Septikämien ist das ZNS bei der Maus häufig mitbeteiligt.

Ratten sind sehr widerstandsfähig gegenüber Infektionen. Nach COHRS (1958) kommen bei Ratten am häufigsten eitrige otogene Meningitiden und Kompressionsmyelitiden bei osteomyelitischen Wirbelprozessen vor.

Latente Toxoplasmoseinfektionen wurden auch bei der Ratte beobachtet.

Beim *Meerschweinchen* ist nur eine artspezifische Erkrankung des ZNS sichergestellt: die Meerschweinchenlähme (RÖMER 1911), eine Viruserkrankung, die mit schlaffen Lähmungen einhergeht. Ob allerdings alle in größeren Meerschweinchenbeständen vorkommenden und anscheinend nicht ansteckenden Encephalomyelitiden mit der von RÖMER beschriebenen Erkrankung identisch sind, bleibt noch zu entscheiden.

Vermutlich ist die Erkrankung mit der von GASPERI und SANGIORGI 1913 als Meerschweinchenpest beschriebenen Encephalomyelitis identisch (DUMAS).

Die Tiere erkranken unter Abmagerung und Temperaturanstieg; schlaffe Lähmungen treten an den Hinterbeinen auf und generalisieren sich innerhalb einiger Tage. Nach 20—25 Tagen tritt unter zunehmender Kachexie der Tod ein. Eine akutere Form verläuft mit Dyspnoe, Tremor und klonischen Krämpfen. Im Gehirn und Rückenmark finden sich perivasculäre Leukocyteninfiltrate. Die Erkrankung konnte von den Erstbeschreibern auf Meerschweinchen durch subcutane, intraperitoneale und intravenöse Inoculation weiterübertragen werden. Sie kommt sehr selten vor.

Die häufigste Erkrankung des ZNS des Meerschweinchens ist die Toxoplasmose. Außerdem sind auch beim Meerschweinchen Encephalitozooninfektionen beschrieben worden.

Daneben kommen bakterielle fortgeleitete Meningoencephalitiden vor.

Bei den *Primaten* kommen selten Poliomyelitis und eitrige, fortgeleitete Encephalitiden vor. Im Gegensatz zum Menschen dominiert beim Affen die tuberkulöse Encephalitis mit Konglomerattuberkeln (COHRS).

b) Künstliche Infektionen des ZNS durch Mikroorganismen

Die Arbeit mit infektiösem Material bringt ein neues Moment ins Spiel, das im Vergleich zu den oft fast sicher eintretenden Ergebnissen bei der Anwendung mechanischer oder chemischer Mittel im Tierexperiment einen Unsicherheitsfaktor darstellt, dessen Bedeutung nicht unterschätzt werden kann: Das krankmachende Agens ist lebende Substanz und als solche zahlreichen Einflüssen ausgesetzt, die seine Eigenschaften dem Wirtsorganismus gegenüber verändern können. Mehr Regel als Ausnahme ist es, daß Bakterien, Viren und andere pathogene Mikroorganismen Mutationen durchmachen, die ihre Virulenz und ihre immunologischen Eigenschaften verändern. Solche Wandlungen sind im Laufe jeder Epidemie zu verfolgen. Eine Epidemie kommt nicht nur deshalb zum Erlöschen, weil der Keim durch den menschlichen Organismus überwunden wird, sondern weil es durch Adaptation beider, des menschlichen Organismus wie des Parasiten, ebensowohl zu einer erhöhten Antikörperproduktion wie auch zu einer verminderten Pathogenität (durch Selektion mutanter Stämme) gekommen ist. Dazu kommt noch, daß jede Species von Mikroorganismen aus einer mehr oder weniger großen Gruppe von Stämmen besteht, deren immunbiologische Eigenschaften und Pathogenitätsgrade verschieden sind. Und als drittes Moment ist die genotypische Abwehrlage des Wirtsorganismus, die von Stamm zu Stamm gelegentlich stark variiert, für die Ausprägung des klinischen Zustandes von Bedeutung.

Diese Momente machen eine prägnante Darstellung der Technik und der zu erwartenden Ergebnisse schwer, wenn nicht ganz unmöglich. Die folgende Darstellung kann daher nur als allgemeine Richtlinie genommen werden und Aussagen eines bestimmten, wechselnden Wahrscheinlichkeitsgrades über die zu erwartenden Ergebnisse bringen. Sie bezieht sich hauptsächlich auf das Wirtsspektrum der einzelnen Stämme der Mikroorganismen und versucht, die klinischen Verlaufsformen und die wichtigsten histopathologischen Charakteristica zu bringen. Besonderer Wert ist auf die Art der Erzeugung der ZNS-Infektion gelegt, da sich zeigte, daß besonders bei den Viruserkrankungen die Applikationsart oft für den Ablauf und die Symptomatologie des klinischen Bildes maßgeblich ist. Die Epidemiologie beim Menschen und der klinische Verlauf werden jeweils nur skizziert. Fragen der Kultivierung der Mikroorganismen, der Immunpathologie und der biologischen Eigenschaften in vitro können nicht berührt werden.

Der Zweck dieser Darstellung, die sich vor allem an den experimentellen Neurologen, Pathologen, Pharmakologen und den Veterinärmediziner richtet, bringt es ferner mit sich, daß die Schwerpunktsverteilung der einzelnen Abschnitte anders ist als bei Lehrbüchern. So erfahren oft wichtige menschenpathogene Erkrankungen wegen ihres engen Wirtsspektrums oder aber ihres einheitlichen Verlaufes beim Tier nur eine kurze Abhandlung, wogegen manche für den Menschen bedeutungslose Erkrankungen mit großer Variabilität in ihrem Erscheinungsbild beim Tier ausführlich behandelt werden müssen.

Da diese Einschränkungen von vornherein gegeben sind, soll auf einige Werke verwiesen werden, die bei Fragen der Kultivierung, der Immunpathologie, der Stammdifferenzierung und Morphologie usw. zu Rate zu ziehen sind und auch die Erkrankungen beim Tier berücksichtigen: RIVERS und HORSFALL (1959), DUBOS (1959), TOPLEY und WILSON (1957), POLLARD (1959), BELLER und BIELING (1950), BIELING und POETSCHKE (1958), MANUELIDIS (1958), DOERR und HALLAUER (1939), HAGAN und BRUNER (1951), BURNET und STANLEY (1959), MERCHANT (1950), LEPINE und SOHIER (1954), HULL (1954).

Eine gewisse Schwierigkeit bildet ferner die Einteilung der Erkrankungen. Ob sie nun unter dem Gesichtspunkt der Genese, der Symptomatologie, der Immunverwandtschaft oder der Pathologie vorgenommen wird, in jedem Fall müssen Kompromisse hingenommen werden. Für die vorliegende Darstellung schien es am zweckmäßigsten, in nicht zu dogmatischer Weise dem Einteilungsprinzip der Bücher von RIVERS und HORSFALL und von DUBOS zu folgen.

A. Durch Viren hervorgerufene Erkrankungen

1. Tollwut

(Hundswut, Lyssa, Rabies, Rabbia, Rabia, Ravia, Rabidity, Hydrophobia)

Die Tollwut ist bei fleischfressenden Wildtieren außerordentlich weit verbreitet. Sie kann als Speicheldrüseninfektion symptomlos bleiben oder aber zu einem schweren encephalitischen Bild mit hoher Mortalität führen. Die Aufklärung der Erkrankung sowie die Herstellung des ersten wirksamen Impfstoffes ist PASTEUR zu verdanken (1880—1885).

Empfänglich für die Erkrankung sind *alle Säugetiere* und in geringerem Grade auch die *Vögel* (MOHR 1952). In Europa stellen vor allem die *Füchse, Dachse, Marder* und *Wölfe* das Virusreservoir dar. Auch bei der *Ratte* und beim *Erdhörnchen* gelang der Virusnachweis. In Südamerika wurde beobachtet, daß *Vieh* durch *Feldmäuse* infiziert wurde, daneben spielen in Süd- und Mittelamerika *Vampire* und *Fledermäuse* als Vektoren eine bedeutende Rolle. In Nordamerika ist das Virus unter *Füchsen, Coyoten, Schakalen, wilden Hunden, Skunks, Berglöwen, Wildkatzen* und in zunehmendem Maße auch in *Fledermäusen* weit verbreitet, im Norden des Landes kommen dazu noch *Lemminge* und *Wiesel*. In Asien ist die Tollwut besonders in Indien häufig, wo neben *Schakalen, Füchsen* und *wilden Hunden, Mungoarten* und *Zibetkatzen* die Hauptvirusträger darstellen. Australien ist frei von Tollwut.

Infolge der großen Bedeutung, die dieser für den Menschen absolut tödlichen Erkrankung zukommt und ihrer erschreckenden Zunahme im Wildbestand nach den beiden Weltkriegen sind ihr eine große Zahl experimenteller und epidemiologischer Arbeiten gewidmet worden.

Das Tollwutvirus gehört mit einem Durchmesser von 100—150 mμ zu den großen neurotropen Viren. Im allgemeinen ist es empfindlich gegen Erwärmung und resistent gegen Kälte und Fäulnis, jedoch hängt seine Resistenz von der Art der Präparation und des infizierten Materials ab. Bei Raumtemperatur behält es seine Infektiosität über Wochen bei, wenn es in unverdünntem, neutralen Glycerin aufbewahrt wird; im Gefrierschrank sogar über Monate. Als beste Methode, das Virus zu lagern, empfiehlt JOHNSON (1959) die Gefriertrocknung, gefolgt von einer Aufbewahrung im Kühlschrank. So kann es jahrelang infektionstüchtig bleiben.

Virulenzänderungen kommen häufig vor. Diese Tatsache wurde von PASTEUR dazu benützt, um aus dem Straßenvirus durch Kaninchenhirnpassagen ein Virus fixe zu entwickeln, das wohl beim Kaninchen bei jeder Applikationsform hochpathogen ist, beim Menschen und beim Hund seine Pathogenität nach intramuskulärer oder subcutaner Gabe jedoch eingebüßt hat, nicht aber seine Antikörper bildende Fähigkeit. Da die Inkubationszeit beim Menschen ziemlich lang ist (im Durchschnitt 1—3 Monate), gelingt es, durch Virus fixe-Impfungen noch rechtzeitig einen genügend hohen Antikörpertiter zu erzielen, um das Ausbrechen der Erkrankung zu verhindern.

Das Virus fixe unterscheidet sich in folgendem vom Straßenvirus: Verkürzung der Infektionsdauer beim *Kaninchen* von 5 auf 3 Tage, erhöhte Infektiosität des Kaninchengehirns, partieller oder völliger Verlust der intraokulären Haftfähigkeit bzw. der Neuroprobasie, gesteigerte Ätherresistenz des Gehirnvirus und vermehrte Empfindlichkeit des Markvirus gegenüber Trocknung oder Glycerineinwirkung. Der Verlauf der Erkrankung ist beschleunigt. Die für die natürliche Infektion charakteristischen Negri-Körperchen kommen bei Infektionen mit Virus fixe nicht vor. In den bisher über 2000 durchgeführten Hirnpassagen an Kaninchen im Pasteur-Institut zeigte der Stamm eine außerordentliche Konstanz. Allerdings sind nicht alle Stämme so geeignet für die Herstellung eines Virus fixe; manche mutieren spontan und bleiben darauf konstant, andere verändern ihre pathogenen Eigenschaften schon innerhalb weniger Passagen und wieder andere bleiben völlig unverändert.

Beim Menschen verläuft die Tollwut nach einer durchschnittlichen Inkubationszeit von 1—3 Monaten unter dem Bild der rasenden Wut (hochgradige Erregungszustände, Hypersensitivität, Symptome erhöhter Erregbarkeit des Sympathicus, Schluck- und generalisierte Krämpfe) oder der paralytischen Wut, die durch überwiegende spinale Symptomatik gekennzeichnet ist. Die Mortalität beim Menschen beträgt 100%.

Pathologisches Bild: leichtes bis mäßiges Hirnödem, Hyperämie und akute Neuronendegeneration des Cortex, Degeneration der Achsencylinder und Entmarkung; häufig kommen kleine perivasculäre Hämorrhagien vor. Die Neuronendegeneration ist auch stark im Thalamus, Hypothalamus, der Substantia nigra und den Hirnnervenkernen ausgeprägt. Dort sind auch mononucleäre Infiltrationen perivasculär und perineural zu beobachten. Pathognomonisch für Tollwut sind die extranucleären Negrischen Einschlußkörperchen, die im Cytoplasma großer Neuronen zu sehen sind. Am häufigsten kommen sie im Ammonshorn vor. Im Rückenmark wurden Erweichungsherde und Nekrosen beschrieben sowie Gliaknötchen (Babessche Tollwutknötchen). In den Speicheldrüsen kommen Rundzelleninfiltrate vor.

Experimentell ist die Tollwut auf viele Tierarten und auf vielen Infektionswegen übertragbar. Die erste künstliche Infektion eines *Hundes*, eines *Kaninchens* und eines *Hahnes* führte ZINKE 1804 durch. Die Inkubationszeit variiert beim *Hund* gewöhnlich zwischen 21 und 60 Tagen und hängt von der injizierten Virusmenge ab. Die Wahrscheinlichkeit, daß die Erkrankung zum Ausbruch kommt, hängt vom Infektionsmodus ab. Zunehmend wirksam sind die Infektionsmoden in folgender Reihenfolge: Intraperitoneal, intradermal, subcutan, intravenös, intramuskulär, subdural, intracerebral. Unsicher sind die Erfolge beim Versuch, Virus in die Haut einzureiben oder es endoneural zu injizieren. Über den Wert der intraoculären oder cornealen Infektion gehen die Meinungen auseinander: KOCH hält sie für ebenso sicher wie die subdurale.

Die subdurale Infektion wird mit einigen Tropfen (0,2 cm³) einer virushaltigen Emulsion, die unter die Dura injiziert wird, durchgeführt. Nach KOCH (1929) ist diese Infektion bei *Kaninchen, Meerschweinchen, Ratten* und *Hunden* fast ausnahmslos tödlich. Ebensogut kann das Virus unter die Membrana obturatoria oder unter die Rückenmarksdura gespritzt werden. Dasselbe gilt für die intracerebrale Injektion, die gewöhnlich in einen oder beide Thalami nach kleiner frontaler Trepanation gegeben wird.

Intramuskuläre Applikation ist das einfachste Verfahren, experimentell Tollwut zu erzeugen. Dabei beträgt die Mortalität nach KOCH etwa 95%. Intravenös lassen sich Hund und Kaninchen leicht infizieren. REMLINGER gelang mit entsprechend großer Menge virushaltigen Materials selbst die Infektion von *Schafen* und *Pferden* auf diesem Weg.

Bei subcutaner Infektion schwankt die Mortalität sehr und beträgt beim *Kaninchen* im Durchschnitt 50% (bei Straßenvirusinfektion). Bei *Hunden* beträgt die Mortalität nach subcutaner Injektion mit Straßenvirus nach REMLINGER nur etwa 7%, wobei jedoch Rassenverschiedenheiten zu einer großen Schwankungsbreite führen. Besonders adipöse Hunde leisten dieser Art von Infektion mehr Widerstand. Intraperitoneale Infektion schließlich führt weniger zum Ausbrechen der Erkrankung als zu einer Immunisierung. Tollwut kann ferner durch Instillation des Virus in die Nasengänge oder die Mundhöhle erzeugt werden. Dabei variieren die Ergebnisse aber stark nach der Virulenz des Virus.

Das klinische Bild der experimentellen Wut beim *Hund* ähnelt dem des Menschen. Ebenfalls kommen zwei Typen, die rasende Wut mit Excitations- und die stille Wut mit vorwiegend paralytischen Symptomen vor. Gewöhnlich treten aber beide Symptomengruppen in mehr oder weniger starker Ausprägung bei einem Tier nacheinander auf. Bei vorwiegend exzitatorischem Verlauf beträgt die Mortalität fast 100% und die Erkrankungsdauer 3—5 Tage; nur ausnahmsweise dauert die Erkrankung 2—3 Wochen. Im Prodromalstadium werden die Tiere entweder zunehmend aufmerksam und nervös oder apathisch. In dieser Phase kommen häufig plötzliche, unbegründete Stimmungswechsel vor, und die Hunde sind besonders gefährlich für ihre Umgebung. Wenn auch Schluckschwierigkeiten vorhanden sind, spielt die sogenannte Hydrophobie beim Hund doch nicht diese Rolle wie beim Menschen. Häufig treten Lähmungen der Larynxmuskulatur auf, und aus dem Bellen wird ein heiseres Krächzen. Die Hunde zeigen Tendenz, Stroh, Holz, usw. zu fressen, und sind sehr aggressiv. Außerdem tritt Fieber auf, Pupillenerweiterung, Hyposensibilität auf Schmerzreize, Salivation, Lagophthalmus, Spastizität. Auch Tremor und generalisierte Krämpfe kommen vor. Schließlich kommt es zu Lähmungen, und der Hund fällt ins Koma. Bei i. m. infizierten Tieren treten die Lähmungen meist zuerst an der injizierten Extremität auf.

Außer im Gehirn kann das Virus auch in den Speicheldrüsen, im Pankreas, in der Niere und der Brustdrüse gefunden werden.

Die Straßenwutinfektion beim *Kaninchen* hat eine Inkubationszeit von 12 bis 21 Tagen (nach KOCH jedoch bis 6 Wochen).

Das Tier wird scheu, schreckhaft, bekommt Fieber, beginnt zu taumeln und entwickelt Paresen, zuerst meist an den Hinterbeinen. Schließlich ist das Tier total paralytisch, wobei auch Hals- und Nackenmuskulatur betroffen sind. Die Tiere magern stark ab und können bis zur Hälfte ihres Gewichtes verlieren. Die Körpertemperatur sinkt. Nach 2—4 Tagen stirbt das Tier, oft nach langer Agonie.

Rasende Wut kommt beim Kaninchen äußerst selten vor.

Die starken Schwankungen der Körpertemperatur beim Kaninchen sind bei dieser Erkrankung geradezu charakteristisch und wurden von NIKOLITSCH 1954 untersucht. Ihm gelang es, im Verlauf der Erkrankung die Körpertemperatur durch Außeneinwirkung mehrmals zwischen 40° C und 15° C auf- und abzubewegen, was auf Erlahmen der Steuerfunktionen einer für die Temperaturregelung verantwortlichen Region zurückzuführen sein mag.

Zu unterscheiden von der Straßenvirusinfektion ist das Bild der Virus fixe-Infektion beim Kaninchen, bei der schon am 4. Tag Fieber auftritt und das Tier gewöhnlich am 7. Tag unter dem voll entwickelten paralytischen Bild stirbt.

Beim *Meerschweinchen* kommt rasende Wut bei Straßenvirusinfektionen häufig vor. Die Tiere sterben nach 1—2 Tagen und sind durch ihre Bissigkeit gefährlich.

Die Virulenz nimmt bei Meerschweinchenpassagen rascher zu als bei Kaninchenpassagen. Im allgemeinen ist das Meerschweinchen empfänglicher und die Inkubationszeit etwas kürzer als beim Kaninchen. Dagegen ruft Virus fixe nach REMLINGER beim Meerschweinchen das Bild der paralytischen Wut hervor. Die Mortalität ist bei intramuskulärer Gabe 100% (JOHNSON), obwohl das Tier weniger empfindlich ist als der *Hamster*.

Schon vor langer Zeit wurden *Mäuse* und *Ratten* erfolgreich infiziert (GALLI-VALERIO 1906). Mus decumanus, Mus rattus, Mus sylvaticus, Mus musculus und die weiße Ratte zeigten bei Straßenvirusinfektionen rasende Wut, bei Virus fixe-Infektionen paralytische Wut. Die Mortalität beträgt bei intracerebraler Impfung 100% und ist etwas geringer bei intramuskulärer. Subcutan gelang es schon 1887 BABES, Mäuse mit Straßenvirus und Virus fixe zu infizieren.

Am Rande zu erwähnen sind die Versuche von FRANCA, welcher *Dachse, Steinmarder, Putorius hibericus, Füchse, Wölfe, Stachelschweine* und *Igel* infizierte. Alle diese Tiere entwickelten die paralytische Form der Tollwut. *Ichneumonpassagen* wurden von NICOLLE und CHALTIEL durchgeführt. *Hamster* wurden von KOPROWSKI (1949) infiziert.

Bereits 1884 wurde die Tollwut auf *Geflügel* übertragen (GIBIER). Die Versuche wurden von KRAUS und CLAIRMONT 1900 weitergeführt.

Bei verschiedenen Tieren werden die Speicheldrüsen vom Virus befallen, was jedoch vom Virusstamm und von der Tierspecies abhängt. Das Virus fixe dagegen ist nie in Speicheldrüsen vorhanden und hat vermutlich seine Fähigkeit, sich dort zu vermehren, eingebüßt.

Ein Stamm des Tollwut-Virus, das *Flury-Virus*, muß gesondert erwähnt werden, da es zunehmende Bedeutung für die Schutzimpfung gewinnt. Es wurde von einem menschlichen Fall gewonnen und unterscheidet sich nach REMLINGER, BAILLY und AHMED vom Straßenvirus insofern, als es keine Negrikörperchen bildet und ein sehr konstantes, spezifisches klinisches Bild erzeugt: Epileptiforme Anfälle kommen dabei besonders häufig vor, die Virulenz bei *Kaninchen* ist vermindert.

Besonders beim *Meerschweinchen* ist das Bild sehr einheitlich. *Hunde* entwickeln bei subcutaner Infektion nur selten die Erkrankung, jedoch Immunität. BINDRICH untersuchte 1956 erneut den Stamm und beschreibt bei *Kaninchen* nach einer Inkubation von 8—20 Tagen Freßunlust, Exzitationserscheinungen, Manege-bewegungen, tonisch-klonische Krämpfe und Lähmungen, die an den hinteren Extremitäten beginnen. Bei *Meerschweinchen* betrug die Inkubationszeit 4—7 Tage bei intracerebraler Infektion. Bei Infektion auf anderen Wegen war sie doppelt so lang. *Weiße Mäuse* entwickelten die Erkrankung nach 3 Tagen. Auch *Schafe* konnten mit dem Flurystamm intracerebral infiziert werden (je 2 cm³ einer 10%igen Meerschweinchenhirnemulsion in beide Großhirnhälften injiziert). Nach 3 Tagen kam es zu Temperatursteigerung, mit den Anfällen begannen die Paresen, nach 5 Tagen starben die Tiere. Bei 12 Wochen alten *Hunden* trat die Erkrankung 3 bis 6 Tage nach der Infektion auf. BINDRICH kommt zur Auffassung, daß der an das Meerschweinchen adaptierte Flurystamm ebenfalls die Eigenschaften eines Virus fixe-Stammes hätte. Das bedeutet zunehmende Konstanz des klinischen Erscheinungsbildes und bessere Eignung für experimentelle Untersuchungen.

Wird das Flury-Virus durch Eierpassagen geschickt, bleibt es bei weniger als 50 Passagen (als Flury-LEP) intramuskulär pathogen für *Mäuse, Hamster* und *Meerschweinchen*, aber nicht für *Kaninchen* und *Hunde*. Bei mehr als 180 Eierpassagen (Flury-HEP) ist es intramuskulär nicht mehr pathogen für *Mäuse, Meerschweinchen, Hamster, Rind, Hund* und Mensch, intracerebral nur mehr pathogen für junge *Mäuse* und *Affen*, leicht pathogen für *Meerschweinchen* und *Hamster* und nicht mehr pathogen für *erwachsene Mäuse, Kaninchen* und *Hunde* (KOPROWSKI, BLACK und NELSEN 1954).

2. Pseudowut
(Pseudorabies, M. Aujeszky, infektiöse Bulbärparalyse, mad itch)

Die Erkrankung wurde erstmals von AUJESZKY 1902 an einem *Ochsen*, einem *Hund* und einer *Katze* festgestellt und in ihrer Virusnatur erkannt. Einige ihrer Züge erinnern an die Tollwut, vor allem die Agitation, was zur Bezeichnung „Pseudowut" geführt hat. Allerdings sind die pathologischen Unterschiede zahlreicher als die Gemeinsamkeiten, und schon AUJESZKY stellt fest, daß die Differentialdiagnose des klinischen Bildes, besonders wenn ein Tierversuch angeschlossen wird, auf keine großen Schwierigkeiten stößt.

AUJESZKY gelang die intracerebrale Übertragung auf *Kaninchen, Hund* und *Meerschweinchen*, weniger leicht auch auf die *Maus*.

Natürlich kommt die Erkrankung beim *Hund*, bei der *Katze*, beim *Rind*, bei den *Equiden*, beim *Schwein*, beim *Schaf*, bei der *Ziege*, bei der *Maus* und bei der *Ratte* vor.

1931 konnte SHOPE eine in Iowa beim Vieh ausgebrochene Erkrankung, die mit haftigem Juckreiz einherging und als "mad itch" bezeichnet wurde, als identisch mit der Pseudowut herausstellen. Im Gegensatz zum Vieh und den kleinen Laboratoriumstieren verläuft die Erkrankung bei *Schweinen* mild (SHOPE 1935), ist aber hoch infektiös. Aus- und Eingangspforte für das Virus dürfte der Rüssel sein und es ist wahrscheinlich, daß die Erkrankung von der Ratte (die an ihr zugrunde geht) auf das Schwein, und von diesem über den Verdauungstrakt auf das Vieh übertragen wird (SHOPE 1935).

1931 tauchte die Pseudowut in Holland auf, 1932 in Frankreich, 1933 wurde sie erstmals in Deutschland bei Hunden festgestellt (FLIR 1955).

Beim Menschen sind bisher nur einzelne Laboratoriumsinfektionen mit mildem Verlauf bekannt geworden.

In der Literatur finden sich teils widersprechende Angaben über den Tropismus des Virus, das teils als neurotrop, teils als pantrop beschrieben wird. FLIR zeigte 1955, daß es bei *Hunden* nur dann zu schweren entzündlichen Gehirnveränderungen kommt, wenn das Virus neurolymphogen das Hirn erreicht. Bei peripherer

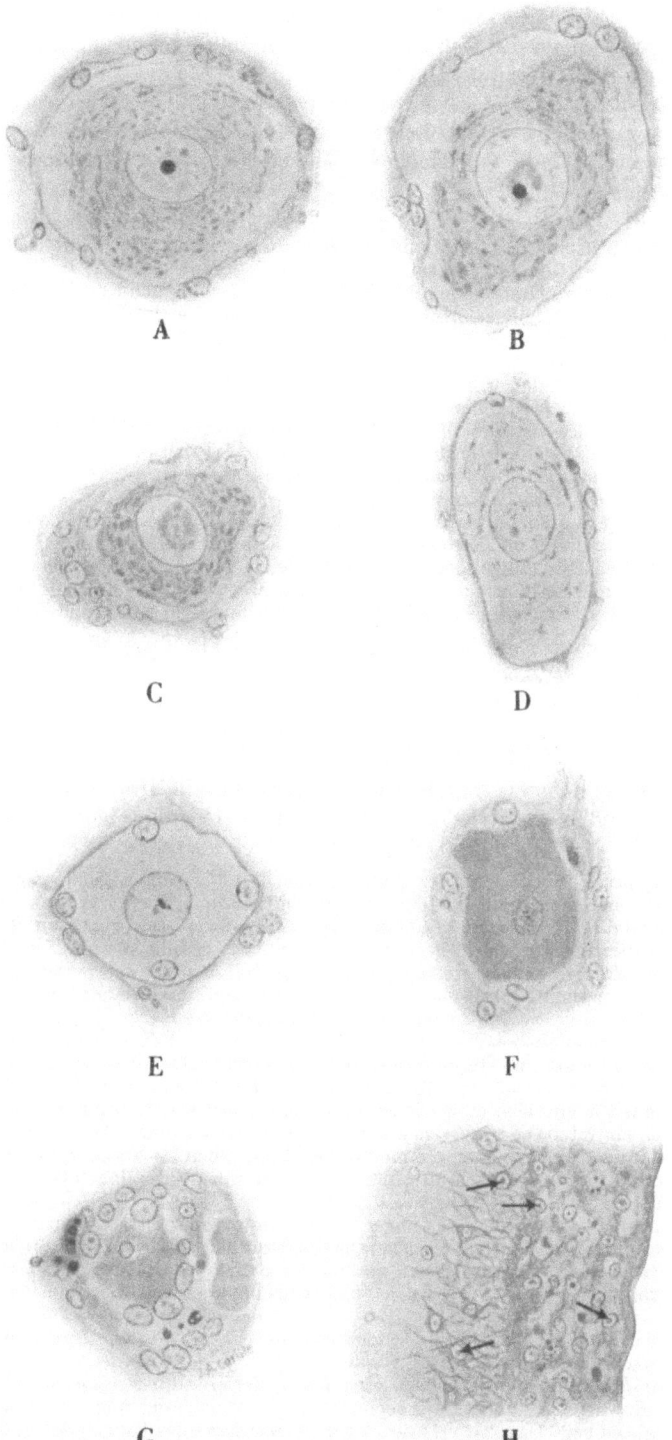

Abb. 15. Spinalganglion des Kaninchens bei Aujeszkyscher Krankheit. Die Mehrzahl der Ganglienzellen in verschiedenen Stadien der Degeneration. Die dunkler gefärbten Zellen sind nekrotisch. Sublimat Formol, Phloxin-
Methylenblau, 172 ×. (Aus HURST 1933)

Infektion (oder hämatogener Einverleibung) treten gewöhnlich keine pathologischen Veränderungen des Gehirns auf. Regelmäßig finden sich aber entzündliche Veränderungen im Herzmuskel.

Das pathologische Bild variiert nach den einzelnen Untersuchern stark. HURST (1933), dem ausgedehnte pathologische Untersuchungen zu verdanken sind, findet deutliche Unterschiede zwischen den Bildern bei Laboratoriumstieren und bei *Affen, Schweinen, Rindern*.

Beim *Kaninchen* tritt am Ort der Infektion eine Entzündung und Nekrose auf. Zur Zeit des Juckens erscheinen Degenerationen in den Spinalganglien und Hinterhornzellen. Nach intracerebraler Infektion finden sich dieselben Veränderungen häufig im Ganglion Gasseri (klinisch dabei häufiges Kratzen im Gesicht). HURST beschreibt auch Kerneinschlußkörperchen. Sekundär erscheinen meningeale Infiltrate. Daneben kommen Hämorrhagien in der Thymusdrüse und der Lunge vor.

Dieselben Veränderungen finden sich beim *Meerschweinchen*.

Beim *Rhesusaffen* dagegen kommt es bei intracerebraler Infektion zu ausgedehnten Läsionen, hauptsächlich Degenerationen der Nerven- und Gliazellen des Cortex, des Ammonshornes und der Insel. Einschlußkörperchen finden sich in Nerven- und Gliazellen. Perivasculäre Infiltrate kommen besonders in der Grauen Substanz um den 3. und 4. Ventrikel vor. Die meningeale Infiltration ist weniger deutlich als beim Kaninchen.

Ähnlich sind die Veränderungen beim *Rind*.

Beim *Schwein* besteht insofern ein Unterschied, als die Einschlußkörperchen fehlen. Die meningealen, vasculären und interstitiellen Veränderungen stehen beim Schwein im Vordergrund, die Nervenzellschädigungen sind dagegen relativ leicht.

REMLINGER und BAILLY (1934) fanden im Gegensatz dazu nie Einschlußkörperchen. Als besonders charakteristisch heben sie die rasche Erweichung von Mark und Rinde hervor.

Mit Erfolg wurde die Erkrankung auf folgende Tiere übertragen: *Boviden, Equiden, Schwein, Rhesusaffe, Katze, Hund, Schakal, Fuchs, Igel, Kaninchen, Meerschweinchen, weiße* und *graue Maus, weiße* und *graue Ratte, Merion* und auf *Vögel (Huhn, Taube, Gans, Ente, Bussard)*. Bei Kaltblütlern *(Schildkröte, Frosch, Kröte)* gelang keine Übertragung.

Die umfangreichsten Angaben über experimentelle Infektionen stammen von REMLINGER und BAILLY (1934); ihren Arbeiten sind die folgenden Hinweise entnommen:

Das *Kaninchen* ist das Tier der Wahl für die Pseudowutinfektion wegen seiner reichen Symptomatik und seiner nahezu 100%igen Morbidität und Mortalität. Die Inkubationszeit ist kurz und beträgt gewöhnlich 40—50 Std, wenn 0,2 cm³ Blut eines an Pseudowut verstorbenen Kaninchens subdural gegeben werden, bzw. dieselbe Menge einer 2%igen Hirnemulsion. Die Erkrankung dauert höchstens 2 Tage. Die Autoren unterscheiden eine encephalitische, meningitische, paralytische, pruriginöse Form und seltene symptomarme foudroyante Verläufe.

Bei der encephalitischen Form beginnt die Erkrankung mit Erregung und Unruhe, die Pupillen sind erweitert, die Ohren aufgestellt, eine heftige Dyspnoe setzt ein. Salivation und Zähneknirschen gehören mit zum klinischen Bild. Anfälle treten auf, wobei sich das Kaninchen aufrichtet, umfällt und sich einige Male um seine Längsachse dreht. Der Tod kann in einer dieser Krisen eintreten, oder aber es kommt noch vorher zu einer allgemeinen Paralyse.

Bei der zweiten Form stehen die meningitischen Zeichen im Vordergrund (Opisthotonus).

Am ehesten ist die dritte, paralytische Form mit einer Virus fixe-Infektion der Lyssa zu verwechseln.

Pruriginöse Formen kommen häufiger bei subcutaner oder intramuskulärer Infektion vor, allerdings kommen lokalisierte oder generalisierte Prurigo auch nach intracerebraler Infektion vor. Das Tier kratzt, reibt und leckt sich an der Stelle des Juckreizes, so daß es dort zur Epilation kommt. Dyspnoe, Salivation und Unruhe kommen wie beim encephalitischen Verlauf vor.

Schließlich können Tiere, bei der foudroyanten Form, die am Vorabend noch gesund waren, am nächsten Morgen tot im Käfig liegen.

Auch die *Katze*, die spontan öfters erkrankt als der Hund, ist ein geeignetes Versuchstier für die Pseudowut. Die Erkrankung beginnt 2—4 Tage nach der intracerebralen Inoculation mit Abgeschlagenheit. Das Tier verkriecht sich in eine Ecke des Käfigs, den Kopf eingezogen, den Rücken gekrümmt, das Fell gesträubt. Es miaut ständig heiser und entwickelt Salivation, ist aber nicht aggressiv. Es taumelt beim Gehen und fällt häufig zur Seite. Myoklonismen einzelner Muskelgruppen oder ständiger Tremor kommen vor, auch generalisierte, tonisch-klonische Krämpfe, wobei das Tier sich um seine Längsachse dreht. Meist tritt der Tod 2—3 Tage nach Beginn der Erkrankung ein, nachdem das Tier komplett paralytisch geworden ist. Bei peripherer Injektion (intramuskulär) beherrscht der Juckreiz das klinische Bild. Die Infektion ist auch peroral auslösbar, wenn Organe toter Tiere der Katze zum Fressen gegeben werden.

Beim *Hund* zeigt das klinische Bild mehr gemischte Züge. Die Inkubation beträgt 3—5 Tage und ist vom Infektionsweg abhängig, der Krankheitsverlauf dagegen mit 18—24 Std außerordentlich kurz. Die Agitation beim Hund kann manchmal bis zur Wut und Aggressivität gehen. Lokalisierter oder generalisierter Pruritus fehlen selten, ebenso Salivation und Pupillendilatation. Lokalisierte und generalisierte klonische Krämpfe kommen vor.

Eine ebenso reiche Symptomatik zeigt der *Igel,* der peroral und subcutan infiziert wurde. Es kommt zum Pruritus, zu Beißtendenz, Salivation, Apathie, Schwierigkeit, sich einzurollen, klonischen Krämpfen und zum Auftreten eines generalisierten Tremors.

Etwas eintöniger als beim Kaninchen ist die Symptomatik beim *Meerschweinchen.* Die Erkrankung beginnt ebenfalls am 2. bis 4. Tag mit Erregung und lokalisiertem, bzw. generalisiertem Pruritus. Klonische Krisen, Salivation, Zähneknirschen gehören zum normalen Bild.

Bei der *Ratte* kommen häufig Selbstverstümmelungen vor: Die Tiere beißen sich die distalen Gliedmaßen, ja selbst den Femur durch. Die Erkrankung dauert nur 5—10 Std.

Ein etwas anderes Bild bietet das *Schwein,* das auf dem Verdauungsweg infiziert wurde (durch Gehirn erkrankter Tiere). Einige Tage danach kommt es zu Inappetenz, Erbrechen, Diarrhöen, Polydipsie, Erregung, wechselnd mit Apathie, Kauen und Lähmungen.

Hühner ließen sich durch 0,1 cm³ einer 2%igen Ammonshornemulsion vom Kaninchen intracerebral infizieren und erkrankten nach 4—6 Tagen. Inappetenz trat auf, das Gefieder war gesträubt, die Hühner gingen ataktisch. Auch Erregungen kamen vor. Am Kopf und Hals traten Klonismen auf, schließlich kam es zu einer generalisierten Lähmung. Hühner sind allerdings weniger empfänglich als die bisher besprochenen Tiere: Von 14 Hühnern erkrankten nur 8, davon überlebten 2 die Erkrankung.

Bei der *Taube* ist die Symptomatologie und Empfänglichkeit etwa dieselbe.

Bei der *Gans* beginnt die Erkrankung nach 2—3 Tagen, der Tod tritt nach einigen Stunden ein, ebenso bei der *Ente.*

Von mehr theoretischem Interesse ist eine subdurale Infektion am *Bussard,* die zu einem paralytischen Verlauf der Pseudowut führte.

Im Gegensatz zu Remlinger und Bailly gelang es Hurst, auch *Rhesusaffen* zu infizieren.

Die Infektion erfolgte durch eine intracerebrale Inoculation der überstehenden Flüssigkeit des Zentrifugates einer 10%igen Emulsion von infektiösem Gehirn. Im Gegensatz zu anderen Tieren verhält sich das Virus beim Affen streng neurotrop. Intramuskuläre und intravenöse Infektionsversuche blieben erfolglos.

50—90 Std nach der intracerebralen Inoculation kam es zu einem Temperaturanstieg, die Tiere wurden apathisch, unaufmerksam gegenüber der Umgebung und der Nahrung. Epileptische Anfälle traten auf. Die Affen hatten einen starren Blick, feinschlägiger Tremor der Lider, Ohren und Lippen kam häufig vor. Die Schreie sollen charakteristisch sein. Kontralateral zum Injektionsort traten Halbseitenkrämpfe auf. Zwangsbewegungen wie Rotationen um die Längsachse, Bewegungen des Kopfes, Manegebewegungen sind häufig, ebenso Salivation. In schweren Verlaufsformen tritt das Koma nach 24—48 Std ein. Außer Ptosis wurden bei Affen keine Lähmungen beobachtet. Nach Einsetzen der ZNS-Symptomatik kam es in keinem Fall zu Erholung. Der Tod trat nach 6—9 Tagen ein.

Kersting und Kerékjártó (1959) berichten, daß auch beim Affen das erste Symptom ein Juckreiz (bei intracerebraler Inoculation: im Gesicht) ist, der so stark ist, daß sich die Versuchstiere ihr Gesicht blutig kratzen. Die Verfasser heben besonders das häufige Auftreten von Krampfanfällen hervor, die in immer kürzeren Intervallen aufeinanderfolgen, bis das Tier schließlich im Status epilepticus zugrunde geht. Auch foudroyante Verläufe kommen vor, bei denen ein noch am Abend unauffälliges Tier am folgenden Morgen tot im Käfig liegt. Nur die Kratz- und Beißspuren sind äußeres Zeichen der durchgemachten Erkrankung.

Histopathologisch beschreiben auch Kersting und Kerékjártó degenerative Veränderungen von Nerven- und Gliazellen mit charakteristischen eosinophilen Kerneinschlüssen. Vorwiegend die basalen Rindenanteile sind betroffen.

Die Infektion von *Fledermäusen* (Ptesicus fuscus) gelang Reagan, Day, Marley und Brueckner (1953) mit einer 20%igen Emulsion von virushaltigem Kaninchengehirn.

Die Fledermäuse wurden intracerebral (0,03 cm³), intraperitoneal, intradermal, intramuskulär, intralingual, intratesticulär, intrakardial, oral (0,6 cm³), rectal (0,03 cm³) und durch intranasale Instillation (0,03 cm³) infiziert. Nach 72—96 Std zeigten alle Tiere Symptome von seiten des ZNS: Knirschen der Zähne, Salivation, Prostration. Nie trat dagegen das charakteristische Kratzen und Beißen der Haut auf. Pathologische Befunde fehlen.

In ihrer Virulenz und in ihrem Wirtsspektrum unterscheiden sich die europäischen Stämme des Pseudowut-Virus nicht wesentlich von den amerikanischen.

3. Herpes

Das Herpesvirus hominis ist ein weit verbreiteter Parasit des Menschen, der aber nur selten das ZNS befällt, wo er zu einer schweren Meningoencephalitis mit meist tödlichem Ausgang führt. Von den zahlreichen, als Herpesencephalitis veröffentlichten Erkrankungsfällen halten allerdings nur wenige einer kritischen Prüfung stand. Im Gegensatz zum Menschen, bei dem die Herpesvirusinfektionen zumeist bland oder überhaupt unbemerkt verlaufen, stellt das Virus für das Tier in vielen Fällen ein hochpathogenes Agens dar. Das Versuchstier der Wahl ist das *Kaninchen*, seit GRÜTER 1912 das Virus auf die Kaninchencornea übertragen konnte, wo es eine Keratoconjunctivitis erzeugt. Diese Infektion ist auf weitere Kaninchen übertragbar.

DOERR und VÖCHTING konnten 1920 durch Inoculation der Kaninchencornea mit Herpesvirus eine Encephalomyelitis erzeugen, die sie als „keratogene Encephalitis" bezeichneten. Es dürfte sich dabei um eine besondere Eigentümlichkeit des verwendeten Stammes gehandelt haben, denn besonders beim Herpesvirus weisen die einzelnen Stämme in ihrem Neurotropismus starke Schwankungen auf, so daß die Angaben über die Erkrankungsraten in der Literatur nicht verallgemeinert werden können.

Beim *Kaninchen* ist die Übertragung des Herpesvirus zur Erzeugung einer Encephalitis auf folgenden Wegen möglich: subdural, intracerebral, intranasal, corneal, intramuskulär, intraperitoneal, intranerval, Impfung der Haut und der Schleimhäute, Impfung der Organparenchyme und Verfütterung.

Nach direkter, intracerebraler Impfung von Herpesbläscheninhalt des Menschen ist der Erfolg nicht so konstant, wie wenn Kaninchenpassagenvirus verwendet wird (DOERR und BERGER). Im letzteren Fall versagt die Impfung selten. Die Inkubationszeit wird dabei mit 2—4 Tagen angegeben. Dasselbe gilt für subdurale Impfung. Subdurale Passagen steigern gewöhnlich die Virulenz und verkürzen die Infektionszeit. Die sog. keratogene Encephalitis hat eine längere Inkubationszeit (6—12 Tage nach DOERR und ZDANSKY, 7—14 Tage nach LUGER, LAUDA und SILBERSTERN) und einen etwas protrahierten Verlauf.

Als Technik für die Übertragung auf die Hornhaut empfehlen DOERR und BERGER, nach Kokainisierung mit einer Impflanzette, einem Starmesser oder einem feinen Skalpell zwei parallele lineare Schnitte in äquatorialer Richtung anzulegen, die, einige Millimeter voneinander entfernt, über die ganze Hornhaut ziehen. Der Bulbus wird dabei mit einer Pinzette fixiert. Der Impfstoff kann eingeträufelt werden, oder das Skalpell wird mit ihm infiziert. Nachher soll er mit den Lidern sanft einmassiert werden. Zahlreiche parallele oder gitterförmige Schnitte sind zu vermeiden.

LUGER u. Mitarb., die für ihre cornealen Impfungen Herpesbläscheninhalt vom Menschen verwendeten, fanden Encephalitis in 7 von 13 beimpften *Kaninchen*. Nur ältere Tiere überlebten die Erkrankung. Nach intravenöser Inoculation erkrankten 3 Kaninchen nach 2, 7 und 10 Tagen. PETTE (1931) fand Latenzen zwischen 4 und 7 Tagen. Mit Gehirn- oder Rückenmarksemulsionen gelang es nicht so regelmäßig, eine Encephalitis zu erzeugen.

Beim *Kaninchen* verläuft die Erkrankung meist tödlich. Wie schnell sich die Symptomatik ausbildet, hängt nicht zuletzt von der Art der Inoculation ab. Von 5 mit He-La-Kulturen von BRIHAYE (1958) intracerebral infizierten Kaninchen entwickelten 2 nach 5 bzw. nach 9 Tagen eine Encephalitis mit tödlichem Ausgang; von 3 corneal infizierten Tieren trat nur an einem, das beiderseits infiziert worden war, eine Encephalitis nach 18 Tagen ein. Von 5 intracerebral mit Mäusehirnpassage-Virus infizierten Kaninchen starben 4 nach 2, 3, 4 und 6 Tagen, ein Tier war resistent.

Die Erkrankung beginnt mit einem Temperaturanstieg auf 39—41°; rasch tritt Apathie, Inappetenz auf. Das Fell ist gesträubt; tonische und klonische Krämpfe entwickeln sich, sowie motorische Automatismen, häufig in Form von Lauf- oder Manegebewegungen, wobei sich die Tiere in Richtung des geimpften Auges bewegen (PETTE). Häufig bäumen sich die Tiere bei den Anfällen so stark nach rückwärts, daß Frakturen der Brustwirbelsäule vorkommen. Ein starker Speichelfluß neben Tremor und Trismus ist besonders für das Kaninchen und Meerschweinchen charakteristisch. Die Verteilung der Lähmungen wechselt. Nach 1—2 Tagen Erkrankung tritt der Tod ein.

Daneben kommen auch perakute Verläufe von nur wenigen Stunden Dauer vor, die oft nahezu symptomlos verlaufen, aber auch rein paralytische Formen. Gelegentlich sind rapide kachektische Verläufe bis zur Skeletierung zu beobachten.

Abortive Formen können noch nach Monaten auftreten, besonders wenn die Widerstandskraft der Tiere durch äußere Einwirkungen herabgesetzt wird, z. B. durch Schädeltraumen oder intrathekale Injektionen irritierender Substanzen (LE FÈVRE DE ARRIC und MILLET 1925). GOOD und CAMPBELL (1945, 1948) verwendeten dazu den anaphylaktischen Schock und Histaminschock, FASOLA (1950) den Elektroschock. Damit wurde nicht nur der Verlauf der Erkrankung beschleunigt, sondern auch die hämorrhagische Komponente des Prozesses verstärkt.

Wichtig für den experimentellen Pathologen ist die Tatsache, daß es mit einer Herpesinfektion von der Hornhaut aus gelingt, selektiv Systeme zu infizieren, bevor sich die Infektion im Gehirn generalisiert. PETTE beschrieb den Weg des Virus bei cornealer Infektion. Er führt über das Ganglion ciliare, Ganglion Gasseri,

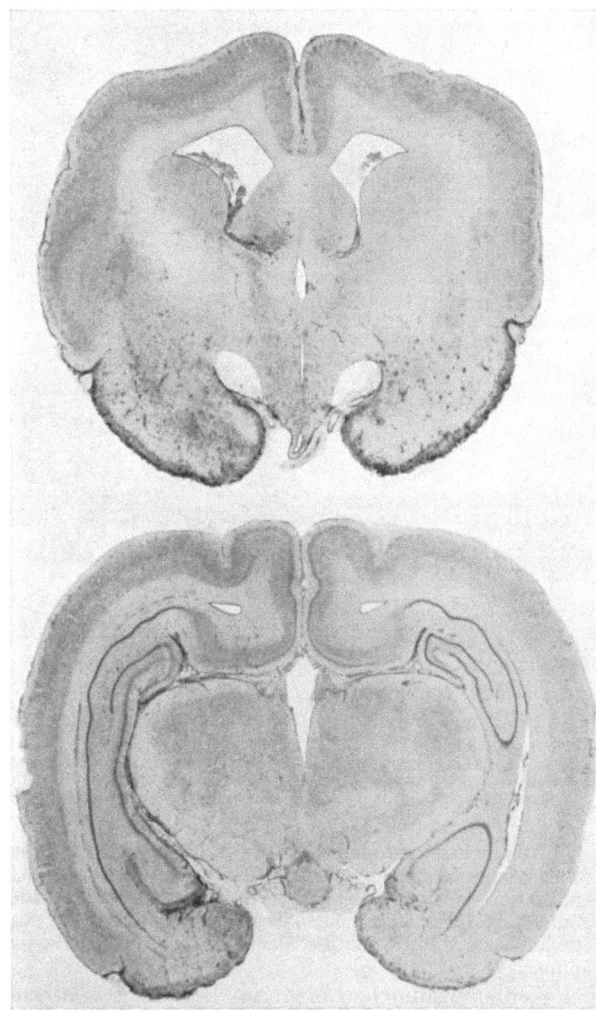

Abb. 16. Herpesencephalitis beim Kaninchen. Frontalschnitte, 10 Tage nach der Inoculation. Die stärkste entzündliche Reaktion beschränkt sich beiderseits auf die paläocorticalen Abschnitte an der Basis. Kresylviolett. (Aus KRÜCKE 1960)

die aufsteigende Trigeminuswurzel und generalisiert sich erst dann. Die Manegebewegungen dürften durch die zu diesem Zeitpunkt stattfindende Irritation des
neben der aufsteigenden Trigeminuswurzel liegenden Tractus spinocerebellaris
bedingt sein.

Auch GOODPASTURE (1925) berichtet über Läsionen im Trigeminuskerngebiet, und zwar
im motorischen Trigeminuskern nach intramuskulärer Infektion des Masseters. Die Erkrankung trat dabei nach 5—7 Tagen auf.

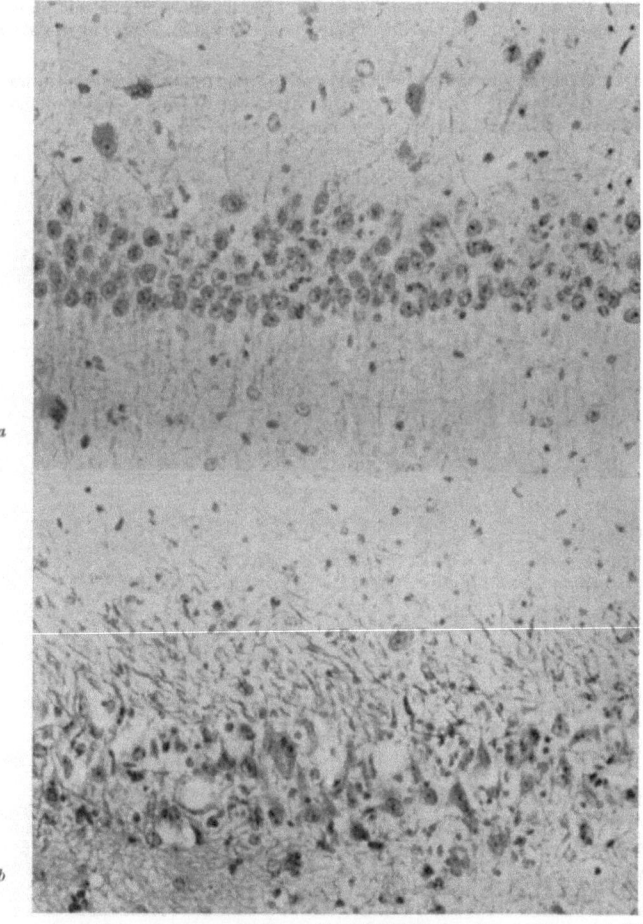

Abb. 17. Ausschnitt aus Abb. 16. *a* Normale Pyramidenzellschicht des Ammonshornes. *b* Die krankhafte Veränderung ist erkennbar an der Verminderung der Zahl, der Formabweichung der erhaltenen Nervenzellen und der
vermehrten Imprägnation von Perikaryon und Fortsätzen bei Silberimprägnation. (Aus KRÜCKE 1960)

Pathologisch-anatomisch (ZDANSKY 1923, WOLF 1950) ist vor allem der Cortex betroffen,
weniger die weiße Substanz und die basalen Kerne. Während beim Menschen neben der starken
Infiltration der Leptomeningen nekrotische Herde im Vordergrund stehen und intranucleäre
Einschlußkörperchen gefunden werden, kommt es beim Kaninchen in erster Linie zu einer
entzündlichen Infiltration der Meningen, während Nervenzelldegenerationen nur selten vorkommen (BRIHAYE 1958).

Werden Kaninchen nicht im Bereich der Hirnnervenversorgung infiziert, so
entwickelt sich eine Myelitis, die aufsteigt und schließlich ebenfalls zur Encephalitis
führt. Die Erkrankung beginnt mit gleichseitigen Lähmungen der Extremitäten,
die sich generalisieren. Dabei finden sich nekrotische Felder hauptsächlich in den

Hintersträngen, am stärksten dort, wo der zuleitende Nerv einmündet, aber auch im Grau der Vorder- und Hinterhörner. Perivasculäre Infiltrate und Blutungen kommen gelegentlich vor (DOERR und BERGER).

Am sichersten tritt die Herpesmyelitis beim Kaninchen nach intralumbaler Infektion auf.

PETTE erzeugte sie durch Impfung in den Ischiadicus. Der Erfolg war um so sicherer, je weiter proximal die Impfstelle lag. In 43% von PETTEs Kaninchen trat nach 3—5 Tagen eine Lähmung der gleichseitigen hinteren Extremität auf. Die Halbseitenbetonung blieb bei dieser Art von Infektion oft bis zum Auftreten encephalitischer Zeichen gewahrt. Auch diese Erkrankung verläuft fast immer tödlich, wobei die Tiere zumeist im Status epilepticus an Atemlähmung zugrunde gehen.

KOPPISCH (1935) erzeugte auch durch intravenöse Injektionen verdünnten Conjunctival-sekretes von Kaninchen mit Keratoconjunctivitis mit großer Regelmäßigkeit eine Myelitis. Wurde dieselbe Lösung jedoch in den peripheren Stumpf einer unterbundenen Arteria carotis injiziert, so entwickelte sich primär eine Encephalitis (DOERR und HALLAUER 1936).

Wie das Kaninchen das Tier der Wahl für die Erzeugung einer Herpesencephalitis, so ist das *Meerschweinchen* das geeignetste Objekt, eine Myelitis zu erzeugen. Encephalitiden im Anschluß an eine Myelitis kommen beim Meerschweinchen nur selten vor. Bei intracerebraler Impfung entwickelt sich allerdings auch beim Meerschweinchen eine Encephalitis. Auch für corneale Infektion ist das Meerschweinchen wesentlich weniger empfindlich als das Kaninchen.

ROSE erzeugte nach 6—11 Tagen Inkubationszeit beim Meerschweinchen nach metatarsaler Herpesinfektion in der Regel eine Myelitis. Dabei kam es häufig zur Bildung großer, nicht ausheilender trophischer Geschwüre an den Beinen, die gelegentlich zur Mutilation führten (FREUND und HEYMANN 1927). Beim Meerschweinchen erschöpft sich der myelitische Prozeß gewöhnlich rasch nach caudal.

Über die Histopathologie dieser Myelitis berichten eingehend BING und WALTHARD (1928).

Affen sind gegenüber cornealer Infektion relativ unempfindlich. Bei intracerebraler Impfung wurde nur bei einem Macacus callithryi eine Encephalitis beobachtet (BAUR und MASSINI).

Weiße Mäuse können leicht infiziert werden, solange sie jung sind.

KILBOURNE und HORSFALL (1951) infizierten intracerebral 1—3 Tage alte Mäuse mit dem Inhalt menschlicher Herpesbläschen oder mit Rachenabstrichen. Nach 3 Tagen begann eine Hyperaktivität, und die Tiere magerten rapid ab. Am 5. oder 6. Tag trat der Tod ein. Bei älteren Mäusen nimmt die Empfänglichkeit ab. Dies gilt nicht für mäuseadaptierte Herpes-virus-Stämme (DOERR und BERGER).

Noch rascher erkrankten die Säuglingsmäuse in der Versuchsserie von BRIHAYE (1958). Verwendet wurden He-La-Zellkulturen oder Virus aus Hirnpassagen.

Schon am 2. Tag nach der intracerebralen Infektion kam es zu einer Gewichtsabnahme, Ataxie, Apathie. Myoklonien traten auf sowie opisthotone Krisen bis zu anfallsartigen Saltos nach rückwärts. Häufig traten plötzlich Lähmungen einer Extremität oder einer Körperseite, bzw. Paraplegien der Hinterbeine auf. Nach 1—3 Tagen trat der Tod ein.

Histopathologisch steht bei der Maus, ähnlich wie beim Menschen, die Ganglienzell-degeneration im Vordergrund. Hämorrhagische Herde kommen häufig vor.

Etwa ähnlich verhalten sich *weiße Ratten* (TEISSIER, GASTINEL und REILLY 1922). Mit Bläscheninhalt von Herpes labialis infiziert, entwickelten sie nach 4 Tagen eine Keratitis und starben nach etwa 11 Tagen unter encephalitischen Symptomen. Auch die Übertragung mit dem Sekret einer Kaninchenkeratitis ist fast immer möglich: Wenn es auch bei der Ratte nicht zur Ausbildung einer Keratitis kommt, entwickelt sich doch fast immer eine Encephalitis.

Ferner sind *Hamster* und *Baumwollratten* empfänglich. Auch *Murmeltiere* erkranken nach intracerebraler Infektion mit Kaninchengehirn an Encephalitis und gehen innerhalb weniger Tage ein (DOERR und BERGER). Bei *Hunden, Igeln, Katzen, Tauben* und *Gänsen* ist die Übertragung im allgemeinen nur intracerebral möglich. Die Inkubation beträgt bei diesen Tieren 4—6 (bei der Taube bis 9) Tage.

Nicht empfänglich sind *Rinder, Ziegen, Pferde, Maultiere, Esel*, viele *Vögel* (auch *Hühner*) und *Kaltblütler*.

4. Encephalomyelitis nach Herpes B Virus simiae Infektion

SABIN und WRIGHT beschrieben 1934 den Fall eines Arztes, der von einem Affen gebissen wurde und an einer Meningoencephalomyelitis mit tödlichem Ausgang erkrankte. Seither sind mehrere Fälle bekanntgeworden, besonders unter Tierpflegern. Das Virus (Herpes B-Virus) kommt in Affen häufig als harmloser Parasit vor, ähnlich dem Herpesvirus beim Menschen, ist aber für den Menschen hochpathogen. Die Erkrankung verläuft beim Menschen unter 3 klinischen Formen, einer akuten encephalitischen Form, einer Encephalomyelitis, bei der sich zentrale und spinale Symptome etwa zur selben Zeit ausbilden, und einer aufsteigenden Myelitis. Alle drei Formen führen ad exitum.

Kaninchen entwickeln nach Infektion auf jedem beliebigen Weg, außer intracerebral, eine aufsteigende Myelitis, die zum Tod unter Atemlähmung führt (SABIN und HURST 1935).

KRÜCKE berichtet 1959 über experimentelle B Virus-Encephalitis nach intracerebraler Inoculation von *Kaninchen, Säuglingsmäusen* und *erwachsenen Mäusen*. Die Überlebenszeit betrug im Durchschnitt 5, höchstens aber 12 Tage. Bei intracerebraler Infektion des Kaninchens entwickelte sich eine symmetrische, nekrotisierende Encephalitis mit zahlreichen, auffallend großen Kerneinschlußkörperchen. Bei den peripher inoculierten Tieren kam es zu einer aufsteigenden Myelitis.

Während beim Affen mehr die meningeale Reaktion im Vordergrund steht, überwiegen beim intracerebral infizierten Kaninchen weitaus die Parenchymveränderungen.

Mäuse können nur bis zu 3 Wochen Alter infiziert werden (SABIN 1958).

KRÜCKE infizierte (1959) Säuglingsmäuse intracerebral, intramuskulär, intradermal, intraperitoneal und intraneural. Bei allen, außer den intracerebral infizierten, trat eine aufsteigende Myelitis auf. Histopathologisch fanden sich ein- oder beidseitige Parenchymschädigungen im Vorder- und Hinterstrangsystem, die in einzelnen Fällen bis in die Großhirnrinde zu verfolgen waren, ferner eine vegetative Ganglionitis, Radiculitis und Neuritis.

Die Untersuchungen KRÜCKEs geben zahlreiche Hinweise dafür, daß die Infektion über das vegetative Nervensystem zu höheren Rückenmarkssegmenten aufsteigt.

REAGAN, DAY, HARMON und BRUECKNER (1952) gelang die Infektion von *syrischen Goldhamstern* auf zahlreichen Infektionsrouten.

Verwendet wurden Rückenmarksaufschwemmungen von Mäuse- und Kaninchen-adaptierten Stämmen. 0,1 cm³ des Zentrifugatüberstandes wurden intraperitoneal, intradermal, intramuskulär, intratesticulär, intrakardial und rectal gegeben, 0,03 cm³ intracerebral, intralingual und mittels intranasaler Instillation.

Nach 2—4 Tagen erkrankten alle Tiere: Die peripher infizierten Hamster fielen durch intensives Kratzen an der Injektionsstelle auf und entwickelten rasch Lähmungen der Hinterbeine. Bei den intracerebral infizierten kam es noch vor dem Auftreten von Lähmungen zu einem rapiden Verfall.

REAGAN und BRUECKNER (1953) infizierten auch einen Tag alte *Küken* mit dem Kaninchen-adaptierten Stamm.

12 Küken bekamen 0,03 cm³ des Überstandes einer zentrifugierten Kaninchen-Rückenmarks-Suspension in den rechten Frontallappen injiziert. Nach 3—4 Tagen zeigten sie erhöhte Erregbarkeit, Tremor, und Lähmungen traten auf. Das Virus wurde über weitere 6 Küken-Hirnpassagen verfolgt und zeigte keine Änderung seiner Pathogenität.

Auch intradermale, intrakardiale, intramuskuläre, intralinguale und intranasale Infektion waren möglich.

5. Meningoencephalomyelitis der Maus

(Mäuseencephalomyelitis, Theilersche Krankheit, Theilerosis,
Poliomyelitis murium)

Die Erkrankung wurde von THEILER 1934 beschrieben und ist durch eine schlaffe Lähmung der hinteren Extremitäten gekennzeichnet, die rasch auftritt und auf die vorderen Extremitäten übergreift. Einige Tage danach gehen die Mäuse zugrunde. Die Mortalität ist besonders bei jüngeren Tieren hoch. Solche

Tiere sterben häufig an der Infektion, bevor es noch zur Ausbildung von Lähmungen kommt. Bei älteren Mäusen, die die Erkrankung überstehen, bleiben oft Restparesen zurück. Ältere Mäuse sind oft immun.

Das Theiler-Virus ist nicht menschenpathogen.

Am ehesten ist die Erkrankung bei *Mäusen* durch intracerebrale Inoculation zu erzeugen. Intranasale Instillationen führen viel eher zu einer Immunisierung als zu einer Erkrankung. Noch weniger wirksam ist die intraperitoneale Inoculation. Die Erkrankung tritt meist 7 bis 30 Tage nach der Infektion auf.

Histopathologisch beschreibt THEILER eine akute Nekrose der Ganglienzellen des Vorderhornes, auch einzelner Zellen des Gehirns sowie perivasculäre Infiltrate in Gehirn und Rückenmark, aber keine meningealen Veränderungen.

Die Erkrankung zeigt keinerlei Beziehungen zur menschlichen Poliomyelitis, wie anfangs vermutet wurde.

4 Jahre später wurde eine ähnliche Spontanerkrankung in Deutschland durch GILDEMEISTER und AHLFELD (1938) beschrieben, die sich klinisch hauptsächlich dadurch von der Theilerschen Krankheit unterschied, daß Krämpfe vorhanden waren.

Die mit Hirnsuspensionen erkrankter Tiere intracerebral inoculierten Mäuse erkrankten ebenfalls, wenn auch nicht durchwegs; auch Krankheitsdauer und Überlebensrate variierten stark. Histologisch fanden sich Zeichen einer Meningoencephalitis. Die Verfasser sind der Ansicht, daß das dieser Erkrankung zugrunde liegende Virus mit dem Theilerschen Virus identisch ist oder zumindest ihm sehr nahe steht.

1940 isolierten THEILER und GARD von der Maus im Lauf von Experimenten mit Gelbfieber zwei neue, hochvirulente Stämme dieses Virus: Stamm GD VII und Stamm FA.

Die mit FA inoculierten Mäuse erkrankten unter einem ganz ungewöhnlichen Bild: Sie wurden übererregbar, das Fell sträubte sich, und beim geringsten Stimulus hüpften die Mäuse. Häufig kamen krampfartige Bewegungen der Vorderbeine und reibende Bewegungen mit der Schnauze vor. Tonische Krämpfe traten auf, wobei die Hinterbeine gestreckt und die Vorderbeine gebeugt waren. Dabei starben die Tiere häufig unter Atemstillstand. Histopathologisch fanden sich encephalitische Zeichen mit nur geringer meningealer Reaktion. Lähmungen traten in diesen Fällen selten auf. Die Inkubationszeit bei intracerebraler Inoculation nahm nach Serien-Hirnpassagen auf 2—3 Tage ab.

Auch beim Stamm GD VII war das klinische Bild etwas verschieden von dem des ursprünglichen Stammes (TO = Theiler original). Die Inkubationszeit war mit 14—16 Tagen etwas länger; Rückenmarkssymptome mit Lähmungen dominierten. In beiden Fällen war der Titer aus dem Gehirn sehr hoch. Intraperitoneale und intranasale Einverleibung führte ebenfalls zur Erkrankung. Auf die Inkubationszeit hatten die verschiedenen Applikationsarten keinen Einfluß. Auch die klinischen Bilder waren im wesentlichen gleich, außer daß bei der intraperitonealen Applikation die paralytischen Bilder mehr im Vordergrund standen. Intracerebral wurde die Erkrankung gewöhnlich durch 0,03 cm³ einer 0,1%igen Hirnsuspension übertragen.

DAVIES, SMITH, POND, RASMUSSEN und CLARK (1949) versuchten, durch calorienarme Kost oder quantitative Einschränkung der Nahrung das Krankheitsbild zu verändern, was auch insofern gelang, als paralytische und encephalitische Symptome weniger häufig auftraten. Im allgemeinen konnten aber dadurch Inkubationszeit und durchschnittliche Überlebenszeit nicht beeinflußt werden.

DEAN und DALLDORF gelang 1948 die Übertragung auf den *Hamster*.

Sie verwendeten dazu den aus dem Darminhalt einer Maus isolierten Stamm 4727, der über 3 Jahre in Mäusepassagen gehalten wurde, wobei der Titer zunahm.

Die Hamster erhielten 20%ige Virussuspension in Mäusegehirn. Die kürzeste Inkubationszeit betrug 5, die längste 44 Tage. Sie erkrankten unter encephalitischen und medullären Symptomen, während die mit demselben Stamm infizierten Mäuse nur schlaffe Lähmungen der Hinterbeine zeigten. Durch Hamster-Serienpassagen konnte nur in den ersten beiden Passagen die Erkrankung ausgelöst werden, ab der 4. Hamsterpassage war die Erkrankung auch nicht mehr intracerebral auf Mäuse übertragbar. Dagegen konnte durch alternierende Hamster-Maus-Hirnpassagen die Erkrankung lange Zeit erzeugt werden.

Mit dem TO-Stamm infizierte Hamster entwickelten nur selten encephalitische Symptome.

Histopathologisch ähnelten die Veränderungen denen bei der Maus; die punktförmigen Läsionen in den Vorderhörnern sind nicht so deutlich ausgeprägt wie bei der Maus.

Die Pathogenität des Virus geht somit verloren durch Serien-Hamsterpassagen, kann aber durch eine einzige Übertragung auf eine Maus wiederhergestellt werden. In alternierenden Maus-Hamster-Passagen nimmt seine Pathogenität zu.

Über die Encephalomyelitis der Maus sind zahlreiche Arbeiten geschrieben worden, da diese Erkrankung lange Zeit als eine Art Modellerkrankung für die menschliche Poliomyelitis aufgefaßt wurde. Die Erkrankung ist in latenter Form überaus weit verbreitet. OLITSKY wies das Virus in zahlreichen Mäusezuchten in Amerika nach. Auch in Deutschland gibt es nach v. ZSCHOCK keine Theiler-Virus-freien Mäusestämme. Allerdings ist noch keineswegs erwiesen, ob das Theiler-Virus für alle diese, in ihrem klinischen Bild und in ihrer pathologischen Struktur oft gering abweichenden Krankheitsbilder als Erreger in Frage kommt oder wie weit es sich bei den einzelnen Viren um Mutationen ein und derselben Species handelt. In ihren färberischen und Zucht-Eigenschaften jedenfalls verhalten sich die einzelnen Stämme einheitlich.

Die Morbidität bei natürlichem Befall liegt nur bei etwa 0,2—0,5⁰/₀₀ (OLITSKY 1940). Die Erkrankung kann durch unspezifische Mittel provoziert werden.

In *Hausmäusen* ist das Virus noch nicht nachgewiesen worden, nur in einem Fall wurde es in einer *Feldmaus* entdeckt.

Die weitgehende Durchseuchung der Mäusezuchten und die leichte Provozier-barkeit der Erkrankung durch Superinfektionen mahnen zu besonderer Vorsicht, wenn an Mäusen mit Viren experimentiert wird. Um zu vermeiden, einem Irrtum zum Opfer zu fallen und eine etwaige Manifestation einer Virusmutation des Theiler-Virus zu verkennen, empfehlen FRAUCHIGER und FANKHAUSER folgende Kontrollmaßnahmen: 1. Intracerebrale Verimpfung bakterienfreier Kotextrakte erkrankter Tiere an einige Mäuse, 2., falls die Mäuse an ZNS-Symptomen erkranken, einige Blindpassagen und 3. histologische Untersuchung des ZNS der erkrankten Tiere.

Wie wichtig solche Vorsichtsmaßnahmen sind, geht aus den Zufallsentdeckun-gen FINDLAYs u. Mitarb., THOMPSONs u. Mitarb., GAHAGANs und STEVENSONs usw. hervor, die im Laufe von Experimenten mit anderen Erkrankungen an der Maus Krankheitsbilder beobachteten, bei denen vermutlich Varianten von Viren der Theiler- bzw. der Choriomeningitis-Gruppe gezüchtet werden konnten. FUST be-richtet über diese unspezifische Provokation latenter Virusinfektionen eingehend und beschreibt vier Versuchsanordnungen, die imstande sind, latente Infektionen in manifeste umzuwandeln:

1. Blindpassagen: Mehrfache Viruspassagen (z. B. mehrfache intracerebrale Überimpfung), die bei den ersten Tieren noch nicht zur manifesten Erkrankung führen müssen und die zur Virusanreicherung dienen. Ein Beispiel bietet die Ent-deckung der "Rolling disease" durch FINDLAY (s. d.).

2. Einverleibung harmloser oder oligotoxischer Substanzen. So konnte etwa TRAUB die latente Infektion weißer Mäuse mit dem Virus der lymphocytären Choriomeningitis in eine manifeste durch intracerebrale Verabreichung steriler Bouillon verwandeln.

3. Übertragung auf hochempfindliche Gewebe: Die Empfänglichkeit der Mäuse für cerebrale Verimpfung von Theiler-Virus ist 10^7 mal höher als für intra-peritoneale.

4. Verimpfung von Organemulsionen auf hochempfängliche Wirte: LAIGRET und DURAND verimpften Gehirn gesunder Mäuse auf Meerschweinchen, welche eine Encephalitis entwickelten.

Im Anschluß werden einige Erkrankungen des ZNS der Maus, die auf solche Weise zustande gekommen sein dürften und bei denen Mutanten des Theiler-Virus das pathologische Agens darstellen dürften, beschrieben.

THOMPSON, HARRISON und MEYERS beschrieben 1951 eine im Laufe von Übertragungs-versuchen des Lansing-Stammes auf Mäuse auftretende Epizootie, in deren Verlauf 62% von 240 Tieren starben. Das dabei isolierte Virus ähnelte dem GD VII-Stamm und zeigte dieselben immunologischen Eigenschaften.

GAHAGAN und STEVENSON fanden 1941 bei Leukämiestudien an weißen Mäusen 3 Mäuse mit Lähmungen an den Hinterbeinen. Die Erkrankung war durch intracerebrale Passagen übertragbar: Gehirn erkrankter Mäuse wurde in 5 cm³ Tyrodelösung zerrieben, filtriert, und davon wurden 0,03 cm³ intracerebral 4—5 Wochen alten Mäusen unter Ätheranaesthesie ge-geben. Die durchschnittliche Inkubationsperiode betrug 18 Tage (7—35 Tage). Vor der Er-krankung kam es zu Schwäche; gesträubtes Fell war zu beobachten; die Tiere hockten mit gekrümmtem Rücken in einem Winkel des Käfigs. Hyperpnoe und Hyperaesthesien gehörten zum typischen Bild. Innerhalb einiger Tage entwickelten sich Lähmungen. Die Hälfte der Mäuse starb in der ersten Woche.

Die Verfasser meinten, der Stamm stehe dem Theiler-Originalstamm nahe, sei aber nicht identisch mit ihm. Vor allem pathologisch-anatomisch bestünden gewisse Unterschiede.

6. JHM-Virus-Encephalitis

Im August 1947 erkrankten in einem Schwentkerstamm der *swiss Albinomaus* zwei Tiere an schlaffer Lähmung der Hinterbeine. CHEEVER, DANIELS, PAPPEN-HEIMER und BAILEY studierten diese Erkrankung mit intracerebralen Passagen an der Maus und stellten fest, daß der ihr zugrunde liegende Mikroorganismus nicht identisch ist mit den bisher bekannten Viren der Theilerschen Gruppe. Zu Ehren von J. H. MUELLER nannten die Autoren das Virus JHM-Virus. Bei der *Maus* verursacht es eine disseminierte Encephalitis mit ausgedehnten Demyelinisationen. Erkrankungen beim Menschen sind nicht beobachtet worden.

Nach intracerebraler Applikation betrug die Inkubationszeit 4—8 Tage. Bei fortlaufenden Hirnpassagen nahm sie ab und blieb ab der 37. Passage konstant: Nach 24 Std erkrankten die Tiere, nach 36 Std starben sie.

Zu Beginn der Erkrankung war das Fell gesträubt, der Rücken gekrümmt, die Tiere wur-den matt, und Lähmungen an den Hinterbeinen bildeten sich aus. Selten kam es zum Auf-treten von Krämpfen und Übererregbarkeit. Sehr bald waren die Tiere nicht mehr imstande, allein aufzustehen, wenn sie auf den Rücken gedreht wurden (Inkoordination und Schwäche der Hinterbeine). Im Laufe der Passagen wechselte das klinische Bild immer mehr von einem rein paralytischen zu einem encephalitischen.

Am besten konnte die Erkrankung auf intracerebralem Weg und an 3 Wochen alte *Mäuse* übertragen werden. Doch selbst 6—7 Tage alte Mäuse erkrankten schon. Intraperitoneale Inoculationen waren weniger wirksam (der Titer bei intracerebraler Applikation betrug für 50% Erkrankung $10^{-5,5}$, bei intraperitonaler Applikation $10^{-3,6}$, bei subcutaner Applikation $10^{-2,2}$). Oral und intracutan konnten die Tiere nicht infiziert werden. 100% wirksam war auch die intranasale Instillation. Nach intravenöser und intramuskulärer Applikation trat die Er-krankung nur selten auf.

Das Virus war in Gehirn, Rückenmark, Leber, Milz, Lunge und Niere schon 2 Tage nach der intracerebralen Inoculation nachzuweisen.

Junge *Baumwollratten*, denen nach der 50. Mauspassage 0,06 cm³ einer 10%igen Mäusehirnsuspension intracerebral injiziert wurde, erkrankten ebenfalls.

Weiße *Hisaw-Ratten* (23 Tage alt) erkrankten ebenfalls nach 0,07 cm³ intra-cerebral.

15 Tage alte *Hamster* erkrankten nach 0,05 cm³ intracerebral. Nach zwei Tagen begann die Erkrankung, am dritten trat der Tod ein. Auch 25 Tage alte Hamster erkrankten.

Bei *Meerschweinchen* und *Kaninchen* gelang es bisher nicht, die Erkrankung auszulösen.

Das Virus ist serologisch nicht mit den Viren der Theilerschen Gruppe ver-wandt, ebensowenig mit dem Virus der lymphocytären Choriomeningitis der Maus.

Eine ausführliche Beschreibung der pathologischen Veränderungen bei dieser Erkrankung gaben BAILEY, PAPPENHEIMER, CHEEVER und DANIELS (1949).

Fast regelmäßig war eine Meningitis vorhanden. Die Hirnläsionen fanden sich vorwiegend im Hippocampus und seinen Bahnsystemen, im Lobus olfactorius, den periependymalen

Gebieten und im Hirnstamm. Im Lobus olfactorius und Hippocampus fanden sich vorwiegend Nekrosen, im Hirnstamm überwog die Demyelinisierung. Sehr unregelmäßig war die Verteilung der Läsionen im Rückenmark.

Beim *Hamster* fand sich dasselbe Bild. Bei der *Ratte* hatten die Veränderungen einen mehr chronischen Charakter.

Daß auch höher stehende Säuger für die Infektion empfänglich sind, zeigten KERSTING und PETTE (1956), die die Erkrankung bei *Affen* erzeugen konnten.

Verwendet wurden Macacus rhesus, Cynomolgus, Cercopithecus aethiops pygerythrus. Von 20 Tieren waren 4 nicht empfänglich und erkrankten auch nach mehrfacher intracerebraler Inoculation nicht. Gewöhnlich wurden 0,5 cm³ einer 10—20%igen wäßrigen Emulsion virushaltigen Mäuse- oder Affengehirns intracerebral gegeben.

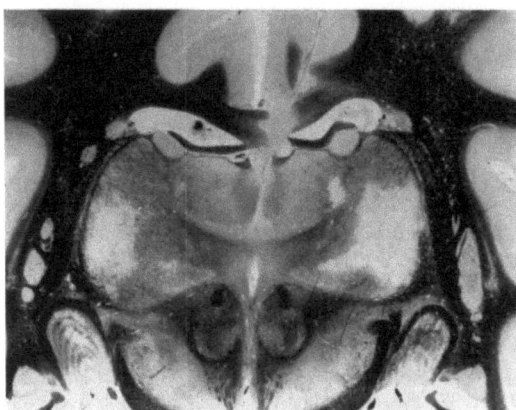

Abb. 18. JHM-Encephalomyelitis beim Affen. Großflächige degenerative Erweichungen beiderseits im Thalamus und im Corpus geniculatum laterale. Heidenhain. (Aus KERSTING u. PETTE 1956)

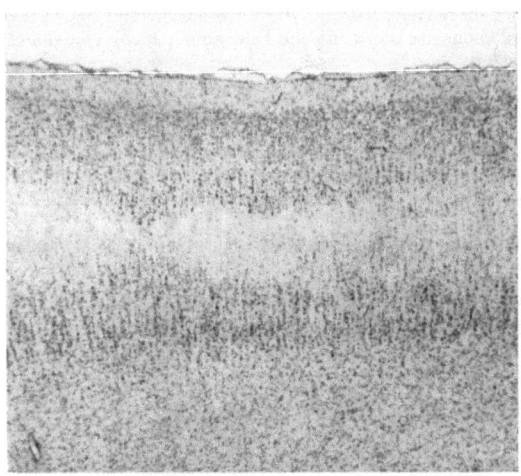

Abb. 19. JHM-Encephalomyelitis beim Affen. Reaktionslose elektive Parenchymnekrose der occipitalen Großhirnrinde. Nissl, 20 ×. (Aus KERSTING u. PETTE 1956)

Bei jüngeren Tieren betrug die Inkubationszeit 8—10 Tage, bei älteren 20—25 Tage.

Die Erkrankung begann akut, mit extrapyramidaler Bewegungsunruhe, leichter Temperaturerhöhung, Aggressivität. Es entwickelte sich schließlich eine hochgradige Ataxie mit schwerem Wackel- und Intentionstremor und Vorbeigreifen. Auffallend war die Freßgier. Durch taktile oder akustische Reize wurde die Bewegungsunruhe gesteigert, und Minuten dauernde Krampfanfälle konnten ausgelöst werden. Sehr früh traten Sehstörungen auf, die von Hemianopsie bis zu kompletter Amaurose reichten. Später kam es zu einer Tonuserhöhung der Muskulatur. Sensibilitätsstörungen traten auf. Schlafähnliche Zustände bis 48 Std Dauer, aus denen die Tiere jedoch zur Nahrungsaufnahme erweckbar waren, wurden beobachtet. In der Hälfte der Fälle entwickelte sich eine ausgeprägte Enthirnungsstarre, der die Tiere meist in der 2. bis 3. Woche („steif wie ein Brett") erlagen. Bei weniger akuten Verläufen blieb die Erkrankung bei Amaurose und extrapyramidaler Tonussteigerung stationär. Die Tiere blieben tief apathisch und reagierten, wenn überhaupt, so nur schwerfällig.

Im Liquor fand sich je nach dem Stadium der Erkrankung eine Lymphocytenvermehrung bis 100/3 Zellen.

Pathologisch-anatomisch waren nur im Gehirn Veränderungen nachzuweisen.

Histopathologisch fand sich eine Mischung von entzündlichen und degenerativen Erscheinungen.

An der Rinde kam es zu pseudolaminären Erweichungen, vorwiegend der Occipitalregion. Dabei sind alle Übergänge von einer elektiven Parenchymnekrose der 3. und 5. Schicht bis zur Erweichung aller Schichten zu beobachten. Dichte Astrocyteninfiltration und Neigung zu Gefäßneubildungen sind immer zu beobachten. Später kommen auch entzündliche Infiltrate in den anliegenden Hirnhäuten vor. Gliaproliferationen kommen besonders im Septum, Thalamus, Tractus opticus, Corpus geniculatum laterale, Hypothalamus, Nucleus caudatus,

Putamen, Pallidum, Claustrum, Nucleus amygdalae, Mittelhirnfuß und -haube, Pons, Oblongata, Rückenmark und in den Kleinhirnkernen vor. Die Marksubstanz dagegen ist fast frei von Knötchen.

Im späteren Stadium besteht eine Tendenz der Proliferationen, zu größeren, lockeren Herden zusammenzufließen, wobei es zu degenerativen Erweichungen der betroffenen Abschnitte kommt. Dabei sind makroskopisch schon graue bis graurötliche Flecken herabgesetzter Konsistenz zu sehen. Zuerst zerfallen die Markscheiden, dann die Achsencylinder, dann treten Fettkörnchenzellen auf; schließlich bilden sich Erweichungsherde, besonders deutlich im Rückenmark.

7. Teschener Krankheit

(Porcine encephalomyelitis, Meningoencephalomyelitis encootica suum, Schweinelähme)

Diese Erkrankung, die nur beim *Schwein* vorkommt, wird deshalb an dieser Stelle besprochen, weil sie lange Zeit als verwandt mit der Mäuseencephalomyelitis und der menschlichen Poliomyelitis aufgefaßt wurde. Spätere Untersuchungen haben jedoch gezeigt, daß weder Antigenbeziehungen zwischen diesen drei Erkrankungen bestehen noch das histopathologische Bild vergleichbar wäre, noch der klinische Verlauf gemeinsame Züge aufweist, was MANUELIDIS dazu veranlaßte, die Lähmungen als das einzige verbindende Glied zwischen den drei Erkrankungen hinzustellen.

Erstmals wurde die Erkrankung 1929 von TREFFNY in der Tschechoslowakei beobachtet. KLOBOUK wies 1931 ihre Virusnatur nach und konnte experimentell Schweine infizieren. In den folgenden Jahren breitete sich die Seuche langsam nach Süden und Westen über Europa aus. Die Mortalität in den befallenen Schweinebeständen erreicht oft 50%. In Madagaskar ist die Erkrankung ebenfalls heimisch. Bis 1956 wurden keine Fälle aus Amerika berichtet.

Die Infektion erfolgt vermutlich über den Nasenweg; das Virus wird mit dem Kot ausgeschieden (FORTNER). Die artefiziell erzeugte Infektion unterscheidet sich in ihrem Verlauf nicht von der natürlichen Infektion, so daß beide in einem behandelt werden können.

Außer *Hausschweinen* sind noch *Wildschweine* anfällig. Auf andere und speziell Laboratoriumstiere gelang es noch nicht, das Virus anzupassen (HORSTMANN 1952). Auch für den Menschen ist das Virus nicht pathogen.

FORTNER beschreibt 1956 die artefizielle Infektion auf intranasalem Wege und unter Ätheranaesthesie, die bekanntlich den Erfolg einer Virusinfektion begünstigt.

Jungen, einige Wochen alten Ferkeln wurde unter Ätheranaesthesie je 1 cm³ infektiösen Materials durch beide Nasenöffnungen mit Hilfe von 12 cm langen Kanülen (Melkröhrchen) tief in die Gegend des Bulbus olfactorius gespritzt. Das Material bestand aus einer 10%igen Hirn- und Rückenmarksaufschwemmung erkrankter und getöteter Jungschweine. Verwendet wurden Stamm S und U.

81% der so inoculierten Tiere erkrankten. Die Zahl weicht nicht weit von der ab, die BRAUNER, URSINY und ZUFA mit subduralen Inoculationen an 13 000 Schweinen (um Impfstoff zu gewinnen) fanden: 89%.

Die Inkubation schwankte bei der intranasalen Methode zwischen 9 und 34 Tagen und betrug im Mittel 13—14 Tage (6—12 Tage bei MANUELIDIS). Bei subduraler Infektion waren die Zeiten um 4—5 Tage kürzer. Allerdings bezieht FORTNER das präparalytische Stadium, welches 1—3 Tage dauert und durch Mattigkeit, Fieber und geringe Freßlust gekennzeichnet ist, in die Inkubationszeit ein.

Nach diesem uncharakteristischen Vorstadium treten die Lähmungen auf und beherrschen das Bild. Sie beginnen mit unsicheren und taumelnden Bewegungen; die Fortbewegung ist manchmal nur durch Rutschen am Bauch möglich. Ab und zu tritt eine Facialisparese auf sowie eine schiefe Kopfhaltung. Manegebewegungen und Rückwärtsgehen werden beobachtet. Die Stimme wird heiser und schwach. Auffällig ist der spärliche und trockene Kot. In etwa der Hälfte der Fälle treten Erregungen und Krämpfe, Erbrechen, Opisthotonus, Zähneknirschen, Knabbersucht mit Schaumbildung im Maul, Zittern und Zuckungen am ganzen Körper und ruhelose Laufbewegungen im Liegen auf. Die Krämpfe können so heftig sein, daß die Tiere hochschnellen, und werden häufig durch Berühren ausgelöst. Nach 1—2 Tagen sistieren die Krämpfe, und die Lähmungen beherrschen das Symptomenbild. Das Sensorium ist dabei kaum getrübt.

Etwa $^2/_3$ der Tiere gehen innerhalb von 3—5 Tagen ein, $^1/_6$ heilt mit Restlähmungen, $^1/_6$ völlig aus.

Nach GARD kommen auch subakute und chronische Formen vor, besonders bei älteren Schweinen.

Histopathologisch (MANUELIDIS) handelt es sich vorwiegend um eine fleckförmige Polioencephalitis vorwiegend des Hirnstammes und eine Poliomyelitis, doch sind auch andere Regionen, besonders Kleinhirn mit Cortex und Kerngebieten betroffen. Am schwersten betroffen sind das zentrale Höhlengrau, Mittelhirn, Brückenfuß und -haube. Die meningeale Beteiligung wechselt und ist am stärksten über dem Kleinhirn.

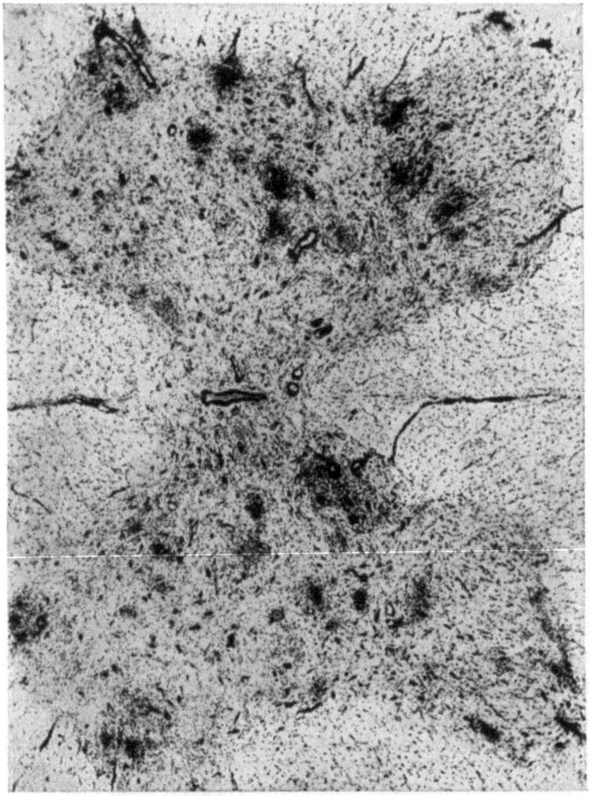

Die vasculären Infiltrate bestehen aus Lymphocyten, Plasmazellen und histiogenen Wandzellen. Im Gegensatz zur menschlichen Polioencephalitis fehlt die initiale starke Neuronophagie. Besonders auffällig sind die Vacuolisierungen der großen Purkinjezellen, aber auch der Zellen im Mittel- und Zwischenhirn, der Formatio reticularis und der Vestibulariskerne.

Von den zahlreichen Unterschieden gegenüber dem pathologischen Bild bei der menschlichen Poliomyelitis seien nur wenige herausgestellt: Der Prozeß schreitet von kranial nach caudal vor, die encephalitischen Läsionen stehen im Vordergrund, extrapyramidale und Kleinhirnsymptomatik überwiegen. Sehr unterschiedlich sind auch die lokalen Verhältnisse bei der Teschener Krankheit: Im Rückenmark finden sich sehr mannigfaltige Nervenzellveränderungen, im Kleinhirn herrscht dagegen eine besondere Vacuolisierungsform vor; im Cortex ist Neuronophagie selten, im Rückenmark häufig

Abb. 20. Teschener Krankheit beim Schwein. Teilweise Zerstörung der motorischen Ganglienzellen mit neuronophagischen Reaktionen, entzündlichen gliösen Knötchen und perivaculären Infiltraten, vor allem im Bereich der Vorderhörner. (Aus MANUELIDIS u. Mitarb. 1952)

zu sehen; die meningitische Reaktion gehört zu den frühesten und konstantesten Merkmalen der Erkrankung: Sie tritt vor der Parenchymschädigung und unabhängig von ihr auf. Am Rückenmark findet sich dagegen, trotz massiver myelitischer Herde, im Gegensatz zur menschlichen Poliomyelitis kaum eine meningitische Reaktion.

Andere Organe sind frei von Veränderungen.

Die Erkrankung wurde in diesen Fällen erzeugt, indem 4—6 Wochen alte Schweine intracerebral, intranasal oder intraperitoneal eine 10%ige Suspension encephalitischen Gehirns oder Rückenmarks erhielten. In schweren Fällen starben die Tiere schon, bevor sich noch das Lähmungsstadium ausbilden konnte (MANUELIDIS, HORSTMANN und SPRINZ 1952).

FISCHER und RÖHRER (1955) arbeiteten mit den Stämmen Klobouk I, Medlovice und Dèdlice und erzielten damit dieselbe Symptomatik.

10%ige Rückenmarks- oder Gehirnsuspensionen wurden zentrifugiert, der Überstand wurde zu 0,5—1 cm³ intracerebral, zu 4—10 cm³ intranasal an 6—8 Wochen alte Ferkel verabreicht.

FISCHER und RÖHRER versuchten den Weg der Virusinvasion ins ZNS zu verfolgen und beobachteten, daß bereits am 3. Tag nach der Infektion das Virus in der Hälfte der Fälle in größeren Mengen im Bulbus olfactorius nachzuweisen war, während es erst nach 6 Tagen aus den übrigen Anteilen des ZNS zu gewinnen war.

Sie schließen daraus, daß, zumindest nach intranasaler Infektion, der Bulbus olfactorius das sicherste Virusreservoir ist.

Der höchste Virustiter und damit der sicherste Zeitpunkt, das Tier zu töten und für Weiterverimpfung zu verwenden, wird erst nach dem Auftreten der Lähmungen erreicht (BUCK und SERRES 1957).

HORSTMANN untersuchte 1952 die Beziehungen zwischen dem Virus der Teschener Krankheit und anderen bekannten Viren, die klinisch ähnliche Krankheitsbilder erzeugen, und stellte fest, daß es sich dabei um eine eigene Gruppe mit speziellen Antigeneigenschaften handelt, die mit keinem der bekannten Viren verwandt ist.

HORSTMANN wendete ebenfalls die intracerebrale Inoculation einer 10—20%igen Hirn- oder Rückenmarkssuspension an. Die Tiere erhielten unter Äther in jede Thalamus-

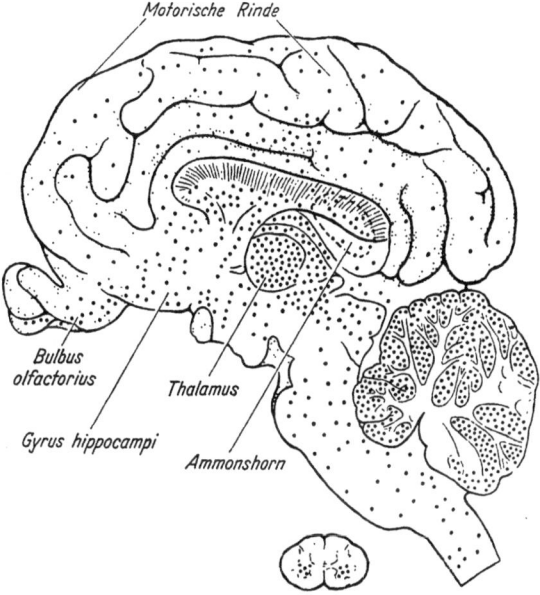

Abb. 21. Projektion der Veränderungen der Teschener Krankheit beim Schwein in die mediane Fläche des Gehirns. Im Rückenmark sind die Veränderungen vorwiegend in den Vorderhörnern lokalisiert. (Aus MANUELIDIS u. Mitarb. 1952)

seite 0,5 cm³. Intranasal wurden, ebenfalls unter Äther, 1—2 cm³ mit einer 5 cm langen stumpfen Nadel tief in die Nasenlöcher eingeführt. Bei einigen Tieren wurde die Inoculation an 2 oder 3 aufeinanderfolgenden Tagen wiederholt. Intaperitoneal wurden 20 cm³ einer 20%igen Emulsion gegeben, peroral 20 cm³ einer 10—20%igen Suspension.

Tiere, die mit ZNS gefüttert worden waren, zeigten 10—12 Tage vor Ausbrechen der Erkrankung eine Virämie, die knapp vor Ausbrechen der Erkrankung wieder verschwand.

8. Schweinepest

Klar abzutrennen von der Teschener Krankheit ist die Schweinepest, die in letzter Zeit in Europa zunimmt und immer häufiger mit Beteiligung des ZNS einhergeht. Nach FRAUCHIGER und FANKHAUSER wird diese Erkrankung sowie die Newcastle-Krankheit durch Viren verursacht, welche mit dem Staupevirus den Tropismus für das Gefäßmesenchym und das reticuloendotheliale System gemeinsam haben. Am deutlichsten ist dies bei den akuten und sehr protrahierten Formen zu sehen, welch letztere in den vergangenen Jahren zugenommen haben.

POTEL berichtet 1956 über 94 akut erzeugte Fälle (durch subcutane Gaben von 2 cm³ Blut erkrankter Ferkel), von denen zwar nur einzelne Tiere nervöse Erscheinungen wie Hyperaesthesie, leichte Paresen und Myoklonien im Bereich des Stammes und der Extremitäten zeigten. Im fortgeschrittenen Stadium trat allerdings schwere Somnolenz auf.

Ferkel, die zwischen dem 3. und 14. Tag der Erkrankung getötet wurden, zeigten gewöhnlich Hämorrhagien und geschwürige Darmprozesse. Im Gehirn fand sich histopathologisch eine

Encephalitis mit starker Meningenbeteiligung. Encephalitische Zeichen waren in 80% der getöteten Tiere, myelitische in 35% zu finden. Dabei beherrschten die vasculären Veränderungen das Bild, wobei die Präcapillaren am stärksten betroffen waren.

Potel studierte (1958) das Zusammenbrechen der Blut-Hirn-Schranke bei der Schweinepest mit Trypanblau und Geigyblau 536. In jedem Fall konnten mehr oder weniger ausgeprägte Zeichen einer Permeabilitätsstörung im nervösen Parenchym, teilweise auch in den Meningen, festgestellt werden: Die Schranke war schon zu einem Zeitpunkt geschädigt, zu dem noch keine faßbaren histologischen Veränderungen des Gefäßapparates nachzuweisen waren. Permeabilitätsstörungen traten vorzugsweise in solchen Hirnabschnitten auf, die in späteren Stadien mit einer gewissen Bevorzugung befallen werden.

9. Lymphocytäre Choriomeningitis der Maus
(LCM, Maladie d'Armstrong)

Das Virus der lymphocytären Choriomeningitis wurde von Armstrong und Lillie 1934 im Laufe von Isolierungsversuchen des infektiösen Agens der St. Louis-Encephalitis gewonnen: Affen, die mit Gehirnsuspensionen einer encephalitis-kranken Frau intracerebral injiziert wurden, erkrankten unter dem typischen Bild einer Encephalitis. Erst nach der 8. Hirnpassage änderte sich die Symptomatik, und es trat eine vorwiegend lymphocytäre Meningitis auf.

Mit diesem Virus war es möglich, außer *Rhesus-* auch *Cebusaffen, weiße Mäuse, Feldmäuse* und *Meerschweinchen* zu infizieren, nicht aber *weiße Ratten* und *Kaninchen.*

Mäuse sind die geeignetsten Versuchstiere und erkranken gewöhnlich nach 6—12 Tagen, wenn intracerebral infiziert wurde: Mit gesträubtem Fell und gekrümmtem Rücken sitzen sie in einer Ecke des Käfigs; hebt man sie am Schwanz auf, treten rasch Krämpfe an allen Extremitäten auf, ähnlich einem Tremor, dabei kamen Erektionen und Ejaculationen vor. Manchmal trat auch der Tod während dieser Anfälle ein, gewöhnlich nach einer Erkrankungsdauer von 1—3 Tagen. Die Tiere können jedoch auch eine Erkrankung von 4—5 Tagen überstehen.

Die pathologischen Veränderungen bei der lymphocytären Choriomeningitis der Maus wurden 1945 von Lillie und Armstrong ausführlich beschrieben.

Im Gegensatz zur artefiziellen Infektion sind die Erkrankungssymptome bei der natürlichen Infektion recht dürftig: Die Tiere magern ab, werden somnolent, ihre Bewegungen sind steif und ungeschickt; manchmal ist das Fell etwas gesträubt. Die Tiere erholen sich meist und scheiden lange Virus aus.

Meerschweinchen erkranken ebenfalls nach subcutaner, intravenöser oder intracerebraler Infektion. Der Verlauf ist ähnlich: Nach einigen Tagen magert das Tier ab, die Temperatur steigt an, nach weiteren 6—12 Tagen wird es somnolent, dyspnoisch und zeigt encephalitische Symptome. Gewöhnlich gehen die Tiere zwischen dem 9. und 15. Tag der Erkrankung ein.

Im Laufe der Zeit wurde das Virus in zahlreichen Fällen der menschlichen lymphocytären Choriomeningitis nachgewiesen, und der kausale Zusammenhang gilt als gesichert, besonders nachdem es Lepine, Mollaret und Kreis 1937 gelungen ist, durch subcutane Injektionen virulenten Mäusegehirns an Versuchspersonen die Erkrankung zu erzeugen und sie durch Patientenblut und -liquor auf Mäuse und Meerschweinchen zurück zu übertragen. Erwähnt soll noch werden, daß das Virus auch mehrmals bei Hausmäusen, die in Wohnungen Choriomeningitiskranker gefangen wurden, gefunden werden konnte (Rhodes). Auch Laboratoriumsinfektionen des Menschen sind beschrieben. Möglicherweise erfolgt die Infektion durch Einatmen vertrockneten Mäusekotes.

Das Virus ist weit verbreitet, und zahlreiche Mäusezuchten sind damit latent durchseucht. Traub konnte es 1935 aus Mäusen isolieren, die nach intracerebraler Injektion einer Bouillon an encephalitischen Symptomen erkrankten; Findlay, Alcock und Stern provozierten die Erkrankung durch intracerebrale Injektion von Stärkelösung. Lepine und Sautter (1936) gelang die Provokation durch intracerebrale Injektion des Serums Masernkranker. Auch die von Laigret und Durand (1936) beschriebenen Symptome, die bei Meerschweinchen auftraten, welche Gehirnsuspensionen von Mäusen intraperitoneal injiziert bekommen hatten, dürften auf dasselbe Virus zurückzuführen sein. Nach TRAUB variiert allerdings die Pathogenität für Meerschweinchen stark, so daß selbst das aus derselben Maus zu verschiedenen Zeiten entnommene infektiöse Substrat beim Meerschweinchen differente Krankheitsbilder erzeugen kann. Die Aktivierung gelang außerdem mit dem Liquor einer Person, die nach Gelbfieberschutzimpfung an meningitischen Symptomen erkrankt war, ferner nach Einverleibung embryonalen Hühnergewebes. Die Meerschweinchenpassagen gelangen regelmäßig. *Kaninchen* und *Ratten* erkrankten nicht manifest, jedoch war ihr Gehirn noch am 6. Tag nach der Impfung für *Meerschweinchen* hochpathogen.

1934 berichtete FINDLAY von einer *Maus* mit einem Impftumor, bei der sich unter Radiumbehandlung ein Krankheitsbild entwickelte, das ebenfalls als lymphocytäre Choriomeningitis identifiziert werden konnte. Vermutlich hat die Radiumbehandlung durch Schaffung eines Locus minoris resistantiae das infektiöse Agens zur Entfaltung gebracht.

Bei der Züchtung des Virus in Chorio-Allantois und Gewebskulturen kann es zu Veränderungen der Antigenfunktionen und der Virulenz kommen. FINDLAY berichtet über einen zwei Jahre alten Stamm, der in einem Serum-Tyrode-Medium mit hühnerembryonalem Gewebe gewachsen ist: Die Inkubationszeit für Mäuse veränderte sich dabei nicht, doch erzeugte das Virus am Ende dieser Zeit schlaffe statt spastische Paresen, und die Virulenz für Meerschweinchen hatte abgenommen.

Eine Zunahme der Pathogenität bei längeren Hirnpassagen, wie etwa bei der Newcastle-Krankheit, wurde nie beobachtet. Das Pathogenitätsspektrum gegenüber den einzelnen Tieren wechselt jedoch deutlich bei längeren Passagen.

KASAHARA u. Mitarb. konnten 1939 bei Untersuchungen über die japanische Sommerencephalitis verschiedene weitere Stämme des Virus isolieren.

Auch *Meerschweinchen* gelang es damit zu infizieren, und zwar sehr leicht und auf allen möglichen Wegen: intracerebral, intratesticulär, intravenös, intrakardial, intraperitoneal, subcutan, intranasal und intracorneal. 0,2—0,3 cm³ einer 1 : 10-Verdünnung einer Hirnaufschwemmung von erkrankten Tieren wurde verwendet. Allerdings kam es nur zu Fieber; nervöse Symptome traten nicht auf.

Ebenso erkrankten *weiße Ratten* bei intracerebraler oder intratesticulärer Injektion unter denselben Symptomen. *Kaninchen* zeigten keine klinischen Symptome, *Affen* nur selten Lähmungen und Lethargie.

Das Interferenzphänomen läßt sich mit diesem Virus in *Hamstern* demonstrieren, wenn 4—7 Tage nach der Infektion MM-Virus gegeben wird. Dadurch nimmt die Häufigkeit der Lähmungen beträchtlich zu.

Besonders in *Hamstern* und *Meerschweinchen* zeigt das Virus pantrope Tendenzen: Es generalisiert sich nach intracerebraler Gabe und kann in hohen Konzentrationen in den Eingeweiden und im Blut ebenso wie im Gehirn gefunden werden. Zu erwähnen ist auch noch, daß die Antikörperbildung beim Armstrong-Virus auffallend langsam vor sich geht. Erst 2—3 Monate nach der Erkrankung sind Antikörper nachzuweisen.

Das Virus kann auch auf *Schimpansen, Hunde* und *Hühnerembryonen* übertragen werden. *Kaninchen, Schweine* und *Vögel* sind nicht empfänglich.

Im Anschluß an die lymphocytäre Choriomeningitis der Maus soll kurz eine weitere, eigenartige Erkrankung der Maus abgehandelt werden, die im Grunde genommen keine eindeutige Virusätiologie hat: die *Rolling Disease* (Drehkrankheit der Mäuse). Da jedoch das Virus der lymphocytären Choriomeningitis an ihrem Auftreten nicht unbeträchtlich beteiligt ist, soll sie hier besprochen werden. Sie bietet ein weiteres, instruktives Beispiel für den Polymorphismus einer Virusinfektion.

1933 wurde die Erkrankung erstmals von FINDLAY, KLIENEBERGER, MACCALLUM und MACKENZIE beobachtet und 1938 von diesen Autoren und SABIN beschrieben.

Nach intracerebralen Injektionen eines neurotropen Gelbfieberstammes trat bei der Maus ein Krankheitsbild auf, bei dem die Tiere begannen, sich seitwärts zu rollen. Die Erkrankung konnte durch intracerebrale Mäusepassagen über 8 Monate gehalten werden. 1937 sahen diese Autoren die Erkrankung ein zweites Mal auftreten, und zwar nach Infektionen mit dem Stamm S der lymphocytären Choriomeningitis. 0,03 cm³ von 20%igen Hirnsuspensionen, intracerebral gesunden Mäusen gegeben, führte nach 48 Std zum Auftreten der Erkrankung: Die Mäuse führten um den Schwanz herum kreisende Bewegungen auf, und zwar spontan oder auf sensible Reizung. Nach 24 Std gingen die meisten Tiere ein. Im Laufe von 8—21 Tagen trat bei den noch überlebenden Mäusen (etwa ein Viertel) ein akuter Hydrocephalus auf, an dem sie gewöhnlich nach 8—10 Tagen zugrunde gingen.

Histopathologisch fand sich bei den akut eingegangenen Mäusen ein massives Leukocyteninfiltrat, das wie ein akuter Absceß aussah und sich von den Vorderlappen über die Seitenventrikel bis in den 3. und 4. Ventrikel hinein erstreckte. Spätfälle zeigten einen immensen Hydrocephalus mit gleichmäßiger Erweiterung der Seitenventrikel, wobei der Hirnmantel bis auf eine dünne Lamelle reduziert war. Manchmal war der 4. Ventrikel durch massenhafte Zellen völlig blockiert. In den Meningen fanden sich kleine, herdförmige Infiltrate, hauptsächlich aus Leukocyten bestehend.

Aus den Gehirnen der erkrankten Mäuse konnte ein pleuropneumonieähnlicher Körper isoliert werden, der als L 5 bezeichnet wurde. Nach intracerebraler Injektion mit diesem Mikroorganismus erkrankten allerdings die Mäuse nicht, obwohl L 5 aus dem Gehirn bis 21 Tage nach der Injektion rückgezüchtet werden konnte. Wurde jedoch eine Mischung von L 5-Kultur und Stamm S der lymphocytären Choriomeningitis intracerebral injiziert, so trat die Rolling Disease wieder auf. Die Aktivierung gelang auch, wenn L 5 mit dem neurotropen Gelbfieberstamm kombiniert wurde. Durch intracerebrale Blindpassagen erfuhr allerdings der Mikroorganismus L 5 eine solche Pathogenitätssteigerung, daß er allein das Symptomenbild der Rolling Disease hervorrufen konnte.

Auffallenderweise schützt das Überstehen der Erkrankung (wenn sie durch LCM-Virus + L 5 erzeugt wurde) nicht vor einer intracerebralen Reinfektion des Stammes S allein.

SABIN (1938) fand dasselbe Syndrom bei einer mit Toxoplasmose infizierten Maus. Zu FINDLAY u. Mitarb. berichtet SABIN, daß es ihm gelungen ist, ein Toxin des L 5 zu isolieren, das nach intravenöser Gabe bei Mäusen dasselbe Symptomenbild hervorruft.

10. Die Columbia-SK-, MM-Encephalomyelitisgruppe von Virus

(Col-SK, MM, Mengo, EMC-Virus und AK-Stamm, von KELLER und VIVELL als Parapoliomyelitisgruppe bezeichnet)

Bei Versuchen, den Erreger der menschlichen Poliomyelitis auf Nagetiere zu übertragen, entdeckten JUNGEBLUT und SANDERS 1940 einen Virusstamm, der für *Baumwollratten* und *Mäuse* pathogen ist. Dieser Stamm wurde als Columbia-SK-Virus bezeichnet. Während ursprünglich an eine echte Adaptation des Poliomyelitisvirus gedacht wurde, hat sich in der Folgezeit herausgestellt, daß dieser Stamm in seiner Antigenstruktur mit den drei für die menschliche Poliomyelitis verantwortlichen Stämmen nicht verwandt ist. Dagegen wurden noch andere Viren isoliert, die in enger Beziehung zu diesem stehen, immunologisch nicht zu differenzieren sind und jetzt als verschiedene Stämme eines einzigen Virus aufgefaßt werden (WARREN).

Der Col-SK-Stamm wurde isoliert, als Gehirn von poliomyelitisinfizierten Affen aus der 11. Passage an Baumwollratten, und von hier nach einigen Blindpassagen Gehirnsubstanz weißen Mäusen intracerebral injiziert wurde. Im Laufe von 200 Mäusepassagen nahm der Titer von 1:1 auf 1:10⁹ zu und verlor seine Affenpathogenität (JUNGEBLUT, SANDERS, FEINER 1942). Nur *Säuglingsmäuse* zwischen dem 2. und 4. Lebenstag sind für die Infektion geeignet, erkranken aber zu 100%. Es entwickelt sich eine diffuse Encephalomyelitis. Auch *Meerschweinchen* und *Hamster* sind anfällig, ebenso *Cynomolgus*, weniger *Macacus rhesus*.

FINDLAY und HOWARD (1951) konnten außerdem *Igel* (*Erinaceus* europaeus L.), welche bekanntlich auch für Gelbfieber und für Maul- und Klauenseuche empfänglich sind, infizieren.

Sie verwendeten dazu als Inoculum eine 1 : 100-Suspension infizierten Mäusegehirns oder -blutes. Die Infektion gelang mit Mengen von 0,5—1,0 cm³ intramuskulär, intranasal, intracerebral oder durch Einreiben in die intakte Brusthaut. Die Tiere starben innerhalb von 2—7 Tagen, nachdem sich Tremor, Schwäche und meist Lähmung der Hinterbeine entwickelt hatte. Das Virus konnte aus Blut, Gehirn und anderen Organen auf Mäuse rückübertragen werden.

Die histologischen Veränderungen sind ähnlich denen bei der Maus. Dauerte die Erkrankung länger als 4 Tage, traten Myokardveränderungen auf.

Ebenfalls empfänglich ist die *Haselmaus Myoxus glis* (SANZ IBANEZ 1946) sowie eine auf den Orkneys vorkommende *Wühlmaus Microtus arcadensis*, die FINDLAY und HOWARD mit 0,02—0,1 cm³ desselben infektiösen Materials intracerebral, intramuskulär, intraperitoneal, intranasal, peroral und durch Einreiben in die intakte Haut infizieren konnten.

Albinoratten erkrankten nicht manifest, das Virus konnte aber aus dem Gehirn infizierter Ratten noch bis zu 13 Tagen nach der Infektion gewonnen werden.

Durch gleichzeitige Cortisongaben wird der Verlauf der Erkrankung beschleunigt (FINDLAY und HOWARD 1952). Dasselbe gilt auch für Infektionen mit dem Lansing-Stamm der Poliomyelitis, Rift-Valley-Fieber, Coxsackievirus und Sengervirus (Encephalomyokarditis).

Das MM-Virus wurde von JUNGEBLUT und DALLDORF 1943 aus dem Rückenmark eines an Poliomyelitis Erkrankten isoliert. Es hat dieselben Eigenschaften wie das Col-SK-Virus. Wird das Virus statt intracerebral intramuskulär verabreicht, so kommt es zu schweren lokalen Entzündungen, ähnlich wie bei der Coxsackiegruppe.

Das EMC-Virus (Virus der Encephalomyokarditis der Maus) wurde 1945 von HELWIG und SCHMIDT in Florida aus einem Gibbon isoliert. Es läßt sich intravenös, intraperitoneal, subcutan und intracerebral auf *Mäuse* übertragen und erzeugt neben einer Nekrose von Ganglienzellen in Gehirn und Rückenmark auch eine nekrotisierende Myokarditis. Bei Säuglingsmäusen kommt es bei intramuskulären Gaben zu ausgedehnten nekrotisierenden Myositiden. Außer Mäusen erkranken auch *Baumwollratten* und *Hamster. Meerschweinchen* entwickeln bloß Fieber. In *Albinoratten, Kaninchen* und *Rhesusaffen* tritt keine manifeste Erkrankung auf; das Virus verliert aber in Passagen bei solchen Tieren nicht seine Pathogenität.

Ein weiterer Vertreter dieser Gruppe ist das Mengo-Virus, welches durch DICK 1948 in Uganda isoliert wurde. Eine authentische Infektion am Menschen wurde berichtet, die wie eine abortive Poliomyelitis verlief. Intracerebral *Mäusen, Hamstern* und *Meerschweinchen* gegeben, erzeugt es eine rasch tödlich verlaufende Erkrankung; histologisch finden sich Degenerationen und Nekrosen der Neuronen in Gehirn und Rückenmark, in Mäusen und Hamstern auch gelegentlich Myokarditiden.

KELLER und VIVELL zählen auch den von VERLINDE und NIHOUL 1949 isolierten Stamm AK hierher. Außer für *Mäuse* ist der Stamm auch für *Affen* pathogen. Eine Zusammenstellung der bisher bekannten Mikroorganismen dieser Gruppe bringen KELLER und VIVELL.

Nach diesen Autoren besteht ein gewisser Unterschied in der Pathologie bei den einzelnen Species: Affen (besonders Cynomolgus, da die Pathogenität für Rhesus nur gering ist außer bei Mengo- und EMC-Infektion) zeigen das bekannte Bild der Rückenmarksläsion mit perivaculären Herden, Hämorrhagien, Ganglienzellnekrosen und Neuronophagie im Vorderhornzellbereich; auch das Gehirn ist befallen, jedoch ohne ausgeprägte meningeale Beteiligung. Bei kleinen Nagern überwiegt die encephalitische Reaktion im Stammhirn, Kleinhirn, Rhinencephalon und im Großhirncortex. Die Veränderungen im Rückenmark sind bei intracerebralen Infektionen geringer. Bei Hamstern und Meerschweinchen stehen wieder mehr die Vorderhornzell-Schädigungen im Vordergrund.

Mäuse, Hamster und *Baumwollratten* können gewöhnlich intracerebral, intramuskulär, subcutan, intravenös, intranasal, rectal und durch Einreiben von Virus in die Haut oder Cornea infiziert werden, selbst durch infiziertes Trinkwasser. Nach 72—96 Std Lethargie, gesträubtes Fell und schlaffe Lähmungen. Bei massiven Infektionen kann der Tod schon nach 18 Std noch vor Auftreten der Lähmungen erfolgen. Bei *Mäusen* überwiegen mehr encephalitische Symptome, bei *Meerschweinchen* und bei *Affen* poliomyelitische. Gravide Mäuse sind anfälliger: In den letzten 4 Tagen der Tragzeit ist die Empfänglichkeit für die Infektion mehr als doppelt so hoch wie normal.

Meerschweinchen und *Kaninchen* entwickeln in den ersten 4—5 Tagen nach der Infektion Fieber. 10—50% der Meerschweinchen zeigen Lähmungen. Für Kaninchen ist die Erkrankung ebenfalls nicht tödlich.

Auch *Küken* lassen sich manchmal infizieren und entwickeln Lähmungen.

DEAN berichtet von Fieberschüben nach subcutaner Infektion von zwei *Schafen*.

Die Empfänglichkeit von Rhesusaffen schwankt stark, es kommen schwere und leichte Verläufe vor. Nicht selten entwickeln sich Lähmungen. Das EMC-Virus ist auch für den *Schimpansen*, das Mengo-Virus auch für den *Cercopithecus aethiops* pathogen (DICK, SMITHBURN, HADDOW).

Die meisten dieser Viren sind auch bei Erkrankungen des Menschen isoliert worden (Poliomyelitis, aseptische Meningitis, Encephalomyelitis, Dreitagefieber). Myokarditiden wurden dabei nie beobachtet. Viele Patienten entwickelten neutralisierende Antikörper in der Rekonvaleszenz.

11. Die Coxsackievirusgruppe

("Pseudopoliomyelitis" nach KELLER-VIVELL)

Das Virus wurde 1947 von DALLDORF und SICKLES von einem an Poliomyelitis erkrankten Kind aus dem Dorfe Coxsackie isoliert und konnte auf Säuglingsmäuse übertragen werden. In den folgenden Jahren wurde das Virus in zahlreichen Ländern der ganzen Welt isoliert; bis 1957 waren 30 Typen bekannt (DALLDORF 1958).

Das klinische Bild beim Menschen variiert stark. Mehrere Syndrome wurden beschrieben, bei welchen das Coxsackievirus als mutmaßlicher Erreger in Betracht, kommt: Bornholm-Krankheit, Herpangina, Dreitagefieber, aseptische Meningitis, Pleurodynie.

Die Nomenklatur der Coxsackieviren ist schon heute verwirrend, und es erscheint für den vorliegenden Zweck am geeignetsten, sich an die ursprüngliche Einteilung DALLDORFs zu halten, welcher zwei Gruppen unterscheidet, die sich pathologisch verschieden verhalten: Viren der Gruppe A erzeugen in der Muskulatur von *Säuglingsmäusen* und *-hamstern* eine schwere Zenkersche Degeneration. Eine intramuskuläre Infektion mit einem Stamm der Gruppe B dagegen erzeugt lokal nur eine leukocytär-entzündliche Veränderung; die hauptsächlichen Veränderungen treten dagegen im ZNS auf und bestehen aus ausgeprägten Encephalomalacien; an den übrigen Organen kommen Fettgewebsnekrosen vor. Besonders häufig sind auch Pankreasnekrosen, seltener Nekrosen in anderen Organen.

Die Coxsackievirusgruppe ist nur für wenige Tiere pathogen. *Säuglingsmäuse* und *-hamster* können intraperitoneal, intramuskulär, intracutan, subcutan, intranasal oder intracerebral von der Geburt an bis zum 4. bis 7. Lebenstag infiziert werden. Auch orale Infektionen sind möglich.

Die perorale Infektion gelang KAPLAN und MELNICK mit den Stämmen Conn. 5, Texas 1, Easton 2, Ohio 1 und HiPt. Eine direkte Übertragung von einer inoculierten Maus zu einer nicht inoculierten konnte jedoch nie beobachtet werden.

Ferner ist das Virus infektiös für *Mus arvalis* (DORN und KELLER), für die *Wühlmaus* und für einen nordafrikanischen Nager *(Merion shawi)*. *Schimpansen* und *Cynomolgus* können infiziert werden, ohne aber manifest zu erkranken. Nach DEAN erzeugen auch *Kälber, Schafe, Schweine, Hunde* und *Katzen* Antikörper, ohne Ausbildung manifester Symptome.

Die klinische Symptomatik der A-Infektion besteht in Freßunlust, die nach 2—3 Tagen auftritt, Wachstumshemmung und muskulär bedingten Paresen. Terminal ist das Tier vollständig gelähmt, wird cyanotisch, und Schnappatmung stellt sich ein. Gewöhnlich erfolgt der Tod innerhalb von 2 Tagen.

Bei B-Infektionen ist die Inkubationszeit meist etwas länger. Es treten Symptome des ZNS auf, wie erhöhte Erregbarkeit, allgemeine Unruhe, meningeale Zeichen, Krämpfe, Tremor, Koordinationsstörungen, Rollbewegungen, Spasmen, manchmal aber auch schlaffe Paresen.

LEVADITI berichtete 1951 eingehend über die Veränderungen des ZNS bei intracerebral infizierten Tieren. Nach ihm sind für die Entwicklung des Coxsackie-virus nur die cellulären Elemente des ZNS wichtig.

Neuronale Veränderungen fanden sich besonders im Cortex und im Ammonshorn: Die Kerne waren schlecht färbbar und deformiert; Chromatolyse kam vor, jedoch keine Neuro-nophagie. Auffallend war die «Dégénerescence ballonnée» mancher Neuronen. Das Parenchym war leukocytär infiltriert. Besonders in der Marksubstanz waren schon frühzeitig Hämorrhagien zu finden. Die Marksubstanz degeneriert oxyphil (nicht durch die Blutungen, sondern primär durch das Virus). Auf Grund dieser Nekrobiosen bilden sich Höhlen aus («Coelogenèse»), wo-durch das Gehirn ein spongiöses Aussehen erhielt.

Bei verschiedenen Stämmen des B-Virus (B_1 und B_3 nach KELLER und VIVELL) ist es auch möglich, bei *erwachsenen Mäusen* die Erkrankung zu erzeugen, wenn 1—2 Std vor der Infektion 2,5—5,0 g Cortison subcutan gegeben werden. An sol-chen Mäusen sind auch Serien-Hirnpassagen möglich (KILBOURNE und HORS-FALL 1951).

Der Virustiter ist bei B-Stämmen niedriger als bei A-Stämmen (—2 bis —4 gegenüber —5 bis —7), daher ist auch die Isolierung schwieriger.

Bei verschiedenen Poliomyelitis- bzw. Encephalitisepidemien konnten Stämme isoliert werden, die zwar in diese Gruppe gehören, sich aber atypisch verhalten.

So isolierten STANLEY, DORMAN und PONSFORD 1953 aus einem Encephalitisfall in Sidney ein Virus, für welches *Mäuse* nur bis zum Alter von 1 Tag empfänglich sind; das Virus macht keine lokale Muskelerkrankung, sondern eine diffuse Encephalitis mit Hämorrhagien, peri-vasculärer Anschoppung, fokalen Nekrosen und Pyknosen. Es zeigt keine Antigenbeziehungen zu A- und B-Stämmen und wird von den Verfassern als neue Gruppe angesehen (C).

Ein anderes Virus der Coxsackiegruppe (Redwood) wurde von STANLEY und DORMAN 1953 isoliert. Im Gegensatz zu den anderen Mitgliedern der Gruppe ist es auch für *Cynomolgus* pathogen.

Wahrscheinlich ebenfalls zu den Coxsackieviren gehört der von CHEEVER, DANIELS und FREEMAN 1949 in Massachusetts isolierte Stamm Powers, der in 1—2 Tage alten *Säuglings-mäusen* Myokarditis, Adipositas, Pankreatitis, Hepatitis und Encephalomyelitis erzeugt, nicht aber eine Myositis. Er wurde aus dem Stuhl eines Kindes mit nicht paralytischer Poliomyelitis isoliert.

Erwähnt werden sollen schließlich noch die sogenannten ECHO-Viren (enteric cytopathogenic human orphan), die sowohl bei normalen Kindern als auch bei Patienten mit aseptischer Meningitis aus dem Darm isoliert werden konnten. Soweit man bisher feststellen konnte, führen diese Viren zu keinen manifesten Erkrankungen bei Tieren (MELNICK). Allerdings wurden zwei ECHO-Stämme ge-funden (DALLDORF 1958), die pathogen für die *Säuglingsmaus* sind. Nur ist noch nicht entschieden, ob diese beiden Stämme tatsächlich der ECHO-Gruppe zu-zurechnen sind oder nicht vielmehr der Coxsackie-Gruppe, mit der sie auch in ihren übrigen Eigenschaften übereinstimmen.

12. Poliomyelitis

(Kinderlähmung, Heine-Medinsche Krankheit, Acute anterior poliomyelitis,
infantile paralysis, Poliomyélite)

Spontan kommt die Poliomyelitis bei Tieren nicht vor, sofern sie nicht in Kontakt mit artefiziell infizierten Tieren kommen. Solche Infektionen wurden bei *Schimpansen* beobachtet. Ferner berichtet MÜLLER 1935 über Infektion von zwei Schimpansen im Kölner Kinderzoo während einer Poliomyelitis-Epidemie. Die Möglichkeit, daß es sich dabei um eine Infektion durch menschliche Virusträger gehandelt hat, ist nicht auszuschließen.

Artefiziell wurde Poliomyelitis erstmals 1909 durch LANDSTEINER und POPPER durch intracerebrale Injektion bakterienfreier Rückenmarksemulsion von einem Poliomyelitisfall an Affen erzeugt. Die Tiere erkrankten nach 7—14 Tagen unter der typischen Symptomatik.

Das beim Menschen vorkommende Poliomyelitisvirus kann in drei verschiedene Gruppen mit verschiedenen Antigeneigenschaften eingeordnet werden, die erstmals von BODIAN, MORGAN und HOWE (1949) differenziert wurden. Nach ihren ersten Vertretern werden sie noch jetzt gelegentlich als Brunhilde-Typ, Lansing-Typ und Leon-Typ bezeichnet, gewöhnlich aber mit I, II und III. Die Häufigkeitsverteilung der Stämme ist 85:12:3. Nach SALK gilt diese Verteilung nur für paralytische Fälle; tatsächlich dürften alle drei Stämme etwa in gleicher Zahl Infekte erzeugen.

Die nebenstehende Tabelle nach RHODES und VAN ROOYEN gibt eine Übersicht über die wichtigsten Stämme und ihre Einteilung in die drei Gruppen.

Im allgemeinen sind nur die Stämme vom Lansing-Typ (II) auch für Nager pathogen, doch gelang es, auch die Stämme vom Typ I und III an verschiedene Nager anzupassen. Die Anpassung des Virus an das Leben in vitro und auf Gewebskulturen war einfacher.

Tabelle 4

Stamm I	Stamm II	Stamm III
Brunhilde	Lansing	Leon
Beich	MEF 1	Saukett
Frederick	MV	
Hof	Phillips	
Kotter	Wallingford	
Mahoney	WW	
Mar	Yale-SK	
McK		
Per		
Riley		

Die heute am meisten verwendeten Kulturen werden aus Affennierenzellen hergestellt. Außerdem wachsen Poliomyelitisviren auf Zellkulturen menschlicher Tumoren, in Hühnerembryonen und in der embryonalen Kaninchenniere.

Die natürliche Infektion des Menschen erfolgt wahrscheinlich über den Mund (BODIAN). Die frühesten Orte der Virusansiedlung und -vermehrung sind die Tonsillen und die Peyerschen Plaques des Dünndarms sowie die cervicalen und mesenterialen Lymphknoten. Von dort aus wird das Virus ins Blut abgegeben. Es gilt heute als gesichert, daß das Virus auf seiner Wanderung ins Nervensystem sowohl die Blutbahn als auch die Nervenbahn verwendet (PETTE, KÖRNYEY und DEMME 1932; BODIAN). Eine gute Übersicht über die Viruskonzentration in den verschiedenen Stadien der natürlichen bzw. experimentellen Infektion sind in der Tafel BODIANs wiedergegeben (Abb. 22). Eine Zusammenfassung der Daten beider Infektionsarten erscheint gerechtfertigt, da sich die künstlich erzeugte Poliomyelitis beim *Schimpansen* in nichts anderem von der natürlichen beim Menschen unterscheidet, als daß der Schimpanse höhere Virustiter im Oropharynx aufweist als der Mensch.

Wie aus der Abb. 23 zu entnehmen ist, kann das Virus beim Menschen nach der ersten Woche nur mehr schwer aus Rachenabstrichen gewonnen werden, während es in den Faeces noch einige Wochen, manchmal sogar Monate nachzuweisen ist. Die Phase der Virämie geht der ersten Erkrankung parallel (Fieber, Kopfschmerzen, rauher Hals, Brechreiz). Im ZNS steigt der Virustiter am Tag vor dem Auftreten der Lähmungen steil an.

PETTE, DEMME und KÖRNYEY, die sich seit 1927 mit der Frage der experimentellen Poliomyelitis beschäftigen, veröffentlichten 1932 einen zusammenfassenden Bericht über ihre Ergebnisse.

Die Autoren verwendeten zur Infektion Emulsionen von Affenrückenmarksstückchen in 50%igem Glycerin. Die *Affen* wurden entweder intracerebral infiziert oder intraneural, wobei das Virus mit einer Lanzette in den freigelegten Nerven eingebracht wurde (0,1—0,2 cm³) bzw. auch intravenöse Infektion. Bei der intranasalen Infektion wurde das Virus entweder nur oberflächlich aufgebracht oder aber mit einem Tupfer in die Schleimhaut eingerieben, bis diese blutete. Auch durch Magensonden wurde Virus zugeführt.

Bei intranasaler Infektion erkrankten die Tiere nur, wenn das Virus in die Schleimhaut eingerieben worden war. Wird intraneural geimpft, so treten die ersten Erscheinungen an der geimpften Extremität auf, dann kontralateral und erst zum Schluß an den anderen Extremitäten.

Nach intracerebraler Impfung beobachteten die Autoren 2 Verlaufsformen, die Poliomyelitis acutissima (RÖMER), die zum Tod führt, bevor Rückenmarksveränderungen auftreten, und die spinale Form mit Lähmungen der Hinterbeine.

Die Inkubationszeit hängt von der Art der Impfung ab.

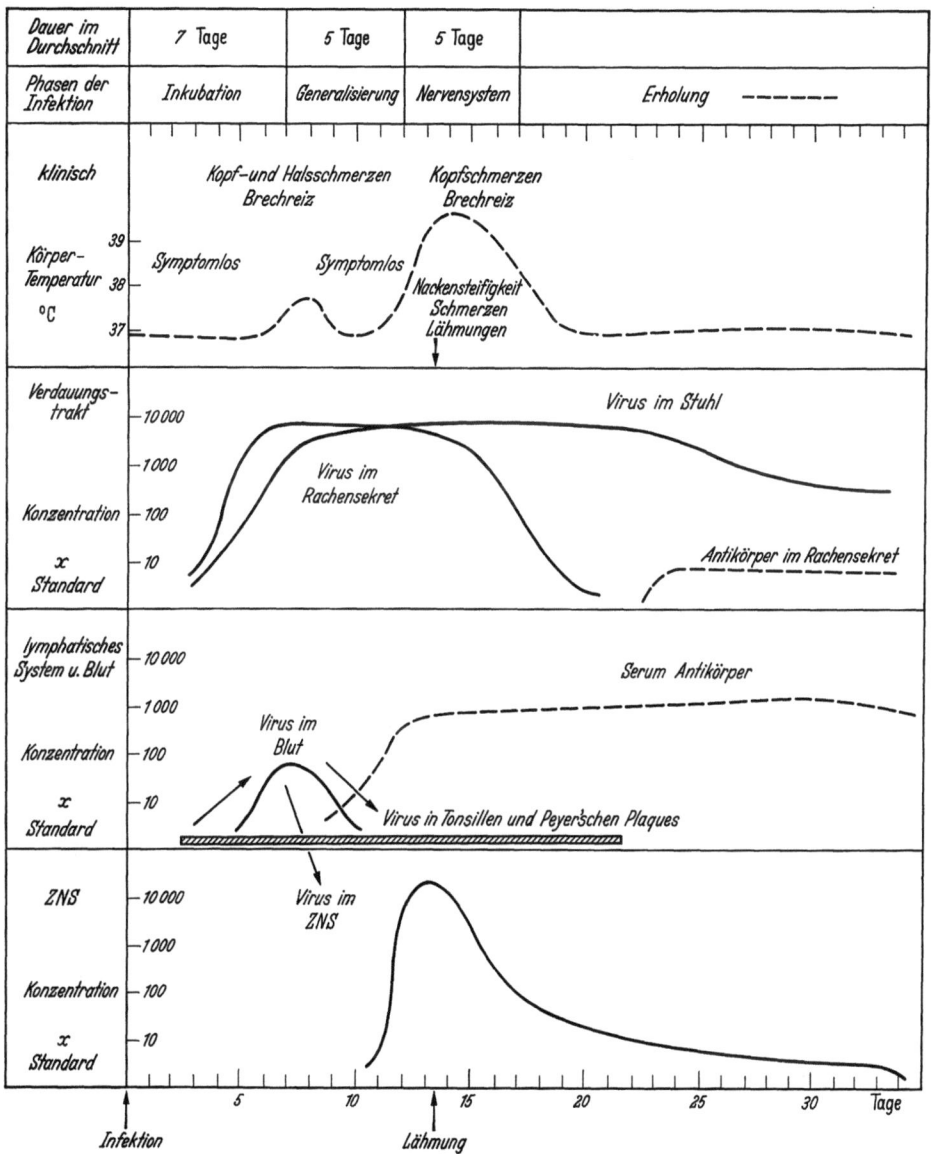

Abb. 22. Schematische Darstellung des Verlaufes der Poliomyelitis, Beziehungen zwischen dem klinischen Bild und dem pathologischen Verlauf. „Standard" bei Viruskonzentration bedeutet eine ID_{50} (errechnete Dose, durch welche 50% der Versuchstiere infiziert werden). „Standard" bei Antikörperkonzentration ist die Verdünnung von Serum, die noch 50% der Testtiere vor einer bestimmten Virusdosis (gewöhnlich 100 ID_{50}) schützen wird. (Aus BODIAN 1959)

Die am häufigsten verwendeten Tiere sind *Macaca mulatta* und *Cynomolgus*.
Auch *Cynocephalus*, *Cercocebus* und *Cercopithecusarten* werden verwendet. Außer

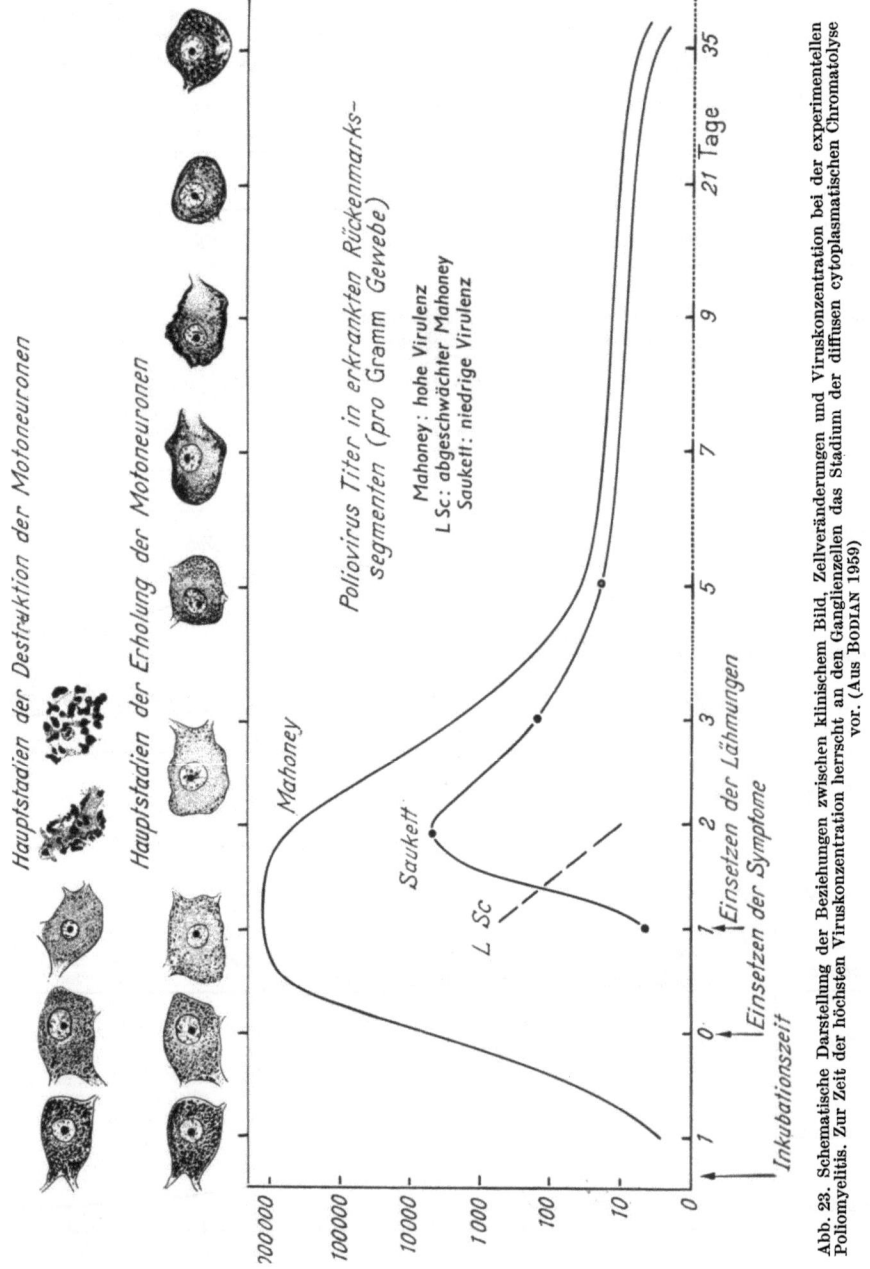

Abb. 23. Schematische Darstellung der Beziehungen zwischen klinischem Bild, Zellveränderungen und Viruskonzentration bei der experimentellen Poliomyelitis. Zur Zeit der höchsten Viruskonzentration herrscht an den Ganglienzellen das Stadium der diffusen cytoplasmatischen Chromatolyse vor. (Aus BODIAN 1959)

der intracerebralen, intraneuralen und intranasalen Infektion gelingen bei diesen
Tieren auch perorale (bzw. mit der Magensonde) und Infektionen durch Virus-
einreiben in die Rachenschleimhaut.

Soll besonders die Virus-Wirts-Beziehung studiert werden, ist der *Schimpanse* das Tier der Wahl; die Erkrankung bei ihm ist nur insofern von der beim Menschen verschieden, als nicht-paralytische Verlaufsformen überwiegen. HOWE und BODIAN erzeugten 1941 beim Schimpansen erstmals die Erkrankung durch intranasale Instillation.

Sie verwendeten zentrifugierten Stuhl vom Menschen und träufelten 1 cm³ der überstehenden Flüssigkeit vom Zentrifugat in jedes Nasenloch bei hintüberhängendem Kopf unter Nembutalanaesthesie ein. Ein Wattepfropf wurde in den Nasopharynx eingeführt, um ein Schlucken des Materials zu verhindern. In dieser Lage wurde der Kopf 15 min belassen. Die Prozedur wurde an den nächsten beiden Tagen wiederholt. Daneben wurden auch intracerebrale Inoculationen und Infektionen mit dem Magenschlauch durchgeführt.

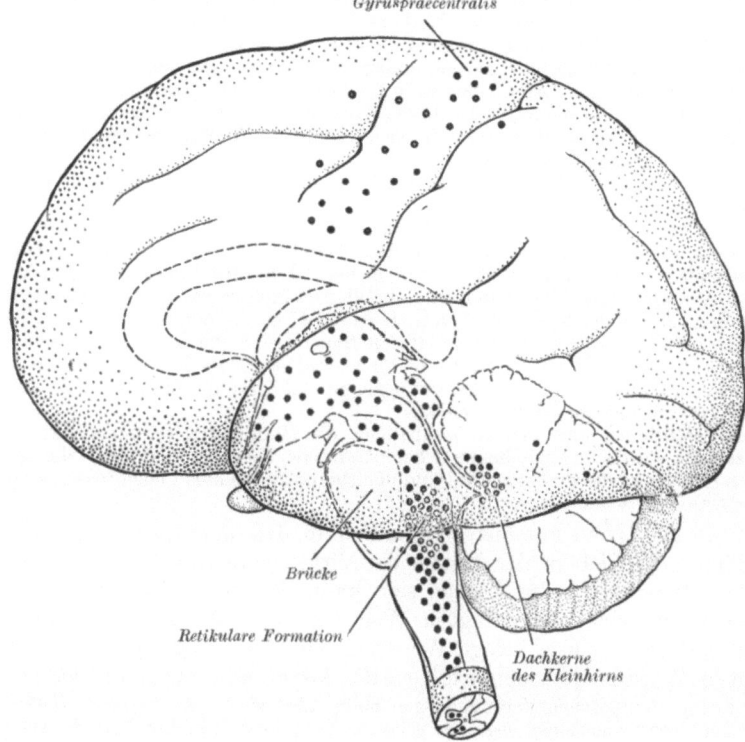

Abb. 24. Schematische Darstellung der bevorzugten Lokalisation der pathologischen Veränderungen bei der Poliomyelitis beim Menschen. (Aus BODIAN 1959)

Um den Weg der Viruswanderung zu studieren, infizierten BODIAN und HOWE 60 *Rhesusaffen.*

Die Tiere wurden intranasal durch Instillation einer 10%igen Virusaufschwemmung (Rockefeller Institut, MV-Stamm) in Mengen von 0,5 cm³ in jedes Nasenloch infiziert.

Histologisch fanden sich schon früh Veränderungen von den olfaktorischen Zentren bis in Höhe der Vaguskerne, ohne daß die übrigen Hirnnervenkerne beteiligt gewesen wären. Vorwiegend befallen waren Kerne der primären olfaktorischen Zentren, des Hypothalamus, der Mittelhirnhaube, der reticulären Formation des Hirnstammes, ferner der Nucleus amygdalae, die parolfaktorischen und septalen Areae, der Cortex piriformis, die Kerne der Mittellinie des Thalamus und der Nucleus medialis dorsalis.

Im späteren Stadium werden auch Wege vom motorischen Cortex zu den Stammganglien betroffen: zum Nucleus ventrolateralis und zum Globus pallidus. Wahrscheinlich breitet sich das Virus vom Subthalamus, Tegmentum und der reticulären Formation zum Cortex aus.

Wird ein Tractus olfactorius vor der Instillation durchschnitten, so findet sich am 2. Tag nach der Infektion nur im anderen Bulbus olfactorius eine Virusinvasion. Unterhalb der präoptischen Region finden sich keine Läsionen. Wird das Gehirn erst nach 7 Tagen untersucht, so sind beide Bulbi in derselben Weise von Virus durchsetzt, ebenso ein großer Teil des Vorderhirns homolateral zur Durchschneidung sowie des Zwischenhirns. In den Forelschen Feldern und im rostralen Teil der Mittelhirnhaube überwiegen die Läsionen noch an der Seite des intakten Tractus olfactorius. Unterhalb dieser Ebene besteht kein Unterschied mehr. Vermutlich kreuzt der Viruspfad in dieser Region.

Werden vor der intranasalen Instillation beide Tractus olfactorii durchschnitten, so kommt es zu keiner Erkrankung, die Virusinvasion im Bulbus olfactorius ist jedoch nachweisbar.

Werden 0,25 cm³ einer 20%igen Suspension in die Area 4 einer Seite inoculiert und wird das Tier nach 4 Tagen getötet, so zeigt sich folgendes: Das Virus befällt die homologe Region der Gegenseite und invadiert beiderseits die Beinregion im dorsalen Teil des Thalamus. Vom Nucleus ventrolateralis wandert das Virus weiter zum Nucleus centralis lateralis, zum zentralen Grau und zur Haubenregion des Mesencephalons und schließlich zu den Vestibulariskernen und den basalen cerebellaren Kernen. Wird das Tier erst nach 9 Tagen getötet, findet sich auch der nasale Weg, nun allerdings in rostraler Richtung, vom Virus invadiert.

Intracorticale Impfung führt zu maximaler Virusinvasion des Gehirns.

Wird eine Region des Cortex infiziert, in der fast nie Läsionen bei der Spontanerkrankung zu finden sind, wie etwa die retrorolandische Area, so ist keine Wanderung zur Gegenseite zu beobachten. Die Läsion findet sich in diesem Fall nur unmittelbar im Bereich der Stichstelle, dann kann Area 4 befallen werden.

Prärolandische corticale Inoculationen der Area 6 dagegen verlaufen fast so wie die Infektionen der Area 4.

Wird rostral von Area 6 intracortical inoculiert, so treten Läsionen auf, die man erwarten würde, wenn gleichzeitig eine Infektion in Area 4 und intranasal stattgefunden hätte.

Intraoculäre Infektionen durch 0,1 cm³ in den Glaskörper führen gewöhnlich zuerst zu einer Ptosis, dann treten Kopftremor und Pupillenveränderungen auf. Läsionen sind zumeist im Mittelhirn zu finden (oberer Vierhügel, zentrales Grau, Oculomotorius-Kerne, Haube). In der Retina und im Corpus geniculatum laterale finden sich keine Läsionen. Dasselbe Bild entwickelt sich, wenn der Opticus durchtrennt wird. Wird allerdings das Ganglion ciliare entfernt, so entwickelt sich die Erkrankung erst sehr spät, wenn überhaupt. Massenhaft Läsionen finden sich bei intaktem Tier im Ganglion ciliare.

Auch Infektionen über den N. ischiadicus, die Haut, intraperitoneal und intralumbal führen zu einer ähnlichen Verteilung wie bei intranasaler Instillation, nur sind die Läsionen am stärksten in der reticulären Formation und der Haube und nehmen nach rostral zu ab (besonders vor dem Forelschen Feld).

BODIAN und HOWE kommen zu dem Schluß, daß im präparalytischen Stadium, nach Beginn des Fiebers, das Muster der Virusausbreitung bei den verschiedenen Arten der Inoculation verschieden sein kann. Wenn die Lähmungen einsetzen, hat das Virus seinen bevorzugten Weg von den olfaktorischen Zentren zum Rückenmark schon zurückgelegt. Werden große Virusmengen gespritzt, kann auch eine Ausbreitung in Regionen erfolgen, die gewöhnlich verschont bleiben.

Die histopathologischen Veränderungen beim Affen sind nach BODIAN (1949) folgende: Die Vorderhornzellläsionen beginnen schon in der präparalytischen Periode. Die frühesten Veränderungen bestehen in diffuser Chromotolyse der Nissl-Substanz und einem milden cellulären Exsudat, das aus Leuko- und Lymphocyten besteht. Die Veränderungen führen entweder zum völligen Untergang der Zelle oder zu einem Stillstand im Stadium der cytoplasmatischen Chromatolyse. Starke entzündliche Erscheinungen sind gewöhnlich, jedoch nicht immer, von intensiver Nervenzelldestruktion begleitet. Die corticalen Läsionen sind meist auf die motorische Rinde beschränkt, aber meist auch hier nicht schwer genug, um klinische Ausfälle hervorzubringen. Encephalitische Symptome kommen meist bei entzündlichen Reaktionen im Hirnstamm vor (Formatio reticularis, Vestibulariskerne, Dachkern des Kleinhirns) (Abb. 24).

Die Inkubationsdauer variiert mit der Infektionsroute und dem Virusstamm. Sie beträgt etwa 5—14 Tage, doch selbst nach 28 Tagen wurde ein Ausbrechen der Erkrankung beobachtet. Außer beim Schimpansen kommen nicht paralytische Formen bei Affen selten vor. Sehr oft gehen die Affen an der Erkrankung zugrunde.

ARMSTRONG gelang es 1939, den Lansingstamm vom Menschen auf die *Baumwollratte* (Sigmodon hispidus hispidus) und von dort weiter auf die *weiße Maus* zu übertragen. Nach einigen Hirnpassagen wurde die Inkubationszeit kürzer.

Die Baumwollratten erkrankten nach 4—14 Tagen, bekamen ein gesträubtes Fell, wurden unruhig und erregt und bildeten schlaffe Lähmungen und Atembeschwerden aus.

Inoculiert wurde eine 5%ige Hirn- oder Rückenmarksaufschwemmung intracerebral (0,06 cm³), intranasal (0,06 cm³) oder subcutan (0,25 cm³).

Die histopathologischen Veränderungen waren in der Verteilung und Qualität denen beim Affen zu vergleichen. Das Virus konnte zwar nach einigen Baumwollratten-Hirnpassagen auf *weiße Mäuse* übertragen werden, verlor jedoch damit seine Affenpathogenität.

Bei *jungen Mäusen* ist die Erkrankung wesentlich schwerer zu produzieren, wie SABIN (1950) gezeigt hat: Die Inkubationszeit war verlängert, ebenso die Überlebenszeit nach Einsetzen der Lähmungen, und es waren Inoculationen großer Virusmengen nötig. Der Unterschied war am stärksten in 1—3 Tage alten Mäusen, bei denen die Virusmenge für intracerebrale Infektion 10—30mal so hoch war wie die bei erwachsenen Mäusen.

Nach NUNGESTER steigt die Erkrankungsrate weißer Mäuse, wenn statt physiologischer Kochsalzlösung eine 5%ige Mucinaufschwemmung mit Kochsalzlösung zur Herstellung der Virussuspension verwendet wird. 1,0 cm³ davon wurden intraperitoneal injiziert.

STEBBIUS und LENSEN untersuchten 1949 den *Goldhamster* auf seine Brauchbarkeit für die experimentelle Poliomyelitisforschung und stellten fest, daß einer der beiden von ihnen verwendeten Stämme (Michigan Department of Health) überhaupt nicht dafür geeignet ist, während der andere (Tumblebrook Farm, Brant Lake, N. Y.) auch wesentlich schlechtere Resultate als die weiße Maus und Baumwollratte ergibt.

BEHREND und SCHULTZ untersuchten einen Lansingstamm bei fortlaufenden Mäusepassagen auf seine Virulenzschwankungen hin: Anfangs streute die Inkubationszeit stark, später wurde sie konstanter; die Virulenz nahm innerhalb von 15 Monaten langsam zu. Jahreszeitliche Unterschiede der Virulenz wie beim Stamm Col-SK waren nicht zu beobachten.

Ebenso an *Hamstern* arbeiteten PLOTZ, REAGAN und HAMILTON (1942).

Junge Hamster erhielten intracerebral 0,25 cm³ einer 1:10-Mäusehirnsuspension. Nach 4 Tagen traten Lähmungen auf. Das Virus konnte durch 16 Hamsterpassagen geführt werden. 61% der Tiere entwickelten Lähmungen und starben nach durchschnittlich 5,5 Tagen. Die Inkubationszeit betrug 2—15 Tage. Die Erkrankung begann mit Lethargie, Reizbarkeit, Schwellungen der Lider, nach ein bis zwei Tagen Lähmungen bis komplette Paralyse. Der Tod trat unter Atemlähmung ein. Von 75 Tieren überlebten 7 mit Restparesen.

Die pathologischen Veränderungen sind für Poliomyelitis typisch.

Die Hamstergehirne konnten auf weiße Mäuse weiterübertragen werden, und es entwickelte sich eine Poliomyelitis.

RECTOR (1949) infizierte *Maulwürfe* intracerebral mit durch Lansingvirus infizierten Mäusegehirnen, menschlichem Rückenmark und Gehirn und Stuhl von Patienten.

Zumeist entwickelte sich schon nach 24—26 Std eine massive Paralyse, die an den Vorderbeinen begann. Bei einem anderen Typ der Erkrankung standen Gleichgewichtsstörungen und Dyspnoe im Vordergrund. Die Tiere starben nach 4—136 Tagen.

Histopathologisch fanden sich keine Neuronophagien oder entzündliche Zellreaktionen, jedoch eine Gefäßanschoppung und meist degenerative Veränderungen der Vorderhornzellen, weniger auch der Zellen des Hirnstamms, Kleinhirns und der Großhirnrinde.

Weitere Hirnpassagen auf die weiße Maus und Baumwollratte waren möglich, nicht aber auf Affen.

1951 konnte das Poliomyelitisvirus vom Typ I (LI und HABEL) und 1953 auch das vom Typ III (LI und SCHAEFFER) auf *weiße Mäuse* übertragen werden. Die Anpassung erfolgte über Affenpassagen und Gewebskulturen; die Mäuse wurden intraspinal inoculiert, was von besonderer Bedeutung für das Angehen der Infektion sein dürfte.

HABEL und LI (1951) geben die Technik der intraspinalen Injektion in folgender Weise an: Unter Ätheranaesthesie wird die Rückenmitte mit Alkohol gereinigt und die Haut mit einer Schere incidiert. Mit einer Hand wird die Maus so gehalten, daß der Rücken gekrümmt ist. Verwendet wird eine dünne Nadel (Gauge Nr. 27) an einer Tuberkulinspritze. Sie wird zwischen den Wirbeln in Höhe der lumbalen Verbreiterung des Rückenmarks eingeführt, etwas rechts von der Mittellinie und etwa 45° gegen den Kopf und in einem geringen Winkel gegen die Mittellinie geneigt. 0,02 cm³ werden injiziert.

KRECH (1953 und 1954) gelang die Anpassung des Mahoney-(I) und Leon (III)-Stammes an die *weiße Maus* mittels alternierender Passagen zwischen Mäusen und Gewebskulturen.

Der Autor verwendete ebenfalls intraspinale Injektionen (0,025 cm³). Die Mortalität durch die Inoculation betrug 10%. Das Rückenmark der erkrankten Mäuse wurde in Aqua dest. aufbereitet und mit Streptomycin versetzt. Gewebskulturen nach DULBECCO-VOGT wurden aus Cynomolgusaffennieren hergestellt. Sobald, nach etwa 6—8 Tagen, das Gewebe degeneriert war, wurde das Virus abgenommen und intraspinal wieder einer Maus injiziert. Nach der 10. Passage war der Stamm bei intracerebraler Gabe schon ebenso wirksam wie bei intraspinaler, während nach der ersten Passage die Wirkung nur 1/1000 war.

Infektionen beim *Meerschweinchen* sind noch nicht gelungen. Versuche, *Kaninchen* zu infizieren, wurden zwar oft durchgeführt, haben aber zu keinem greifbaren Erfolg geführt. ROSENAU und HAVENS berichteten zwar schon 1916 über Erkrankungen von jungen Kaninchen nach intracerebraler, intraneuraler, intravenöser und intranasaler Infektion, mit Lähmungen bzw. einer explosiven Verlaufsform mit Atemlähmung innerhalb von wenigen Stunden. Die Läsionen waren aber keineswegs typisch für die Poliomyelitis. Dasselbe gilt für die von SANDLER intracerebral infizierten Kaninchen, wobei eine Stunde vorher ein Insulinschock ausgelöst wurde. Auch BLANC und MARTIN (1950) berichten über Infektionen am Kaninchen: Die Tiere fiebern hoch und gehen häufig zugrunde. Obwohl immer Virus im ZNS nachgewiesen werden konnte, waren nie Veränderungen am ZNS festzustellen. Ob es sich bei dieser Erkrankung des Kaninchens um eine Virusmutation handelt oder eine artspezifische Erkrankung, ist noch ungewiß. Da die Untersuchungsergebnisse der einzelnen Autoren in pathologischer Hinsicht stark voneinander abweichen, kommt eher die erste Möglichkeit in Betracht.

Der Verlauf der Erkrankung kann durch mehrere Faktoren beeinflußt werden. Von mehreren Autoren wird übereinstimmend berichtet, daß Thiamin-Mangelernährung bei *Rhesusaffen* und *Mäusen* einen gewissen Schutz gegenüber einer Poliomyelitisinfektion gewährt. Dasselbe gilt für Theilervirusinfektionen (RASMUSSEN, WAISMANN, ELVEJHEM und CLARK 1944; FOSTER, JONES, HENLE und DORFMAN 1944). Die Inkubationszeit wird dadurch verlängert, die Häufigkeit der Paresen vermindert und die Mortalität gesenkt. Bei Riboflavinmangel (RASMUSSEN, WAISMANN und LICHTSTEIN 1944) war der Unterschied weniger deutlich. Thyroxin veränderte die Empfänglichkeit überhaupt nicht (GOLLAN 1948). Methioningaben setzen die Anfälligkeit herab, besonders wenn gleichzeitig eine mäßige Tryptophandiät verabreicht wird (GERSHOFF, RASMUSSEN, ELVEJHEM und CLARK 1952). Besonders Cortison beschleunigt die Erkrankung an *Mäusen* und *Hamstern* und führt zu einer höheren Anfälligkeit (SHWARTZMAN 1953). Der Effekt ist noch deutlicher, wenn gleichzeitig ACTH gegeben wird. Diese Beobachtungen wurden später von AINSLIE, FRANCIS und BROWN (1951) an *Affen* und *Mäusen*, die nur ACTH erhielten, bestätigt.

Die Tiere erhielten durch 3 Tage vor der intracerebralen Infektion 6 stündlich 25 mg ACTH. In der so behandelten Gruppe traten die Lähmungen 0,6—2,6 Tage früher auf als in der Kontrollgruppe, wenn das ACTH bis zum Auftreten der Lähmungen gegeben worden war.

Ähnliches beobachteten FOSTER, SIGEL, HENLE, STOKES und BALLARD (1951) auch mit dem Yale-SK-Stamm an *Affen*. FINDLAY und HOWARD (1952) fanden, daß dies auch für Infektionen mit Rift-Valley-Fieber, Coxsackie-Virus und Senger-Virus (Encephalomyokarditis) zutrifft. Der Effekt läßt sich dazu benützen, an Tieren, die wenig anfällig auf eine andere Infektionsform als die intracerebrale Inoculation sind, die Erkrankung auch durch intravenöse, intraperitoneale oder intramuskuläre Infektion auszulösen (SHWARTZMAN und ARONSON 1953). Doch ist zu erwähnen, daß es BODIAN (1953) gelang, an *Cynomolgusaffen* nicht nur durch 4 cm³ Cortisonacetat intramuskulär die Lähmungsrate zu erhöhen, sondern auch durch dieselbe Menge von 1,5%iger Gelatine.

Daß hormonale Faktoren eine bedeutende Rolle bei der Anfälligkeit des Organismus gegenüber Poliomyelitis spielen, ist schon aus der Humanmedizin bekannt; die Anfälligkeit schwangerer Frauen z. B. ist wesentlich höher als die nicht schwangerer. BYRD untersuchte die Anfälligkeit an *graviden Mäusen* (1950) und zeigte, daß die durchschnittliche Inkubationszeit, die als Indicator für die Resistenz des Organismus gelten kann, bei Mäusen, die im zweiten Drittel der Schwangerschaft geimpft worden waren, von 6,7 Tagen auf 2,7 Tage abfiel.

13. Durch Insekten übertragene Viruserkrankungen
(Arthropod borne virus infections, Erreger: Arbor viruses)

Gruppe A: Die amerikanischen Pferdeencephalitiden
(Epizootic equine encephalomyelitis)

α) Westliche Pferdeencephalitis
(Epizootic equine encephalomyelitis, western type)

1931 wurde durch MEYER, HARING und HOWITT das Virus einer Encephalomyelitis in Californien isoliert, die seit vielen Jahren große Verluste unter den amerikanischen Pferdebeständen westlich des Mississippi verursachte. Auch Maultiere erkrankten häufig. 1938 entdeckte HOWITT das Virus in einem Gehirn eines an Encephalitis verstorbenen Kindes. Erst später erkannte man, wie häufig diese Erkrankung auch beim Menschen vorkommt. Außerdem erkranken unter natürlichen Bedingungen noch eine Reihe von Wild- und Haustieren, besonders Vögel, wenn auch oft nur abortiv. Die Erkrankung kommt nur während der Sommermonate vor. Wahrscheinlich bilden die Wildvögel das Virusreservoir; die Übertragung erfolgt durch Insektenvektoren.

Pferde jeden Alters sind anfällig, jüngere Tiere etwas mehr als ältere. Die Erkrankung verläuft gewöhnlich biphasisch, wobei die erste Phase mit leichtem Fieber der Virämie entspricht und oft unentdeckt bleibt. Mit Beginn der nervösen Erscheinungen fällt das Fieber, die Tiere werden unruhig und übererregbar, verweigern die Nahrung, gehen im Kreis und nehmen dabei unnatürliche Haltungen ein. Lähmungen verschiedener Muskelgruppen, auch im Bereich des Kopfes, treten auf. Etwa 1—2 Tage nach dem Einsetzen der nervösen Symptome sterben die Tiere häufig unter den Symptomen einer generalisierten Paralyse (nach HOWARD u. Mitarb. nach 3—8 Tagen). Pferde, die die Erkrankung überleben, sind meist verlangsamt (Dummkoller) und zeigen Restparesen. Die Inkubationszeit beträgt 1—3 Wochen, die durchschnittliche Mortalität 20—30% (HAGAN und BRUNER).

Beim Menschen beginnt die Erkrankung nach 5—21 Tagen Inkubation (OLITSKY und CASALS). Klinisch ist die Erkrankung nicht von anderen Encephalitiden zu differenzieren. Die Mortalität beim Menschen beträgt 10%.

Histopathologisch findet sich im wesentlichen eine Meningoencephalitis (HURST 1934), wobei die meningeale Infiltration durch Lymphocyten eher gering ist. In der grauen Substanz finden sich ausgedehnte Läsionen mit perivasculären Infiltrationen, Mikrogliaproliferation und Blutungen, Neuronendegeneration mit Neuronophagie. Die Läsionen überwiegen in der grauen Substanz, besonders in Thalamus, Hypothalamus und Cortex. Im Gegensatz zu den Kernen wird die Kleinhirnrinde gewöhnlich nicht betroffen. Im Rückenmark sind die Vorderhörner stärker betroffen als die Hinterhörner.

MEYER, HARING und HOWITT gelang 1931 die Übertragung auf intracerebralem, intranasalem und intravenösem Weg auf *Pferde, Affen, Kaninchen, Meerschweinchen, Ratten* und *Mäuse*. Besonders empfindlich ist das *Meerschweinchen*.

12*

4—6 Tage nach intracerebraler Infektion mit Hirnsuspensionen erkrankter Tiere entwickelt sich Fieber, das Abdomen wird schlaff, der Rücken krümmt sich, Salivation und Tremor treten auf. Die Bewegungen sind verlangsamt, ungeschickt; nach 4—6 Tagen sterben die Tiere gewöhnlich. Auch intranasale Infektionen sind erfolgreich.

Howitt gelang 1938 die intracerebrale Übertragung der Erkrankung auf *weiße Mäuse*, die in typischer Weise nach 4—5 Tagen erkrankten. *Mäuse* und *Meerschweinchen* sind auch subcutan und intranasal infizierbar. Die Weiterübertragung auf *Affen, Meerschweinchen* und *junge Ratten* wurde ebenfalls erfolgreich von Howitt durchgeführt. Alte und junge Mäuse sind in gleicher Weise empfänglich. Die Erkrankung tritt nach intracerebraler Injektion von Verdünnungen von 10^{-8} bis 10^{-10} auf. Für intranasale Infektion wird eine Verdünnung von 10^{-3} benötigt. Nach 2—6 Tagen treten die encephalitischen Zeichen auf. Die Tiere können innerhalb von 2 Std eingehen, überleben aber selten zwei Tage. Neugeborene Mäuse sind auch intraperitoneal infizierbar (Olitsky und Harford 1938).

Erwachsene *syrische Goldhamster* erkranken nach Boer, Cadilek und Walters (1955) nach intramuskulärer, intraperitonealer, subcutaner oder intradermaler Infektion nach 3,5—5,5 Tagen und sterben nach weiteren 3—5 Tagen.

Der höchste Virustiter im Gehirn findet sich am Endpunkt der Erkrankung, im Blut nach 48—60 Std. Junge Tiere entwickeln lediglich eine Virämie.

3—4 Wochen alte *Hühner* entwickeln nach subcutaner Infektion mit 0,2 cm³ einer 10^{-2} bis 10^{-7}fachen Verdünnung einer Hirnsuspension nach 12—48 Std eine Virämie, ohne aber manifest zu erkranken (Hammon und Reeves 1946).

Nach Giltner und Shahan (1933) können auch *Kälber* intracerebral infiziert werden und erkranken unter nervösen Symptomen um den 5. Tag, erholen sich aber innerhalb von 14 Tagen wieder komplett. *Schafe, Hunde* und *Katzen* konnten von diesen Autoren nicht infiziert werden.

Nach Olitsky und Casals sind ferner empfänglich: *Wilde Kaninchen, Affen, Eichhörnchen, Baumwollratten, Känguruhratten, wood rats* (Neotoma), *Wildmäuse, junge Hunde, Rotwild, Schweine, Ziegen, Präriehühner* und *Tauben*. Remlinger und Bailly (1936) gelang sogar die Übertragung auf einen *Geier* (Vultur Fulvus Briss.) mit subduraler Injektion von 1 cm³ einer 1 : 40-Meerschweinchengehirnsuspension. Das Tier erkrankte manifest.

Besonders empfänglich für den westlichen wie für den östlichen Typ der Erkrankung sind einen halben Tag alte *Hühner* (Chamberlain, Sikes und Kissling 1954). Auch Hühnerembryonen sind sehr empfänglich und sterben innerhalb von 18 bis 24 Std ab.

Nach Fastier (1952) hat das Virus eine hohe Toxicität, die zur Fieberreaktion und Leukopenie nach intravenöser Gabe führt. Auch die Lebernekrosen seien darauf zurückzuführen.

Die natürliche Infektion dürfte durch eine Anzahl von Mückenarten erfolgen. Infektionen gesunder Tiere durch infizierte Mücken im Laboratorium waren möglich (Merrill, Lacaillade und ten Broeck 1934, Hammon und Reeves 1943).

β) Östliche Pferdeencephalitis (Eastern type)

In den östlichen Teilen Nord- und Mittelamerikas ist seit langem eine Pferdeseuche bekannt, deren Erreger 1933 von ten Broeck und Merrill und von Giltner und Shahan isoliert werden konnte. Das Virus zeigt ähnliche Eigenschaften wie der Erreger der westlichen Abart der Erkrankung. Doch das klinische Bild ist bei Tier und Mensch viel dramatischer, was auch in der hohen Mortalität zum Ausdruck kommt: Zwischen 60 und 70% der von der Erkrankung befallenen Menschen erliegen ihr. Vollremissionen kommen kaum vor. Die Erkrankung befällt hauptsächlich Kinder.

Auch die pathologischen Veränderungen sind stärker als beim anderen Typus.

Makroskopisch findet sich zumeist ein Hirnödem und eine Kongestion der Gefäße. Nach KISSLING und RUBIN (1951) beherrschen auch histopathologisch schwere Gefäßschädigungen das Bild. Keine Area des Gehirns ist wirklich verschont, wenn auch der Cortex, Hippocampus, Hypothalamus und die dorsalen Kerne der Medulla im allgemeinen am stärksten betroffen sind. Es finden sich schwere Zerstörungen des Parenchyms, perivasculäre Infiltration und Thrombenbildungen in kleinen Gefäßen, die zu Encephalomalacien führen.

Daneben fanden TYZZER und SELLARDS (1941) bei jungen *Hühnern* regelmäßig Myokardläsionen und Leberdegenerationen (auch beim *Meerschweinchen*, KING 1938).

Entsprechend der hohen Virulenz des östlichen Stammes ist die Erkrankung im Tierexperiment durch kürzere Inkubationszeit, kürzere Dauer und vehementeren Verlauf gekennzeichnet. Das Wirtsspektrum ist noch größer als bei der westlichen Form. *Mäuse* gehen schon nach 2—3 Tagen nach der intracerebralen Infektion zugrunde. Alle für den westlichen Stamm empfänglichen Tiere können auch mit dem östlichen Stamm infiziert werden. Dazu kommen noch *Katzen*, *Igel*, *Wachteln* und *Schafe* (OLITSKY und CASALS).

FOTHERGILL und DINGLE fanden 1938, daß gleichzeitig mit den Encephalitisepidemien zahlreiche *Tauben*bestände durch eine unklare Erkrankung dezimiert wurden, und konnten schließlich diese Erkrankung als Encephalitis desselben Typus identifizieren.

Zahlreiche Vogelarten konnten infiziert werden. HOLDEN (1955) gelang die Infektion von *Fasanen* (Phasianus colchicus torquatus) mit oraler Instillation von Virus in Form einer 10%igen Hirnsuspension. Durch Kontakt war die Erkrankung auf andere Fasane übertragbar. KISSLING, CHAMBERLAIN, SIKES und EIDSON (1954) konnten durch subcutane Injektion oder Mückenbiß beim *Aglaius phoeniceus* (red-winged blackbird), bei *Richmondia carinalis* (amerikanischer Kardinalfink), beim *Sperling* und bei *Bombycilla cedrorum* (cedar waxwing) eine manifeste Erkrankung erzeugen. Beim *weißen Ibis*, beim *Schneereiher* (Leukophotyx thula), bei *Casmerodius albus egretta* (american egret) und beim *Purpurstarling* (Guiscalus quiscula) entwickelte sich eine subklinische Erkrankung mit Virämie. Nach DAVIS (1940) können *englische Sperlinge* und *Tauben* intracerebral oder subcutan (1:10 Mäusegehirn in Bouillon, 0,03 cm³ intracerebral oder 0,1 cm³ subcutan) infiziert werden. Bei *Molothurus ater* (cow bird) gelang eine Infektion nur durch den Biß einer infizierten Mücke. REMLINGER und BAILLY (1936) berichten über die erfolgreiche subdurale Infektion (0,2 cm³ einer 1:10-Meerschweinchenhirnemulsion) beim *Schwan* (Cigonia cigonia).

Die wild lebenden Vögel dürften das Virusreservoir bilden. Obwohl das Virus bereits aus einer Anzahl von Moskitos gewonnen werden konnte, ist der Vektor, der die Erkrankung tatsächlich überträgt, noch nicht bekannt.

γ) Die Venezuelische Pferdeencephalitis
(Pesta loca, venezuelan equine encephalomyelitis)

Auch der dafür verantwortliche Erreger ist nahe verwandt mit den vorher beschriebenen Viren. Beim Menschen verläuft die Erkrankung gewöhnlich milde. Das Virus wurde 1938 während einer Epidemie in Venezuela von BECK und WYCKOFF dargestellt und beschrieben. Der Verlauf beim Menschen ist influenzaartig und dauert, nach einer kurzen Inkubationszeit von 2—5 Tagen, gewöhnlich nicht länger als 3—5 Tage. Nur zwei Fälle von Encephalitis sind beim Menschen beschrieben.

Pathologisch ist die Erkrankung vor allem durch Veränderungen im lympho-myelopoetischen System gekennzeichnet (VICTOR, SMITH und POLLACK 1956). Im ZNS findet sich eine Encephalomyelitis mit perivasculären Infiltrationen in allen Teilen des Gehirns beim *Pferd*. Häufig kommen Nekrosen, Schrumpfungen der Ganglienzellen und Phagocytosen vor. Beim *Meerschweinchen* und *Kaninchen* sind keine ZNS-Veränderungen zu finden.

Die *Maus*, das *Meerschweinchen* und das *Kaninchen* sterben zu 100% nach der Infektion, *Affen* zeigen gewöhnlich einen milderen Verlauf und überstehen die Erkrankung. *Pferde* können außer auf intracerebralem auch auf intranasalem Wege infiziert werden. Intracerebral können auch *Mäuse, Ratten, Hunde, Katzen, Schafe, Ziegen* und *Tauben* infiziert werden. *Mäuse*, selbst erwachsene, können ebensogut durch periphere Virusgaben infiziert werden. Da im Tracheopharyngeal-schleim und in den Faeces der Mäuse Virus zu finden ist, bilden sie auf diese Weise eine nicht zu unterschätzende Infektionsquelle im Laboratorium.

CHAMBERLAIN, KISSLING, STAMM, NELSON und SIKES (1956) infizierten außerdem *englische Sperlinge, Kardinale, Turteltauben* und *Haustauben* und konnten eine Virämie erzielen. Nur nach sehr hohen Virusdosen (mit 2000 Mäuse-LD$_{50}$) erkrankten die Vögel auch manifest. REMLINGER und BAILLY (1936) infizierten mit einer subduralen Gabe von 0,3 cm³ einer 1:50-Kaninchen-Bulbusemulsion eine *Gans*, die nach 5 Tagen manifest unter encephalitischen Symptomen erkrankte, ferner eine *Ente*, einen *Bussard* (Circus rufus) und eine *Amsel*. *Hühner* sind nach diesen Autoren refraktär.

Gruppe B: Die russische und zentraleuropäische Frühjahrs-Sommer-Encephalitis.

Die Erkrankung wurde von russischen Autoren eingehend studiert und in ihrer Virusnatur schon bald erkannt. Die Ergebnisse wurden 1940 von SMORODINTSEFF in englischer Sprache zusammengefaßt. Eine weitere Zusammenfassung zweier an der Erforschung der Erkrankung beteiligten Autoren erschien 1946 (SILBER und SOLOVIEV).

Bei natürlicher Infektion beträgt die Inkubationszeit etwa 7—10 Tage. Übertragen wird die Erkrankung durch Zecken, vor allem Ixodes ricinus in den westlichen und Ixodes persulcatus in den östlichen Gebieten der Verbreitung. Häufig verläuft die Erkrankung diphasisch, wobei die zweite Phase mit heftigen Kopfschmerzen eingeleitet wird, worauf meningeale, spinale, bulbäre Symptome oder aber auch encephalitische Zeichen auftreten können. Bei Überleben der Erkrankung bleiben gewöhnlich Restparesen bestehen.

Nach SILBER und SOLOVIEV können *Mäuse* intracerebral mit 0,03 cm³ einer 10%igen Hirnemulsion von an Encephalitis verstorbenen Menschen infiziert werden: Die Erkrankung beginnt nach 8—13 Tagen mit Hyperaesthesien, taumelnden Bewegungen, gesträubtem Fell, Muskelspasmen. Lähmungen treten zunächst an der hinteren Extremität auf. Manchmal kommt es auch zur Ausbildung von Tremor und Krämpfen. Nach intracerebralen Infektionen sterben in der Regel die Mäuse. Auch intranasale Infektion war möglich, allerdings mit geringerer Erfolgsquote. VERLINDE, VAN TONGEREN u. Mitarb. (1955) konnten Mäuse auch intraperitoneal, intramuskulär und subcutan infizieren.

Meerschweinchen reagierten nur mit einer Temperaturerhöhung nach 3—5 Tagen. Bei den ersten Hirnpassagen waren jedoch histopathologische Veränderungen im Meerschweinchengehirn zu finden; die Gehirne waren auch für Mäuse infektiös.

Auch *Rhesusaffen* erkrankten nach SILBER und SOLOVIEV. Die Infektion verlief aber nicht immer tödlich (von 9 intracerebral infizierten Affen überlebten 3). Der klinische Verlauf beim Affen ist nahezu identisch mit dem beim Menschen. Gegeben wurden 0,3—1,0 cm³ einer 10%igen Hirnemulsion. Nach Überleben der Erkrankung blieben häufig Restparesen einzelner Muskelgruppen zurück.

Auch *Schafe* (3—6 Monate alt) konnten intracerebral wirksam infiziert werden. Die Erkrankung dauerte gewöhnlich 2—3 Tage, und die Tiere starben. Nach intranasaler und subcutaner Infektion war ebenfalls eine manifeste Erkrankung zu erzielen, jedoch mit milderem Verlauf, geringerer Erkrankungsquote und geringerer Mortalität.

Auch *Ziegen* konnten infiziert werden, ohne aber manifest zu erkranken.

Bei *weißen Ratten* gelang die Infektion nicht.

LEVKOVICH, SARMANOVA und DUMINA (1955) untersuchten die Dauer der Virämie bei einzelnen Tieren:

In *Mäusen* und *Microtus arvalis* war das Virus am 3.—5. Tag im Blut nachweisbar, bei *Igeln* kommt es nach 15 Tagen, beim *Erdhörnchen* (Citellus maior) nach 8 Tagen zu einer

Virämie. *Microtus arvalis* und *Igel* können ebenso wie Mäuse an einer Encephalitis erkranken, *Erdhörnchen* und *Tamias striatus* (chipmunk) nicht.

Bei *Schafen* und *Ziegen* konnte das Virus aus dem Blut und aus der Milch bis zu 10 Tagen gezüchtet werden. Virämien von 4—15 Tagen waren auch bei *Vögeln* zu sehen.

Die um 1950 in der Steiermark in Österreich aufgetretene Encephalitis dürfte mit der russischen Zeckenencephalitis nahe verwandt sein.

Nach VERLINDE, VAN TONGEREN, PATTYN und ROSENZWEIG (1955) sind *Rhesus-* und *Cynomolgusaffen* mit 10%igen Hirnemulsionen intracerebral infizierbar. Nach einer Inkuba-

tionszeit von 9—13 Tagen werden die Affen schläfrig, Muskelzuckungen und Krämpfe treten auf, schließlich kommt es zu Ataxien und Lähmungen. Einige Affen überlebten mit Restparesen die Erkrankung.

Bei *Mäusen* verläuft die Erkrankung ähnlich; die Inkubationszeit beträgt 5—7 Tage, worauf die Tiere innerhalb von 24—48 Std an der Erkrankung zugrunde gehen (Infektion mit Stamm Graz I bzw. II, die sich als identisch erwiesen). Dasselbe gilt für Infektionen mit Stamm Scharl (KOVAC und MORITSCH 1959).

Versuche, die Erkrankung mit Insekten zu übertragen, gelangen nicht (PATTYN und WYLER 1955). Beim *Kaninchen* kommt es lediglich zu Virämie, etwa 3—4 Tage nach der Infektion, ebenso beim *Küken* (8—10 Tage) und bei *Hühnern* und *Sperlingen* (5—7 Tage nach der Infektion). Bei der *Ratte*, beim *Kaninchen*, beim *Küken*, beim *Huhn*, beim *Sperling*, bei der *Ente* und der *Taube* tritt die Erkrankung nicht auf.

Eine subcutane Infektion von *Ziegen* mit dem Grazer Stamm erzeugte eine Virämie mit Temperatursteigerung für 5 Tage. Vom 3.—8. Tag war das Virus in der Milch nachweisbar (VAN TONGEREEN, WILTERDINK, WYLER und RICHLING 1955). Wenn auch für die menschliche Infektion die Zecke eine gewisse Rolle spielen dürfte, wurden auch Fälle

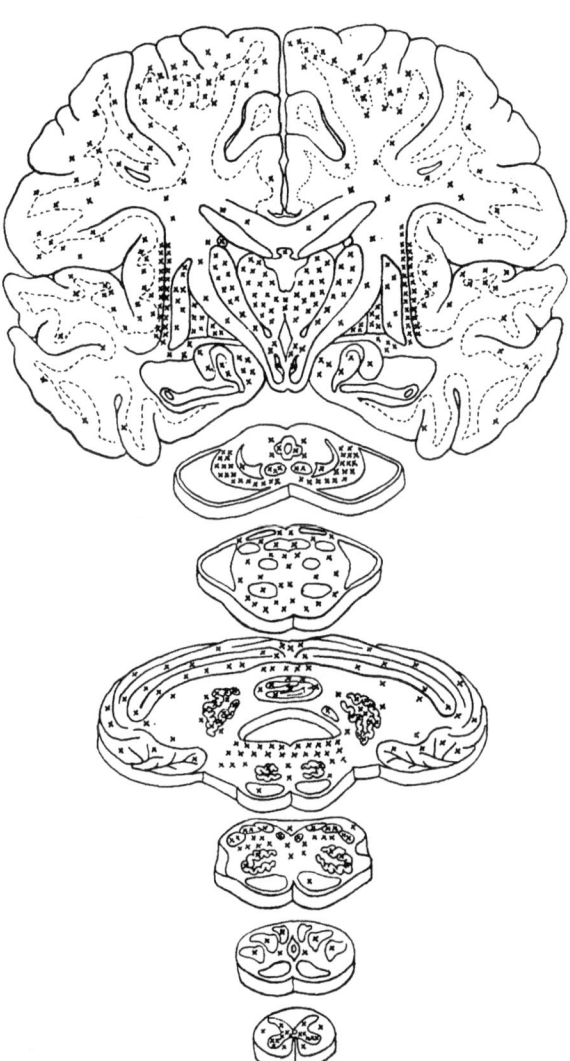

Abb. 25. Topische Verteilung der Entzündungsprozesse eines typischen Falles von Frühjahrs-Sommer-Enzephalomyelitis beim Menschen (Aus SEITELBERGER u. JELLINGER 1960).

bekannt, bei denen die Erkrankung durch Ziegenmilch übertragen worden sein dürfte.

Histopathologisch ist das Bild oft schwer von der Poliomyelitis zu unterscheiden (GRINSCHGL 1955). Nach SEITELBERGER und JELLINGER (1960) bestehen makroskopisch ein Ödem der Meningen, meist auch des Gehirns, sowie Zeichen einer akuten Meningoencephalitis, besonders der grauen Substanz. Die Veränderungen sind fleckförmig verteilt. Das entzündliche Geschehen umfaßt infiltrative, proliferative und degenerative Veränderungen: perivasculäre Infiltrate aus Plasmazellen, Lymphocyten, Histiocyten und einzelnen adventitiellen Körnchenzellen; knötchen- oder haufenförmige Infiltrate, die vorwiegend aus mesenchymalen Zellen adventitieller Herkunft bestehen und unscharf begrenzt sind, mit degenerativen Ganglienzellveränderungen in ihrem Inneren. Doch auch außerhalb der Knötchen findet man typische Neuronophagien und verschiedene Stadien der Nervenzelldegeneration, allerdings weniger stark ausgeprägt als die infiltrativen und proliferativen Veränderungen.

Die typische Verteilung der Läsionen zeigt Abb. 25.

Besonders hervorzuheben ist eine Eigenschaft des Virus: Es vermehrt sich in einer Reihe von tierischen Tumoren und ist imstande, diese selektiv zu zerstören, ohne unbedingt den Tod des Wirtes herbeizuführen (MOORE 1954).

Auch das Virus des Louping ill dürfte zu dieser Gruppe von Viren gehören, wenn es auch gewisse Antigenunterschiede zum Virus der Frühjahrs-Sommer-Encephalitis aufweist. Es mag sein, daß sich unter den als solche diagnostizierten Fällen Louping ill-Fälle verbergen. Die Erkrankung soll aber trotz dieser nahen Verwandtschaft in einem eigenen Kapitel abgehandelt werden, da sie, zumindest beim Tier, ein feststehender und klinisch und pathologisch klar abgrenzbarer Begriff ist.

14. Louping ill

(Spring- oder Drehkrankheit des Schafes, Springseuche, infectious encephalo-myelitis of sheep, Trambling [HAGAN und BRUNER], encéphalite écossaise à tiques).

Seit über hundert Jahren ist in Schottland, Nordengland und zum Teil auch in Irland eine Erkrankung heimisch, die vorwiegend *Schafe* befällt und besonders in Jungtieren eine hohe Mortalität aufweist. Daneben sind auch *Schweine* anfällig.

Die Erkrankung verläuft meist in zwei Phasen. Während der Initialperiode fiebern die Tiere mäßig durch 3—4 Tage; nach dem Fieberabfall, um den 5. Tag, treten nervöse Erscheinungen auf: Stumpfheit, Bewegungsinkoordination, Tremor, Salivation, kauende Bewegungen, Unfähigkeit, zu stehen, springende Bewegungen. Terminal treten Lähmungen auf, zumeist zuerst an den Hinterbeinen. POOL, BROWNLEE und WILSON gelang es 1930 erstmalig, die Erkrankung künstlich zu übertragen.

Wurden Hirnsuspensionen erkrankter Tiere in Verdünnungen bis zu 1:1000 subcutan *Schweinen* oder *Schafen* gegeben, so trat nach 1—2 Tagen das typische Bild der Erkrankung auf. Die Autoren gelangten zum selben Erfolg mit intracerebraler, intraspinaler, intraorbitaler, intravenöser Applikation sowie durch Inoculation von infektiösem Material in den Nervus ischiadicus.

Die Virusnatur der Erkrankung wurde von GORDON, BROWNLEE, WILSON und MACLEOD 1932 festgestellt; in einer weiteren Arbeit der Autoren aus demselben Jahr (MAC LEOD und GORDON 1932) wurde nachgewiesen, daß die Zecke Ixodes ricinus, auf deren Bedeutung als Vektor bei der Zecken-Frühjahrs-Sommer-Encephalitis schon hingewiesen wurde, auch hier bei der Übertragung der Erkrankung eine Rolle spielt. Die natürliche Inkubationszeit dürfte zwischen 6 und 18 Tagen schwanken (HAGAN und BRUNER).

Makroskopisch sind im ZNS von an Louping ill verstorbenen Tieren keine Veränderungen zu sehen.

Histopathologisch finden sich nach BROWNLEE und WILSON beim *Schaf* schwere Nervenzellveränderungen der Oblongata und aller Teile des Rückenmarkes; die Purkinjezellen sind ebenfalls schwer beteiligt. Beim *Schwein* ist die celluläre Infiltration des Rückenmarks stärker, die Nervenzellstörung ist geringer. Bei *Mäusen* waren die Hauptläsionen Nekrosen der Nervenzellen der Oblongata und des Rückenmarkes. HURST fand außerdem bei Mäusen intracytoplasmatische Einschlußkörperchen. Beim *Affen* (HURST 1931) fällt eine besonders massive Zerstörung der Purkinjezellen auf.

Auch Menschen können an Louping ill erkranken. RIVERS und SCHWENTKER berichteten 1934 von vier Laboratoriumsinfektionen, die in ihrer Symptomatik ein

influenzaartiges Bild mit leichten meningoencephalitischen Erscheinungen aufwiesen. Auch cerebellare Zeichen kamen vor. Über zwei Fälle, bei denen die Erkrankung natürlich erworben worden war, berichten Davison, Neubauer und
Hurst (1948).

Auf die Beziehungen zwischen Louping ill und russischer Frühjahrs-Sommer-
Encephalitis wurde bereits hingewiesen.

Das Virus ist pathogen für *Schafe, Schweine, Pferde, Rinder, Affen, Hamster,
Mäuse*, nicht aber für *weiße Ratten, Kaninchen* und *Meerschweinchen.*

Die *weiße Maus* spielt bei der experimentellen Erforschung des Louping ill,
ebenso wie der Zeckenencephalitiden überhaupt, die größte Rolle. Die erste Übertragung gelang Alston und Gibson 1931.

Verwendet wurden für die intracerebrale Infektion der *weißen Mäuse* 10%ige Gehirn-
emulsionen vom Schaf in physiologischer Kochsalzlösung, die durch Zentrifugieren gereinigt
worden waren. Die intracerebrale Injektion wurde unter Vollnarkose durchgeführt; 0,05 cm³
wurden etwas lateral und posterior vom Vertex in 3—6 mm Tiefe deponiert. Die Injektion
wurde vorher beendet, wenn die Atmung unregelmäßiger wurde.
Von 16 so behandelten Mäusen erkrankten 13 nach einer Inkubationszeit von 5—9 Tagen.
12—24 Std vor dem Ausbruch erschienen meist Prodromalsymptome wie erhöhte
Erregbarkeit; die Tiere sprangen im Käfig herum, der Rücken war gekrümmt, das Fell gesträubt. Am nächsten Tag trat gewöhnlich Tremor auf, besonders am Nacken, den Ohren und
der Nase (feinschlägig). Später ging der Tremor in grobe Wackelbewegungen über mit Gleichgewichtsstörungen, die Mäuse fielen zur Seite. Paresen der Hinterbeine traten auf, Muskelspasmen, Atemstörungen, manchmal auch klonische Anfälle, seltener tonische. Es kam zum
Harnträufeln. Einige Stunden nach Auftreten der kompletten Parese gingen die Tiere ein.
Gewöhnlich dauerte die Erkrankung 24—48 Std, in manchen Fällen 4 Tage.
Bei Mäusen scheinen auch Kontaktinfektionen eine Rolle zu spielen, da 3mal Tiere erkrankten, die mit kranken im gleichen Käfig gehalten wurden.

Burnet und Lush (1938) gelang es auch, *Mäuse* durch intraperitoneale oder
intranasale Einverleibung zu infizieren. Die Inkubationszeit war dabei ebenso
lang wie bei der intracerebralen Applikation. In der Regel konnte bei jeder der
beiden Applikationsarten das Virus zuerst im Bulbus olfactorius nachgewiesen
werden, von wo aus es sich nach caudal ins übrige ZNS ausbreitete.

Für die Infektion verwendeten die Autoren Gehirne von an Louping ill eingegangenen
Mäusen; die Gehirne wurden in 5 cm³ Bouillon zerrieben. Davon wurden 0,2 cm³ für die intra-
peritoneale Infektion oder 0,02 cm³ für die intranasale Instillation verwendet.
Hurst verwendet für die intracerebrale Infektion eine 1%ige Emulsion in Hormonbrühe.
Wurden davon 0,05 cm³ gegeben, so traten nach 6—14 Tagen in 5 von 8 Mäusen die typischen
Zeichen der Erkrankung auf. Auf ein klinisches Symptom weist Hurst als besonders charakteristisch hin: Viele Mäuse zeigten eine eigenartige Fortbewegung mit leicht hüpfenden Bewegungen, die an den Ablauf eines flimmernden Filmes erinnert.
Elford und Galloway (1933) verwendeten eine 10%ige Emulsion und konnten *Mäuse*
auch intramuskulär, intradermal, intranasal und durch Einreiben in die epilierte und skarifizierte Haut infizieren. Eine 100%ige Mortalität war allerdings nur durch intranasale Applikation zu erzielen, die in Alkohol-Chloroform-Äther-Mischnarkose durchgeführt worden war.

Hurst (1931) infizierte mit 1 cm³ einer 5%igen Mäusehirnsuspension intracerebral einen *Rhesusaffen*, der nach 9 Tagen erkrankte.

Das klinische Bild beim Affen ist insofern von dem bei anderen Tieren verschieden, als die
cerebellare Ataxie im Vordergrund steht. Sie beginnt mit einer Ungeschicklichkeit und erreicht
Grade, so daß der Affe nicht mehr imstande ist, sich fortzubewegen.
Affenhirnpassagen konnten durchgeführt werden.

Galloway und Perdrau (1935) infizierten intranasal Rhesusaffen.

Verwendet wurde ein Bouillon-Filtrat, das aus einer 10%igen Mäusegehirnsuspension zubereitet worden war und einen Titer von 1 : 100000 aufwies. Die Tiere wurden leicht mit Äther
anaesthesiert, und einige Tropfen wurden in jedes Nasenloch eingeträufelt.
Von 14 Affen erkrankten 12 nach 13—22 Tagen. Da vorherige Versuche mit Virussuspension in physiologischer Kochsalzlösung Versager blieben, schrieben die Autoren den Erfolg der
Virussuspension dem Bouillon zu.

Louping ill konnte ferner auf *Microtus agrestis* (field voles) übertragen werden (FINDLAY und ELTON 1933).

6 Tiere wurden intracerebral mit 0,03 cm³ einer 10%igen Suspension von Mäusegehirn in Bouillon infiziert und starben nach 4—11 Tagen, nach Tremor und Erregbarkeit, im Koma. Weitere Hirnpassagen konnten durchgeführt werden.

Die histologischen Veränderungen waren ähnlich wie bei den Mäusen.

Vom Louping ill klar zu differenzieren ist das *Tick-borne fever*, das nach GAIGER und DAVIES eine Rickettsiose ist, ebenfalls von Ixodes ricinus übertragen wird und bei *Schafen, Ziegen* und beim *Rind* vorkommt. Die Erkrankung wurde vor 1932 häufig mit dem Louping ill verwechselt.

Traberkrankheit. Auch die *Traberkrankheit* der *Schafe* (Scrapie) ist nicht mit dem Louping ill zu verwechseln. Sie ist nicht menschenpathogen, kommt in Westeuropa vor und ist durch einen starken Juckreiz, trophische Störungen, Ataxie, Lähmungen und Kachexie gekennzeichnet. Ihre infektiöse Natur wurde durch WILSON, ANDERSON und SMITH (1950) sichergestellt. Diese Autoren konnten in etwa 25% die Erkrankung durch intracerebrale Inoculationen an *Schafe* weiter übertragen. Die Inkubationszeit ist außerordentlich lange und beträgt 4—5 Monate. Das infektiöse Agens ist sehr widerstandsfähig und überlebt im getrockneten Zustand zwei Jahre. Über seine Natur ist noch wenig bekannt. Das histopathologische Bild wurde von BERTRAND, CARRÉ und LUCAM 1937 beschrieben. Kennzeichnend für die Erkrankung ist eine hydropische Entartung der Ganglienzellen.

15. St. Louis-Encephalitis
(Amerikanische Encephalitis)

1933 brach im Mittelwesten Nordamerikas eine Encephalitis aus, die durch einen akuten Beginn und durch ein schweres Krankheitsbild gekennzeichnet ist, dabei aber eine überraschend gute Prognose aufweist. Seit dieser Zeit treten in Nordamerika immer wieder im Spätsommer und Herbst kleinere Epidemien und sporadische Fälle dieser Erkrankung auf. Natürlich kommt sie nur beim Menschen vor, doch sind artefizielle Infektionen bei einigen Tierarten gelungen. Das Virus wird wahrscheinlich durch die Mücke Culex tarsalis übertragen. Geflügel und Wildvögel dürften das natürliche Virusreservoir bilden. Sie lassen sich leicht infizieren und bilden langanhaltende Virämien aus, wodurch die Milben infiziert werden können.

MUCKENFUSS, ARMSTRONG und McCORDOCK (1933) konnten die Erkrankung auf *Rhesusaffen* übertragen.

Die Autoren gaben 1,5—2,0 cm³ einer dicken Hirnemulsion von einem der Erkrankung erlegenen Menschen intracerebral, und gleichzeitig 5—100 cm³ davon intraperitoneal.

Die ersten Symptome traten nach 8—14 Tagen auf und bestanden in hohem Fieber (bis 41,6° C), Somnolenz und gelegentlich Erregbarkeit. Am zweiten bis dritten Tag trat ein Intentionstremor, besonders der vorderen Extremitäten und des Kopfes auf, nach weiteren 2—3 Tagen Lähmungen. Der Liquor zeigte 150—350 Zellen und einen erhöhten Druck. 40% der Tiere zeigten Symptome. Komplette Heilungen kamen vor. Die Inkubationszeit variierte bei Affenhirnpassagen von 8—21 Tagen.

Cebusaffen waren für die Erkrankung nicht empfänglich, ebensowenig *Kaninchen*.

Das Tier der Wahl stellt, wie für alle von Insekten übertragene Encephalitiden, die *weiße Maus* dar. Mit dem affenadaptierten Virus gelang es MUCKENFUSS u. a. (1933), etwa 50% der Mäuse intracerebral zu infizieren.

Die Tiere starben nach 5—7 Tagen. Hirnpassagen waren möglich.

Im selben Jahr berichten auch WEBSTER und FITE über die Infektion von Albinomäusen mit dem Virus der St. Louis-Encephalitis.

Daß das Alter der verwendeten Mäuse einen Einfluß auf den Infektionsmodus hat, zeigten O'LEARY, SMITH und REAMES (1942):

Bei intraperitonealer Infektion sind junge Mäuse wesentlich empfänglicher als alte, während dieser Unterschied bei intranasaler oder intracerebraler Infektion nicht zu beobachten ist. Die Resistenz gegenüber intraperitonealer Infektion nimmt zwischen 2. und 3. Lebenswoche rasch zu. Der Umstand, daß es nach intraperitonealer (oder subcutaner) Gabe des Virus zu einer Virämie kommen kann, ohne daß das Tier manifest erkrankt, führte WEBSTER und CLOW (1936) dazu, von einem begrenzten neurotropen Charakter dieses Virus zu sprechen.

Mäuse sind auch peroral infizierbar (HARFORD und BRONFENBRENNER 1942).

WEBSTER (1937) züchtete einen Stamm weißer Mäuse, der sich durch eine besonders hohe Anfälligkeit gegenüber der Erkrankung auszeichnet. Dieser Stamm ist auch hochempfindlich für Louping ill und russische Frühjahrs-Sommer-Encephalitis ("albino-swiss-W-mouse"), wie CASALS und SCHNEIDER zeigten (1943).

Daß die natürliche Übertragung der Erkrankung von einer Maus zur anderen durch eine Zecke (der amerikanischen Hundezecke Dermacentor variabilis) möglich ist, wiesen BLATTNER und HEYS (1941) im Laboratorium nach. Dasselbe gilt auch für *Hamster* und *Meerschweinchen*. Das Virus kann in der Zecke bis zur 3. Generation nachgewiesen werden.

Die Mäuse erkrankten gewöhnlich nach einer Inkubationszeit von 3—4 Tagen: das Fell sträubte sich, der Rücken wurde gekrümmt, die Tiere wurden ataktisch, Lähmungen und Krämpfe traten auf. Die Erkrankung dauerte 1—5 Tage.

Die Empfänglichkeit für die *Ratte* dürfte, den divergenten Berichten nach zu urteilen, stark variieren.

GORDON konnte 1944 durch intracerebrale Injektion eine stumme Infektion der Ratte erzeugen, die nur durch Hirnpassagen an Mäuse aufgedeckt werden konnte. Andere Infektionsmoden führten zu keinem Erfolg.

Ähnliches berichtet SMITH (1939) von *Ratten* und *Meerschweinchen*. Das Virus war allerdings 8—9 Tage im Gehirn nachweisbar. Serienpassagen auf dieselbe Tierart gelangen nicht.

Im Gegensatz dazu berichten OLITSKY und CLARKE, daß 7—8 Tage alte *Ratten* und *graue Hausmäuse* eine letale Encephalitis entwickeln. Vermutlich spielt dabei das Alter der Tiere eine entscheidende Rolle.

BROUN, MUETHER, MEZERA und LEGIER (1941) konnten ebenfalls feststellen, daß die meisten Typen von Ratten resistent waren. Dagegen seien alle Typen von *Albino-Mäusen*, *Haus-Mäusen*, *Feld-Mäusen* und *Wiesen-Mäusen* empfänglich.

Denselben Autoren gelang die Erzeugung der Erkrankung beim *Goldhamster* (Mesocricetus auratus).

Der Goldhamster ist hochempfänglich für intracerebrale und intranasale Infektion: Nach 3—4 Tagen entwickelt sich eine Schwäche, Somnolenz und Tremor, wenn intracerebral infiziert wurde. Innerhalb von 24 Std geht das Tier ein. Nach intranasaler Infektion tritt die Erkrankung gewöhnlich zwei Tage später auf. Serienpassagen konnten durchgeführt werden. Subcutane Infektionen gelangen nicht.

Perorale Infektionen des Goldhamsters wurden von SCHABEL (1951) durchgeführt: Zerriebenes infektiöses Mäusegehirn wurde zu 10% mit 10% Schafsserum in Bouillon gegeben. Am 2. Tag nach der Fütterung kam es in den 2—3 Wochen alten Hamstern zu einer Virämie. Das Virus konnte auch im Nasen-Rachen-Sekret nachgewiesen werden. 97% der jungen Tiere erkrankten; im Alter von 6 Wochen erkrankten nur mehr 38%. Das klinische Bild war durch Lethargie, Ataxie, Tränensekretion und Lähmungen gekennzeichnet. Die Tiere konnten überleben. Die Inkubationszeit betrug gewöhnlich 5—8 Tage.

Eine ganze Reihe von *Wildvögeln* konnte infiziert werden, ohne aber manifest zu erkranken (HAMMON, REEVES und SATHER 1951). Auch *Hühner*, *Enten* und *Tauben* entwickeln nach intracerebraler Infektion und peripherer Infektion eine Virämie, ohne manifest zu erkranken (HAMMON, REEVES und IZUMI 1946).

Pferde können nach intracerebraler Infektion manifest erkranken (COX, PHILIP und KILPATRICK 1941), allerdings nur nach hohen Dosen.

Die Erkrankung beginnt nach durchschnittlich 9 Tagen und verläuft unter Fieber, Inkoordinationsstörungen und Tremor, ähnlich wie die westliche Pferdeencephalitis. Hirnpassagen auf weitere Pferde konnten durchgeführt werden. HAMMON, CARLE und IZUMI (1942) gelang die Infektion von Pferden nicht, vermutlich deshalb, weil sie wesentlich niedrigere Dosen verwendeten als die ersteren Autoren (100—1000 M. D. l. gegenüber 330000 M. D. l.).

Nicht empfänglich für die Erkrankung sind *Katzen, Schafe, Frettchen* und *Cebusaffen*, ferner *Kaninchen* und *Meerschweinchen*, welche lediglich eine Virämie entwickeln.

Pathologisch-anatomisch ist das Bild ähnlich dem bei der westlichen Pferdeencephalitis. Makroskopisch ist das Gehirn ödematös, blutreich und zeigt kleine Hämorrhagien. Mikroskopisch steht im Vordergrund eine Degeneration und Nekrose der Ganglienzellen mit Zeichen von Neuronophagie. Daneben kommen lymphocytäre Infiltration, fokale Gliaproliferationen und perivasculäre Ödeme vor.

16. Japanische-B-Encephalitis

(Japanese encephalitis oder summer encephalitis, russische Herbstencephalitis nach OLITSKY und CLARKE, JB, JBE oder JE)

Klinisch und pathologisch-anatomisch zeigt diese Form viele Ähnlichkeiten mit der St. Louis-Encephalitis, obwohl keine Immunbeziehungen bestehen. Beim Versuchstier sind die Parallelen zum Louping ill auffällig. Die Erkrankung wurde bisher nur in Ostasien beobachtet, wo sie als Saisonerkrankung im Sommer und Frühherbst in epidemischer Form immer wieder auftritt und bei der Durchschnittsbevölkerung und bei einzelnen Haustieren (Pferden, Ziegen, Rindern, Schweinen und Kaninchen) ein hoher Antikörpertiter zu finden ist (SABIN, GINDER und MATUMOTO 1947). Für den Menschen ist das Virus hochpathogen; die Mortalität wechselt jedoch stark in den einzelnen Epidemien, ebenso die Altersverteilung der befallenen Individuen.

Als natürliche Erkrankung beim Tier ist sie nur beim *Schwein* bekannt.

Den Epidemien parallel ging eine hohe Anzahl von Totgeburten bei Schweinen. Die Föten zeigten histologisch Zeichen einer nicht bakteriellen Encephalitis. Aus ihren Gehirnen konnte das Virus auf *weiße Mäuse* übertragen werden. Die Erkrankung scheint kongenital übertragen zu werden (BURNS 1950).

Experimentell konnte dieselbe Erkrankung durch intravenöse Infektion der trächtigen Mutterschweine mit 10%iger, abzentrifugierter Hirnsuspension von erkrankten Mäusen erzeugt werden (SHIMIZU, KAWAKIMI, FUKUHARA und NATUMOTO 1954).

Für die natürliche Übertragung dürfte ein Moskito, Culex tritaeniorhynchus, verantwortlich sein. Vieles spricht allerdings dafür, daß der Hauptvektor von Gegend zu Gegend variiert. Von den zahlreichen experimentellen Untersuchungen zur Übertragung der Erkrankung mittels Moskitos (HAMMON, REES, CASALS und MEIKLEJOHN 1949, HURLBUT 1950, HODES 1946) seien nur diejenigen HURLBUTs beschrieben, dem es gelang, durch direkte Infektion von Moskitos das Virus anzureichern und infektionstüchtig zu erhalten.

Die Mücke Culex quinquefasciatus Say wurde in CO_2 anaesthesiert und der Thorax von lateral her mit einer 0,1 mm dünnen Stahlnadel, die mit Virussuspension befeuchtet war, injiziert. Vor der Behandlung ließ der Autor die Mücke an einer 5%igen Zuckerlösung saugen. Die Virussuspension bestand aus einer 1 : 200 verdünnten Mäusehirnemulsion in inaktiviertem Kaninchenserum. Serienpassagen von Mücke zu Mücke wurden gemacht, indem die Mückenkörper einige Tage nach der Infektion zerrieben und in Kaninchenserum suspendiert wurden. Der nach Zentrifugieren verbleibende Überstand wurde auf dieselbe Weise weiterverimpft. Auf diese Weise erhielt der Verfasser LD_{50}-Titer von 6,5—8,4 (auf intracerebrale Infektion der Maus bezogen).

48 Std nach jeder Infektion konnte die Mücke die Erkrankung durch Biß auf Mäuse weiter übertragen.

Als Versuchstier der Wahl für alle Stämme des japanischen B-Encephalitis-Virus erwies sich die *Albinomaus*.

Nach KANEKO, KOMIYA u. Mitarb. (1936) beträgt die Inkubationszeit nach intracerebraler Impfung 8—10 Tage und verkürzt sich innerhalb von 3 Passagen auf 5—6 Tage, von wo an sie konstant bleibt. Die kürzeste Inkubationszeit betrug nach KAWAMURA, KODAMA u. Mitarb. (1936) 4 Tage, und zwar, wenn das Inoculum 1 : 1000 oder noch höher konzentriert gegeben wurde.

Die Erkrankung ähnelt dem Louping ill und dem St. Louis Typ (WEBSTER 1938), doch kommen Lähmungen häufiger vor. Die Symptome sind mannigfaltig; gewöhnlich durchlaufen die Tiere drei Stadien, das der Exzitation, der Krämpfe und der Lähmungen, die gewöhnlich an den hinteren Extremitäten beginnen. Diese drei Stadien sind allerdings nur bei der weißen Maus klar abgetrennt, bei der *grauen Maus* ist das Symptomenbild mehr verwischt (KANEKO u. Mitarb. 1936). Gewöhnlich tritt bei beiden der Tod innerhalb von 7—10 Tagen ein.

Die Maus ist intracerebral, intranasal, intraperitoneal und subcutan empfänglich, die Mortalität dabei entsprechend 100%, 50%, 15% und 5%. Säuglingsmäuse sind für periphere Infektion ebenso empfänglich wie für intracerebrale.

Die histopathologischen Veränderungen ähneln denen beim Menschen und bestehen hauptsächlich aus Rundzelleninfiltraten um die Gefäße intracerebral und subdural, fokale und diffuse Ganglienzellzerstörungen im Cortex, den Basalkernen, der Substantia nigra, im Nucleus ruber, im Kleinhirncortex und Nucleus dentatus. Geringfügiger sind zumeist die Veränderungen im Rückenmark. Außerdem kommt Mikrogliainfiltration vor. Die Meningen sind ebenfalls infiltriert.

Fast ebenso empfänglich wie die Maus für die Infektion mit dem japanischen B-Encephalitis-Virus ist der *syrische Goldhamster* (Cricetus auratus) (LENNETTE 1941, SCHABEL 1951).

Auch Serienpassagen sind an ihm durchführbar. Der dabei erreichte Titer gleicht etwa dem bei Mäusepassagen erzielbaren. SCHABEL verwendet 2—3 Wochen alte Hamster und injiziert intracerebral eine 10%ige Mäusehirninfusion in Kalbsbouillon mit 10% Schafsserum. Das Virus findet sich beim erkrankten Hamster in der Rachenspülflüssigkeit, worauf unter Laboratoriumsbedingungen zu achten ist.

Von den jungen Hamstern erkrankten 87%, von 6 Wochen alten Tieren nur mehr 40%. Klinisch kommt es zu einer Lethargie (nach 5—7 Tagen Inkubation), Ataxie, Tränenfluß und Lähmungen. Gewöhnlich überleben die Tiere.

Auch intranasale Infektionen sind möglich.

Beim *Schaf* konnte die Erkrankung durch WEBSTER (1938) erzeugt werden.

Der Autor verwendete Lämmer von 20—30 kg und instillierte intranasal 1 : 100 verdünnte Mäusegehirnsuspension in Mengen von 1 cm³.

Nach 4 Tagen entwickelte sich Fieber, Appetitlosigkeit, die Tiere wurden schwach und, etwa vom 8. Tag an, bewegungsunfähig. Im übrigen traten keine besonderen Symptome von seiten des ZNS auf.

Histopathologisch finden sich ähnliche Veränderungen wie bei Louping ill. Besonders deutlich sind Nekrosen an den Purkinjezellen zu sehen.

Subcutane Infektionen führen zur Bildung von Antikörpern, nicht aber zu einer manifesten Erkrankung beim Schaf.

Infektionen von *Hunden* gelangen nur selten.

KASAHARA u. Mitarb. (1936) infizierten einen jungen Hund intracerebral: Am 2. Tag trat Fieber auf, das bis zum 5. Tag anhält und von einer Gehschwäche, Krämpfen und schließlich Lähmungen abgelöst würde. Am 8. Tag starb das Tier.

Die erste Infektion von *Affen* wurde von HAYASHI (1934) durchgeführt. Das Virus wurde in einer Reihe von Serienpassagen weitergeführt.

KAWAMURA u. Mitarb. (1936) infizierten 33 Affen (die meisten davon *M. cyclopis*, aber auch *Cynomolgus* und *Rhesus*) mit 2 cm³ einer 5%igen Mäusehirnemulsion intracerebral.

Nach 4—6 Tagen erkrankten die Tiere mit Fieber, Reizbarkeit; nach weiteren 2 Tagen traten Spasmen und Tremor auf. Eine leichte Nackensteifigkeit kam vor sowie Nystagmus. Auch intranasale Infektionen waren möglich.

Nach KANEKO u. Mitarb. (1936), die an *Macacus irus* (Pothecus fascicularis) experimentierten, sind die Hauptmerkmale der Erkrankung das hohe Fieber, die plötzliche Abmagerung mit Verlust der Aktivität bei erhaltenem Appetit und die ataktischen Zeichen, die zuerst an den hinteren Extremitäten erscheinen. Dann treten Paresen auf. Manchmal wurde Rigidität beobachtet sowie Krämpfe. Im Liquor fanden sich fast nur Lymphocyten. Gewöhnlich starben die Tiere nach 3—7 Tagen unter allgemeiner Schwäche.

Die Überimpfung auf Mäuse gelang leicht, auf Affen weniger leicht.

Die Pathologie der Erkrankung an Affen wurde von KAWAMURA (1936) ausführlich dargestellt, ebenso von PAYAN, TOGA und GASTAUT (1957).

Von den Haustieren erkranken nur *Schweine* manifest nach artefizieller Infektion.

MEIKLEJOHN, SIMPSON und STACY (1947) erzeugte die Erkrankung durch intravenöse Gabe von 1 cm³ einer 1 : 100-Verdünnung einer frischen Mäusehirnsuspension mit 10%igem Kaninchenserum. Die 4 Monate alten Tiere erkrankten nach 5 Tagen an Ataxie, Schwindel, Erregbarkeit, Appetitlosigkeit, Conjunctivitis und Fieber. Von den 3 inoculierten Tieren starben 2, am 6. und 8. Tag nach der Inoculation. Eines erholte sich mit Restparesen.

Kaninchen und *Meerschweinchen* erkranken nicht manifest, entwickeln aber eine Virämie. Dasselbe gilt für *Ziegen, Enten, Hühner* und *Pferde* (MEIKLEJOHN, SIMPSON und STACY 1947). *Fledermäuse* (CORRISTAN, LaMOTTE und SMITH 1956) und *Vögel* (HAMMON, REEVES und SATHER 1951) entwickeln sogar eine Virämie mit relativ hohem Titer, ohne manifest zu erkranken.

17. Murray-Valley-Encephalitis
(X-Disease)

Die Erkrankung trat seit 1917 in mehreren Epidemien in Australien auf und erzeugte besonders bei Kindern Encephalitiden milden bis schweren Verlaufes. Die Mortalität betrug bei einzelnen Epidemien 70%. Histopathologisch stehen im Vordergrund Neuronenschädigungen mit sekundärer Degeneration der Nervenfasern. Im Rückenmark haben die Veränderungen eine gewisse Ähnlichkeit mit der Poliomyelitis. Seit 1951 wurde die Erkrankung nicht mehr in epidemischer Form beobachtet.

Das die Erkrankung verursachende Virus wurde von MILES 1952 isoliert und konnte intracerebral auf junge *Mäuse* übertragen werden.

Die Tiere erkrankten 4 Tage nach der intracerebralen Infektion unter myelitischen und encephalitischen Symptomen und gingen am 5. bis 6. Tag. ein, gewöhnlich unter den Zeichen einer aufsteigenden Lähmung. Auch intranasale und intramuskuläre Infektion sind möglich; die Inkubationszeit und Erkrankungsdauer ist dabei etwa doppelt so lang.

Säuglingsmäuse sterben meist am 4. oder 5. Tag nach intracerebraler Infektion.

Ratten erkrankten nur, wenn sie weniger als 7 Tage alt waren. Ältere Ratten entwickelten zwar Antikörper, erkrankten aber nicht.

Ebenso entwickelten *Kaninchen* und *Meerschweinchen* nach einer kurzen Fieberreaktion am 4. Tag nach der Infektion Antikörper, erkrankten aber nicht manifest.

Zwei Tage alte *Lämmer* erkrankten nach intracerebraler Gabe von 0,5 cm³ einer 20%igen Mäusehirnsuspension am 4. Tag und starben nach weiteren 3 Tagen unter dem Bild einer Encephalitis. Lämmer von 3 Tagen Alter erkrankten nicht mehr.

Pferde, die mit 1 cm³ einer 20%igen Hirnaufschwemmung geimpft worden waren, erkrankten zwar, aber erholten sich wieder (Inkubationszeit etwa 9 Tage).

Rhesusaffen zeigten nach 0,5 cm³ einer 20%igen Hirnemulsion intracerebral am 6. Tag Krämpfe und Lähmungen und starben am 8. Tag.

Silbermöven (Larus novo-hollandiae) entwickelten nach intracerebraler Gabe von 0,1 cm³ dieser Emulsion eine hochgradige Virämie und am 4.—6. Tag eine Ataxie. Zwischen dem 6. und 9. Tag starben sie. Ebenso verhielten sich *Enten*.

Hühner bis zum Alter von 14 Tagen entwickelten 24 Std nach der intracerebralen Infektion eine Virämie; 3—4 Std später starben die meisten nach Auftreten von Lähmungen.

Tauben, Känguruhs, Opossums erkrankten nicht.

Auch *Hamster* erkranken nach intracerebraler oder peripherer Inoculation an einer Encephalitis (HAMMON und SATHER 1956).

Im einzelnen wurde die Pathologie der Erkrankung von ROBERTSON (1952) behandelt.

18. West-Nil-Fieber

Die Erkrankung kommt weit verbreitet in Afrika und Indien vor. Sie tritt unter dem Bild einer benignen Erkrankung auf, die einige Tage dauert, mit einem Exanthem einhergeht und viele Ähnlichkeiten mit dem Denguefieber hat. Zentralnervöse Symptome sind beim Menschen selten und beschränken sich gewöhnlich auf meningeale Reaktionen.

Wird das Virus *weißen Mäusen* intracerebral gegeben, so entwickelt sich nach 3—8 Tagen eine Encephalitis mit tödlichem Ausgang. *Säuglingsmäuse* sind auch für periphere Infektionen empfänglich.

Affen entwickeln ebenfalls nach intracerebraler Infektion eine zum Tode führende Encephalitis, sind aber resistent gegenüber peripherer Infektion.

Nach HAMMON und SATHER verhalten sich *Hamster* ebenso wie auf Murray-Valley-Fieber und erkranken nach intracerebraler oder peripherer Infektion häufig an Encephalitis.

Auch *Hühner, Tauben* und einige *Wildvögel* entwickeln eine Virämie und erkranken auch manchmal manifest (TAYLOR, WORK, HURLBUT und RIZK 1956), besonders junge Hühner.

19. Gelbfieber
(yellow fever, fièvre jaune, fiebre amarilla, febre amarela)

Das Gelbfieber ist eine in Südamerika und Afrika beim Menschen weit verbreitete Seuche, die durch ein Moskito (Aedes aegypti) übertragen wird und degenerative Veränderungen in der Leber, der Niere und im Herzen macht. Wenn auch beim Menschen ein Befall des ZNS so gut wie nie vorkommt, gelang es doch THEILER (1930), das Virus durch Mäusepassagen so zu modifizieren, daß es in zunehmendem Maße neurotrop wurde. Bei Mäuse-Hirnpassagen erkrankten immer mehr Tiere an Encephalitis und die Inkubationszeit nahm ab. Das Tier der Wahl für experimentelle Erzeugung von Encephalitis durch das Gelbfiebervirus ist nach THEILER die *swiss Albino-Maus*.

Daß das Gelbfiebervirus neben seinen bekannten viscertropen auch neurotrope Eigenschaften hat, zeigten u. a. FINDLAY und STERN sehr klar in folgendem Versuch:

Bekommt ein *Rhesusaffe* 0,5 cm³ Serum eines an Gelbfieber gestorbenen Affen intranasal oder intracerebral injiziert, so entwickelt sich keine Encephalitis, sondern das typische Gelbfieber, obwohl derselbe Virusstamm bei Mäusen nach 8—19 Tagen eine Encephalitis erzeugte.

Wird jedoch dem Affen vor der intracerebralen Infektion Gelbfieberimmunserum gegeben und dann erst 0,5 cm³ Serum intracerebral gegeben, entwickelt sich eine Encephalitis.

Affen können allerdings auch an Encephalitis nach intracerebraler Infektion mit mäuseadaptiertem Virus erkranken. Der Viscerotropismus ist dabei verlorengegangen. Etwa 5—10% der so infizierten Affen gehen nach THEILER an der Encephalitis zugrunde. Neben dem Rhesusaffen sind alle bisher getesteten Affenarten Südamerikas und Afrikas empfänglich.

Unter den *Mäusen* sind besonders junge Tiere empfänglich auf Infektionen auf allen Routen, ältere hauptsächlich auf intracerebrale Infektion, weniger auf intranasale und nur selten auf intraperitoneale. Die Grenze für diese Änderung der Empfänglichkeit liegt bei etwa 9 Tagen.

Auch das *Meerschweinchen* ist empfänglich und entwickelt bei intracerebraler Infektion eine Encephalitis; in ihrer Empfänglichkeit auf periphere Infektion zeigen Meerschweinchen weitgehende, stammbedingte Unterschiede (THEILER 1951).

Das *Kaninchen* und die *Ratte* sind komplett resistent. Die meisten der untersuchten *Wildtiere* und *Vögel* sind, wenn überhaupt, nur mäßig empfänglich und entwickeln eine geringe Virämie, ohne manifest zu erkranken.

20. Denguefieber
(break-bone fever, dandy fever, denguero, bouquet fever, giraffe fever, polka fever, Fünftage-Fieber, Siebentage-Fieber)

Auch das Denguefieber befällt beim Menschen nur ausnahmsweise das ZNS. Es ist weit verbreitet und kommt auch in Europa (Griechenland) vor. Epidemien traten außerdem in den USA, in Japan und Australien auf. Die Erkrankung hat eine geringe Mortalität und verläuft mit Fieber und Exanthem. Sie wird ebenfalls durch ein Moskito (Aedes aegypti) übertragen, wobei Affen als Zwischenwirte eine Rolle spielen dürften.

Mehrere Versuche wurden unternommen, das Denguevirus an *Mäuse* zu adaptieren. Schließlich gelang es SABIN und SCHLESINGER (1945), mit dem sehr virulenten Stamm Hawaii Serienhirnpassagen in 10—12 Tage alten swiss Albino-Mäusen durchzuführen.

Die Inkubationszeit war anfangs lang, oft 3—4 Wochen, und nur 10—20% der Mäuse erkrankten. Nach der 9. Passage hat sich die Inkubationszeit bis auf 5 Tage verkürzt, und 60 bis 75% der infizierten Mäuse (intracerebral) erkrankten an Lähmungen, manchmal auch an encephalitischen Zeichen.

Für *Baumwollratten, Meerschweinchen* oder *Hamster* war das Virus nicht pathogen. Keine Zeichen der Infektion fanden sich auch bei *jungen Hunden, jungen Schweinen, erwachsenen weißen Mäusen, weißen Ratten.*

Bei *Affen* traten nach intracerebraler Infektion mit menschlichem Denguevirus ebenfalls keine Zeichen manifester Erkrankung auf, jedoch fanden sich fokale infiltrative Läsionen ähnlich denen bei nicht-paralytischer Poliomyelitis im Rückenmark (Sabin 1952).

21. Noch nicht gruppierte Virusstämme

α) Papataci-Fieber

(Phlebotomus-Fieber, Sandfloh-Fieber, 3-Tage-Fieber, Moskitofieber)

Auch diese Erkrankung befällt beim Menschen nicht das ZNS und verläuft gutartig. Sie kommt im Süden Europas, in Klein- und Zentralasien und in Indien vor und wird durch Phlebotomus papatasii übertragen.

Der Bereich der Tierarten, bei denen eine experimentelle Erkrankung des ZNS durch das Virus des Papataci-Fiebers erzeugt werden kann, ist sehr eng. Nach Sabin (1955) können nur *neugeborene Mäuse* an das Virus adaptiert werden (Stamm Sizilien). Erst nach 3 Blindpassagen ergab sich ein Virus, welches nach einer Inkubationszeit von 10—12 Tagen eine Encephalitis erzeugte. Weitere Passagen führten zu einer Zunahme der Virulenz, so daß auch 5—6 Tage alte *Ratten* intracerebral infiziert werden konnten und an Encephalitis erkrankten.

Wurden *Affen* intracerebral infiziert, trat lediglich nach 10 Tagen eine fieberhafte Reaktion auf.

β) Colorado-Tick-Fieber

(Colorado-Zeckenfieber, Mountain fever, mountain tick fever, non-exanthematic tick fever, amerikanisches Bergfieber)

Die Erkrankung ist seit über 100 Jahren in den Rocky Mountains heimisch, wird durch eine Zecke übertragen und befällt ebenfalls nur selten das ZNS.

Intracerebrale Infektion führt bei *swiss Albinomäusen* und *Hamstern* zu einer Encephalomyelitis (Koprowski und Cox 1947).

4 Tage nach intracerebraler Inoculation von 0,03 cm³ einer 10%igen Mäusehirnsuspension erkrankten die Tiere an Lähmungen. Der Tod trat am nächsten oder übernächsten Tag auf. 8 Tage alte Mäuse sind intraperitoneal etwa ebenso empfindlich wie 28 Tage alte intracerebral. *Hamster* erliegen ebenfalls. *Baumwollratten* und *Opossum* entwickeln nur Virämie. *Schafe* und *Kaninchen* sind nicht empfänglich.

Oliphant und Tibbs (1950) gaben 0,1 cm³ von emulgiertem Blutcoagulum oder Serum von Kranken intraperitoneal 3—5 Tage alten Mäusen. Entweder schon nach der ersten Passage oder aber nach einigen Passagen kam es 5—8 Tage nach der Einverleibung zu Erregung und Muskelinkoordination. Stupor und Tod traten zwei Tage nach Beginn der Erkrankung ein.

γ) California Encephalitis

Das Virus wurde von Hammon und Reeves 1943—1944 aus Moskitos isoliert. Bisher existieren nur wenige gesicherte Fälle beim Menschen. Auch ist die Rolle dieses Virus bei der kalifornischen Encephalitis noch nicht ganz eindeutig.

Das Virus ist pathogen für *Mäuse, Baumwollratten* und *Hamster*, bei welchen es nach intracerebraler Applikation Encephalitis erzeugt. Bei *Kaninchen* kommt es zu einer Virämie.

δ) Rift-Valley-Fieber

(enzootische Hepatitis)

Die Erkrankung ist nach einem Tal in Ostafrika benannt und kommt hauptsächlich bei *Schafen*, besonders *Lämmern*, bei *Ziegen* und bei *Rindern* vor, aber auch beim Menschen. Auch in Europa und Amerika sind einige Fälle bekannt geworden. Beim Tier ist die Mortalität hoch (bis 90%). Die Tiere sterben an akuter Lebernekrose. Beim Menschen hat die Erkrankung eine gewisse Ähnlichkeit mit dem Denguefieber und ist nur selten tödlich. Weder bei Mensch noch beim Tier sind Komplikationen von seiten des ZNS bekannt. Die Übertragung erfolgt ebenfalls durch Moskitos.

MACKENZIE, FINDLAY und STERN gelang es 1936, durch intraperitoneale Injektion von Immunserum und gleichzeitige intracerebrale Infektion die neurotropen Eigenschaften des Virus zu fördern und einen Stamm zu entwickeln, der an *Mäusen* haftet und eine Encephalitis erzeugt.

Nur intracerebrale Infektionen sind wirksam. Nur bei *Säuglingsmäusen* führen auch intraperitoneale Infektionen zur Encephalitis.

Ratten und *Microtus agrestis* gehen nach intracerebraler Infektion ebenfalls zugrunde.

Kaninchen und *Meerschweinchen* sind nicht empfänglich.

Der Stamm erzeugte auch in jungen *Lämmern* nach intracerebraler Infektion eine Encephalitis.

Auch *Macacus mulatta* und *irus* sind hochempfänglich für intracerebrale Infektion und sterben meist an der Encephalitis (FINDLAY, MACKENZIE und STERN 1936).

1949 berichtet SMITHBURN nochmals, daß das Virus nach Serienpassagen in Mäusen an Neurotropismus zunimmt.

22. Rickettsiosen

α) Fleckfieber

[Flecktyphus, epidemic (louse borne) typhus, jail fever, war fever, famine fever, Morbus hungaricus, typhus exenthématique historique, dermotypho, tabardillo, typhus exantematico]

Das Fleckfieber ist eine seit HIPPOKRATES bekannte, weit verbreitete Seuche, die in den letzten Jahrzehnten mit zunehmender Verbesserung der hygienischen Bedingungen selten geworden ist. Sie wird durch die Kleider- und durch die Kopflaus (Pediculus humanus vestimenti und capitis) übertragen, welche selbst an der Erkrankung zugrunde gehen. Ihr Erreger ist die Rickettsia prowazeki. Für die Erkrankung beim Menschen charakteristisch sind das Exanthem, der Fieberverlauf mit einer Kontinua über 2—3 Wochen und die encephalitischen Symptome. Die Inkubationszeit beträgt beim Menschen 10—14 Tage.

Histopathologisch findet sich beim Menschen eine spezifische, an Gefäße gebundene, knötchenförmige Entzündung, die, über den ganzen Organismus ausgebreitet, besonders im Gehirn und an den Hirnhäuten zu finden ist. Die Knötchen bestehen im Gehirn aus Gliazellen, einzelnen Plasma-, Lympho- und Erythrocyten und bevorzugen die graue Substanz. Im Rückenmark sind graue und weiße Substanz in gleicher Weise befallen. Das Bild kann mit der St. Louis und japanischen B-Encephalitis verglichen werden (ROTH).

Schon frühzeitig wurden Übertragungsversuche auf Tiere gemacht. NICOLLE gelang es 1909, durch intravenöse Gaben von 1 cm³ menschlichem Fleckfieberblut bei einem *Schimpansen* Fleckfieber zu erzeugen, das nach 24 Tagen ausbrach. Weitere Passagen waren möglich. Im selben Jahr übertrugen ANDERSON und GOLDBERGER Fleckfieber vom Menschen auf *Macacus rhesus* und *Cebus capuchinus*. In 22,5% waren Rhesusaffen resistent. Ferner sind noch *Atellus vellerosus, Cercopithecus collitricheus, Mycetus villosus* und *Cebus hypoleucus* für die Übertragung geeignet (GAVINO und GIRARD). Am besten läßt sich Fleckfieber jedoch auf *Anthropoide* übertragen (NICOLLE 1911).

Klinisch verläuft die Erkrankung beim Affen leichter als beim Menschen: 5—10 Tage nach der Infektion kommt es zu Fieber, das gewöhnlich eine Woche dauert und von Mattigkeit und Gewichtsabnahme begleitet ist. Andere Zeichen der Erkrankung bestehen nicht. Seltener als beim Menschen kommt das typische Exanthem an Gesicht und Händen vor. Die Infektion gelingt mit 1—4 cm³ Blut eines fiebernden Fleckfieberkranken subcutan, intraperitoneal und intravenös fast immer, am besten gegen Ende der Fieberperiode, weil dann der Virustiter im Blut am höchsten ist.

Noch regelmäßiger empfänglich für die Infektion ist das *Meerschweinchen*.

Es wurde zum erstenmal 1909 durch NICOLLE, CONSEIL und CONOR durch intraperitoneale Gabe von Fleckfieberblut vom Menschen infiziert (2—8 cm³). Nach 6—17 Tagen kam es zu Abmagerung und Fieber; nur selten traten Lähmungen auf. Gewöhnlich überleben die Tiere die Infektion. Hauteruptionen kamen nicht vor. Das Meerschweinchen-Passage-Virus hat so konstante Eigenschaften, daß es von NICOLLE als Virus fixe angesehen wird.

Nach OLITSKY ist das Meerschweinchen subcutan, intraperitoneal, intravenös und intracutan empfänglich, am besten intraperitoneal.

SNYDER empfiehlt, bei Infektionen von Meerschweinchen durch menschliches Blut, wenn die Erkrankung älter als eine Woche ist, das Blut gerinnen zu lassen, den Blutkuchen mit einer gleichen Menge sterilen Diluens (z. B. abgerahmte Milch) zu verdünnen und davon, nach Absetzenlassen der groben Partikeln, 4—5 cm³ dem Meerschweinchen zu geben. Nach 18—24 Std haben sich die Tiere gewöhnlich von der Injektion dieser relativ großen Blutmenge erholt. Bei diesem Vorgehen liegt die Inkubationszeit gewöhnlich bei 12—24 Tagen. Werden Hirn- oder Milzsuspensionen dieser Tiere am 3.—4. Fiebertag intraperitoneal weiter injiziert, so verkürzt sich die Inkubationszeit auf 7—9 Tage, von wo an sie gewöhnlich konstant bleibt.

Makroskopisch findet sich bei den Meerschweinchen konstant ein fibrinöser Belag der Milz. Die Gehirnläsionen ähneln denen beim Menschen und beim Affen (s. a. GRÜNFELD, SEREBRJANNAJA und NEUMANN 1933).

Im *Kaninchen* vermehrt sich das Fleckfiebervirus zwar stark (DOERR und PICK), führt aber gewöhnlich zu keiner manifesten Erkrankung.

Die latente Erkrankung ist allerdings durch Kaninchenpassagen übertragbar und das Kaninchengehirn bleibt für Meerschweinchen infektiös.

Nach intravenösen Gaben von Nebennierensubstanz gelang es allerdings NICOLLE und BLAIZOT (1915), beim Kaninchen eine fieberhafte Erkrankung zu erzeugen. Die Inkubationszeit war dabei sehr lang und betrug 34—45 Tage. Nur 4 Kaninchenpassagen waren auf diese Weise möglich.

Ähnlich verhält sich die *weiße Ratte*. Noch nach 12 Serienpassagen war allerdings das Rattengehirn infektiös für Meerschweinchen (NICOLLE). Dasselbe gilt für die *weiße Maus*. Nach intranasaler Inoculation konzentrierter Lösungen von R. prowazeki-Aufschwemmungen geht sie an einer Lungenaffektion zugrunde. Ebenso stirbt sie nach intravenöser oder intraperitonealer Gabe solcher Suspensionen infolge des toxischen Effekts des Virus rasch.

Ein brauchbares Versuchstier für die experimentelle Erzeugung von Fleckfieber gibt die *Baumwollratte* (Sigmodon hispidus) ab.

Eine manifeste Erkrankung, an der das Tier eingeht, entsteht nach intrakardialer Injektion von 10⁶ bis 10⁷ lebenden Rickettsien. Nach intranasaler Instillation entwickeln auch Baumwollratten eine Bronchopneumonie, die nach 4—5 Tagen zum Tod führt. Bei Passagen verkürzt sich die Inkubationszeit auf 2—3 Tage.

Nach SELIWANOFF (1924 und 1925) erkranken auch einige *Vögel* nach Injektion von Fleckfieberblut vom Menschen.

Nach 8-10 Tagen fiebern *Tauben* und sitzen, mit gesträubtem Gefieder, träge im Käfig herum. Ihr Gewicht nimmt ab. Passagen auf andere Vögel und Meerschweinchen sind möglich. Makroskopisch findet sich eine Hyperämie des Gehirnes und der Meningen.

β) Murines Fleckfieber

(Murine flea-borne typhus, endemic typhus, urban or shop typhus of Malaya, Flohtyphus, Rattentyphus, Toulon typhus, endemic typhus of Moscow, mandchurian typhus)

Das murine Fleckfieber ist eine endemische Erkrankung von *Mäusen* und *Ratten* und wird durch den Floh Chenopsylla cheopis bzw. durch die Rattenlaus Polyplax spinulosus übertragen. Die Erkrankung ist, wie schon die verschiedenen Namen ausdrücken, weit verbreitet, wird aber nur sporadisch auf den Menschen übertragen. Sie verläuft unter Fieber und Kopfschmerzen, dauert 1—2 Wochen und hat eine günstige Prognose. Das pathologische Bild ähnelt weitgehend dem beim Flecktyphus.

Das Versuchstier für das murine Fleckfieber ist das *Meerschweinchen*.

Infektionsmodus und klinisches Bild sind ähnlich wie beim Fleckfieber. Nach Serienpassagen bleibt die Inkubationszeit ziemlich konstant bei 3—7 Tagen (SNYDER). Während der heißen Sommermonate verläuft die Erkrankung oft unauffällig. Das klinische Bild beim männlichen Tier unterscheidet sich nur insofern vom Fleckfieber, als es in den meisten Fällen zu einer Vergrößerung des Scrotums, einer Rötung der Scrotalhaut und zu Adhäsionen zwischen Testes und Tunica vaginalis kommt.

Typische Knötchen im Gehirn kommen viel seltener als beim Fleckfieber vor (ZINSSER und CASTANEDA 1931).

Im Gegensatz zum klassischen Fleckfieber erkrankt auch die *Ratte* (PHILIP 1948).

Nach intranasaler Infektion erzeugt Rickettsia mooseri bei *Ratten* und *Mäusen* starke Lungenaffektionen. Dasselbe gilt für *Kaninchen, Schafe* und *Hunde* (SNYDER).

γ) Rocky Mountain spotted fever

(mountain fever, typhomalaria fever, bull fever, black fever, blue disease, spotted fever, American spotted fever)

Diese Erkrankung kommt in Nord- und Südamerika vor und gehört zu den schwersten Infektionskrankheiten (ROSENBLUM, MASLAND, HARRELL 1952). Das infektiöse Agens, Rickettsia rickettsii, wird durch verschiedene Zecken vom Tier auf den Menschen übertragen. Die Inkubationszeit beträgt gewöhnlich 3—14 Tage (TOPLEY und WILSON). Klinisch beginnt die Erkrankung mit Kopfschmerzen, Fieber und Myalgien und führt in schwereren Fällen zu einem encephalitischen Bild. Pathologisch ist es im wesentlichen eine generalisierte intracelluläre Infektion der kleinen peripheren Blutgefäße (COX). Mikroinfarkte treten hauptsächlich in der Haut, im subcutanen Gewebe und im Gehirn auf. Später bekommen die vasculären Läsionen einen mehr proliferativen Charakter. Im ZNS finden sich gefäßabhängige Demyelinisationen.

Beim Versuchstier *(Meerschweinchen)* sind die cerebralen Veränderungen allerdings nicht wesentlich von denen beim Fleckfieber verschieden (WOLBACH 1919), obwohl das übrige pathologische Bild ganz dem des spotted fever beim Menschen gleicht.

Nach Cox kommen folgende frei lebende Tiere als Virusreservoir in Frage: *Sylvilagus nuttali* (cottontail rabbit), *Baumhörnchen, Erdhörnchen, Schneefußkaninchen, westamerikanisches Kaninchen* (jack rabbit), *Stachelschwein, Tamias striatus* (chipmunk), *Neotoma cinera* (pack rat), *Wiesenmaus, Wildmaus, Wiesel, Murmeltier, Opossum, Hund.* Meist verläuft die Spontanerkrankung bei diesen Tieren mild.

Am häufigsten verwendet für die experimentelle Infektion wird das *Meerschweinchen.* 3 Tage nach der intraperitonealen Inoculation steigt die Temperatur an und bleibt durch 5—14 Tage erhöht (COX). Am 6. bis 8. Tag sterben gewöhnlich die Tiere. Das erste klinische Zeichen bei den männlichen Tieren ist eine Schwellung der Scrotalhaut, dann tritt Appetitlosigkeit auf und das Fell sträubt sich. Das Scrotalödem kann bis zu Nekrosen führen.

Der westliche Stamm ist virulenter als der östliche.

Auch *Kaninchen* zeigen nach intraperitonealer Infektion eine fieberhafte Reaktion.

Affen erkranken gewöhnlich schwer und zeigen ein Exanthem im Gesicht, am Rücken und an den Schenkeln. Auch bei ihnen kommt die Schwellung des Scrotums vor.

Weiße Mäuse und *Ratten* können nur intranasal infiziert werden, wobei sie schwere Bronchopneumonien entwickeln.

Da bei dieser Erkrankung beim Tier zentralnervöse Erscheinungen gewöhnlich nur schwach ausgeprägt sind, wird auf eine eingehendere Darstellung verzichtet.

Ein ähnliches Bild beim *Meerschweinchen* erzeugt das durch Rickettsia conorri verursachte *Zeckenfieber* [Tick-borne typhus, boutonneuse fever, Kenya typhus, südafrikanisches Zeckenbißfieber, Marseille Fieber (CONOR und BRUCH), exanthème typhoide éstival, diothiendermie aiguë, exanthème infectieux épidémique, eruptive fever]. Beim Menschen verläuft es viel milder als das Rocky Mountain spotted fever und gewöhnlich ohne cerebrale Beteiligung.

Meerschweinchen werden gewöhnlich intraperitoneal durch Patientenblut infiziert. Nach 3—6 Tagen beginnt eine Temperatursteigerung, die durch 4—6 Tage anhält (COX).

Ebenso verläuft die *Rickettsialpox* (Rickettsiose vesiculeuse), eine beim Menschen milde verlaufende, durch Zeckenbiß übertragene Erkrankung, gewöhnlich ohne encephalitische Zeichen.

δ) Tsutsugamushi-Krankheit

(Scrub typhus, mite-borne typhus, Japanese river fever, tropical typhus, rural typhus, Überschwemmungsfieber, Kedani-Fieber, Delhi-Pseudotyphus, Shima-mushi-Fieber)

Das infektiöse Agens der Erkrankung ist die Rickettsia tsutsugamushi, die durch Milben übertragen wird und beim Menschen zu einer fieberhaften Erkrankung von etwa 2 Wochen Dauer, nach einer Inkubation von 6—21 Tagen führt. Zentralnervöse Symptome kommen nicht selten in ihrem Verlauf vor und können auch als Restsymptome bestehen bleiben. Pathologisch-anatomisch finden sich in solchen Fällen im Gehirn vasculäre und perivasculäre Reaktionen, ähnlich wie im übrigen Organismus, mit Übergängen bis zu echten encephalitischen Bildern (Glianarben).

Als Versuchstier wird besonders die *weiße Maus* verwendet (SMADEL), welche 7—8 Tage nach intraperitonealer Infektion erkrankt: Das Abdomen schwillt an, Atemnot tritt auf und die Tiere gehen ein.

Mäuse können auch subcutan, intranasal oder intravenös infiziert werden; dabei ist die Symptomatik jedoch eine andere: Nach intravenöser oder intranasaler Infektion mit Rickett-sien-Suspensionen kommt es gewöhnlich nach 4—6 Tagen zum Tod durch hämorrhagische Läsionen der Lunge. Die aus der Lunge gewonnenen Rickettsien haben einen sehr hohen Titer (10^{-9}). Die Stämme variieren in ihrer Virulenz bei Mäusen gewöhnlich stark.

Ebenso empfänglich wie weiße Mäuse sind *Goldhamster* (TOPLEY und WILSON).

Baumwollratten und *weiße Ratten* erkranken ebenfalls nach intravenöser Injektion an einer Lungenaffektion.

Nähere Einzelheiten über die empfänglichen Tiere und die Infektionsmoden sind in der Monographie von BLAKE u. Mitarb. (1945) nachzulesen.

Das durch die Rickettsia burneti erzeugte Q-Fieber ist eine Lungenerkrankung und macht keine zentralnervösen Symptome.

ε) Ornithosis

(Psittakose, Papageienkrankheit, parrot fever)

Der Erreger dieser Erkrankung (Miyagawanella ornithosis RAKE) wird zwar von manchen Autoren noch zu den Rickettsien gezählt, dürfte aber näher dem Erreger des Lymphogranuloma venereum stehen (MEYER). Auch diese Erkrankung führt nur gelegentlich zu Komplikationen von seiten des Zentralnervensystems. Beim Menschen verläuft sie zumeist unter dem Bilde einer Pneumonie mit sehr wechseln-der Mortalität. Häufig kommen abortive Verläufe oder auch stumme Infektionen vor, besonders bei Tierhändlern. Die Inkubationszeit beträgt 1—2 Wochen. In schweren Fällen können sich aber auch meningitische und encephalitische Symp-tome ausbilden. Histopathologisch findet sich dabei ein Hirn- und Rückenmarks-ödem und ein uncharakteristisches Zellbild mit Chromatolyse der Vorderhorn-zellen, Gliaproliferation und degenerativen Veränderungen im Capillarepithel (LILLIE 1933).

Die Infektion erfolgt hauptsächlich durch Inhalation bzw. über den Ver-dauungstrakt, seltener auch durch Biß. Da das mit dem Sputum ausgeschiedene Virus sehr lange virulent bleibt und der Austrocknung widersteht, ist beim Ar-beiten mit ornithose-kranken Tieren größte Vorsicht am Platz. Eine dabei mit Erfolg verwendete Schutzkleidung wird von RIVERS und BERRY angegeben.

Am empfänglichsten für Infektionen sind *Papageien* und alle *Sitticharten*. Die Inkubations-zeit beträgt bei ihnen 7—14 Tage, dann beginnt die Erkrankung akut mit Zittern, serös-schleimigem Nasensekret, Lidschwellungen, Schlafsucht, verminderter Freßlust, Durchfällen, Abmagerung, Lähmungen und Krämpfen. Der Tod tritt nach 8—9 Tagen ein (MOHR).

In der Natur kommt der Erreger auch bei anderen Vogelarten vor.

RIVERS, BERRY und SPRUNT (1931) konnten das Virus vom Nasensekret, aus den Faeces, dem Blut, der Leber und der Milz infizierter *Papageien* isolieren. Die Vögel wurden intraoral, intranasal und intramuskulär infiziert. Im Gegensatz zum Menschen beobachteten die Autoren am Papagei keine Lungenveränderungen. Die konstantesten Veränderungen fanden sich in Leber und Milz.

Das Versuchstier der Wahl ist die *weiße Maus*, deren Empfänglichkeit für Ornithose Krumwiede, McGrath und Oldenbusch (1930) feststellten.

Rivers, Berry und Sprunt (1931) injizierten den Mäusen intraperitoneal oder intracerebral 0,5—0,025 cm³ Organemulsion von an Ornithose verstorbenen Tieren. 2 Tage bis 3 Wochen nach intracerebraler Infektion wurden die Tiere reizbar, sträubten das Fell und hielten den Rücken gekrümmt. Manchmal kam Muskelfibrillieren vor. Ataxie, Kreisbewegungen und generalisierte Krämpfe traten auf. Der Tod trat bei virulenten Stämmen meist nach 2—6 Tagen ein und in einer ganz charakteristischen Stellung: Der Kopf war zurückgezogen, der Rücken gebeugt, ebenso die Vorderbeine; die Hinterbeine gestreckt.

Emulsionen bis zu 10⁻⁵ Verdünnung waren wirksam. Hirnpassagen von Maus zu Maus konnten durchgeführt werden.

Nach intraperitonealer Infektion war das ZNS nicht beteiligt. Nach intracerebraler fand sich ein Hirnödem mit einem klebrig zähen Exsudat. Die Thoraxorgane waren bei dieser Art von Infektion normal. In Leber und Milz fanden sich manchmal fettige Degenerationen und Nekrosen.

Mäuse können auch peroral infiziert werden. Soll der Erreger vom *Rind* oder von *Ziegen* isoliert werden, sind sie allerdings von wenig Wert (Meyer). Bei oraler und subcutaner Infektion ist der Verlauf mehr protrahiert. Nach intraperitonealer Infektion ist die Bauchhöhle mit einem dicken, fibrinösen Exsudat erfüllt.

Nach intranasaler Infektion von Mäusen tritt eine schwere Lungenaffektion auf.

In *Meerschweinchen* erzeugten Rivers, Berry und Sprunt Infektionen mit 0,1—0,25 cm³ emulgierten Hirngewebes (meist intracerebral, aber auch intraperitoneal, intracutan, corneal). Nach 3—7 Tagen Inkubation traten Fieber, Ataxie und Gewichtsverlust auf. Bei einigen Tieren kamen Krampfanfälle vor. Meist erholten sich die Tiere jedoch innerhalb von 2 Wochen wieder.

Histopathologisch fanden sich Zeichen einer Meningitis mit Infiltration von Polymorphkernigen und Mononuclearen sowie perivasculäre Infiltration. Diese Form der Erkrankung war durch Hirnpassagen übertragbar. Dabei trat kein Virulenzverlust für Mäuse und Papageien auf.

Manche Stämme führen auch beim *Kaninchen* nach intracerebraler Gabe zu einer Meningoencephalitis mit tödlichem Ausgang (Meyer).

Wilde und *weiße Ratten* erkranken nicht.

Goldhamster und *Eichhörnchen* (Citellus beecheyi) können intranasal oder intracerebral infiziert werden. Auch *Baumwollratten* sind sehr empfänglich.

Rhesusaffen können ebenfalls intranasal und intracerebral infiziert werden (Rivers u. Mitarb.). Bei intracerebraler Infektion entwickeln auch sie keine Lungenaffektion.

Nach Meyer können 57 verschiedene Arten der Papageienfamilie das Virus der Ornithose beherbergen.

Auch das *Hausgeflügel* ist anfällig, wenn die Infektion auch meist stumm verläuft. *Tauben, Enten, Fasane, Truthähne, weiße Reiher* und verschiedene *Wildvögel* sind ebenfalls empfänglich.

23. Newcastle Krankheit

(Pseudo- oder asiatische Geflügelpest, avian pneumoencephalitis Beach)

Im Jahre 1927 isolierte Doyle ein Virus bei einer bisher unbekannten Erkrankung des Geflügels in Newcastle-on-Tyne, die mit Symptomen des ZNS, des Respirations- und Verdauungstraktes einherging und der der ganze Geflügelbestand dieser Gegend zum Opfer fiel. Die Erkrankung ist zur Zeit in der ganzen Welt verbreitet. Immer häufiger treten chronische protrahierte Formen mit Befall des Zentralnervensystems auf.

Die Erkrankung kommt natürlich außerdem bei *Truthähnern, Perlhühnern, Fasanen, Sperlingen, Papageien* und *Krähen* vor. Experimentell läßt sie sich auf diese Tiere durch Blut, Gehirnsubstanz, Organaufschwemmungen, Faeces, Mundoder Nasensekret übertragen.

Die Erkrankung kommt auch beim Menschen vor und ähnelt einer Influenza. Häufig kommen beim Menschen Conjunctivitiden vor. Besonders bei Kindern und Jugendlichen wurden auch Verläufe mit Beteiligung des ZNS beschrieben (Howitt, Bishop und Kissling), allerdings von durchaus gutartigem Charakter.

Der sehr virulente Virusstamm verursacht bei oraler, intramuskulärer oder intravenöser Einverleibung eine Encephalitis in *Tauben* (Picard), *Truthähnen*

(PICARD) und *Sperlingen* (GUSTAFSON und MOSES). Eine umfassende Übersicht über die Literatur über diese Erkrankung bis 1943 gibt BEAUDETTE.

REAGAN, LILLIE, POELMA und BRUECKNER (1947) gelang die Übertragung der Erkrankung auf Säugetiere.

Verwendet wurde der kalifornische Stamm (J. R. BEACH) nach 22 Hühnereipassagen. 0,1 cm³ infizierter Allantoisflüssigkeit wurden intracerebral 3 vier Wochen alten *Hamstern* verabreicht.

3—6 Tage nach der Inoculation wurden die Hamster reizbar, nach weiteren 1—2 Tagen traten Lähmungen der Vorderbeine auf; innerhalb weiterer weniger Stunden bestand eine komplette Paralyse. Die Tiere starben nach 12—18 Std.

Weitere Hamster-Hirnpassagen steigerten die Virulenz, und ab der 8. Passage starben alle Tiere. Chronische Verläufe wurden nicht beobachtet.

1948 berichteten REAGAN, LILLIE, HAUSER und BRUECKNER nochmals über die Virulenzänderung im Laufe von 200 Hamsterpassagen und bestätigten dieses Verhalten. Das Virus wird somit bei wiederholten Hirnpassagen in zunehmendem Maße neurotrop. Auch die Inkubationsperiode, die anfangs 2—6 Tage betrug, nahm ab und betrug bei der 190. Passage schließlich nur mehr 12 Std.

Nach der 92. Passage war das Virus nicht mehr pathogen für *Hühner*, wenn es intramuskulär oder subcutan gegeben wurde.

Im folgenden Jahr versuchten dieselben Autoren (REAGAN, LILLIE und BRUECKNER 1949) die Übertragung dieses an Hamster adaptierten Virus auf *swiss Albinomäuse*.

12 Mäuse wurden mit 0,05 cm³ einer 10%igen Hirnsuspension vom Hamster intracerebral beimpft. Das Inoculat wurde auf folgende Weise hergestellt: 18 cm³ der Hirnsuspension wurden 2 Std lang mit 50000 U/min zentrifugiert, das Sediment in 3 cm³ physiologischer Kochsalzlösung aufgelöst.

Mehr als 10% der so infizierten Mäuse entwickelten nervöse Symptome; nach der 20. Mäusepassage waren es mehr als 60%.

Die Erregbarkeit setzte 2—9 Tage nach der Infektion ein, dann kam es zu Lähmungen, zuerst an den Vorderbeinen. Innerhalb weniger Stunden trat darauf ein völliger Verfall ein. Häufig wurden rhythmische Zuckungen beobachtet. Ziemlich regelmäßig wurde eine Dyspnoe beobachtet.

Wurde das hamsteradaptierte Virus jedoch von der 300. Hamsterpassage auf Mäuse übertragen, so kam es in fast allen Tieren zu einer Encephalitis (REAGAN und BRUECKNER 1951).

Die Übertragung der Erkrankung auf intranasalem Weg auf *Mäuse* gelang LIU und BANG (1952).

Die intranasale Inoculation wurde unter Ätheranaesthesie ausgeführt, was bekanntlich die Infektion begünstigt: Die Nase der Maus wurde in eine Virussuspension getaucht (unverdünnte bis 10⁻⁴ verdünnte Suspension in physiologischer Kochsalzlösung), etwa 10 Atemzüge lang. Bei diesem Vorgehen entwickelte sich manchmal eine Pneumonie; der Tod trat dann nach 3—4 Tagen ein.

Gewöhnlich kam es zur Encephalitis zwischen dem 5. und 29. Tag nach der Inoculation. Die durchschnittliche Inkubationsperiode betrug 12—13 Tage. Bei intranasaler Infektion zeigte sich, im Gegensatz zur intracerebralen, eine verschiedene Virulenz der Stämme.

Bei einem Teil der Mäuse traten in bestimmten Muskelgruppen Myoklonien auf, was besonders bei der natürlichen Erkrankung der Küken charakteristisch ist. Der Tod trat nach einer Erkrankungsdauer von 2—3 Tagen ein.

Bei jüngeren Mäusen kam es häufiger zum Auftreten einer Encephalitis nach intranasaler Inoculation als bei älteren.

Intraperitoneale Inoculation des Virus erzeugte keine Erkrankung.

Auf der Suche nach dem Übertragungsmodus der Erkrankung wurde auch die Vermutung laut, sie könnte durch den Kot von Vögeln übertragen werden, was GUSTAFSON und MOSES (1952) dazu veranlaßte, Sperlinge mit Newcastle-Virus zu infizieren und die Ausscheidungen auf Virus hin zu untersuchen.

Dazu wurde der *englische Sperling* (Passer domesticus) gewählt, da er in großer Menge in der Gegend, in der das Geflügel erkrankte, vorkommt.

Verwendet wurde der California 11.914-Stamm und der Sullivan-Stamm. Alle Sperlinge wurden durch Instillation von 0,1 cm³ physiologischer Kochsalzlösung + Virus in die Mundhöhle infiziert.

17 von 28 so infizierten Tieren starben. Das Virus konnte aus Leber, Lunge, Blut, Eingeweiden und Gehirn gezüchtet werden. Eine Weiterübertragung durch Kot auf Hühner gelang nicht.

Die Erkrankung läßt sich leicht auf größere Laboratoriumstiere wie *Affen* und *Katzen* übertragen, was ihre Bedeutung für die experimentelle Pathologie erhöht.

WENNER und LASH (1949) verwendeten für die Infektion von *Rhesusaffen* den Manhattanstamm, welcher in 10 Tage alten inoculierten Hühnereiern gezüchtet wurde. Nach der 12. Passage wurde Allantoisflüssigkeit damit infiziert und der Stamm bei —70° C aufbewahrt. Die Affen erhielten 0,8 cm³ unverdünnter Allantoisflüssigkeit intracerebral.

Von 5 so inoculierten Tieren erkrankten alle, 3 erholten sich wieder. Die Inkubationszeit betrug 2—5 Tage. Die Erkrankung verlief mit Tremor, Erregungen, Ataxie und Fieber und dauerte 2—7 Tage. Im Liquor bestand eine Leukocytose.

Eine größere Serienuntersuchung an *Macaca mulatta* nahmen WENNER, MONLEY und TODD 1950 vor.

Verwendet wurden der Manhattanstamm und der Californiastamm, die beide etwa dieselbe Virulenz für Hühnerembryonen aufwiesen. Affen von 2—6 kg wurden auf verschiedene Weise infiziert:

a) intracerebral: unter Äthernarkose wurden 0,8 cm³ Allantoisflüssigkeit oder Embryonenextrakt in beide Thalami injiziert,

b) intradermal: 1—2 cm³ wurden in 4 Portionen in die Bauchhaut injiziert,

c) intranasal: 1 cm³ wurde in den Nasopharynx des nicht anaesthesierten Affen instilliert,

d) intraneural (unter Äther): Die bloßgelegten Nervenfasern wurden infiziert, indem das abgetrennte Ende in ein Glasschälchen mit 0,5 cm³ infektiösem Material für 5 min getaucht wurde.

Von 12 intracerebral mit Stamm Manhattan infizierten Tieren starb 1 im akuten Stadium, 6 erkrankten und wurden 6—17 Tage nach der Inoculation getötet, 5 überlebten und wurden im 2. Monat getötet.

Die Erkrankung verlief mäßig schwer, und die meisten Tiere würden die Erkrankung überlebt haben. Klinisch bestand Fieber, Tremor, Schwäche, Ataxie. Das akute Stadium dauerte 5—10 Tage.

Vom Affenhirn konnte die Erkrankung weiter auf *Affen, Hamster, Meerschweinchen* und *Hühner* übertragen werden.

Pathologisch standen die Zeichen einer Meningoencephalitis im Vordergrund. Der Liquor war meist wolkig getrübt und gelblich und enthielt fast nur Leukocyten.

Die mit dem Californiastamm infizierten 4 Affen starben alle nach einem schweren Verlauf der Erkrankung. Pathologisch-anatomisch fand sich dasselbe Bild.

Merkwürdigerweise wird in beiden Gruppen nichts von Myoklonien berichtet.

Histopathologisch fanden sich außer den angeführten Zeichen auch solche einer Myelitis, die sich auf die obere Halsmarkebene beschränkte und besonders in den Vorderhörnern stark ausgeprägt war.

Im Hirnstamm war die Zerstörung der Ganglienzellen besonders stark ausgeprägt: Es fanden sich fokale Areas von Neuronophagie und Gliaproliferation. Dasselbe war in den paraventrikulären Regionen des 3. und 4. Ventrikels und in der Substantia reticularis zu beobachten sowie in der Brückenhaube und im Nodulus des Kleinhirns.

Andere Infektionsmoden waren beim Affen nicht erfolgreich. Direkte Hirn zu-Hirn-Passagen auf andere Affen gelangen nur mit dem Californiastamm. Im akuten Stadium ließ sich das Virus nicht aus dem Blut oder aus dem Liquor gewinnen, sondern nur aus dem ZNS, besonders aus dem Hirnstamm. Das zeigt, daß hier die Stätte der Vermehrung des Virus zu suchen ist.

Zur Erzeugung der Newcastle-Krankheit bei *Katzen* verwendeten LUTTRELL und BANG (1958) den virulenten Stamm CG, der ebenfalls von BEACH in Californien 1936 isoliert und über 36 Allantoispassagen gehalten wurde.

Junge und erwachsene Katzen zwischen 0,5 und 4,0 kg wurden auf verschiedenen Wegen unter Pentobarbital oder Äther mit 0,05—1 cm³ verdünnter Allantoisflüssigkeit inoculiert.

Für die intraneurale Infektion wurde das proximale Ende des durchtrennten N. ischiadicus in die unverdünnte Stamm-Viruslösung für 5—10 min eingetaucht.

Bei der intranasalen Infektion wurden 0,25 cm³ unverdünnte Stammlösung in jedes Nasenloch eingeträufelt und der Kopf des Tieres nach rückwärts gebeugt.

Intracerebral oder intracerebellar wurden 0,1 cm³ der Virusverdünnung injiziert.

Intraoculär erhielten die Tiere 0,1 cm³ der Virusverdünnung in die Vorderkammer eines Auges.

Intraspinal wurden tiefe cervicale und mittlere thorakale Anteile des Rückenmarkes mit 0,05 cm³ unverdünnter Virus-Stammlösung infiziert.

Subcutane Injektionen von 0,5—1,0 cm³ unverdünnter Stammlösung wurden in die linke untere Extremität gegeben.

Wirksam waren Verdünnungen bis 10⁻⁴. Erwachsene Katzen waren resistenter gegenüber der intranasalen und intraoculären Infektion als junge.

Insgesamt wurden 107 Katzen inoculiert. Bei intracerebraler und intramedullärer Infektion erkrankten fast alle Tiere.

Die Erkrankung begann nach 3—4 Tagen (bei intranasal infizierten Katzen erst nach 11 Tagen und mehr) und zeigte in allen Gruppen das gleiche klinische Bild: Am Tag vor dem Auftreten der Symptome oder erst an diesem Tag kam es zu einer Temperaturerhöhung. Von da an verlief die Erkrankung fulminant. Der terminale Temperaturabfall und Tod traten meist innerhalb von 12—48 Std ein. Im Vordergrund des klinischen Bildes standen Paresen und Krämpfe. Das Bewußtsein blieb meist bis zum Terminalstadium erhalten. Zu Beginn hielten die Katzen oft ihren Kopf nach einer Seite geneigt, nach einigen Stunden begannen rhythmische Myoklonien des Kopfes, Halses, Stammes und der Extremitäten, etwa 40 bis 130/min und unabhängig von der Seite der Inoculation. Die Myoklonien nahmen an Intensität und Ausdauer im Verlaufe der Erkrankung zu, und zwar in cephalocaudaler Richtung. Durch langsame akustische Reize war es möglich, den Myoklonus-Rhythmus zu verändern.

Wurde das Virus in das Halsmark injiziert, begannen die Myoklonien zuerst in der oberen Extremität, wenn ins Brustmark, zuerst in den unteren Extremitäten.

Gleichzeitig oder später entwickelten einige Tiere extensive Spasmen des Kopfes, des Halses und der Vorderbeine mit Fächern der Zehen. Diese Zustände traten anfallsweise auf und erinnerten an Enthirnungsstarre. Terminal kam es bei einigen Tieren zum Auftreten fokaler oder generalisierter Krämpfe.

Ein prominentes Symptom war die Schwäche, die so intensiv sein konnte, daß sie wie eine periphere Läsion aussah. Die Sehnenreflexe waren dabei kaum auslösbar. Zu Beginn der Erkrankung war diese Schwäche meist auf eine Extremität beschränkt.

Hirnnervenläsionen kamen vor allem in intraoculär geimpften Tieren vor, und zwar am häufigsten Pupillenasymmetrien und Facialisparesen. In einigen Tieren bestand ständig eine Salivation, die an Bulbärparalyse denken ließ.

Cerebellare und vestibulo-oculäre Mechanismen waren häufig gestört: Progressiv entwickelten sich Kreisbewegungen, „Purzelbaumschlagen", Nystagmus. Verhaltensänderungen traten nur selten auf.

Histopathologisch war der Cortex im wesentlichen normal. Bei den intranasal infizierten Tieren fand sich: Anschoppung der Gefäße, Gliaknötchen, fokale entzündliche Veränderungen im Bulbus und Tractus olfactorius, Lobus piriformis, den präoptischen Areas und Fornices, im Nucleus amygdalae, den parolfaktorischen und septalen Kernen, im Ammonshorn, den thalamischen Kernen der Mittellinie und im Hypothalamus. Die Veränderungen waren meist bilateral.

Bei den intracerebral inoculierten Tieren fand sich eine nekrotisierende Reaktion am Ort der Injektion. Von dort aus breiteten sich die Läsionen zu den Thalamuskernen der Mittellinie und zum Hypothalamus aus.

Bei oculär infizierten Tieren fanden sich rostral vom Hirnstamm nur wenig Läsionen.

In allen drei Gruppen breitete sich der Prozeß in caudaler Richtung aus; dann wurde das Tegmentum des Hirnstammes betroffen, mit den Zellen des Nucleus ruber, der Substantia nigra, den medialen und lateralen Vestibulariskernen, den basalen cerebellaren Kernen und der Formatio reticularis. Es fanden sich verschiedene Grade von Chromatolysis, Satellitosis und Neuronophagie. Auch die kranialen Hirnnervenkerne waren meist beteiligt. Schließlich kam es zu diffusen, fokalen entzündlichen Veränderungen in der grauen Substanz des Rückenmarkes, besonders in den mittleren Zonen der Vorderhörner.

Nur bei cerebellarer Infektion breiteten sich die Läsionen in rostraler Richtung aus, allerdings auf demselben Weg. Sie konnten bis zu den septalen Areas reichen.

LUTTRELL und BANG meinen, daß sich das Agens längs Neuronen, die in funktionellem Zusammenhang stehen, ausbreitet.

Die an Katzen beschriebene Form der Newcastle-Krankheit hat viele Parallelen zur hyperkinetisch-poliomyelitischen Form der Encephalitis *Economo*.

Kaninchen und *Schweine* sind resistent. *Frettchen* erkranken ebenfalls nicht, doch entwickeln sie spezifische Antikörper.

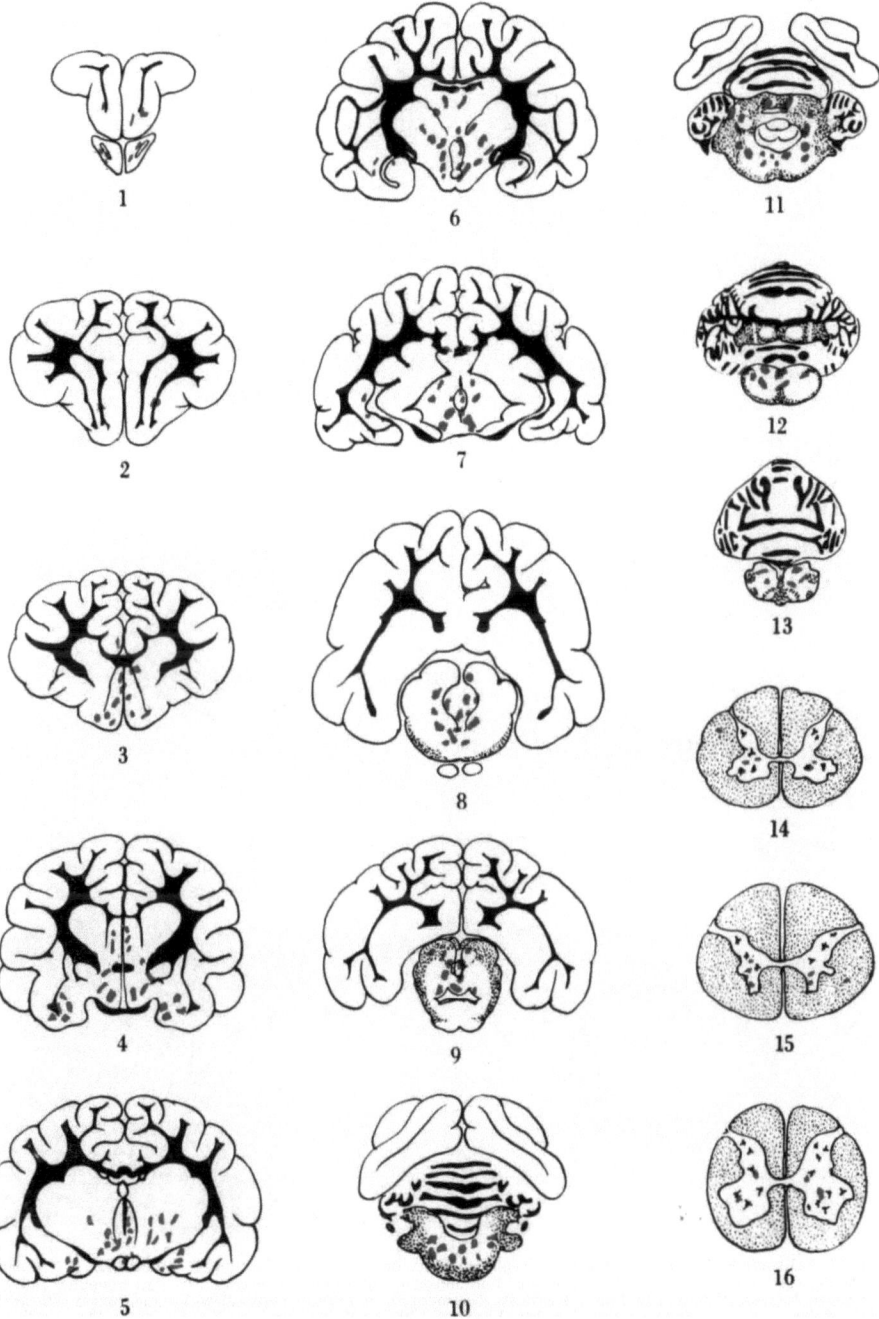

Abb. 26. Die Verteilung der Läsionen bei der New-castle-Encephalomyelitis bei der Katze (intranasale Infektion). (Aus LUTTRELL u. BANG 1958)

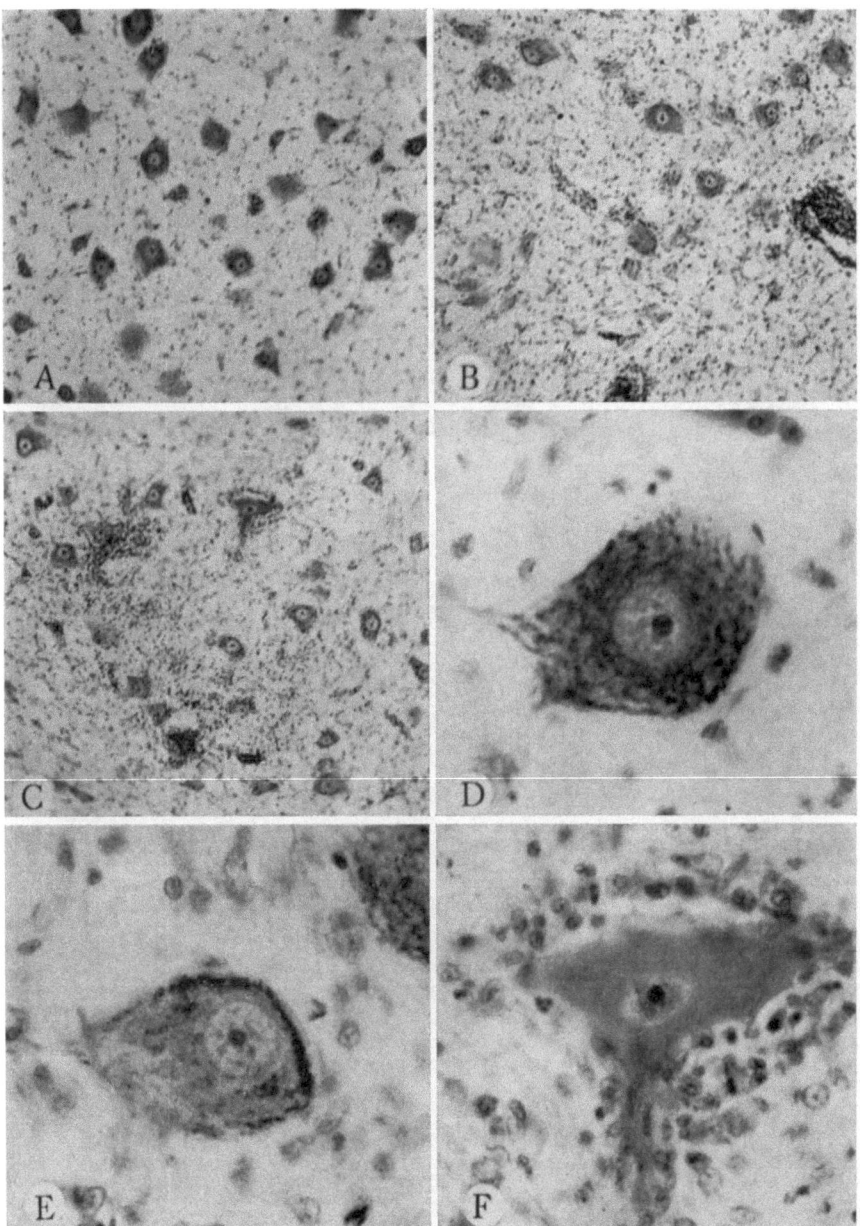

Abb. 27. Zellveränderungen bei Newcastle-Encephalomyelitis der Katze. Alle Färbungen: Gallocyanin. *A* N.ruber, Kontrolle, 100 ×. *B* N.ruber, früheres Stadium: Chromatolyse und intensive perivasculäre Anschoppung. 100 ×. *C* N.ruber, fortgeschrittenes Stadium: Satellitosis, Neuronophagie, diffuse entzündliche Veränderungen, stärkere Chromatolyse. 100 ×. *D* Zelle aus dem N.ruber, Kontrolle, 600 ×. *E* Zelle aus dem N.ruber, frühe Chromatolyse mit randständiger Nissl-Substanz, 600 ×. *F* Zelle aus dem N.ruber, fortgeschrittenes Stadium: Intensive Satellitosis, fortgeschrittene Chromatolyse und Kernpyknose. 600 ×. (Aus LUTTRELL u. BANG 1958)

24. Bornasche Krankheit der Pferde

[Meningitis cerebrospinalis enzootica (ZWICK und SEIFRIED), Borna disease, enzootic encephalomyelitis of horses, cattle and sheep, névraxite enzootique]

Die Erkrankung ist seit einigen hundert Jahren in mehreren Gegenden Mitteldeutschlands endemisch; man wurde aber erst durch eine größere Epidemie im vergangenen Jahrhundert in Sachsen auf sie aufmerksam. Seitdem wurde sie in fast allen Erdteilen beobachtet und bildet nach SEIFRIED die verlustreichste Pferdeseuche. Natürlich kommt sie vor allem bei *Pferden* und *Schafen* vor; bei *Rindern* verläuft die Infektion zumeist ohne manifeste Symptome. Erkrankungsfälle beim Menschen sind nicht bekannt.

Klinisch beherrscht das Bild eine Depression und Abstumpfung. Erregungszustände kommen seltener vor. An Kopf und Hals treten tonisch-klonische Krämpfe auf. Daneben kommen häufig Gleichgewichts- und Koordinationsstörungen vor. Später treten Hirnnervenlähmungen auf, noch später auch cervicale und spinale Symptome mit Paresen. Die Erkrankung dauert etwa 1—3 Wochen und ist in 80—90% tödlich (ZWICK und SEIFRIED 1929). Tiere, die die Erkrankung überstehen, zeigen häufig Dummkoller. Beim Pferd beträgt die Inkubation etwa 4 Wochen. SEIFRIED und GYLSTORFF-SASSENHOFF (1958) unterscheiden zwei klinische Formen, eine klassische, die nichteitrige Polio-Encephalomyelitis vom lymphocytären Typ (JOEST) und eine, seltenere, hämorrhagische, polioencephalitische Verlaufsform (HOLZ).

Die histopathologischen Veränderungen sind teils entzündlicher, teils degenerativer Natur.

Nach SEIFRIED u. Mitarb. (1958) sind die Meningen nur wenig in Mitleidenschaft gezogen. Im allgemeinen ist das Gehirn stärker betroffen als das Rückenmark. Besonders an den Präcapillaren treten Infiltrate auf (perivasculär sowie intraadventitiell), hauptsächlich aus Lymphocyten und Plasmazellen bestehend. Ferner besteht eine starke Gliareaktion mit Gliaknötchen und Gliarasenbildung. Ganglienzellveränderungen finden sich hauptsächlich in der Oblongata, im Mittelhirn und in den spinalen Ganglien. Echte und Pseudo-Neuronophagien kommen vor. Ziemlich regelmäßig finden sich die Joest-Degenschen intranucleären Einschlußkörperchen, besonders in den Pyramidenzellen des Ammonshornes.

Bei der hämorrhagischen Form kommen auch größere und kleinere Blutungen, die auf die Lymphscheiden der Gefäße beschränkt sind, vor, daneben auch Gefäßnekrosen.

Die Veränderungen sind am schwersten im Mittelhirn, im Halsmark und in der Substantia nigra, weniger in der Vierhügelregion. Im Zwischenhirn sind besonders die Bereiche der Hirnnervenkerne am Boden des 3. Ventrikels befallen. Auch der Boden des 4. Ventrikels ist stark betroffen. Im allgemeinen sind die Veränderungen in Ventrikelnähe stärker ausgeprägt.

Der natürliche Infektionsweg ist noch nicht bekannt. Wahrscheinlich erfolgt die Infektion über den Nasopharynx. Das Virus ist besonders resistent gegenüber Austrocknung, der es jahrelang widerstehen kann. Züchtungsmethoden sind noch nicht bekannt. In 50%igem Glycerin kann es zumindest für 6 Monate infektionstüchtig erhalten werden.

1924 gelang es ZWICK und SEIFRIED, die Erkrankung durch intracerebrale Inoculation auf *Kaninchen, Meerschweinchen, Mäuse, Ratten, Hühner* und *Schafe* zu übertragen. Auch Übertragungen auf *Affen* sind gelungen.

Die Übertragung ist durch subdurale, intraneurale, intracerebrale, subcutane, intramuskuläre, intravenöse, intraoculäre, intraperitoneale, intratesticulare, nasale und cutane Inoculation möglich. Auch über den Magen-Darm-Trakt kann es zur Ansteckung kommen, wenn gesunde und kranke Kaninchen gemeinsam in einem Stall gehalten werden. Bei intracerebraler Infektion genügten noch 0,2 cm³ einer 1 : 100000 verdünnten Hirnemulsion. Hirnpassagen durch *Kaninchen* und Rückübertragungen auf *Schafe* und *Pferde* konnten durchgeführt werden.

MATTHIAS (1958) zeigte, daß die Empfänglichkeit der Versuchstiere durch gleichzeitige intracerebrale Gabe von nicht-pathogenen Kokken gesteigert werden kann.

Er verwendete für die Injektion den Überstand einer 1 : 10 mit Phosphatpufferlösung verdünnten und zentrifugierten Hirnsubstanz von erkrankten Tieren. *Schafe* bekamen davon 3 cm³, *Pferde* 5 cm³ intracerebral. Eine ebensolche Steigerung der Empfänglichkeit ist auch durch intravenöse Gabe von Coli-Vaccine zu erzielen. Außerdem gelang es MATTHIAS, durch

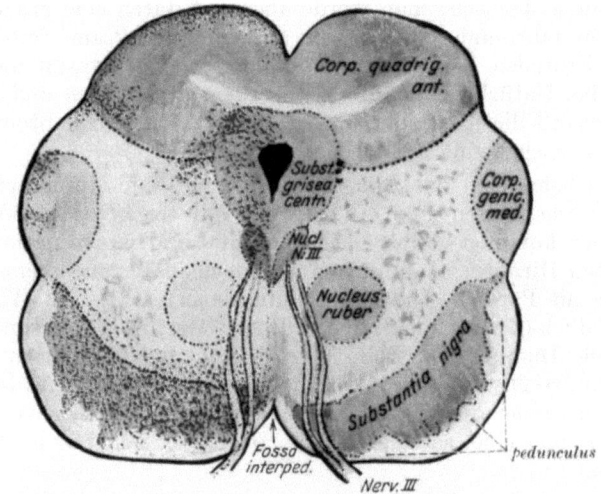

Abb. 28. Bornasche Krankheit des Pferdes

a Mittelhirnquerschnitt mit entzündlicher Reaktion, schematisch

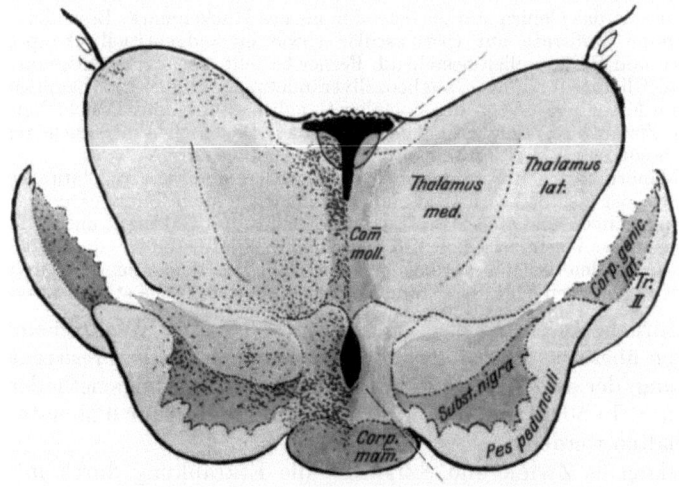

b Zwischenhirnquerschnitt durch das Ganglion habenulare

intracutane Impfung eine latente Infektion von *Fohlen, Schafen* und *Kälbern* zu erzielen, die ohne klinische Symptome verlief, bei der aber das Gehirn die typischen Veränderungen zeigte und infektionstüchtig war.

Beim *Kaninchen* beträgt die Inkubationszeit bei intracerebraler und intranasaler Infektion ziemlich konstant 3 Wochen (HEINIG). Die Erkrankung dauert 8—14 Tage und nur ausnahmsweise länger.

MATTHIAS gibt für intracerebral infizierte *Kaninchen* eine Inkubationsdauer von 13 Tagen an, für *Pferde* 11 und für *Schafe* 9 Tage.

Die anderen Versuchstiere erkranken nicht so regelmäßig, die Inkubationszeiten sind wesentlich länger und variieren mehr (beim *Meerschweinchen* bis zu 3 Monaten). Die lange Inkubationszeit beim *Kaninchen* ist um so erstaunlicher, als

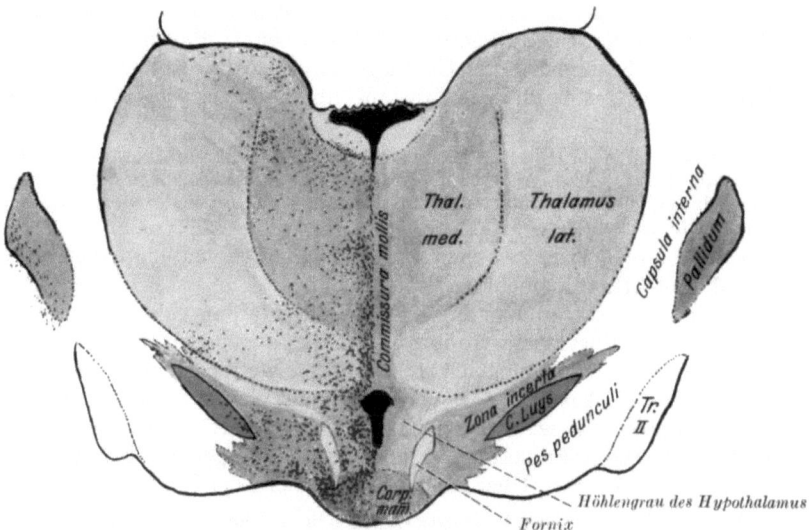

c Zwischenhirnquerschnitt durch das Corpus Luysii.

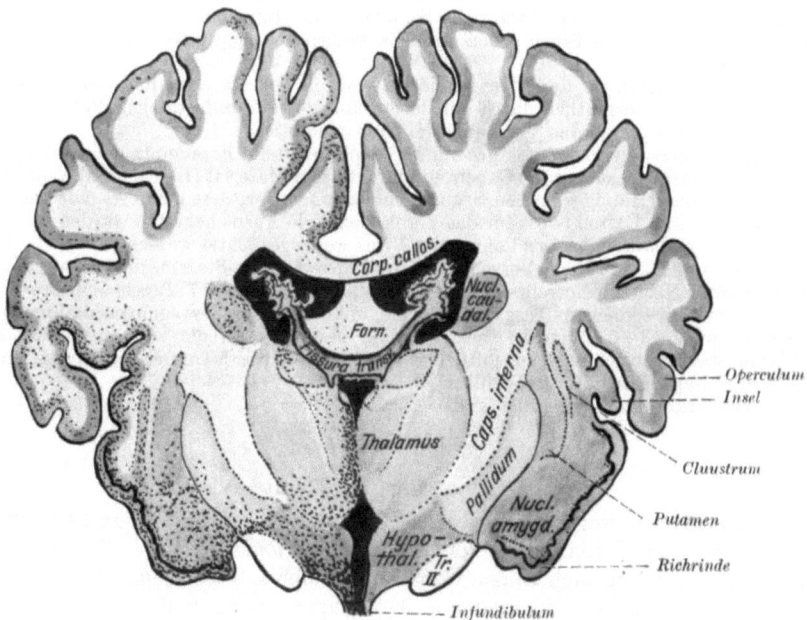

d Endhirn- und Zwischenhirnquerschnitt. (Aus SEIFRIED u. SPATZ 1930)

HEINIG nachweisen konnte, daß bereits vom 3. Tag an nach der intracerebralen Infektion beim Kaninchen das Virus in Gehirn, Liquor, Lendenmark, Nasenschleimhaut und Nasensekret nachzuweisen ist.

25. Hundestaupe
(Canine distemper, Carré's Erkrankung)

Nach FRAUCHIGER und FANKHAUSER ist der Begriff der Staupe noch kein einheitlicher Krankheitsbegriff, und immer wieder wird versucht, neue Krankheitsbilder von ihm abzugrenzen, wie die canine encephalitis, dry distemper, idiopathische Encephalitis, hard-pad-disease. Bei allen diesen wurde aber nie etwas anderes als das klassische Staupevirus von CARRÉ gefunden, so daß die angeführten Autoren zur Ansicht neigen, es handle sich dabei nur um modifizierte Abläufe ein und derselben Erkrankung.

Die Staupe kommt bei *Hunden* aller Rassen vor, ferner bei *Frettchen*, wo sie eine besonders hohe Mortalität hat (90%). Außerdem erkranken der *Fuchs*, der *Wolf*, das *Nerz* und das *Stinktier*. Ob die bei *Katzen* mitgeteilten Infektionen wirklich der Staupe zuzurechnen sind, bleibt noch dahingestellt.

Besonders junge Tiere zwischen 4 und 12 Monaten sind empfänglich.

Der Mensch erkrankt nicht an Staupe.

Klinisch ist die Erkrankung durch folgende Symptome gekennzeichnet: Fieber, Anorexie, initiale Coryza, gastro-intestinale Störungen, katarrhalische Affektion des Atemtraktes. Erscheinungen von seiten des Nervensystems können während dieses Stadiums, im Anschluß daran oder auch erst viel später auftreten. Die neurologische Symptomatik ist sehr vielfältig und variiert stark (FRAUCHIGER und FANKHAUSER). Die Inkubationszeit beträgt 3—6 Tage, die Erkrankung selbst gewöhnlich 2—4 Wochen. Über die Pathologie siehe bei FRAUCHIGER.

Als Versuchstiere sind besonders *Frettchen* wegen ihrer hohen Anfälligkeit geeignet (DUNKIN und LAIDLAW 1926). Diesen Autoren war es nicht möglich, gesunde Frettchen im selben Gebäude zu halten wie die kranken, da durch keine Vorsichtsmaßnahme eine Ansteckung verhindert werden konnte. Die Inkubationszeit bei Frettchen beträgt gewöhnlich 10 Tage. Die Erkrankung beginnt mit einer wäßrigen Exsudation der Bindehäute, die bald in eine purulente übergeht. Nach etwa 5 Tagen gehen die meisten Tiere ein, einige entwickeln encephalitische Symptome.

Die Ausscheidungen der Tiere sowie die serösen Sekrete enthalten das Virus, und die Infektion erfolgt vermutlich durch Inhalation und auf dem intestinalen Weg. In den ersten 4 Erkrankungstagen ist das Virus auch im Blut nachweisbar.

Hunde eignen sich ebenfalls gut für die experimentelle Erzeugung der Erkrankung. Sie können leicht durch subcutane Gaben von infektiösem Material (Blut oder Milzsuspensionen) infiziert werden. Häufig kommen Sekundärinfektionen vor, deren Erreger vor den Arbeiten von DUNKIN und LAIDLAW oft für das krankmachende Agens gehalten wurden.

Auch in *Säuglingshamstern* konnte das Virus weitergezüchtet werden (CABASSO, DOUGLAS, STEBBINS und COX 1955). Verwendet wurde der Lederle-Stamm des hühneradaptierten Staupevirus. Nach intracerebraler Infektion kam es nach 4—7 Tagen zum Ausbruch der Erkrankung mit tödlichem Ausgang (Apathie, unkoordinierte Bewegungen, Lähmungen). Die Hamster waren 3—5 Tage alt. Das Inoculum bestand entweder aus verdünnter, handelsüblicher Staupevaccine oder aus infizierter Chorion-Allantois-Membran. Hirnpassagen wurden über 16 weitere Hamster durchgeführt. *Mäuse* erkrankten dabei nicht.

26. Geflügelpest
(fowl plague, fowl pest, peste aviaire)

Diese Erkrankung ist seit etwa 100 Jahren bekannt und kommt hauptsächlich in Europa und Nordamerika vor. Sie befällt *Hühner*, *Fasane*, *Truthähne*, einige *Wildvögel*, seltener auch *Enten*, *Gänse* und anderes *Wassergeflügel*.

Nach einer Inkubationszeit von 3—5 Tagen (TOPLEY-WILSON) erkranken die Vögel schwer und gehen nach 2—4 Tagen, manchmal aber auch schon nach Stunden ein. Es entwickelt sich Anorexie, Lethargie, der Kamm wird blauschwarz, ein schleimiges Sekret wird an der Nasenöffnung ausgeschieden.

Pathologisch-anatomisch finden sich Petechien im Herzen und an den serösen Häuten. Im Gehirn finden sich Zeichen einer Encephalitis, mit angeschoppten

Blutgefäßen, degenerierten Nervenzellen, nekrotischen Foci und Gliaproliferation (HAGAN und BRUNER).

Die Erkrankung wird wahrscheinlich über den Verdauungstrakt übertragen. *Tauben* scheinen resistent zu sein. Der Mensch erkrankt nicht.

Experimentell kann die Erkrankung in *Hühnern* durch Inoculation von Blut, Nasensekret und Kloakensekret in geringster Menge erzeugt werden. Nach TOPLEY und WILSON genügen 10^{-7} cm^3.

Außer den natürlich empfänglichen Tieren sind auch *Frettchen* und *Rhesusaffen* bis zu einem gewissen Grad empfänglich (FINDLAY und MACKENZIE 1937). Die Verfasser konnten außerdem *Igel, Mäuse, Ratten, Tauben* und *Enten* infizieren. Nach SCHMIDT und OERSKOV (1935) können auch *Meerschweinchen* und *Kaninchen* erkranken.

FINDLAY, MACKENZIE und STERN (1937) untersuchten die Histopathologie bei *Affen, Frettchen, Igel, Tauben, Enten, Mäusen* und *Ratten.* Sie fanden Läsionen in allen drei Schichten des embryonalen Gewebes und erkennen demnach dem Virus pantrope Eigenschaften zu. Das Bild an den visceralen Organen ist sehr ähnlich dem beim Gelbfieber und beim Rift Valley-Fieber.

Im Zentralnervensystem finden sich vor allem nekrotische Foci, perivasculäre Infiltrationen, meningeale Infiltrate und Kerneinschlußkörperchen bei allen Tieren. (Einschlußkörperchen in der Leber waren bei einigen der untersuchten Tierarten zu finden.) Beim Affen stehen mehr diffuse Veränderungen im Sinne einer Encephalitis am Boden des 4. Ventrikels und in der Oblongata im Vordergrund. Bei Maus, Ente und Taube war die diffuse Encephalitis am deutlichsten im Mittelhirn, Pons und in der Oblongata.

Bei allen Tieren bestand eine schwere Bronchopneumonie.

Die Geflügelpest ist nicht zu verwechseln mit der *Geflügelcholera* (Cholera de volailles). Wichtigstes diagnostisches Unterscheidungsmerkmal sind die diffusen oberflächlichen Hämorrhagien oder Petechien an den Mucosen. Im Gehirn finden sich Knötchen von leukocytärer Infiltration, pericapilläre Infiltration und Nekrosen der Endothelzellen. Im Zentrum der perivasculären Herde liegen sog. Kleine-Schiffmannsche Körperchen.

Die meisten *Vögel* sind empfänglich für die Erkrankung, am wenigsten die *Taube*. Auch das *Kaninchen* erkrankt nach hohen Dosen. Gewisse Stämme konnten an die *Maus* adaptiert werden und sind sehr virulent geworden (DOERR, SEIDENBERG und WHITMAN, LEVADITI, HABER und COQUOIN).

Besonders empfindlich ist das *Huhn*. Es genügt, es zu stechen mit einer Nadel, die mit infiziertem Blut benetzt ist, um die Erkrankung zu erzeugen (DUMAS 1953). Auch orale Infektion durch infizierte Körner ist möglich. Am folgenden Tag findet sich ein leichtes Ödem an der Injektionsstelle. Nach 36—48 Std tritt der Tod ein.

Die Erkrankung tritt unter verschiedenen Formen auf (DUMAS). Bei der hyperakuten Form geht der Vogel innerhalb von Stunden ein, die Temperatur steigt dabei auf 43 und 44° C.

Bei der akuten Form kommt es zur Nahrungsverweigerung, das Tier isoliert sich und wird somnolent. Die Temperatur steigt ebenfalls hoch. Schwankender Gang; das Tier stößt an Hindernisse. Der Kamm wird blauschwarz und ödematös, selbst der Hals kann vom Ödem mit ergriffen werden. 3—4 Tage nach Beginn treten Eiterungen aus der Nase und dem Sinus suborbitalis auf sowie Conjunctivitis. Intestinale Störungen, Kopftremor kommen dazu, und der Tod erfolgt nach allgemeinem Verfall nach 5—7 Tagen Erkrankung.

Die subakute Form kann einige Wochen dauern und endet ebenfalls oft tödlich. Sie beginnt mit unsicherem, steifen Gang, Lichtscheu, Lähmungen eines Flügels oder eines Beines; später kommt es zu generalisierten Krämpfen oder klonischen Kontraktionen des Kopfes, des Halses und des Körpers.

27. Encephalitis der Füchse

Entgegen dem Namen, nach dem als Erreger ein neurotropes Virus erwartet werden könnte, ist die Erkrankung eine generalisierte, wobei das ZNS mitbefallen wird. Das Virus ist nahe verwandt, wenn nicht identisch, mit dem Virus der infektiösen Hepatitis der Hunde (RUBARTH 1947). Die Erkrankung kommt bei

Füchsen vor. Ihre Symptome bestehen in Anorexie, Übererregbarkeit oder Lethargie und Krämpfen sowie Lähmungen (TOPLEY und WILSON). Sie verläuft gewöhnlich sehr rasch, und nach RAGAN und BRUNER sterben fast alle Tiere innerhalb eines Tages (im Gegensatz dazu geben TOPLEY und WILSON nur 20% Mortalität an). Histopathologisch finden sich Hämorrhagien in Hirn und Rückenmark und in den Eingeweiden. Im ZNS kommen reichlich Rundzelleninfiltrate vor, auch die Meningen sind ergriffen. In den endothelialen und ependymalen Zellen des Zentralnervensystems sind charakteristische intranucleäre Einschlußkörperchen zu sehen.

Die artefizielle Übertragung bei *jungen Füchsen* erfolgt durch intramuskuläre, intranasale oder intracerebrale Inoculation von homogenisiertem Gehirn oder Rückenmark verstorbener Tiere. Die Inkubationszeit beträgt 2—6 Tage.

Auch *Hunde* sind für die Erkrankung anfällig. Sie wurde besonders intensiv von GREEN u. Mitarb. studiert, auf deren Arbeiten verwiesen wird (GREEN, GREEN, CARLSON, SHILLINGER 1936).

28. Epidemischer Tremor der Hühner

(Encephalomyelitis der Hühnchen, Encephalomyelitis affecting young chicken,
infectious avian encephalomyelitis)

Die Erkrankung wurde von JONES 1932 in den USA beschrieben und scheint weit verbreitet in den USA zu sein. Sie befällt vor allem *junge Hühner* im Alter von 2—3 Wochen und beginnt mit Ataxie und periodischem Tremor des Kopfes, dann werden die Tiere somnolent und gehen ein. Die Mortalität übersteigt manchmal 50%. Im ZNS sieht man perivasculäre Anhäufungen von Lymphocyten. Neuronendegeneration findet sich besonders in den Vorderhornzellen des Rückenmarkes, in der Oblongata und im Pons. Die Art der natürlichen Infektion ist unbekannt. Der Mensch wird von der Erkrankung nicht befallen.

JONES (1934) erzeugte die Erkrankung durch intracerebrale Infektionen von 3 Tage bis 6 Wochen alten *Hühnern*. Weitere Hirnpassagen waren möglich. Die Inkubationsdauer betrug 6—44 Tage (meist 21—28 Tage). Das Virus überlebte in 50% Glycerin 69 Tage bei Raumtemperatur.

Mäuse, Meerschweinchen und *Affen* konnten durch OLITSKY (1939) nicht infiziert werden. Auch nach VAN ROEKEL, BULLIS und CLARKE (1938) hat das Virus einen sehr engen Infektionsbereich, der auf Hühner beschränkt sein dürfte.

B. Protozoenerkrankungen

Toxoplasmose

Die Toxoplasmose ist heute eine der am weitesten verbreiteten Infektionen in der Tierwelt und kommt in allen Breiten und in einer großen Anzahl von Tieren vor, ohne jedoch immer zu einer manifesten Erkrankung zu führen. Unter den Haustieren wurde sie bisher spontan bei *Hund, Katze, Kaninchen, Chinchilla, Schwein, Rind, Huhn, Taube, Ente* und *Ziervögeln* beobachtet. Ferner kommt sie bei *Ratte* und *Maus* vor. Eine Zusammenstellung aller bis 1952 beobachteten Fälle beim Tier findet sich bei HABEGGER.

Die Erkrankung ist beim Tier viel länger bekannt als beim Menschen. 1908 isolierten NICOLLE und MANCEAUX das Toxoplasma beim *Gundi* (Ctenodactylus gondi), einem kleinen afrikanischen Nager, und konnten es experimentell auch auf dieselbe Species weiterübertragen. Heute scheint es erwiesen, daß die 1898 durch ZIEMANN beschriebene Erkrankung des *Buchfinken* (FRAUCHIGER und FANKHAUSER) und die 1900 durch LAVERAN bei der *Java-Taube* beobachtete Infektion ebenfalls durch den Toxoplasmoseerreger hervorgerufen wurden.

Seit der ersten Feststellung einer Toxoplasmose bei einem menschlichen Säugling 1939 durch WOLF, COWEN und PAIGE, wurde die Erkrankung in zunehmendem

Maße auch von humanmedizinischer Seite Interesse entgegengebracht (Monographien von PIEKARSKI, BAMATTER und von THALHAMMER). Wie heute feststeht, ist der Durchseuchungsgrad auch beim Menschen größer, als nach der klinischen Erkrankungsrate zu erwarten wäre. Die Toxoplasmose wird durch ihre geringe Wirtsspezifität und ihr ubiquitäres Vorkommen immer mehr zu einer Seuche, deren Bekämpfung von größter Bedeutung ist.

Das Toxoplasma gondi ist ein Protozoon, dessen systematische Eingliederung noch nicht feststeht. Der Organismus ist 5—7 μ groß und vermehrt sich intracellulär. Innerhalb der Zelle werden auf diese Weise Pseudocysten gebildet (Terminalkolonien); diese platzen, die Erreger infizieren andere Zellen und geben so Anlaß zu entzündlichen Reaktionen und Gewebseinschmelzungen.

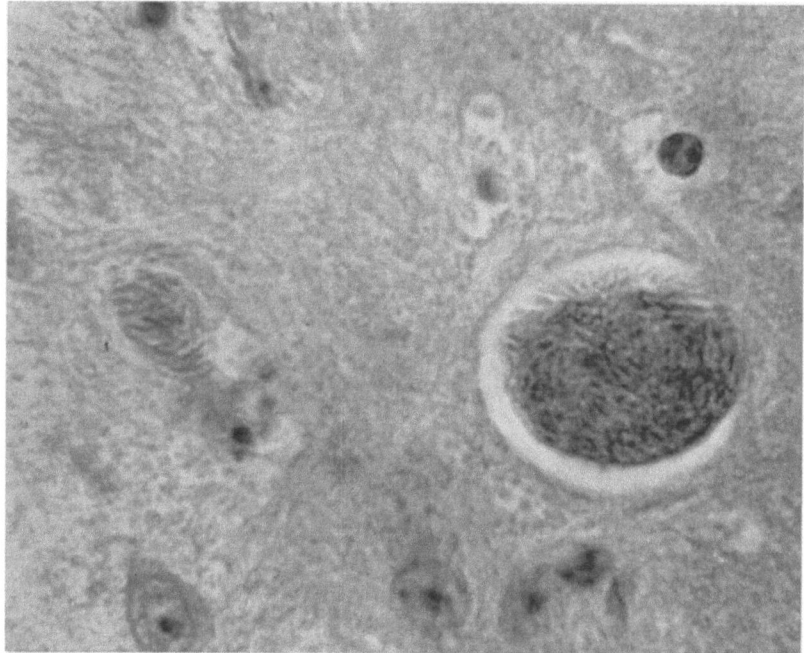

Abb. 29. Toxoplasmose der Maus. Pseudocyten im Gehirn. (Aus JACOBS 1956)

Der Parasit ist pantrop, befällt jedoch mit Vorliebe das ZNS. Beim Menschen hat die Toxoplasmose größte Bedeutung als Infektionskrankheit des Säuglingsalters, wobei sie, als kongenitale Form, mit einer nekrotisierenden Encephalitis mit Chorioretinitis einhergeht und zu Hydrocephalus und Mikrocephalie führen kann. Die Erkrankung kann aber auch erst im frühen Säuglingsalter auftreten (postnatale Infektion). Beim Erwachsenen kommt sie in akuter, chronischer Form oder als symptomlose Infektion vor.

Am Gehirn findet sich histopathologisch eine Meningitis, in der Hirnsubstanz bräunliche, runde Flecken oder streifenförmige Herde vorwiegend in der Rinde. Auch cystische Hohlräume bis zur Einschmelzung ganzer Lappen kommen vor. Die nekrotischen Herde können zu charakteristischen Verkalkungen führen. Kleine Entzündungsherde oder Granulome sind zu finden, die oft in Reihen perlschnurartig zusammenhängen, Lymphocyten- und Plasmazelleninfiltrate, Makrophagen und Fettkörnchenzellen, außerdem Endothelwucherung mit Gefäßsprossen. Pseudocysten finden sich nur in frischen Fällen. Die Veränderungen sind beim Menschen hauptsächlich in Groß- und Kleinhirn zu finden, kommen jedoch auch im Hirnstamm und im Rückenmark vor.

Über die Art der Infektion ist noch wenig bekannt. Es bestehen Anhaltspunkte, daß die Kontaktinfektionen durch verschmutztes Material (Kot) eine Rolle spielen könnten. Für den Menschen besonders wichtig sind kongenitale Infektionen; daneben kommen auch Infektionen über die Muttermilch vor.

Tiere sind mit Toxoplasma im allgemeinen leicht zu infizieren. Bei *Amphibien* und *Fischen* gelang noch keine Infektion. Aus *Schildkröten* konnten dagegen noch einen Monat nach der künstlichen Infektion Toxoplasmen isoliert werden (JACOBS). Auch auf *Chamäleone* und *Geckos* konnten Toxoplasmen übertragen werden. *Insekten* können zwar Toxoplasma nach experimenteller Infektion beherbergen und sind auch, zerrieben, infektionstüchtig. Eine Infektion durch Insekten war jedoch experimentell noch nicht möglich (LAVEN und WESTPHAL 1950).

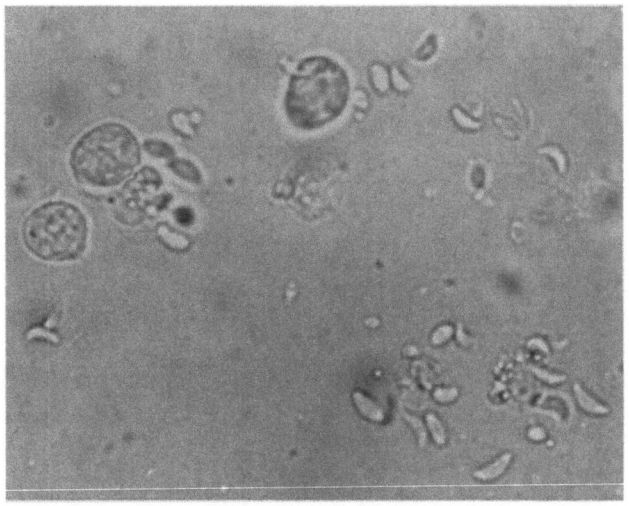

Abb. 30. Toxoplasmen im frischen Peritonealexsudat der Maus (Aus JACOBS 1956)

Alle diese Tiere erkranken nicht manifest. Klinisch anfällig auf eine Toxoplasmainfektion sind folgende Tiere (geordnet nach abnehmender Empfänglichkeit nach THALHAMMER. Dabei ist jedoch zu berücksichtigen, daß die verschiedenen Stämme nicht gleich virulent für die verschiedenen Tiere sind): Am empfänglichsten sind *weiße Mäuse* und *Goldhamster*, welche meist der Infektion erliegen. *Meerschweinchen, Kaninchen, Hasen, Katzen* und *Tauben* überleben häufig die Infektion, erkranken aber zumeist manifest. Auch *Hund* und *Hühner* gehören zu dieser Gruppe. Resistenter sind *Schafe, Schweine* und *Affen*, während bei *Ratten* und erwachsenen *Rindern* die Infektion zwar noch gelingt, nie aber eine manifeste Erkrankung auftritt.

Zur Infektion werden am besten Organteile, vor allem Gehirn, Herzmuskel, Lymphknoten verwendet. Sie werden nach Zerreiben als 10%ige Kochsalzaufschwemmung in Mengen von 0,2—0,5 cm³ für intraperitoneale und 0,02—0,05 cm³ für intracerebrale Infektion verwendet. Streptomycin- und Penicillinzusatz erhöht die Haltbarkeit des Inoculums. Es kann bei Kühlschranktemperatur bis zu 14 Tagen infektionstüchtig bleiben, wobei allerdings die Virulenz abnimmt. THALHAMMER empfiehlt zur Empfänglichkeitssteigerung eine Vorbehandlung des Wirtstieres mit Cortison durch 3—5 Tage. Von Körperflüssigkeiten hat Ascitesflüssigkeit die besten Infektionschancen. Mit Liquor sind die Möglichkeiten einer Infektion nur gering, selbst wenn vorher zentrifugiert wurde, um die Erreger anzureichern. Eine Infektion mit Blut gelingt gewöhnlich nur, wenn das Blut von Mäusen und Kaninchen 3—4 Tage vor dem Tod abgenommen wurde, da es dann nach JACOBS und JONES zu einer zunehmenden Parasitämie kommt. Besonders hoch ist diese bei *Tauben* in der zweiten Woche nach der Infektion. Auch Kaninchenblut kann bis zu einer Verdünnung von 1 : 5000 infektiös bleiben.

Über Kulturmöglichkeiten siehe bei PIEKARSKI und JACOBS (1956).

Das Tier der Wahl für die experimentelle Toxoplasmoseinfektion stellt die *Maus* dar. Sie erliegt fast regelmäßig der Infektion, nachdem es klinisch zu einer Prostration, struppigem Fell und fortschreitenden Lähmungen (Beginn meist an den Hinterbeinen) gekommen ist. Der Tod tritt 4—5 Tage nach intracerebraler und 5—6 Tage nach intraperitonealer Infektion ein. Nach intravenöser Infektion kommt es nach 7—9 Tagen, nach intracutaner nach 7—12 Tagen ad exitum. Läsionen finden sich in allen Organen, regelmäßig aber im Gehirn. Ein Ascites kommt fast regelmäßig vor.

COWEN und WOLF (1950) gelang es mit großer Regelmäßigkeit, die *Mäuse* vaginal zu infizieren: 0,2—0,3 cm³ einer 10%igen infektiösen Emulsion wurden mit einer stumpfen Nadel etwa 1 cm in die Vagina eingeführt. Trächtige Mäuse waren dreimal so empfänglich wie normale. Bei dieser Infektionsform (es wurden 3 verschiedene Toxoplasmastämme verwendet) traten allerdings nur wenig neurologische Symptome auf, außer bei den trächtigen Tieren. Daß eine Infektion auch durch die Milch auf Säuglingsmäuse übertragen werden kann, zeigte EICHENWALD (1948).

WEINMANN studierte chronische Erkrankungen mit milden Verläufen an *Mäusen*. Ein Toxoplasmastamm, der, intracerebral gegeben, regelmäßig zum Tode führte, erzeugte intraperitoneal oder subcutan eine Erkrankung, von der sich die meisten Tiere erholten. Solche Mäuse wurden Infektionsträger. Die Erreger wurden in Pseudocysten in Lunge, Herz und Milz, regelmäßig aber im Gehirn (ohne jede begleitende Gewebsreaktion) gefunden und waren, falls Hirnbrei zur Weiterinfektion verwendet wurde, noch 9 Monate nach der Infektion virulent.

Goldhamster verhalten sich ähnlich wie die weißen Mäuse. Im allgemeinen ist auch hier die Todesrate am höchsten bei jungen Tieren.

Meerschweinchen können leicht infiziert werden. Im Vordergrund des klinischen Bildes stehen intestinale und cerebrale Erscheinungen.

Die ersten Symptome, wie gekrümmter Rücken, struppiges Fell und Fieber, traten nach 5—6 Tagen auf; gewöhnlich gingen die Tiere 7—12 Tage nach der Infektion ein (PIEKARSKI). Mit dem Stamm BAMATTERs gingen die Tiere bei intracerebraler Infektion nach 6, bei intraperitonealer nach 8 Tagen zugrunde. Aus dem Harn der Meerschweinchen konnten ADAMS, COONEY, ADAMS und KABLER den Parasiten isolieren.

Eine Übersicht über die Literatur der Toxoplasmainfektion bei *Kaninchen* gibt LAINSON (1956). Bei intracerebraler Infektion kommt es regelmäßig zu einer Encephalomyelitis mit tödlichem Ausgang nach 7—15 Tagen.

THALHAMMER beschreibt eine Erkrankungsdauer von 3—4 Wochen, mit Fieber, Freßunlust, struppigem Fell, Mattigkeit, Durchfällen, Inkontinenz und Lähmungen der Extremitäten. Bei intracutaner Infektion bildet sich zuerst eine Quaddel aus, die schnell verschwindet. 2—4 Tage später entsteht an dieser Stelle eine neue Quaddel, die nach weiteren 3—7 Tagen nekrotisch wird (PIEKARSKI). Der Tod tritt nach 7—11 Tagen ein.

Nach Injektion des virulenten Stoffes in einen Nerv kommt es langsamer zu einer generalisierten Infektion.

An *Wildhasen* (Lepus Europ. pall.), die verendet aufgefunden wurden, stellten CHRISTIANSEN und SIIM (1951) in 9,4% als Todesursache eine Toxoplasmose fest. Der Prozentsatz war im Sommer am höchsten (16,9% gegenüber 0,9% im Januar).

Auch die experimentelle Infektion mit 0,2 cm³ einer 10%igen Suspension subcutan, intraperitoneal oder peroral gelang mit großer Zuverlässigkeit. Nach 7—9 Tagen erlagen die Tiere der Infektion und zeigten die typischen Läsionen.

Beim *Hund* kommen nach FANKHAUSER (1951) am häufigsten unter allen Haustieren natürlich Infektionen vor. Bisher wurden nur Fälle bei weiblichen Tieren beobachtet. Die Erkrankung befällt hauptsächlich junge Tiere und dauert spontan 1—10 Wochen. Sie geht mit Fieber, Appetitverlust, rascher Abmagerung, Durchfällen, Pneumonie und Erscheinungen von seiten des ZNS einher, wie psychischen Veränderungen, Beißsucht oder Lethargie, Unruhe, Winseln und Jammern, ascendierenden Lähmungen, Sphincterstörungen, Tremor, epileptischen Anfällen,

Ataxie. Die Klinik der Erkrankung ist sehr variabel und ist in übersichtlicher Form bei FRAUCHIGER und FANKHAUSER dargestellt.

COHRS (1952) infizierte *junge Hunde* bis zum Alter von 11 Monaten intraperitoneal, suboccipital, intrakranial und intraoculär in die vordere Augenkammer. Die Hunde wurden gewöhnlich schon am 2. Tag somnolent, am 3. Tag traten Krämpfe, Bewußtseinsstörungen, Durchfälle und Fieber auf. Dann wurden die Tiere getötet, um die pathologischen Veränderungen des Frühstadiums zu studieren.

COHRS fand Pseudocysten in teilweise völlig unveränderter Umgebung, vorwiegend im Rindengrau; daneben kamen kleine gliöse Entzündungsherde mit Mikrogliaproliferation vor sowie Nekrosen von submiliarer Größe und etwa ebenso große Gliaknötchen. PIEKARSKI berichtet, experimentell infizierte Hunde gehen nach 8—12 Tagen ein.

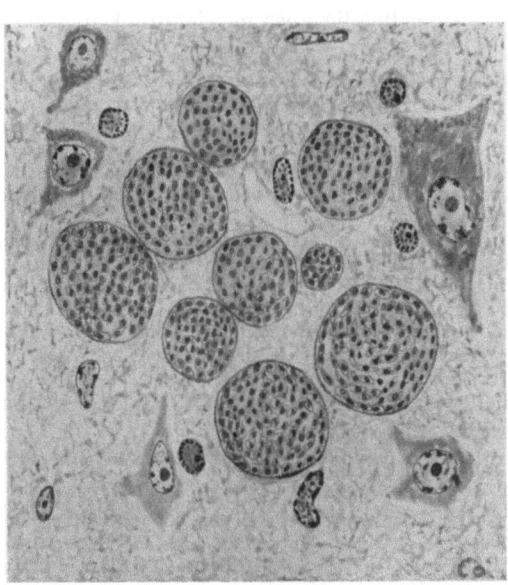

CHAMBERLAIN, DOCTON und COLE (1952) zeigten, daß auch beim Hund eine kongenitale Infektion möglich ist. Auch wird Toxoplasma durch die Milch ausgeschieden.

Eine Differentialdiagnose zwischen Hundestaupe und Toxoplasmose ist in allen Fällen sehr schwierig. Auch die Frage, ob es sich in bestimmten Fällen um eine Encephalitozooninfektion handelt, deren Existenz als eigene Erkrankung noch umstritten ist, oder um Pseudocystenbildungen, wird von den einzelnen Autoren noch verschieden beantwortet.

Katzen sind nach PIEKARSKI noch empfänglicher als Hunde; spezielle Literaturangaben fehlen.

Abb. 31. Terminalkolonien von Toxoplasma gondi beim 4 Monate alten Hund. HE, Ölimmersion. (Aus COHRS 1952)

Bei verschiedenen *Affenarten* wurden spontane Toxoplasmosen beschrieben. Inoculationsversuche blieben jedoch bis 1945 ohne Erfolg. Erst dann gelang es COWEN und WOLF, durch intracerebrale Inoculation menschlichen Gehirnmaterials an einem von neun jungen *Rhesusaffen* eine Meningoencephalitis zu erzeugen. Daneben fanden sich eine interstitielle Myokarditis, fokale Myositiden und Läsionen im Rete testis. Infektionen gelangen zwar schon vorher SABIN und OLITSKY (1937), die Tiere erkrankten jedoch nur unter leichtem Fieber und zeigten keine Beteiligung des ZNS.

Im Gegensatz zu dieser geringen Anfälligkeit beschreibt DE RODANICHE (1954) eine 90%ige Mortalität nach Infektion zweier in Panama heimischer Affenarten, des *Seidenäffchens* (Marikina geoffroyi) und des *Nachtaffen* (Aotus zonalis) mit einem von einem Cebus gewonnenen Toxoplasmastamm.

Der ursprüngliche Stamm zeigte nur geringe Virulenz, war aber nach einigen Mäusepassagen so virulent, daß nach Applikation von Gewebsflüssigkeit oder Gewebsemulsionen intracerebral, intraperitoneal oder subcutan nahezu alle Affen erkrankten.

Die Symptome waren: Abgeschlagenheit, Appetitlosigkeit, gekrümmte Haltung, wechselnde Temperaturen und Erscheinungen von seiten des ZNS. Die Symptomatik trat meist erst einige Tage vor dem Tod auf.

Auch perorale Infektion oder Infektion des Tränensackes führte zu der Erkrankung.

Beim *Rind* erzeugten SANGER, CHAMBERLAIN u. Mitarb. experimentell eine Toxoplasmose.

Schon 24 Std nach der Infektion trat Fieber auf; 2 der 4 infizierten Kälber starben nach 9 Tagen. Das klinische Bild verlief unter Dyspnoe, Husten, Fieber, Tremor, Kopfschütteln, Schwäche, Zähneknirschen und rhythmischen Bewegungen der Beine.

Die Vogeltoxoplasmose scheint nach der heutigen Erfahrung durch denselben Erreger hervorgerufen zu sein. Artefizielle Infektionen wurden seit 1909 an verschiedenen *Vögeln* durchgeführt (Übersicht s. bei DROBECK, MANWELL, BERNSTEIN und DILLON 1953). Besonders geeignet ist die *Taube*, die häufig manifest erkrankt unter Fieber, Schwäche, Gleichgewichtsstörungen und Krämpfen. Der Tod tritt gewöhnlich nach 6—10 Tagen ein.

Histologisch finden sich neben den typischen Veränderungen des ZNS auch periphere Neuritiden; außerdem besteht eine Peritonitis.

Tauben zeigen eine Parasitämie für wenigstens 35 Tage. Die Infektiosität des Taubengehirns hält aber meist ein Jahr und länger an.

Junge *Truthähne* wurden von denselben Autoren durch intraperitoneale Injektion von 0,1 cm³ Ascitesflüssigkeit infiziert. Besonders bis 2 Wochen alte Tiere sind sehr empfänglich. Die Parasitämie dauert 18 Tage und länger. Die meisten Tiere überleben, nur wenige gehen im akuten Stadium zugrunde.

Ebenso erkranken manifest nach experimenteller Infektion junge *Küken* (Durchfälle, Erblindung, Apathie). Sie können auch einen Monat latent krank sein, um plötzlich über Nacht zu sterben.

Neben den Organbefunden steht die disseminierte nekrotisierende Encephalitis auch hier im Vordergrund.

Hühner sind nach THALHAMMER im allgemeinen wesentlich resistenter als *Tauben*.

Die *Ratte* erkrankt klinisch nicht und zeigt auch nur eine geringe Parasitämie. Doch ist das Gehirn einer infizierten Ratte noch nach 7 Monaten infektionstüchtig (JACOBS und JONES 1950). Unter diesem Gesichtspunkt stellt die Ratte ein mögliches Tier für die Hortung infektionstüchtiger Toxoplasmen dar.

Auch beim Arbeiten mit Toxoplasma ist zu bedenken, daß andersartige, latente Infektionen manifest werden können, wobei oft eine klinische Differenzierung zwischen diesen beiden unmöglich ist. Die Diagnose muß jeweils durch Serien- und, wenn nötig, auch durch Blindpassagen gesichert werden. THALHAMMER empfiehlt deshalb zur exakten Diagnosestellung die Inoculation von mindestens 10 Tieren von mindestens 2 Species. Auch von den nicht erkrankten Tieren sollen mindestens zwei Passagen gemacht werden, wobei die Tiere bis zu 4 Wochen beobachtet werden müssen.

C. Durch Bakterien hervorgerufene Erkrankungen des ZNS

Im Gegensatz zu den viralen Infektionen, bei denen das Zentralnervensystem häufig bevorzugt befallen wird und die sich durch einen wechselvollen Verlauf, abhängig von Tierspecies, Virusvariante und Infektionsmodus auszeichnen, gibt es nur wenige Bakterien, die das Nervensystem elektiv befallen. Überdies verlaufen solche Infektionen bei den verschiedenen Tierspecies gewöhnlich viel einheitlicher, und ihre Klinik hängt weniger vom Infektionsmodus ab als bei jenen. Besprochen werden hier nur jene bakteriellen Infektionen, bei denen der zentralnervöse Befall die im Vordergrund stehende Symptomatik des klinischen Bildes prägt und dieses Bild auch mit großer Wahrscheinlichkeit am Tier zu erzeugen ist. Infektionen, bei denen das ZNS nur fakultativ mitbetroffen werden kann, werden nicht abgehandelt.

1. Experimentelle Meningokokkenmeningitis

Der Erreger der Erkrankung wurde 1887 von WEICHSELBAUM im Liquor von Meningitisfällen nachgewiesen und als Diplococcus intracellularis meningitidis bezeichnet (Synonyma: Neisseria meningitidis, Meningococcus, Neisseria intracellularis). Nach dem Nomenclature Committe 1950 werden 4 Gruppen (A bis D) unterschieden, wobei die Mehrzahl der meningitisverursachenden Fälle unter Gruppe A fällt.

Die Meningokokken sind nur menschenpathogen. Beim Tier gibt es zwar eitrige Meningitiden (besonders beim *Pferd* und beim *Schwein*, ebenso bei der *Katze*, seltener beim *Hund* und nur ausnahmsweise bei *Vögeln*), jedoch wurden nie Meningokokken als Erreger gefunden.

Werden *weißen Mäusen* parenteral oder intracerebral Meningokokken einverleibt, so kommt es bestenfalls zu einer 24 Std dauernden Bakteriämie, die Tiere erkranken jedoch nicht. Bei höheren Dosen gehen die Tiere zwar zugrunde, doch nicht infolge einer Meningitis, sondern durch die Toxinwirkung. Seit FLEXNER (1907) ist bekannt, daß dies ebenso für hitzeabgetötete oder autolysierte Kulturen von Meningokokken zutrifft. Für die Toxicität ist vor allem ein Nucleoproteid, P-Substanz, verantwortlich.

Die Toxinwirkung ist bei den einzelnen Tierspecies verschieden: So kann ein Pferd durch intravenöse Dosen abgetöteter Meningokokkenkulturen, die ein Kaninchen noch verträgt, getötet werden (MURRAY 1929). Von den kleinen Laboratoriumstieren ist die *Maus* und die *Ratte* am empfänglichsten, darauf folgen das *Meerschweinchen* und das *Kaninchen*. In all diesen Tieren tritt der Tod bereits ein, bevor sich noch eine Meningitis entwickeln könnte.

Wenn auch in der älteren Literatur einige Angaben über angeblich gelungene Infektionen bei Versuchstieren, die eine Meningitis entwickelten, vorliegen (VANSTEENBERGHE und GRYSEZ 1906), so konnte doch JÖTTEN (1929) feststellen, daß es nicht möglich ist, das pathologisch-anatomische und klinische Krankheitsbild des Menschen beim Tier durch einfache Infektion mit dem Erreger nachzuahmen.

Dies gelang erst SACHAROW (1941), als er gleichzeitig mit den Organismen Milch injizierte und damit die Reaktionsbereitschaft des Gehirngewebes den Meningokokken gegenüber erhöhte. MILLER und CASTLES (1936) gelang es, mit Hilfe von Mucin zum gewünschten Erfolg zu kommen:

Die Verfasser gingen von der Voraussetzung aus, daß sich der Gonococcus natürlich in einer Umgebung von muköser Sekretion ansiedelt, und injizierten *Mäusen* Meningokokken, die in 2 cm³ Mucin aus dem Schweinedarm suspendiert waren.

Die Tiere gingen nach 6—24 Std an einer Meningitis zugrunde. Bei gewissen Stämmen genügten weniger als 100 Keime, das Krankheitsbild zu erzeugen. Allerdings zeigt auch diese Erkrankung in ihrem Verlauf nur wenig Ähnlichkeit mit der natürlichen Erkrankung beim Menschen (CHEEVER 1958).

Die *weiße Maus* ist dafür das geeignetste Versuchstier. Die Bedingungen für die Vermehrung des Erregers in der Maus wurden in den folgenden Jahren von GOETERS studiert.

Eine allgemeine Meningokokkeninfektion (Sepsis) kommt am ehesten zustande, wenn gleichzeitig mit der intraperitonealen Infektion und auf demselben Weg eine 5—5,7%ige Mucinlösung zugesetzt wird. Allerdings eignen sich die deutschen Mucine nach GOETERS nicht dazu und müssen durch Zusatz von 0,1% Bolus alba und 1% Traubenzucker in eine wirksame Form gebracht werden. Dadurch kommt es aber in einigen Fällen zu einer peritonealen Reizung, wodurch einige Tiere verlorengehen.

Daher ersetzte GOETERs diese Methode durch eine andere, die im Prinzip schon von KAPUSTO und KUZIN (1939) angegeben wurde.

Dabei wird steriler Eidotter im Mörser zerrieben; größere Partikeln wurden entfernt. Unter ständigem Rühren wird der Dotter mit 5 cm³ Serum oder Ascitesbouillon und 1 cm³ 10%iger Dextroselösung versetzt und einmal kurz aufkochen lassen. Nach Anwärmen im Brutschrank auf 37° werden davon 0,9 cm³ mit 0,1 cm³ Meningokokkenemulsion versetzt und sofort intraperitoneal gegeben.

Diese Methode wird als äußerst wirksam angegeben; eine Meningokokkensepsis entwickelt sich in fast allen Fällen. Interkurrente Infekte sollen nicht vorkommen.

Zur Erzeugung einer Meningokokkenmeningitis wird folgendes Vorgehen empfohlen:

Die Eigelbemulsion wird zu gleichen Teilen mit einer 1 : 10 verdünnten Meningokokkenaufschwemmung in physiologischer Kochsalzlösung oder in Bouillon versetzt. Davon werden 0,03—0,05 cm³ intracerebral injiziert. Die Injektion darf nicht in den Liquorraum gegeben werden, sonst tritt binnen kurzem Tod unter Krämpfen und Hirndruck ein.

³/₄ der so behandelten *weißen Mäuse* erliegen einer Meningitis innerhalb von 4—6 Tagen. Für diese Art von Aktivierung sind vor allem Meningokokkenstämme schwacher bis mittelstarker Virulenz geeignet.

Bei Weiterverimpfen von eitriger Hirnsubstanz mit Eigelbemulsion sind beliebig viele Tierpassagen möglich, ohne daß es zu einer Toxicitätssteigerung oder zur Entwicklung mäusefester Stämme käme.

Alle Versuche, die Infektion auf natürlichem Wege (Atemwege, Blutbahn) herbeizuführen, sind bisher gescheitert.

Bakterielle Meningitiden werden auch durch Pneumokokken verursacht (FRAENKEL 1886), besonders nach Lobär- oder Bronchopneumonien und bei Kindern häufiger als bei Erwachsenen.

Tierexperimentell wurde darüber nichts berichtet.

Streptokokkenmeningitiden kommen gewöhnlich nur nach lokalen Verletzungen oder Ohrprozessen vor.

Noch seltener tritt beim Menschen die Influenzameningitis auf (gewöhnlich bei Kindern vor dem 2. Lebensjahr), die durch eine hohe Mortalität gekennzeichnet ist. Aus dem wolkig getrübten Liquor sind Mikroorganismen zu züchten, die nach TOPLEY und WILSON dem Hämophilus influenzae zwar ähnlich, aber nicht mit ihm identisch sind. Werden diese Mikroorganismen *Meerschweinchen, Ratten* oder *Mäusen* intraperitoneal gegeben, so entwickelt sich eine Septikämie mit tödlichem Ausgang, aber keine isolierte ZNS-Erkrankung (WRIGHT und WARD 1932).

Wie beim Meningococcus gelang es auch, Haemophilus influenzae durch die Gegenwart von Mucin infektionstüchtig für *Mäuse* zu machen und eine Vermehrung des Organismus in der Maus zu erzielen (FOTHERGILL, DINGLE und CHANDLER 1937).

Die im Detail beschriebene Zubereitung des Inoculats ist in der Originalarbeit nachzulesen.

Einige Stunden nach der Injektion tritt Nahrungsverweigerung ein, das Fell wird gesträubt, Diarrhöen treten auf, und die Tiere verfallen, um nach 18—36 Std einzugehen. Im Peritonealexsudat sind reichlich Erreger vorhanden.

Histopathologische Untersuchungen des ZNS wurden nicht mitgeteilt.

Gelegentlich können Meningitiden auch durch folgende Bakterien bei Tier und Mensch verursacht werden: B. anthracis, B. coli, Friedlaenderbacillus, Salmonella typhi, Salmonella enteridis, Salmonella paratyphi B., Pf. mallei, Brucella suis, Brucella abortus, Gonococcus, Diplococcus mucosus, Actinomyces bovis und durch Pseudomonas und Achromobacter sowie durch einige Fungi.

2. Tetanus
(Wundstarrkrampf, Wundinfektionskrankheit)

Der Tetanus ist eine Toxämie nach Infektion einer Verletzung mit Clostridium tetani. Die Erkrankung beginnt beim Menschen mit einer durchschnittlichen Inkubationsdauer von 5—10 Tagen. Das Toxin wurde von PILLEMER 1946 rein dargestellt und ist ein einfaches Protein. Es zählt zu den toxischsten bekannten Substanzen. 1 mg enthält 10000000 Mäuse-LD_{50}-Einheiten. Das klinische Bild des Tetanus wird durch die Aufhebung der inhibitorischen Mechanismen an den Vorderhornzellen des Rückenmarkes bestimmt (BROOKS, CURTIS und ECCLES 1957). Den Ort seiner Wirkung erreicht das Toxin durch Wanderung längs der motorischen Nervenbahnen, wie WRIGHT, MORGAN und WRIGHT (1951) durch mit Radiojod markiertes Tetanustoxin an *Kaninchen* nachweisen konnten.

Die erste bekannte experimentelle Tetanusinfektion wurde von CARLO und RATTONE 1884 durchgeführt: Der Inhalt der Eiterpustel eines Tetanuskranken wurde auf *Kaninchen* übertragen. 1892 erzeugte NICOLAIER durch Injektion von Gartenerde bei *Mäusen, Meerschweinchen* und *Kaninchen* Tetanus.

Für Tetanusinfektion sind zahlreiche Tiere empfänglich. Unter den großen Tieren steht an erster Stelle das *Pferd* (Inkubationszeit 9—12 Tage). Es ist 12 mal so empfindlich wie die *Maus*. Auch *Rind* und *Esel* erkranken leicht. Unter den kleinen Tieren ist das *Meerschweinchen* am empfindlichsten (6 mal so empfindlich wie die *Maus*); der *Affe* ist 4 mal so empfindlich wie die Maus. Resistenter als die Maus sind das *Kaninchen* (2 mal), der *Hund* (50 mal), die *Katze* (600 mal) und das *Huhn* (30 000 mal so resistent) (KITASATO 1891). Auch *Tauben* und *Gänse* können infiziert werden (KLEMPERER und DOYON). Unempfindlich sind *Schildkröten, Alligatoren* und *Igel*. Nicht alle Kaltblüter sind refraktär: Die Wirkung des Toxins hängt von der Körpertemperatur ab. So zeigt sich z. B. beim *Frosch* nach Inoculation mit Tetanustoxin kein Effekt, solange der Frosch unter 18° C gehalten wird. Wird er jedoch um wenige Grade erwärmt, so stirbt er am Tetanus (WRIGHT 1955).

Für den Verlauf der Erkrankung ist der Ort und Modus der Applikation von Bedeutung. In der älteren Literatur wird ein aufsteigender und absteigender Tetanus unterschieden: Die erste Form wird experimentell durch Injektion von Toxin in die Muskulatur der unteren Extremitäten erzeugt, worauf es zu einem lokalen Tetanus kommt, der nach und nach immer höhere Regionen des Rückenmarkes ergreift, bis es zur Atemlähmung kommt. Beim absteigenden Tetanus (Infektion einem höheren Segment entsprechend) kommt es zuerst zu Trismus und Befall der übrigen Schädelmuskulatur, bevor sich der Tetanus auf den Rumpf und die Extremitäten ausdehnt.

ROUX und BOREL beschreiben auch einen cerebralen Tetanus, der nach direkter Injektion des Toxins ins Gehirn auftritt und mit Exzitation und epileptiformen Anfällen und motorischen Störungen rasch zum Tode führt. Selbst dabei beträgt die Inkubationszeit noch 8—12 Std.

Für den Tetanusnachweis werden bevorzugt *Mäuse* verwendet, die 0,5 cm^3 eines Filtrates oder Zentrifugierüberstandes des zu untersuchenden Materials subcutan in den Bereich der Schwanzwurzel oder die Hüftgegend injiziert bekommen. Nach spätestens 2—4 Tagen gehen die Tiere an der Erkrankung zugrunde. Ebenso gut kann ein linsengroßes Stück infektionsverdächtiges Material der Maus implantiert werden.

Im einzelnen ist die Symptomatik beim Nager, z. B. bei der *Ratte*, folgende (FEDINEC und MATZKE 1959):

18—26 Std nach Injektion von 2 MDL Tetanustoxin in den Gastrocnemius oder das Perineurium des Ischiadicus kommt es zum Auftreten einer Spastizität der Muskulatur dieser Extremität: Zuerst wird das Bein angezogen, nach etwa 2 Std kommt es zu einer Dorsalflexion des Fußes und schließlich zu einem Streckspasmus des ganzen Beines (FOSTER und MATZKE 1961). Dann wird die übrige Muskulatur in segmentaler Folge ergriffen. Der Schwanz wird rigid, dann die Rückenmuskeln, was zu einer lumbalen Skoliosis führt. Zu dieser Zeit beginnt die Erkrankung auch auf die kontralaterale Extremität überzugreifen, schließlich werden auch Brustmuskeln, Vorderbeine, Kopf- und Nackenmuskulatur ergriffen. Zuletzt kommt es zu einer Unbeweglichkeit der Vibrissae und einem Trismus. 68—74 Std nach der Injektion tritt unter Atemlähmung der Tod ein.

Diese Form wird als „lokaler Tetanus" bezeichnet.

Vom lokalen Tetanus zu unterscheiden ist der generalisierte (bloodborne) Tetanus:

54—62 Std nach intravenöser Gabe von Tetanustoxin kommt es zu den ersten Symptomen: Immobilität der Vibrissae, Spastizität der Kopf- und axialen Körpermuskulatur. Der Tod tritt nach 64—72 Std ein, ohne daß die Körpermuskulatur betroffen wäre. Wenn es zu einer Beteiligung des Rückenmarkes kommt, so ist das erst einige Stunden vor dem Tod der Fall.

Beim *Meerschweinchen* verläuft die Infektion wie bei der *Maus*, auch Inkubationsperiode und Erkrankungsdauer sind etwa dieselben.

Bei *Kaninchen* beginnt die Symptomatik durchschnittlich nach 36 Std, der Tod tritt nach 3—4 Tagen ein.

Das Syndrom eines „Hirnstammtetanus" haben WRIGHT, MORGAN und WRIGHT (1950) durch intraneurale Injektion von Toxin in den VII., X. und XII. Hirnnerven bei *Kaninchen* erzeugt.

Dabei kommt es zu Strabismus, Unbeweglichkeit der Vibrissae, Salivation, Bradykardie und Torticollis.

Wird zuerst der Vagus infiziert, so treten die Symptome in folgender Reihenfolge auf: Bradykardie, Unbeweglichkeit der Vibrissae, Salivation und Torticollis, Strabismus.

Sehr zum Verständnis der Wanderung des Toxins auf dem Nervenweg haben außer den angeführten Arbeiten die Untersuchungen von SCHELLENBERG und MATZKE (1958) an parabiotischen *Ratten* beigetragen.

Säuglingsratten wurden lateral vom Kopf bis zum Schwanz verbunden. In einigen Paaren wurde auch der Ischiadicus durchtrennt und gekreuzt verbunden.

Wurde intramuskulär 5 MDL in den Gastrocnemius eines Tieres gegeben (mit nicht gekreuztem Ischiadicus), so entwickelte sich nach 28 Std in diesem Parabionten ein lokaler Tetanus, mit tödlichem Ausgang nach etwa 102 Std. Der nicht injizierte Parabiont zeigte keine Änderung in seinem Verhalten, bis etwa eine halbe Stunde vor dem Tod des ersten auch in ihm Atemstörungen auftraten und er nach 2—3 Std unter Krämpfen einging (als "aspastic respiratory tetanus" bezeichnet). Dasselbe geschah nach subcutaner Inoculation.

Nach intravenöser Verabreichung von 75—100 MDL Toxin jedoch entwickelte sich ein generalisierter Tetanus nach 18—22 Std; dasselbe Bild trat 1—2 Std später im nicht inoculierten Parabionten auf.

Nach intramuskulärer Infektion bei gekreuztem Ischiadicus entwickelte sich in einigen Fällen im nicht-infizierten Tier Tetanus.

Von den restlichen Clostridien ist vor allem die Gruppe der Cl. botulinum, der Erreger des Botulismus, von Bedeutung. Auch in diesem Fall handelt es sich um eine reine Toxinwirkung und keine eigentliche Erkrankung. Da sich der pathologische Prozeß aber nicht im ZNS, sondern an der myoneuralen Verbindung in der Peripherie abspielt, fällt diese Erkrankung nicht in den Rahmen dieses Buches.

3. Leptospirosen

Leptospirenerkrankungen sind in Europa vermutlich viel weiter verbreitet, als gewöhnlich angenommen wird, wovon die zunehmende Anzahl von Arbeiten auf diesem Gebiet in den letzten zehn Jahren Zeugnis gibt. Zwar können bis heute etwa 40 verschiedene serologische Abarten von Leptospiren unterschieden werden; alle bringen aber ein mehr oder weniger einheitliches Bild hervor, das zum erstenmal 1886 (TURNER) als fieberhafte Erkrankung mit Befall von Leber, Milz und Niere und guter Prognose beschrieben wurde. Die ikterische Form ist besonders typisch für Infektionen mit Leptospira icterohaemorrhagica. Bei nicht-ikterischen Formen kommen Beteiligungen des ZNS viel häufiger vor, stehen oft sogar im Vordergrund. Alle tierpathogenen Leptospiren dürften auch für den Menschen pathogen sein. BENDER und VIETZE (1955) wiesen nach, daß auch bei den mit Ikterus einhergehenden Fällen (Weilsche Krankheit) häufig das ZNS mitbefallen ist, wenn auch die Symptomatik meist nur gering ausgeprägt ist. Beim Menschen kommen meningeale Mitbeteiligungen am ehesten bei L. grippotyphosa und L. pomona vor. Über isolierte meningeale Infektionen mit diesen Stämmen beim Tier ist nichts bekannt.

Die nachfolgende Tabelle 5 gibt einen kurzen Überblick über die häufigsten, bisher bekannten Leptospiren, ihre Wirte, ihre Verbreitung und die Erkrankung, zu der sie führen (modifiziert nach DUBOS, 1958).

Das Hauptreservoir für Leptospiren stellen die wilden *Nager* dar. In den USA sind 40—60% aller wilden *Ratten* infiziert und können wegen der großen Durchseuchungsrate nicht für Leptospirenexperimente verwendet werden. Die Infektion verläuft bei ihnen selten tödlich.

Tabelle 5

Abart	Wirte	Erkrankung	Verbreitung
L. icterohaemorrhagica	Ratte, Mäuse, andere Nager, Schwein, Fuchs, Hund Katze, Geflügel, Kalb, Pferd, Anthropoide	Weilsche Krankheit	auf der ganzen Welt
L. canicola	Hund, Goldhamster, Ratte, Meerschweinchen, Maus	Stuttgarter Hundeseuche Canicolafieber	auf der ganzen Welt
L. hebdomadis	Feldmaus, weiße Ratte, Microtus montebelloi, Hund	Japanisches 7 Tage-Fieber (Nanukayami)	Ostasien, Europa, Nordamerika
L. pomona	Schwein, Rind, Hund, Ziege, Schaf	Schweinehüterkrankheit	Australien, Indonesien, Mittelost, Zentraleuropa, Nord- und Südamerika
L. grippotyphosa	Feldmaus, Microtus arvalis, Microtus agrestis, Apodemus sylvaticus, Evotymis glareolus	Sumpffieber, Schlammfieber, Erntefieber, Erbsenpflükkerkrankheit, Charentefieber, Fièvre des marais, Fièvre aquatique, Fièvre de vases	Europa, Israel, Asien
L. bovis (palestinense)	Microtus güntheri, Feldmaus, Rind, Ziege, Schaf, Huhn	Icterohemoglobinuria of cattle	Europa, Israel, Asien, USA
L. autumnalis	Feldmaus, Ratte, Hund, Meerschweinchen, Apodemus speciosus, Microtus montebelloi, Rattus brevicaudatus	Japanisches Herbstfieber (Aki-Yami), Fort Bragg Fever, Tibial Fever	Japan, Südostasien, USA, Schweiz
L. australis	Feldratte, Spitzmaus, Hund, Meerschweinchen, Schwein, Rattus culmorum	Rohrzuckerfieber, Feldfieber, kurzfristiges Leptospirenfieber	Australien, Südostasien, Japan, Zentraleuropa, Nordamerika
L. mitis	Schwein, Rind	Schweinehüterkrankheit, Maladie des jeunes porchers, Swineherd's disease	Australien, Europa, Argentinien
L. batavia	Ratte, Katze, Feldmaus, Meerschweinchen, Schwein, Hund		Indonesien, Europa, Zentralafrika
L. pyrogenes	Feldratte, Meerschweinchen, Schwein, Rattus brevicaudatus, bandycoot	Kurzfristiges Leptospirenfieber	Südostasien, Australien, Italien, Nordamerika

Die pathologisch-anatomischen Veränderungen im ZNS sind gewöhnlich gering. In tödlichen Fällen finden sich Hämorrhagien.

Am empfänglichsten für experimentelle Infektion sind *Meerschweinchen* und *Goldhamster*.

STABLEFORTH und GALLOWAY (1959) empfehlen, 3—5 cm³ Blut intraperitoneal zu geben oder infektiöses Material in die geschorene, skarifizierte Haut einzureiben. Die Inkubationszeit variiert bei Meerschweinchen gewöhnlich zwischen 4 Tagen und 2 Wochen. Infektionen mit L. icterohaemorrhagica verlaufen fast regelmäßig letal.

COSTA und TROISIER (1917) gaben *Meerschweinchen* subdural 0,2—0,3 cm³ einer Kultur von L. icterohaemorrhagica bzw. Hirnbrei von an Leptospirose verendeten Tieren. Es entwickelte sich eine akute Meningitis, an der die Tiere nach 6—8 Tagen zugrunde gingen.

Histopathologisch fanden sich die Meningen besonders an der Konvexität verdickt und mit Mononuclearen und Leukocyten infiltriert. Das Gehirnparenchym selbst war unverändert.

PACKCHANIAN (1940) gab infektiöses Material intraperitoneal, intramuskulär und subcutan jungen, 3—6 Wochen alten *Meerschweinchen* und *Hamstern*.

Die Tiere erkrankten nach 3—5 Tagen an Fieber und Gewichtsverlust, dann kam es zu Gelbsucht und multiplen Hämorrhagien in Haut, subcutanem Gewebe und Muskulatur.

Für Infektionen mit L. canicola sind *Goldhamster* besser geeignet als *Meerschweinchen*, wie BURKI (1952) zeigen konnte.

Besonders *junge Hamster* von 3—4 Wochen erliegen einer Infektion mit einem virulenten Laboratoriumsstamm in wenigen Tagen, während *junge Meerschweinchen* in der Regel symptomlos bleiben.

Verwendet wurden die Laboratoriumsstämme „München" und „Zürich" und ein Mischstamm.

3—4 Tage nach Infektion mit dem virulenten „Zürich"-Stamm wurden die Tiere apathisch, appetitlos, bekamen ein gesträubtes Fell, wurden tachykard und dyspnoisch. Manchmal traten generalisierte Krämpfe auf. Blutungen kamen besonders in der Lunge vor.

Diese Untersuchungen wurden von BENDER und VIETZE (1954) bestätigt.

Histopathologisch fanden auch diese Autoren in keinem Fall eine Beteiligung des Gehirnparenchyms am Krankheitsprozeß, sondern lediglich umschriebene zellige Infiltrationen in der aufgelockerten Pia. In akuten Fällen war Ödem und Diapedeseblutung in den Meningen zu finden. Bei chronischen Verläufen fanden sich Zellproliferationen. Noch nach 12 Wochen konnten Leptospiren aus den Meningen isoliert werden.

Junge Hunde, die von denselben Autoren auf verschiedenen Wegen infiziert wurden, entwickelten keine manifesten Erkrankungen. Auch histologisch waren keine Veränderungen zu finden.

Experimentell wurden Leptospirosen in einem weiten Ausmaß untersucht (siehe die Monographien von GSELL 1952, RIMPAU 1950). Auf eine etwaige ZNS-Mitbeteiligung wurde bei den meisten Untersuchungen nicht geachtet, da die ZNS-Symptome gewöhnlich nur schwach ausgeprägt sind.

Es ist daher auch nicht sicher, ob die Versuche von BRYANS (1955) an *Pferden* dahingehend gedeutet werden dürfen: 6 Pferde im Alter von 8—32 Jahren wurden subcutan durch infiziertes Blut vom Menschen inokuliert. Nach 48 Std entwickelten sie Fieber, das für 3—5 Tage bestehen blieb. Sie waren depressiv, gingen unsicher, in einem Tier entwickelte sich ein Ikterus. Histologische Befunde fehlen. Alle Tiere erholten sich wieder.

4. Listeriose

Während die Listeriose früher hauptsächlich als Tierseuche mit außerordentlich weiter Verbreitung und hoher Tierpathogenität bekannt war, werden in letzter Zeit auch immer mehr Infektionen des Menschen bekannt (SEELIGER 1955, KREPLER und FLAMM 1956). Die menschliche Infektion zeigt gewöhnlich eine hohe Mortalität; etwa ein Drittel der Fälle verläuft unter dem Bild einer purulenten Meningitis mit oder ohne encephalitische Beteiligung; etwas weniger Fälle verlaufen als Granulomatosis infantiseptica. Daneben kommt die Erkrankung in kongenitaler Form vor, wobei die klinischen Erscheinungen bei der Mutter nur milde verlaufen oder überhaupt unbemerkt bleiben.

Listeria monocytogenes ist ein gram-positives, nicht sporenbildendes Stäbchen aus der Familie der Corynebakterien, das erstmals von MURRAY, WEBB und SWANN (1926) bei *Kaninchen* und *Meerschweinchen* isoliert wurde. Als besonderes Kriterium für diese Stallseuche fanden diese Autoren eine Monocytose. Klinisch verlief die Erkrankung bei diesen Tieren mit Blähungen, Gewichtsverlust, Lethargie und plötzlichem Exitus. Bei der Obduktion fanden sich fokale Nekrosen in der Leber, weniger häufig auch in den Nebennieren, und eine große, dunkle Milz.

Die Erkrankung kommt unter allen Breitengraden vor und wurde bisher bei folgenden Tierarten berichtet:

Kaninchen, Feldhase, Maus, Ratte, Hamster, Chinchilla, Meerschweinchen, Wühlmaus, Merion, Lemming, Schakal, Frettchen, Fuchs, Hund, Schwein, Ziege, Schaf, Rind, Pferd, Huhn, Kanarienvogel, Ente, Gans, Schnee-Eule (MURRAY 1955).

Über den Infektionsweg bei natürlicher Infektion ist noch wenig bekannt. Mit großer Wahrscheinlichkeit erfolgt die Infektion durch Inhalation bzw. Aufnahme mit der Nahrung. Bei artefiziellen Infektionsversuchen erwiesen sich diese Wege allerdings als unwirksam. Frisch isolierte Stämme sind jedoch nach SEELIGER (1955) ausnahmslos tierpathogen.

PATERSON (1940) konnte 4 Typen von Listerellastämmen differenzieren, betont jedoch, daß diese Typen weder Beziehungen zu gewissen Tierspecies noch eine gewisse geographische Bevorzugung zeigen.

Im allgemeinen sind durch Tierpassagen erhebliche Virulenzsteigerungen zu erzielen. Die Kenntnis dieses Umstandes und die Erfahrungen über die wechselnde Tierpathogenität eines Stammes gegenüber verschiedenen Wirten trugen dazu bei, daß heute die Erkrankung auch experimentell bei den meisten der natürlich anfälligen Tierarten erzeugt werden kann. Während KING 1940 noch schreibt, daß die Erkrankung nicht reproduziert werden kann, sind heute nur mehr 3 Tierarten bekannt, bei denen eine manifeste Erkrankung noch nicht artefiziell erzeugt werden kann, die *Katze*, der *Hund* und das *Pferd*.

Ausführliche Angaben über Kultur finden sich bei POTEL (1951).

Der Verlauf der Erkrankung bei kleinen Laboratoriumstieren ist gewöhnlich verschieden von dem bei großen Haustieren. Bei den ersteren tritt die Infektion unter dem Bild einer akuten Sepsis mit massiver Leberschädigung (beim *Huhn* vorwiegend mit Herzmuskelnekrosen) auf, bei den Wiederkäuern stehen meningitische und encephalitische Symptome im Vordergrund.

Zur histopathologischen Diagnose eines menschlichen Listeriosefalles verwendet man am besten die *weiße Maus* als Versuchstier (FLAMM 1955, MURRAY, WEBB und SWANN 1926, POTEL 1951).

Nach intraperitonealer Injektion einer 24—48 Std alten Dextrose-Bouillonkultur in Mengen von 0,1—0,2 cm³ entwickelt sich ein septisches Krankheitsbild, das nach 17 Std bis 8 Tagen zum Tod führt.

Dabei finden sich miliare Nekrosen vor allem in der Leber und Milz, weniger auch im Myokard, an der Pleura und an anderen Baucheingeweiden.

Die intravenöse Infektion ist ebenso wirksam, auch die subcutane Infektion. Nach SEELIGER (1955) gelingt die Infektion manchmal mit sehr niedrigen Dosen (0,000001 cm³ einer 24 Std alten Traubenzuckerbouillonkultur).

Ratten sind eher resistent. Doch gelingt auch hier die Infektion intraperitoneal mit hohen Dosen (WEBB und BARBER 1937), wobei eine besonders starke serofibrinöse Peritonitis entsteht.

Kaninchen und *Meerschweinchen* sind ebenfalls leicht intravenös oder subcutan zu infizieren. Die Erkrankung verläuft ähnlich. Bei *Kaninchen* tritt der Tod gewöhnlich nach 24 Std ein, bei *Meerschweinchen* kommen nach 0,5 cm³ intraperitoneal oder 2,0 cm³ subcutan Verläufe bis zu einer Woche Dauer vor (POTEL 1951).

Ebenso leicht kann die *Wüstenspringmaus* (Tatera lobengulae) infiziert werden (SEELIGER).

Am besten kann die Tierpathogenität nach ANTON (1934) durch Einträufeln einer jungen Bouillonkultur in den Conjunctivalsack von oder *Kaninchen Meerschweinchen* festgestellt werden, wobei sich nach 24—48 Std eine eitrige Conjunctivitis ausbildet, die manchmal nach einigen Tagen von septischen und encephalitischen Erscheinungen gefolgt wird. Ein überaus charakteristisches Symptom ist die Monocytose, die in 50% der Kaninchen zu beobachten ist (GIRARD und MURRAY 1951).

TRAUB beobachtete (1942) eine Listeria-Stallseuche unter *Angorakaninchen*.

Das erste Symptom war eine starke und andauernde Verdrehung des Kopfes um die Körperlängsachse, für Tage bis Wochen, später kamen Gleichgewichtsstörungen dazu. Die Fälle verliefen chronisch oder subakut.

Intracerebrale Übertragung führte zu einer schweren, diffusen, nach 2—3 Tagen tödlichen, eitrigen Meningoencephalitis. Nach intravenöser Infektion, die ebenfalls zum Tod führte, waren keine ZNS-Symptome zu beobachten.

Auch *Meerschweinchen* gingen 3—5 Tage nach der intravenösen Inoculation von infektiösem Material vom Angorakaninchen zugrunde.

Mehr Beachtung im Rahmen dieser Darstellung erfordern die größeren Tiere, bei denen auch bei artefizieller Infektion die ZNS-Erscheinungen im Vordergrund stehen. GILL beschrieb als erster 1933 eine Meningoencephalitis an *Schafen* in Neuseeland (circling disease), die als Listeriose identifiziert werden konnte.

BIESTER und SCHWARTE infizierten (1939) *Schafe* anfangs mit intracerebraler Verabreichung von Hirnemulsionen verendeter Tiere, wobei jedesmal die typische Erkrankung auftrat und die Tiere nach 4 Tagen verendeten.

Wiederholte subcutane oder intramuskuläre Infektionen mit Kulturen erzeugten die Erkrankung ebenfalls in *Schafen* und auch bei *Schweinen* nach etwa 5 Wochen. Intranasale Infiltration oder Fütterung blieben ohne Erfolg (PALLASKE 1943). Bei intraarterieller und intravenöser Infektion kam es nur vorübergehend zu Fieber (BIESTER und SCHWARTE 1939).

Nach diesen Autoren bleiben die Keime für Monate infektionstüchtig in Hirngewebe, das in steriler, 50%iger, neutraler Glycerinlösung im Kühlschrank gehalten wurde.

Klinisch verlief das Bild beim *Schaf* unter folgender Symptomatik:

Nachlassen des Appetits, Fieber, häufig Genickstarre, Drehung des Kopfes schräg nach oben oder seitliches Verschlagen des Kopfes, Dyspnoe, schleimiger Ausfluß aus der Nase; die Tiere sondern sich ab und sind teilnahmslos. Taumelnder Gang, oft mit gespreizten Beinen, Manegebewegungen, die Tiere stoßen oft an Gegenständen an; Starre der Kaumuskeln mit Zähneknirschen, Speicheln.

Die Mortalität ist hoch. Gewöhnlich tritt der Tod schon nach 2—3 Tagen ein, seltener erst nach 7—10 Tagen.

Pathologisch-anatomisches Bild: Makroskopisch ist das Gehirn manchmal unauffällig, manchmal zeigen sich auch makroskopisch schon Zeichen einer Meningoencephalomyelitis. Bevorzugt befallen wird die Medulla oblongata. Reichlich finden sich, histologisch, perivasculäre Infiltrate mit Lympho- und Histiocyten, Infiltrate von polymorphkernigen Leukocyten, Monocyten mit geringer Gliawucherung; ferner Ganglienzellveränderungen. Die histologischen Veränderungen erinnern an die bei Louping ill (PALLASKE 1943). Neocortex und Cerebellum sind meist frei.

Das *Schwein* ist nach BIESTER und SCHWARTE (1939 und 1940) etwas resistenter als das *Schaf*.

2 *Schweine* wurden intracerebral infiziert und starben nach 24 Std. Bei einmaliger intramuskulärer Injektion erkrankten die Tiere nicht, bei wiederholten entwickelte sich, wie schon erwähnt, die Erkrankung nach etwa einem Monat. Auch durch conjunctivale Infektion gelang es, eine typische Erkrankung zu erzeugen (SEELIGER). Die Anfälligkeit ist besonders bei jungen Tieren hoch.

Das klinische Bild beim *Schwein* ist durch folgende Symptomatik gekennzeichnet:

Temperatursteigerung, Nahrungsverweigerung, Zittern, Koordinationsstörungen, stelzenartiger Gang mit den Vorderbeinen (spastische Paresen), Krämpfe und Tod manchmal innerhalb von 48 Std.

Das pathologische Bild ist im wesentlichen gleich dem beim *Schaf*.

Bei *Rindern* erzeugten JONES und LITTLE (1934) anläßlich einer Epidemie bei Kälbern durch intracerebrale Infektion mit Hirnsuspensionen verendeter Kühe eine akute, meist tödliche Meningitis.

Das klinische Bild ist ähnlich dem bei *Schafen*, der Kopf ist meist zur Seite geneigt, und die Zunge quillt aus dem Maul hervor. Später kommen Sehstörungen dazu. Der Tod erfolgt im Koma nach 1—2 Wochen. Die Letalität ist hoch. Bei überlebenden Tieren bleiben häufig postencephalitische Restsymptome zurück.

Ferner gelangen auch Infektionen von *Hühnern*, *Tauben* und eine Infektion bei einem *Auerhahn*.

Hühner erkranken nach PALLASKE (1941) nach intravenöser Infektion in der Regel tödlich. Sie beginnen zu lahmen, erblinden und magern ab. Im Gehirn konnten allerdings bei natürlichen Infektionen keine Veränderungen gefunden werden.

Bei einer künstlichen Infektion einer *Henne* mit 0,5 cm³ einer 24 Std alten Serum-Bouillonkultur parenteral erkrankte diese allerdings an einer eitrigen Meningitis und starb nach 15 Tagen (TRAUB 1942).

Eine Monocytose im Blut, wie in *Kaninchen* und *Meerschweinchen*, beobachtete auch an *Hühnern* SEASTONE (1936) nach intravenöser Infektion, wobei es allerdings zu keiner manifesten Erkrankung kam.

Bei trächtigen Tieren führt die Erkrankung häufig zum Abortus bzw. zu einer kongenitalen Infektion, wobei die Jungen meist manifest krank sind.

5. Tuberkulose

Das Wirtsspektrum der Tuberkulose ist nahezu unbegrenzt. Die drei wichtigsten Tuberkulose erzeugenden Bakterienstämme sind der Typus humanus, der Typus bovinus und der Stamm, der die Geflügeltuberkulose hervorbringt. Daneben kommen selten atypische Stämme vor. Beim Menschen und bei Primaten werden fast nur die ersten beiden Stämme gefunden. Die folgende Tabelle aus MIDDLE-BROOK (1958) gibt eine Übersicht über die Häufigkeit des Vorkommens der einzelnen Stämme bei verschiedenen Tierspecies.

Tabelle 6

Tierspecies	T.bovinus	T.humanus	T.avianus	unspezifische Typen
Meerschweinchen	++++	++++	0	0
Kaninchen	++++	+	++++	0
Maus	++++	+++	+++++	0 oder ++++
Hamster	+++	++	0	0 oder ++++
Affen	++++	++++	∅	0 oder ++++
Ziege	+++	+	+++	?
Pferd	+++	+	?	?
Hund	+++	+++	?	?
Katze	+++	+++	?	?
Rind	++++	+	+	?
Schwein	++	+	++++	?
Papagei (Kakadu)	++++	++++	++	?
Geflügel	0	0	+++	?

Unberücksichtigt blieben dabei Stämme, die z. B. bei der Species *Microtus* vorkommen und nur wenig pathogen für *Meerschweinchen* und *Kaninchen* und etwas mehr pathogen für die *Maus* sind (WELLS 1945); oder die Stämme, die gelegentlich in *Fischen* und *Schildkröten* eine progressive Tuberkulose erzeugen, aber nur bei Poikilothermen pathogene Eigenschaften haben.

Die wichtigsten Laboratoriumstiere für die Tuberkulose-Diagnostik sind das *Meerschweinchen* (das für Tuberkulose empfänglichste Tier) und das *Kaninchen*, da es mit ihnen gewöhnlich möglich ist, zwischen den drei am häufigsten vorkommenden Tuberkelbacillenstämmen zu differenzieren.

Werden Tuberkelbacillen intravenös dem *Kaninchen* injiziert, so entwickelt sich gewöhnlich der sogenannte Yersin-Typ der Erkrankung: eine schnell verlaufende Septikämie mit tödlichem Ausgang und generalisierter Ausbildung von Tuberkeln mikroskopischer Größe (analog der miliaren Aussaat beim Menschen). Das ZNS ist dabei nur relativ wenig beteiligt. So sah etwa DIEHL unter 598 intravenös infizierten *Kaninchen* nur 208 Gehirntuberkel, und nur 15 Tiere hatten eine Meningitis, und zwar eine Pachymeningitis tuberculosa.

Auch *Meerschweinchen* sterben 4—6 Wochen nach intramuskulärer Infektion an einer generalisierten Tuberkulose, noch schneller nach intraperitonealer Infektion.

Die Meningitis tuberculosa, die beim Menschen besonders in jugendlichem Alter nicht so selten vorkommt, spielt im allgemeinen in der Tierwelt dagegen eine untergeordnete Rolle. Folgende Möglichkeiten eines zentralnervösen Befalles durch Tuberkelbacillen kommen in Betracht (FRAUCHIGER und FANKHAUSER 1957): 1. eine diffuse spezifische Meningitis, Encephalitis und Myelitis, 2. tuberkulöse Granulome (Pseudotumoren), d. h. multiple Konglomerattuberkel, und 3. Fortleitung von tuberkulösen Prozessen in der Umgebung, z. B. im Schädelknochen oder in den Wirbeln.

Am ehesten den menschlichen, vorwiegend exsudativen Formen der Meningitis entsprechen noch die tuberkulösen Meningitiden bei älteren *Kälbern* (FRAUCHIGER und FANKHAUSER 1957, COHRS u. Mitarb. 1958). Dabei kommen exsudative und proliferative Formen, aber auch atypische, encephalitisartige Bilder vor. Gewöhnlich wird die Erkrankung aber in Kälbern klinisch gar nicht manifest, im Gegensatz zum Menschen, bei dem die Erkrankung vor Einführung der Streptomycintherapie fast immer tödlich ausging. Die Lokalisation beim Kalb ist gewöhnlich, wie beim Menschen, eine basale. Ähnlich verläuft die spontane tuberkulöse Meningitis beim *Hund*, wo sie aber wesentlich seltener vorkommt (FLIR 1955); bis 1955 waren nur 9 spontane Fälle veröffentlicht.

Beim *Affen* kommt zwar gelegentlich eine Meningitis bei Tuberkulose vor, jedoch ist sie nicht spezifisch (SCHERER 1944). Gewöhnlich bilden sich im Gehirn, wenn überhaupt, Konglomerattuberkel aus. Seltene, ähnliche cerebrale und meningeale Beteiligungen wurden beim *Schwein*, beim *Pferd*, bei der *Antilope*, beim *Reh*, beim *Fuchs* und bei der *Katze* gesehen. Vereinzelte Fälle wurden auch bei *Vögeln* beschrieben.

Demzufolge ist die Literatur über Erzeugung von ZNS-Tuberkulose beim Tier auch sehr spärlich. Versuche in dieser Richtung wurden fast nur zu dem einen Zweck vorgenommen, um ein geeignetes Testobjekt für die Streptomycintherapie in die Hand zu bekommen.

STEENKEN und WOLINSKY (1947) verwendeten *Meerschweinchen*.

Die Tiere wogen 800—1000 g und erhielten 0,05 cm³ einer Kultur von 0,0001 mg Trockengewicht, 7 Tage alt, des Stammes H 37 Rv. in Tween-Albumin-Flüssigkeit nach DUBOS. Die Organismen wurden durch ein Trepanloch mit einer Tuberkulinspritze intracerebral injiziert. In der 3. Woche nach der Infektion entwickelte sich die Erkrankung mit Lähmungen der Hinterbeine, Gleichgewichtsstörungen und Krämpfen auf sensorische Stimuli. Alle Tiere starben zwischen dem 17. und 22. Tag nach der Infektion.

Auch GRUMBACH und ZOLLINGER arbeiteten mit *Meerschweinchen*, um Chemotherapeutica auszutesten.

Auch diese Autoren betonen zu allererst, daß die durch intracerebrale Inoculation erzeugten Krankheitsbilder von denen abwichen, die man beim Menschen beobachten kann. In Äthernarkose wurden die Tiere im Gewicht von 500—700 g in Höhe des äußeren Augenwinkels etwa 3 mm von der Sagittalen trepaniert. Injiziert wurde der in flüssigem Tween-Albumin-Nährboden (DUBOS-MIDDLEBROOK) gezüchtete Stamm H 37 Rv. Die 12—14 Tage alte Kultur wurde mit Nährbodenflüssigkeit 20—100mal verdünnt. Die Impfmenge schwankte zwischen 50 und 100000 Keimen in 0,05 cm³. Die Spitze der Nadel wurde bis auf etwa halbe Hirntiefe bei der Inoculation versenkt.

Von der 2. Woche an zeigten die Tiere zunehmende tonisch-klonische Anfälle, Schwäche der Hinterbeine, Lähmungen, auch von Blase und Mastdarm, und gingen bald darauf ein. Histopathologisch fand sich in allen Tieren eine Infiltration der Meningen, doch ohne Fibrinausscheidung wie beim Menschen. Epitheliode Zellen proliferierten schon in der zweiten Woche, wenig später traten die typischen Epitheloidzellknötchen auf. Erst in der 4. Woche fand sich auch eine deutliche fibrinöse Komponente. Zu diesem Zeitpunkt verschwanden die exsudativen Zeichen. Der so gebildete Pannus lag vor allem über der Hirnbasis und über dem Kleinhirn. Er war jedoch fast nie kontinuierlich, sondern bestand aus vielen Einzelherden.

Von 30 Tieren entwickelten 17 einen Hydrocephalus (teils schon innerhalb von 14 Tagen). Das Ependym ließ fast stets Leukocyteninfiltrate erkennen, dann traten Epitheloidzellknötchen in ihm auf und Ependymgranulationen.

Analog waren die Verhältnisse an den Meningen des Rückenmarkes.

Veränderungen des Hirnparenchyms fanden sich in 15 Fällen, besonders Tuberkel am Stichkanal. Die beim Menschen so häufige basale Endarteriitis fehlte ganz.

Der Verlauf der ZNS-Tuberkulose beim *Meerschweinchen* nach primärer subcutaner Infektion und intracerebraler Superinfektion ist anders, da dann die
Tuberkelbildung im Vordergrund steht.

Intrathekale Infektionen von *Kaninchen* wurden ferner von SAITO (1956) vorgenommen.
Nähere Einzelheiten darüber können jedoch nicht mitgeteilt werden, da die Arbeit im Original
nicht zugänglich ist. Dasselbe gilt für BATYREVA (1959), der über experimentelle Meningitis
tuberculosa beim *Hund* berichtete.

III. Durch physikalische Maßnahmen erzeugte Erkrankungen des Zentralnervensystems

a) Experimentelle Erzeugung von Gehirnerschütterung

Seit dem 18. Jahrhundert werden die Hirnsyndrome nach stumpfen Kopf-
verletzungen in Commotio, Contusio und Compressio cerebri eingeteilt. Das erste
Syndrom unterscheidet sich insofern wesentlich von den beiden anderen, als dabei
die Störung der Hirnfunktion funktionell und somit reversibel ist und histologische
Veränderungen nicht gefunden werden. In diesem Rahmen soll vor allem die
Commotio besprochen werden.

Die Commotio cerebri (Gehirnerschütterung, cerebral concussion) ist ein Hirn-
syndrom, das schlagartig einsetzt, mit vorübergehenden Störungen des Bewußt-
seins und vegetativen Symptomen einhergeht und durch eine Funktionsstörung
des mesodiencephalen Anteils des Hirnstammes bedingt ist. Nach SCHALTENBRAND
(1951) sind nicht Flüssigkeitsverschiebungen und ihre Auswirkungen auf den
Hirnstamm, sondern ein knallartiger akustischer Schwingungsvorgang für das
Syndrom verantwortlich. Nicht nur Richtung und Verteilung der Schwingungs-
vorgänge, sondern auch ihre Frequenz sind von Bedeutung für die Entstehung
der Commotio.

SCHALTENBRAND berichtet von einer Methode, die sich die Bodenseefischer im Winter zu-
nutze machen: Das Fallenlassen eines schweren Gewichtes auf die zugefrorene Seeoberfläche
genügt, um die darunter befindlichen Fische zu betäuben.

Wenn das Syndrom auch gewöhnlich mit einer akut einsetzenden Bewußtlosigkeit beginnt, scheint es doch verschiedene leichtere Grade ohne Bewußtseinsstörungen zu geben. So zeigten Dow u. Mitarb. (1945), daß bedingte Reflexe bei
Hunden durch Schläge auf den Kopf als erste gestört waren, lange bevor andere
Reflexe erloschen. DENNY-BROWN und RUSSELL (1941) betrachten den Verlust des
Cornealreflexes als verläßlichen Indicator für eine stattgehabte Commotio. Dies
ist auch eines der wenigen Kriterien, die am anaesthesierten Tier geprüft werden
können. Fehlt der Cornealreflex länger als 40 sec, findet man meist auch histologische Veränderungen (MARKOWITZ, ARCHIBALD, DOWNIE 1959). Auch der
Schluckreflex ist meist gestört. Die Pupillen sind anfangs verengt, der Puls verlangsamt; der Atemrhythmus wird im Augenblick der Gewalteinwirkung unterbrochen.

KOCH und FILENE zeigten schon 1874, daß das Auftreten des Syndroms nicht
von der Stärke des Schlages abhängt. Mit einer Serie von leichten Schlägen gelang
es selbst, Tiere zu töten. Maßgeblich ist die kritische Energie des Gewichtes, das
den Schädel trifft, und seine kritische Geschwindigkeit.

DENNY-BROWN und RUSSELL (1941) verwendeten bei *Katzen, Hunden* und *Affen* gewöhnlich Gewichte von etwa der Größe des Kopfes des jeweiligen Tieres, um eine große Aufschlag-
fläche zu haben und Knochenbrüche zu vermeiden; die Gewichte waren an einem graduierten
Pendel befestigt. Die Tiere wurden intraperitoneal mit Nembutal narkotisiert. Ein Gewicht
von 1,8 kg wurde an einem Pendel von 1 m Länge 12 cm von der Achse entfernt angebracht.
Der Schlag wurde am niedrigsten Punkt des Pendels geführt. Die Geschwindigkeit des Pendels
wurde durch die Höhe, von der aus es fallen gelassen wurde, geregelt.

Gewöhnlich wurde auf die Occipitalregion eines nicht fixierten Tieres geschlagen, da dort am seltensten Knochenbrüche vorkamen. Dabei verschwand der Cornealreflex gewöhnlich bei Aufschlagsgeschwindigkeit von 9,1 m/sec.

WHITE, BROOKS, GOLDTHWAIT und ADAMS (1943) haben ähnliche Werte angegeben.

Diese Autoren befestigten an ihrem Pendel schwere Metallscheiben exzentrisch zur Achse, um die Geschwindigkeit zu erhöhen.

Am leichtesten ist es, in der Sagittalebene von rückwärts her den Schlag zu führen.

Im Gegensatz zu DENNY-BROWN und RUSSELL finden HADDAD, LISSNER, WEBSTER und GURDIJAN (1955) keine konstante Beziehung zwischen der Größe der Beschleunigung und der physiologischen Antwort.

Um eine brüske Bremsung des geschlagenen Kopfes zu verhindern, lassen WINDLE, GROAT und FOX (1944) ihre *Meerschweinchen*, die mit Chloralose anaesthesiert und an den Vorderbeinen aufgehängt waren (Kopf ebenfalls mit einem Bindfaden freischwingend befestigt), nach dem Schlag gegen eine weiche Unterlage ausschwingen.

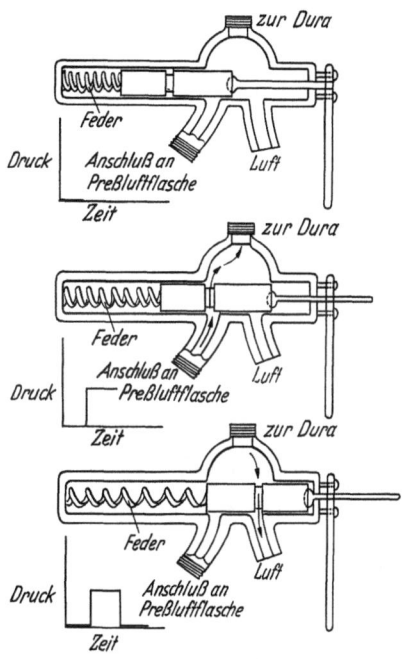

Abb. 32. Schematische Darstellung einer Vorrichtung, die dazu dient, einen zeitlich kontrollierbaren Druck auf die Dura auszuüben. (Aus GURDIJAN u. Mitarb. 1954)

DOW, ULETT und TUNTURI (1945) verwendeten eine Spiralfeder, die dem Pendel eine höhere Geschwindigkeit verleiht.

Außerdem fixieren die Autoren ihre *Hunde* und *Katzen* in einem leichten Ledergeschirr, welches den Tieren erlaubt, zu stehen. Der Schlag wird ebenfalls gegen die Protuberantia occipitalis geführt.

Eine Methode, bei der die Energie leicht abstufbar ist, haben WALKER, KOLLROSS und CASE (1944) angegeben. Sie ist allerdings nur an fixierten, immobilisierten und narkotisierten Tieren anzuwenden:

Ein Trepanloch wird von einem Glasrohr dicht ausgefüllt. Das Rohr wird mit Wasser gefüllt. Wird ein Gewicht auf die Wassersäule fallen gelassen, so kommt es nach Angabe dieser Autoren bei 28 g aus 1,5 m Höhe zu einer Commotio. Um konstant eine solche zu erzeugen, wurden 50 g Gewichte verwendet. Die Schlagzeit wurde mit einer Fotozelle registriert.

Im Gegensatz zu DENNY-BROWN und RUSSELL fanden diese Autoren keinen Unterschied zwischen dem Effekt bei Tieren mit fixiertem und solchen mit freiem Kopf. DENNY-BROWN und RUSSELL glaubten, eine "Compression-concussion" (mit fixiertem Kopf) von einer "Acceleration-concussion" (Kopf frei beweglich) abgrenzen zu können. Doch auch GROAT, WINDLE, MAGOUN (1945) und WALKER u. Mitarb. (1944) fanden zwischen diesen beiden Syndromen keine wesentlichen Unterschiede.

DENNY-BROWN (1945) kombinierte die von WALKER u. Mitarb. angegebene Methode mit der Pendeltechnik, indem er einen Spritzenstempel mit dem Pendel auf ein genau passendes Trepanloch auffallen ließ.

Weniger zu empfehlen, da nicht konstant reproduzierbar, sind Methoden, bei denen ein Holzhammer mit langem Stiel zum Schlag von der Hand aus verwendet wird. Dasselbe gilt für die Technik der Erzeugung von Commotio durch Tangentialschüsse (WALKER, KOLLROSS, CASE 1944).

Eine gute Technik zur Kontrolle des intrakraniellen Druckes während dieser Experimente findet sich bei DENNY-BROWN und RUSSELL:

Die Tiere werden trepaniert, und ein Ring von 5 mm ⌀ (innen) wird in den Schädel eingeschraubt. Aus dem Ring ragt, über eine Gummidichtung, ein Steigrohr, in dem sich Wasser befindet. Mit Hilfe eines Gummibalges und eines Manometers wird der normale Hirndruck von 15—20 cm Wasser eingestellt und kann nach oben und unten beliebig geändert werden.

Schließlich ist noch die Methode von SCOTT (1940) zu erwähnen, bei der das Tier in einem Kopfhalter befestigt ist und ein Gewicht über eine Führung auf den Schädel fallen gelassen wird. Die Untersuchungen SCOTTs haben gezeigt, daß immer dann, wenn es zu Bewußtlosigkeit kommt, der Hirndruck über den Blutdruck ansteigt, jedoch unmittelbar nach dem Schlag wieder zur normalen Höhe zurückkehrt. Auch wenn der Hirndruck langsam über den Blutdruck gesteigert wird, kommt es zur Bewußtlosigkeit. Ein Blutdruckabfall kurz nach Einsetzen des Syndroms kann, aber muß nicht erfolgen. Nach WHITE, BROOKS, GOLDTHWAIT und ADAMS (1943) nimmt das Gehirnvolumen kurzzeitig bis zu 5,5% zu. Die Schwellung beginnt nach etwa 15 min, ist am größten zwischen 5 und 24 Std und verschwindet nach 3 Tagen. Sie geht parallel mit den neurologischen Erscheinungen. Der Tod tritt nach extremer Pupillendilatation durch Lähmung des respiratorischen Zentrums unter Asphyxie ein (MILLER 1927).

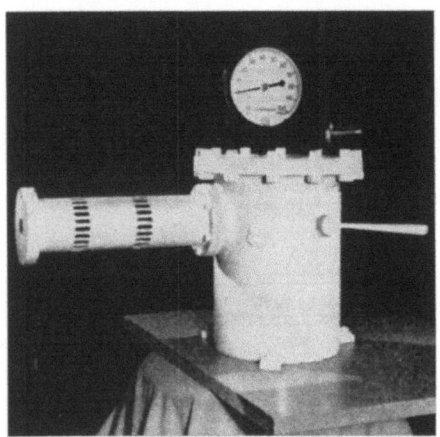

Abb. 33. Die von FOLTZ u. Mitarb. verwendete Vorrichtung, eine Gehirnerschütterung zu erzeugen. In der Druckkammer befindet sich komprimierter Stickstoff, der einen Bolzen mit kontrollierbarer Geschwindigkeit auf den Schädel des Tieres schießt. (Aus FOLTZ u. Mitarb. 1953)

Völlig anders sind die Voraussetzungen, die der Methode von FOLTZ, JENKNER und WARD (1953) zugrunde liegen. Dabei wird eine Masse aus Metall mittels Druckluft auf den frei beweglichen Schädel geschossen.

In einer Druckkammer wird Stickstoff auf 7 AtÜ verdichtet. Von dieser Kammer weg führt ein Rohr, das einen kolbenartigen Stempel führt, der durch einen Auslösemechanismus in seiner Position gehalten wird. Beim Auslösen schnellt der Stempel mit Geschwindigkeiten bis zu 15 m/sec vor. Eine eingebaute Vorrichtung stoppt den Stempel 3,5 cm nach dem Auftreffen auf den Kopf (Abb. 33).

Bei einer durchschnittlichen Aufschlagsgeschwindigkeit von 6 m/sec beträgt die Aufschlagdauer 9 msec.

Das Gewicht des Stempels soll größer sein als das des Kopfes, so daß Trägheitsfaktoren vernachlässigt werden können. Die Schläge wurden bei 3 kg schweren *Katzen* gewöhnlich auf die Parietalregion des intakten Schädels geführt. Der Kopf war frei beweglich, der Körper abgestützt in einem Metallschlitten, der auf der Oberfläche des Tisches frei gleiten konnte. Als Anaestheticum wurde Vinethen oder Dial verwendet.

Eine ähnliche Methode verwendeten HENSELL und MÜLLER (1959). Um eine Fraktur des Schädelknochens zu vermeiden, wurde vor dem Experiment auf die rasierte Kopfhaut der *Katze* ein Hartholzklotz mit Palavit aufgeklebt, wodurch der Druck gleichmäßiger verteilt wurde.

Auch Gurdjian, Lissner, Webster, Latimer und Haddad geben 1954 einen ähnlichen Apparat an, der dazu benützt wird, einen kurzen, zeitlich kontrollierten Druck auf den Duralsack auszuüben.

Die Vorrichtung besteht aus einem Spritzenstempel, der nach Auslösung über eine Feder einen kurzen Augenblick den Zugang zur Druckluft freigibt, die nun auf den Duralsack einwirkt. Durch verschiedene Dimensionierung der Feder und der Stempelmasse kann die Zeit der Einwirkung der Preßluft variiert werden.

Verwendet wurden parietal trepanierte *Hunde* unter Nembutal. Je kürzer die Zeit der Druckeinwirkung, um so höher mußte auch der Druck sein, um eine Commotio zu erzeugen.

b) Andere Methoden zur Erzeugung von lokalen oder generalisierten Gehirnläsionen

Zum quantitativen Studium akuter, geschlossener Hirntraumen werden mit gutem Erfolg *lokale Unterkühlungen* verwendet. Clasen, Brown, Leavitt und Hass (1953) geben folgende Technik an:

An 9—18 kg schweren *Hunden* wurden an eine oder beide Temporoparietalregionen nach Entfernung der Haare und Freilegung des Periosts spezielle Behälter an das Periost gekittet. Innen befand sich ein Messingzylinder von 10 mm Innendurchmesser und Höhe. Der äußere war konisch (nach oben zu breiter) und war an dem inneren befestigt, so daß er nicht dem Knochen auflag. Er war 100 mm hoch und maß 65 mm an seinem oberen Rand im Durchmesser. Isopentan, das vorher mit flüssigem Stickstoff gekühlt war, wurde bis zur halben Höhe in den inneren Zylinder gegossen; darauf kam flüssiger Stickstoff in den äußeren Zylinder. Das Ganze wurde 2—10 min an seinem Platz gelassen.

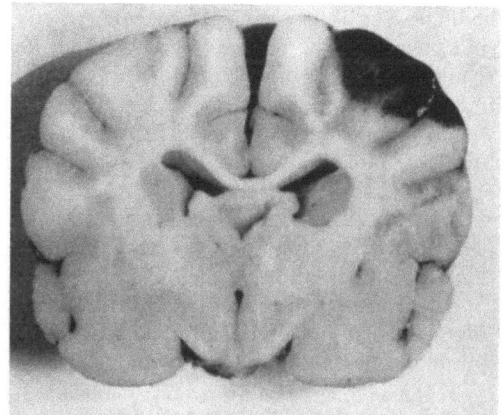

Nach durchschnittlich 25 min begann ein Papillenödem, das bis 6 D erreichen konnte. Durch Auftauen des Gehirns kam es zu perivasculären Hämorrhagien, Erweichungen und zum Hirnödem. Der Hirndruck erreicht sein Maximum eine halbe bis eine Stunde nach der Kälteeinwirkung mit durchschnittlich 500 mm Wasserdruck. Die Läsionen sind scharf umschrieben (Abb. 34).

Taylor, Hass und Maloney (1949) verwendeten zu demselben Zweck an *Albinokaninchen* eine Metallplatte, die auf den Knochen aufgesetzt wird und auf die alle 1,2 sec ein kurzer Kohlensäurestrahl gerichtet wird.

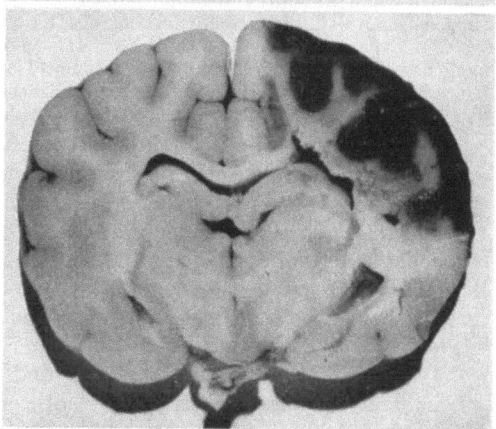

Die damit erzielten Läsionen (Hass und Taylor 1948) variieren zwischen 2 und 25 mm Durchmesser und 1 und 13 mm Tiefe. Wurde eine Nadel ins Gewebe eingeführt und auf gleiche Weise unterkühlt, so entwickelte sich eine zylindrische Läsion.

Abb. 34. Frontalschnitte durch die Gehirne von Hunden, bei welchen Hirnläsionen durch Aufbringung von flüssigem Stickstoff auf den Schädel erzeugt wurden. (Aus Clasen u. Mitarb. 1953)

Die minimale letale Volumszunahme des Gehirns für 50% der Tiere betrug 14,3%. Eine schwere Symptomatik trat bei 9,4—18,5% auf. Unter 9,4% Volumszunahme war die Symptomatik meist zu vernachlässigen.

Innerhalb des Herdes kommt es zu einer hämorrhagischen Infarzierung. Neben allgemeiner Dilatation der Gefäße mit intravasculären Thrombosen, interstitiellen Hämorrhagien und ödematöser Durchtränkung kommt es zu einem Ganglienzelluntergang. Schließlich wird das zerstörte Gewebe resorbiert, und gliöse, faserige und zellige Wucherung setzt ein. Der Endzustand ähnelt einem abgeheilten Infarkt.

Bei akuten Unterkühlungsexperimenten an ganzen Individuen fanden GROSSE-BROCKHOFF und SCHOEDEL 1943 an *Kaninchen*, daß es klinisch bei einer Abkühlung auf 34° C zu einer Erregung mit Reflexsteigerung kam, bei 31—29° C bestand Neigung, einzuschlafen, zwischen 29° C und 26° C traten Störungen der Koordination auf, und bei 22—19° C kam es zu terminalen Lähmungen. Wie diese Verfasser an *Hunden* zeigen konnten, führen die Lähmungen der medullären Zentren und die hochgradige Störung der Erregungsbildung und -ausbreitung im Herzen zum Kältetod.

Hyperthermien wurden an *Hund, Kaninchen, Meerschweinchen, Ratte* und *Maus* in zahlreichen Arbeiten beschrieben (siehe bei JACOB 1955); die Folgen (Sonnenstich mit oder ohne Hitzschlag) stimmen weitgehend mit denen beim Menschen überein. Die Tiere wurden Sonnenbestrahlung ausgesetzt oder in überhitzten Gehäusen gehalten, wobei die Wirkung durch Enthaarung oder medikamentös bedingte Sensibilisierung (Hämatoporphyrin) verstärkt werden kann. Junge Tiere sind gewöhnlich anfälliger als erwachsene. Auch vorhergehende Muskelleistung, Ermüdung oder Hunger erhöhen die Anfälligkeit. Charakteristische Befunde des tierexperimentellen Sonnenstiches sind nach JACOB: Piaödem, Hyperämie der weichen Hirnhäute und des Hirngewebes mit Diapedese- und Purpurablutungen, lympho- und leukocytäre Extravasate, Hirnödem. Im allgemeinen ist der Parenchymschaden nicht spezifisch.

Hunde, Pferde und *Kühe* können ebenso leicht dem Hitzschlag erliegen wie Menschen (HALL und WAKEFIELD 1927). Diese Autoren studierten experimentell den Hitzschlag beim *Hund:*

Die Tiere wurden in eine Holzkammer gebracht, die, nach außen mit Asbest abgeschirmt, mit einem Radiator geheizt werden konnte. Über den Radiator wurde eine feuchte Decke gehängt.

Folgende Symptome traten auf: Vermehrte, verlangsamte und vertiefte Atmung, Ruhelosigkeit, dann Exophthalmus und Kongestion der Augen, Durst, Schwäche der Beine, bei einigen Tieren Verlust der Sphincterkontrolle, Krämpfe und Durchfälle. Die Rectaltemperatur, vor dem Experiment 39—39,4° C, stieg auf 41—45,5° C. Bei einigen Tieren stieg die Temperatur nach dem Tod noch weiter an. Die meisten Tiere reagierten mit einem typischen Hitze-Erschöpfungssyndrom, wobei die Temperatur rasch eine subnormale Basis erreichte und, falls die Tiere nicht starben, sich erst langsam im Laufe eines Tages normalisierte.

DOBIN, NEYMANN und OSBORNE (1949) untersuchten die ZNS-Veränderungen an *Hunden*, die unter Äthernarkose in einem Bad von 43,4—45° C gehalten wurden, woran sie zum Teil starben. Pathologisch fand sich eine Hyperämie und ein Ödem des Gehirnes, Zunahme der Leukocyten, vielerlei Neuronenveränderungen, Schwellen der Axoncylinder und Myelinscheiden und der Gliaelemente. Die überlebenden Tiere verhielten sich klinisch zwar normal, doch fanden sich auch in ihren Gehirnen chronische Zellschädigungen mit Satellitosis und Gliaansammlung sowie Areale von Entmarkung.

Anoxische Schädigungen: ALTMANN und SCHUBOTHE (1942) setzten *Katzen* an aufeinanderfolgenden Tagen für 6—8 Std einem Unterdruck aus, der etwa einer Höhe von 10000—11000 m entsprach. Klinisch traten folgende Stadien auf: Präasphyktische Erregung, asphyktische Lähmung, postasphyktische Erregung, postasphyktische Lähmungsreste. Pathologisch fanden sich je nach der Dauer der Einwirkung Parenchymnekrosen oder vollständige Erweichungen. Am frühesten war die Kleinhirnrinde geschädigt, dann kam die Goßhirnrinde und zuletzt der Hirnstamm.

Unterdruckexperimente sind in großer Zahl während des zweiten Weltkrieges durchgeführt worden. Da aber die wesentlichen Grundlagen der dabei verwendeten Technik nur wenig variieren, erübrigt sich ein weiteres Eingehen darauf.

Läsionen des ZNS, deren Umfang weniger gut vorhergesagt werden kann, wurden durch BUNGE und SETTLAGE (1957) durch Absaugen und Wiederzuführen von Liquor an *Katzen* erzielt:

Unter Nembutal wurde der Kopf der Tiere in einem Halter fixiert und cisternal punktiert. 1 cm³ Liquor wurde innerhalb von 2—3 min aufgezogen. 5 min nach Beginn der Liquorentnahme wurde der Liquor innerhalb von 10 min wieder injiziert. Der Vorgang wurde nach 5 min wiederholt. Das ganze wurde 5—25 mal durchgeführt.

Dabei traten in der Hälfte der Tiere neurologische Ausfälle auf, die von Tier zu Tier variierten: Leichte Paresen bis komplette Lähmungen kamen vor sowie Koordinationsstörungen.

Histopathologisch fanden sich Demyelinisationen im unteren Anteil der Oblongata und im oberen Anteil des Rückenmarkes.

Die Frage, ob es eine *Epilepsie* als selbständige Erkrankung auch beim Tier gibt, läßt sich noch nicht mit Sicherheit beantworten. Zweifellos gibt es symptomatische Epilepsien als Folge von Encephalitiden, Traumen usw. und eine hereditäre Anfallsneigung bei gewissen Inzuchtstämmen von Ratten und Mäusen. Der epileptische Anfall als solcher läßt sich leicht durch elektrische oder chemische Reizungen des Gehirns (s. d.) auslösen. Am ähnlichsten einer Epilepsie verlaufen die Krankheitsbilder, die nach Einbringen von stimulierenden Substanzen in die Hirnsubstanz entstehen und deren Untersuchung besonders von KOPELOFF betrieben wurde. Die Ergebnisse wurden in zahlreiche Arbeiten niedergelegt (Übersicht bei KOPELOFF, CHUSID und KOPELOFF 1954).

Zur Erzeugung chronisch epileptischer Zustände bei Säugern verwenden die Autoren Alaune. Diese bilden eine Klasse von Verbindungen der allgemeinen Formel $M_2 + SO_4 \cdot$ $\cdot M_2^{+++}(SO_4)_3$ oder $M + M^{+++}(SO_4)_2 \cdot 12 H_2O$, in welchem M^+ ein einwertiges Metall ist (Alkalimetalle mit Ausnahme von Lithium, Ammonium, Silber oder Thorium) und M^{+++} ein dreiwertiges Metall (Aluminium, Eisen, Chrom). Alaune müssen somit nicht unbedingt Aluminium enthalten.

Auch Aluminiumhydroxyd, das durch Zufügung von Ammoniak zu einer Aluminiumsalzlösung entsteht und hochgelatinös ist, eignet sich dazu. Seine pathogenen Eigenschaften hängen weitgehend von seinem Alter und den Umständen, unter denen es aufbewahrt wird, ab.

Ebenso wirksam sind Aluminiumpulver und Aluminiumcreme.

KOPELOFF verwendet routinemäßig ein Aluminiumpräcipitat ("alumina cream"), präpariert nach HAWK und BERGEIM, wobei Ammoniumalaun bei Raumtemperatur mit verdünntem Ammoniumhydroxyd behandelt wird. Dieses Präparat behält seine Eigenschaft für mindestens zwei Jahre. Ferner verwendet KOPELOFF handelsübliches Aluminiumpulver, mit physiologischer Kochsalzlösung aufgeschwemmt und im Autoklaven sterilisiert, ferner handelsübliches Aluminiumhydroxyd.

Die Substanz wird entweder in Form einer Scheibe auf den Cortex aufgebracht oder durch multiple, kleine, intracorticale Injektionen. Subcorticale Herde werden durch Injektion von 0,1—0,2 cm³ der Substanz erzeugt. Bei *Macaca mulatta* kam es zum Auftreten von epileptischen Anfällen besonders nach Injektionen in folgende Regionen: mediale Kerngruppe des Thalamus, Putamen, Fasciculus subcallosus, weiße Substanz am Cingulum. Wurde die Substanz auf den sensomotorischen Cortex aufgebracht, wurden 50 von 51 Affen epileptisch.

Bei den meisten begannen die Anfälle nach 6 Wochen, die Grenzen lagen bei 2 und 22 Wochen. Gewöhnlich begann das Geschehen mit einem Jacksonanfall.

Histopathologisch fanden sich chronische, meningocorticale Narben mit vermehrter Vascularisierung, Gliose, Neuronenveränderungen und subcorticaler Degeneration.

Ausgedehnte experimentelle Untersuchungen mit dieser Methode wurden von der Marseiller Schule durchgeführt (Zusammenfassung siehe bei GASTAUT 1953).

Anfälle epileptischer Natur können bei gewissen *Ratten-* und *Mäusestämmen* durch Schallreize hervorgerufen werden. Die Literatur darüber findet sich bei FINGER (1947) und bei BEVAN (1954) zusammengestellt.

QUADBECK (1956) verwendet audiogene Krämpfe der *Ratte* zur Auswertung von Anticonvulsiva. Klinisch lassen sich dabei drei Stadien unterscheiden, das Laufstadium, wobei die Tiere erregt im Käfig herumlaufen, jedoch Hindernissen ausweichen, das Sprungstadium, wobei die Tiere oft heftig gegen die Käfigwand prallen, und das eigentliche Krampfstadium, das mit tonischen Krämpfen beginnt, die schließlich in klonische übergehen.

Der von QUADBECK verwendete ursprüngliche Stamm zeigte 15% Anfälligkeit; durch geeignete Inzucht konnte die Anfälligkeit jedoch auf 30—40% gesteigert werden (einzelne Würfe reagierten zu 100% auf den Schallreiz mit epileptischen Anfällen).

Zur Auslösung des Anfalles verwendet QUADBECK eine Tonfrequenz von 12 kHz, wobei der erste Oberton mit derselben Intensität an einen Lautsprecher abgegeben wird. Die Ratten werden in einem schalldichten Käfig bis zum Eintritt des zweiten Stadiums (Sprungstadium), höchstens aber 60 sec dem Schallreiz ausgesetzt.

Zur Austestung von Anticonvulsiva werden nur Ratten verwendet, die in 8 (in einstündigen Abständen) aufeinanderfolgenden Versuchen mindestens 7mal krampfen, ohne wesentliche Verlängerung der Zeit zwischen Beginn des Reizes und Einsetzen des zweiten Stadiums.

Albinoratten des Stammes M-520 des National Institute of Health reagieren zu 50% mit Anfällen auf starke akustische Reize.

Noch empfindlicher sind *DAB/2-Mäuse*, ein Inzuchtstamm, der seit 1909 durch Geschwisterpaarung gezüchtet wird. (Der Stamm kann vom Roscoe B. Jackson Memorial Laboratory in Bar Harbor, Maine, USA, bezogen werden.) Die Mäuse reagieren zu 90—100% auf akustische Reizung mit Anfällen. Etwa 30% der Mäuse sterben dabei an Atemlähmung. Wie die graphische Darstellung Abb. 35 zeigt, ist die Anfallsneigung im Alter von 30 Tagen am höchsten.

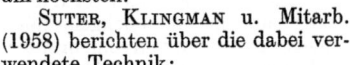

Abb. 35. Einfluß des Alters auf die Häufigkeit von generalisierten Anfällen bei der Maus, die durch Schallreize ausgelöst wurden. (Aus SUTER u. Mitarb. 1958)

SUTER, KLINGMAN u. Mitarb. (1958) berichten über die dabei verwendete Technik:

Die Tiere werden in einen nach außen schalldichten Metallzylinder gesetzt, in dem sich eine elektrische Klingel befindet. Die Klingel tönt mit 90—92 db eine Minute lang. Während dieser Zeit beginnen die Tiere in dem Zylinder immer rascher herumzulaufen, bis sie schließlich in einen tonisch-klonischen Anfall verfallen, der von einem Erschöpfungsstadium abgelöst wird. Am wirksamsten bei der Auslösung der Anfälle sind Mischfrequenzen zwischen 8 und 11 kHz. Reine Töne sind nicht so wirksam.

Die Autoren konnten die Anfälligkeit der Tiere noch erhöhen, indem sie sie von ihrem ersten Lebenstag an unter Magnesium-Mangeldiät setzten. Damit gelang es auch, die Altersgrenze für die Auslösbarkeit von Anfällen hinauszuschieben.

Über ähnliche Erfahrungen berichtet PATTON an *Hamstern* (1947).

Enthirnungsstarre. 1898 zeigte SHERRINGTON, daß eine Mittelhirndurchtrennung in der Ebene des Tentoriums (unterhalb des Nucleus ruber) bei der *Katze* zu einer Starre führt, bei der der Kopf in den Nacken gezogen wird, die Extremitäten und der Schwanz gestreckt sind und das Tier, auf den Boden gestellt, mit weit abgespreizten Beinen dasteht (standing reflex). Die Stellreflexe fehlen dem Tier, auf einen leichten Stoß fällt es um. Wird die Durchtrennung in der Gegend des Calamus scriptorius im unteren Abschnitt der Oblongata oder im oberen Halsmark (unterhalb der Vestibulariskerne) vorgenommen, so kommt es zu einer schlaffen Quadruplegie. Das letztere Präparat wird heute nach BREMER häufig als «Encéphale isolé» bezeichnet, zum Unterschied vom «Cerveau isolé», bei dem an der Mittelhirn-Brückengrenze durchtrennt wurde. Solche Tiere, deren Gehirn mit der Außenwelt nur mehr über das Riech- und Sehorgan in Verbindung stehen, zeigen im EEG ständig ein Schlafmuster, im Gegensatz zu Encéphale-isolé-Tieren, deren EEGs zwischen Schlaf- und Wachmuster alternieren. Beide Präparationen werden besonders häufig zur näheren Bestimmung des Angriffspunktes von Pharmaka verwendet.

Die Technik für beide Operationen wurde von BREMER 1935 und 1936 angegeben.

Durch eine große Trepanation werden die Occipitalpole beiderseits dargestellt. Die Dura wird sternförmig incidiert. Vor dem Eingriff werden die Carotiden komprimiert. Mit einem stumpfen Spatel wird nun längs des Tentoriums eingegangen und der Hirnstamm durchtrennt. Während dieses Eingriffes sollen auch die beiden Vertebralisarterien komprimiert werden und wenige Minuten komprimiert bleiben, um größere Blutungen zu verhindern. Die Carotiskompression wird nach etwa einer Viertelstunde aufgehoben.

Unmittelbar nach der Durchtrennung beginnen sich die Pupillen zu verengen und sind nach etwa einer halben Stunde fadenförmig. Die Bulbi neigen sich nach unten. Spontanbewegungen der Bulbi (optokinetisch) kommen vor, da ja der Oculomotoriuskern oberhalb der Läsion liegt. Im übrigen besteht das Bild einer Enthirnungsstarre.

Bei Durchtrennung in Höhe der Oblongata muß unbedingt künstlich beatmet werden. Eine Reihe von segmentalen Reflexen im Bereich des Kopfes sind an diesem Tier auszulösen, besonders rhythmische mastikatorische Reflexe. Im übrigen zeigt das Tier keinerlei Zeichen einer Störung des emotionellen Gleichgewichts. Der Cornealreflex fehlt wegen der Durchtrennung der spinalen Trigeminuswurzel. Der Tonus der Muskulatur hängt davon ab, in welcher Beziehung die Schnittebene zu den Vestibulariskernen steht. Bei Durchtrennung unterhalb der Vestibulariskerne ist die Quadruplegie schlaff.

Die Mortalität des Eingriffes ist beim Cerveau isolé überraschend gering, beim Encéphale isolé etwas höher, besonders beim *Kaninchen*, wobei es rasch zu einem schwer zu beeinflussenden Blutdruckabfall kommt.

Dezerebration. Zur Ausschaltung von End- und Zwischenhirn wurden verschiedene Methoden entwickelt, die hier nur kursorisch abgehandelt werden können und im Original bzw. in Arbeiten über die operative Technik (HABERLAND 1926, MARKOWITZ, ARCHIBALD und DOWNIE 1959) nachgelesen werden müssen.

Die Abtragung von Gehirn und Zwischenhirn wurde schon früh durchgeführt. GOLTZ (1892) und ROTHMANN (1909) konnten dezerebrierte *Hunde* bis zu einem Monat am Leben erhalten, KARPLUS und KREIDL (1914) *Affen*. 1922 dezerebrierten BAZETT und PENFIELD *Katzen;* der Erfolg war gut, wenn innerhalb der Brücke hemi- oder dezerebriert wurde. METTLER (1943) gelang es sogar, eine ganze Hemisphäre mit Thalamus bei einem *Macacus rhesus* zu entfernen, allerdings in zwei Operationen. Auf einmal war es nicht möglich, mehr als Cortex, Putamen und N. caudatus einer Seite zu entfernen.

Zur Entfernung einer Hemisphäre mit Cortex, Basalganglien und Thalamus, ja sogar Hypothalamus, gaben WHITE, McCARTY, GRINDLAY und SCHREINER (1959) eine zuverlässige Technik an. Die Entfernung erfolgt durch Sektion und Absaugen. Von 12 *Affen* überlebten 10, bei *Hunden* überlebten nur 50—80% den Eingriff. Nach einer kurzen Periode sorgfältiger Nachbehandlung konnten sich die Tiere wieder selbst ernähren. Einige Tiere konnten über Jahre am Leben gehalten werden.

12 Std nach der Operation besteht eine homonyme Hemianopsie, Nystagmus, Deviation conjuguée und kontralaterale Parese. Die Sensibilitäts- und motorischen Störungen bilden sich zurück, auch die Deviation des Kopfes zur operierten Seite verschwand nach 1 Monat, ebenfalls die der Zunge. Gehörs- oder Gleichgewichtsstörungen, Schluck- oder Stimmstörungen waren nicht zu beobachten.

Eine verläßliche Methode zur totalen Dekortikation ist die von POLLOCK und DAVIES 1923 angegebene und a. a. O. beschriebene Methode der Unterbindung des cerebralen Blutzuflusses.

Neben der Abtragung von Hirngewebe zur Erzeugung einer Dezerebration kommen noch in Betracht: Kokainisierung, Verätzung mittels Essigsäure, Entmarkung durch Ultraschall, Zerstörung mit der Nadel, mit dem elektrischen

Strom, Unterkühlung, Injektion von absolutem Alkohol, Formol usw. Beim Ausschneiden von kleineren Hirnstückchen ist darauf zu achten, daß die Piagefäße geschont werden. Zuerst soll das betreffende Gebiet umschnitten werden. Zur Abtragung des Hirnteiles selbst verwendet HABERLAND ein fast rechtwinklig geknicktes, sehr schmales Raspatorium für Gaumenspaltenoperationen. Ein vorheriges Eintauchen des Messers in warme Ringerlösung verhindert ein Kleben des Hirnes am Messer. Ein autoplastisch verpflanztes Fettstückchen schließt den Defekt und stillt gleichzeitig eine etwaige Blutung.

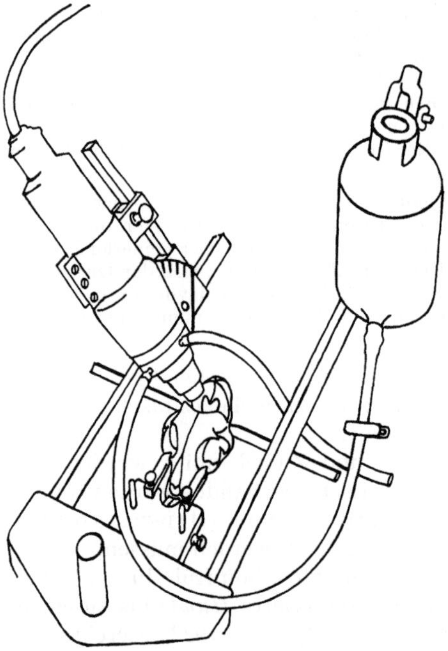

Eine Rindenunterschneidung führt ebenfalls zur praktischen Ausschaltung eines Hirngebietes, da die Assoziationsfasern zwischen den verschiedenen Rindengebieten im Marklager verlaufen und damit ebenfalls durchtrennt werden. TRENDELENBURG verwendet dazu ein zweischneidiges, lanzettförmiges Messer, das flach unter die Rinde eingeführt und bogenförmig bewegt wird.

Im vergangenen Jahrzehnt wurden mehrere Methoden zur lokalen Rindenunterschneidung unter möglichst weitgehender Schonung des Cortexstückchens ausgearbeitet, um die elektrische Tätigkeit isolierter Cortexstückchen zu studieren (BURNS 1951, KRISTIANSEN und COURTOIS 1949). Durch Erhaltung der pialen Blutversorgung gelingt es, die Cortexstückchen lange funktionstüchtig zu erhalten.

Abb. 36. Stereotaktisches Gerät für den Schallkopf zur Dezerebration durch Ultrabeschallung des Mittelhirnes. (Aus BORISON u. Mitarb. 1960)

Die Wirkung bei der Dekortikation durch *Ultraschall* erfolgt durch Hitze, Kavitation, chemische Effekte und direkte mechanische Kräfte. In der weißen Substanz kommt es zu einer totalen Nekrose (NELSON, LINDSTROM und HAYMAKER 1959). Der von LINDSTROM 1954 angegebene Apparat (Abb. 36) zur lokalen Ausschaltung von Hirngewebe wurde 1960 von BORISON, CLARK und ROSENSTEIN auch zur Dezerebration verwendet. Die Verfasser beabsichtigten, damit eine Methode zu entwickeln, die bei intaktem Liquorfluß und intakter Blutversorgung eine komplette neuronale Durchtrennung des Mittelhirnes gewährleistet. Die Technik ist zu kompliziert, um hier ausführlich beschrieben zu werden. Nach Angabe der Verfasser bietet sie mehr Gewähr für eine komplette Unterbindung der Impulse zwischen Gehirn und Rückenmark als die Unterbindung der Gefäße nach POLLOCK und DAVIS, bei welchen die Enthirnungsstarre manchmal reversibel ist, was auf einen Rest einer Blutversorgung des Stammhirnes und somit nicht komplette neuronale Unterbindung hindeutet.

c) Experimentelle Erzeugung von Hydrocephalus

Einer der ersten Versuche, einen Hydrocephalus internus durch entzündliche Reaktion des Ependyms und anschließenden Verschluß zu erzeugen, wurde von BURR und McCARTHY 1900 ausgeführt. Irritierende Lösungen, wie Glycerinextrakte der Nebenniere, Harn, verdünnte Salz- oder Karbolsäure wurden in die Seitenventrikel junger *Katzen* eingebracht.

Die ersten wirklichen Erfolge konnte FLEXNER (1907) bei experimentellen Meningitiden an *Affen* erzielen. THOMAS (1914) verwendete Aleuronat und Stärke, DANDY und BLACKFAN (1914) führten ein Stück Watte in den Aquädukt ein. WEED (1920) verwendete eine 10%ige Ruß-Suspension subarachnoidal, HOEN verwendete in Ruß getauchte Watte.

Da alle diese Methoden nicht sehr zuverlässig waren, nahmen INGRAHAM, ALEXANDER und MATSON (1947) zu einer neurochirurgischen Methode Zuflucht, die an *Hunden* ausgearbeitet wurde.

Dabei wurde ein 3 cm langes, 1 cm breites Zellophanstück auf 0,5 cm Dicke zusammengerollt und mit einem Ureterenkatheter vom 4. Ventrikel her in den Aquädukt vorgeschoben. Die Mortalität bei diesem Eingriff betrug in den ersten 7 Tagen zwar 20%, doch entwickelte sich in 74% der überlebenden Tiere ein Hydrocephalus.

GÜLEKE (1930) wiederholte und modifizierte die Experimente von DANDY und BLACKFAN: Mit in Jodtinktur getauchter Fascie, die in den Aquädukt eingebracht wurde, erzielte er in 24% seiner Tiere einen Hydrocephalus. Doch selbst bei vollständigem Aquäduktverschluß blieb der Hydrocephalus manchmal aus.

BACHS und EARL WALKER (1953) versuchten bei *Katzen*, den Aquädukt mit Zellophan, Muskelgewebe, Laminariastiften und Canadabalsam zu verschließen, jedoch nur in einem Tier (Zellophan) bildete sich ein Hydrocephalus aus. Bei der Katze ist die Tela chorioidea sehr fragil und es kommt zu spontanen Ventrikulostomien bei gesteigertem Hirndruck, was die negativen Ergebnisse erklärt. Beim Hund sind die Erfolgsraten höher. Bei Verwendung eines in Canadabalsam getränkten Wattestückes kommt es allerdings immer zu einer ziemlich starken entzündlichen Reaktion der Wand des 3. Ventrikels und die Tiere können innerhalb weniger Tage zugrunde gehen.

Von den 17 von BACHS und EARL WALKER verwendeten *Hunden* starben 3, die restlichen entwickelten in weniger als 25 Tagen einen deutlichen Hydrocephalus. Im allgemeinen sind die Resultate besser bei Blockierung des 4. Ventrikels als bei Verschluss des Aquäduktes.

Durch unspezifische Entzündungsprozesse entsteht auch bei *Katzen* ein Hydrocephalus nach intracisternaler Injektion von Talkumpulver (50 mg/kg in 0,2 cm³ physiologischer Kochsalzlösung aufgeschwemmt) (BEHAR und FELDMAN 1957).

Während der ersten Woche entwickelt sich eine akute Leptomeningitis, später eine Proliferation der Arachnoideazellen. Zu Ende der 3. Woche sind bereits alle Talkum-Teilchen in unspezifischem Granulationsgewebe fixiert.

STUCK und REEVES (1938) gelang die Erzeugung von Hydrocephalus durch spinale, cisternale oder intraventrikuläre Injektion von Thorotrast (1,0 cm³ bei der *Katze*, 2,0 cm³ beim *Hund*, 4,5 cm³ beim *Affen*). SCHURR, McLAURIN und INGRAHAM (1953) geben als wirksamste Methode zur Erzeugung von Hydrocephalus beim *Hund* eine Kombination von Kaolin und Pantopaque an:

250 mg Kaolin, in physiologischer Kochsalzlösung suspendiert, wurde durch ein Polyäthylenrohr durch eine subtemporale Kraniotomie in die interpedunkuläre Region eingeführt und in 0,5 cm³ Dosen über eine Periode von 3—4 Std injiziert. Nach 2 Wochen wurde 0,1 cm³ Pantopaque intracisternal gegeben.

6 von 7 so behandelten Hunden entwickelten einen Hydrocephalus. Die Methode ist nicht für *Katzen* oder *Affen* geeignet.

Der Mechanismus dürfte dabei folgender sein: Pantopaque erzeugt eine arachnoidale Fibrose. Da aber den Arachnoidalzotten beim Hund der Hauptanteil der Liquorresorption obliegt, kommt es zum Hydrocephalus.

Zu einer Zunahme des Hirndrucks kam es auch an *Ratten* nach intracisternaler Kaolininjektion (GRIFFITH, JEFFERS und LINDAUER 1935). 39 von 85 Ratten entwickelten das Syndrom, das von einer andauernden Blutdruckerhöhung begleitet war.

Hydrocephalus läßt sich auch ohne chirurgischen Eingriff durch Vitamin A-Mangel erzeugen.

Die pathologischen Verhältnisse beim Vitamin A-Mangel des *Huhnes* wurden von WOLBACH und HEGSTED (1952) am Zentralnervensystem untersucht. Klinisch kommt es dabei zu einer Muskelinkoordination, Schwäche, zu Lähmungen und Anfällen, bis die Tiere schließlich zugrunde gehen. Die Verfasser führen die ZNS-Erscheinungen auf eine Zunahme des Hirndruckes zurück, der durch die Retardation des Wachstums des knöchernen Schädels und der Wirbel gegenüber dem normalwachsenden Gehirn bedingt ist.

Die Liquordruckzunahme wurde von WOOLLAM und MILLEN (1955) an *Küken* vom 1. Lebenstag an unter Vitamin A-loser Ernährung untersucht. Sie beträgt im Durchschnitt

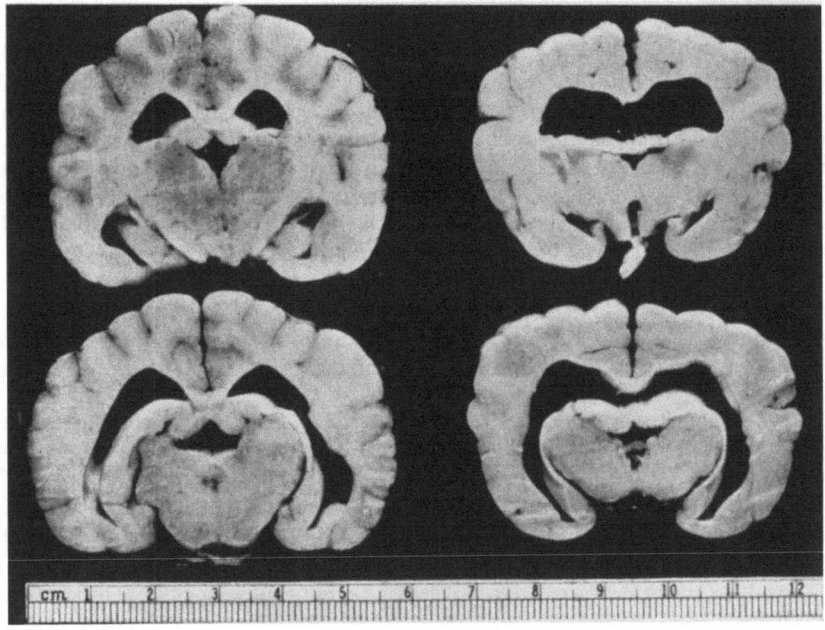

Abb. 37. Frontalschnitte durch die Gehirne von zwei Hunden. Ventrikelerweiterung nach Verschluß des Aquaeductus Sylvii durch Watte und Kanadabalsam. (Aus BACHS u. EARL WALKER 1953)

1,03 mm Wasser pro Tag, was zu einer Verdoppelung des normalen Liquordruckes (90 bis 105 mm Wasser) im Laufe von 3—4 Monaten führt (etwa 180—220 mm Wasser). In den meisten Tieren entwickelte sich ein Hydrocephalus.

Ähnliche Beobachtungen wurden an *Kälbern* (MOORE und SYKES 1940), an *Schafen* (EVELETH, BOLIN und GOLDSBY 1949) und *Schweinen* (SORENSEN, KOWALCZYK und HENTGES 1954) gemacht.

LAMMING, WOOLLAM und MILLEN (1954) zogen junge *Kaninchen*, deren Mütter während der Gravidität unter Vitamin A-Mangel gehalten wurden, Vitamin A-frei auf. Bei den Tieren traten nach 24—74 Tagen Krämpfe auf, später auch Lähmungen und Opisthotonus. 75% der Tiere zeigten Hydrocephalus und Aquäduktstenose. Einschnürungen des Nervus opticus durch den erhöhten Liquordruck wurden beobachtet.

d) Experimentelle Beeinflussung der Blutzirkulation

Komplette Unterbrechung der Blutzufuhr zum Gehirn durch Unterbindung aller zuführenden Gefäße führt zur Anämie des Gehirns und zur *Dezerebration* (s.d.).

Bei der *Katze* haben POLLOCK und DAVIS (1923) eine brauchbare Technik angegeben:

In Narkose wird der Mund weit geöffnet, die Zunge durch Ligatur vorgezogen; dann wird der weiche Gaumen median vom hinteren Ende des harten Gaumens an nach rückwärts incidiert. Die muköse Membran und die Muskeln der Schädelbasis werden entfernt bis zum vorderen Rand des Foramen occipitale magnum; lateral wird bis zur Bulla tympani eröffnet. Mit einem Zahnbohrer wird die Schädelbasis eröffnet, mit einem feinen Spatel die letzte, dünne Knochenschicht entfernt. Darunter ist die pulsierende Arteria basilaris zu sehen. Schließlich wird die Dura eröffnet. Mit einem schmalen Haken wird eine Ligatur mit einer Öse um die Arteria basilaris gelegt. Dann erst werden die Carotiden beiderseits unterbunden.

Die Methode hat den Vorteil, daß einerseits verschiedene Höhen der Ligatur an der Arteria basilaris möglich sind und daß andererseits die Mortalität sehr gering ist.

Diese Methode wurde kürzlich durch BORISON, CLARK und ROSENSTEIN (1960) insofern vereinfacht, als diese Autoren nicht durch die Mundhöhle eingingen, sondern extraoral nach Intubation und Seitwärtsdrehen des Pharynx sich einen Zugang zur Arteria basilaris verschafften. Die Arteria basilaris wurde darauf über dem Ursprung der Arteria cerebelli inferior posterior unterbunden. (S. Abb. 38. Die Pfeile zeigen die Punkte an, an denen ligiert werden muß, um eine wirksame cerebrale Ischämie zu erzielen.)

Bei daraufeolgendem permanenten Verschluß der Karotiden kommt es zu einer anämischen Dezerebration mit Enthirnungsstarre.

Allerdings eignet sich diese letztere Methode nur für akute Experimente, weshalb die Verfasser eine Ultraschallmethode entwickelten, die an anderer Stelle besprochen wurde.

In fast jedem Fall wurde ein cerebellarer Druckconus gefunden, durch das starke Hirnödem bedingt, an dem die Tiere gewöhnlich nach 2,5—17 Std unter Atemlähmung zugrunde gehen.

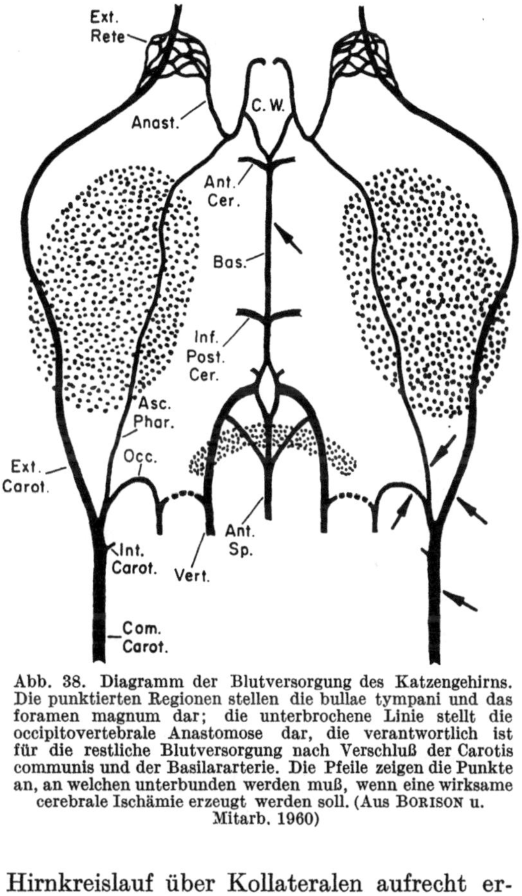

Beim *Kaninchen* genügt gewöhnlich eine Kompression beider Carotiden, um eine fast totale Hirnanämie und anämische Dezerebration zu erzeugen.

Beim *Hund* ist der Zugang zur Arteria basilaris schwer. Andererseits können unter Umständen

Abb. 38. Diagramm der Blutversorgung des Katzengehirns. Die punktierten Regionen stellen die bullae tympani und das foramen magnum dar; die unterbrochene Linie stellt die occipitovertebrale Anastomose dar, die verantwortlich ist für die restliche Blutversorgung nach Verschluß der Carotis communis und der Basilararterie. Die Pfeile zeigen die Punkte an, an welchen unterbunden werden muß, wenn eine wirksame cerebrale Ischämie erzeugt werden soll. (Aus BORISON u. Mitarb. 1960)

den die Spinalarterien allein den Hirnkreislauf über Kollateralen aufrecht erhalten, selbst wenn Carotis und Vertebralis unterbunden sind. Deshalb wurde von KABAT und DENNIS eine andere Methode ausgearbeitet (1938):

Unter Narkose werden die Spina des 2. Halswirbelkörpers entfernt und beide Arteriae vertebrales ligiert. Nach 2 Wochen erfolgt die zweite Operation: Das Tier wird auf den Rücken gelegt. Unter 2 mg Atropin wird intubiert und eine Blutdruckmanschette um den Hals gelegt und schnell auf 350 mm Hg aufgeblasen. Es kommt zu einer kompletten Anämie des Kopfes, da auch die spinalen Äste durch Kompression des Rückenmarkes abgeklemmt sind. Nach einigen Minuten kommt die Atmung zum Stillstand und muß künstlich fortgesetzt werden. Nach 15—20 min kann der Druck nachgelassen werden. Die Spontanatmung kehrt wieder. Wichtig ist die Konstanthaltung der Temperatur bei 29° C. Das Tier muß sondengenährt werden.

Ein Hund konnte auf diese Weise 19 Tage am Leben erhalten werden.

Andere wirksame Methoden zur Unterbrechung des Blutstromes zum Gehirn sind die Erzeugung eines Kreislaufkollapses oder von Kammerflimmern durch einen elektrischen Schock. CERUTTI (1957) erzeugte auf diese Weise an *Kaninchen* eine anämische Dezerebration durch artefiziellen Blutdruckabfall:

Kaninchen bekamen 0,5 cm³ Numal Roche/kg intravenös und wurden tracheotomiert. In die Vena jugularis wurde darauf herzwärts 0,5 mg Acetylcholin + ¹/₈ mg Prostigmin + 2 cm³ physiologische Kochsalzlösung langsam injiziert. Nach 10 sec kommt es zu einem Blutdruck-sturz. Nach Aussetzen der Spontanatmung wird künstlich beatmet. In den meisten Fällen gelang es, das Herz durch Adrenalin und Calcium wieder zu stimulieren und einen Blutdruck-anstieg herbeizuführen. Die Zeitdauer, nach der eine Wiederbelebung noch möglich war, lag zwischen 10 und 20 min.

Eine einfachere chirurgische Methode als die oben beschriebenen geben WEIN-BERGER, GIBBON und GIBBON (1940) für *Katzen* an:

Die Pulmonalarterie wurde vorübergehend abgeklemmt, wodurch der Blutstrom im ge-samten Körper unterbrochen wurde. Der Beginn der cerebralen Durchblutung nach Öffnen der Klemme wurde mit dem Augenspiegel festgestellt.

Schwere neurologische Ausfälle, wie Blindheit, sensorische Defekte anderer Art, Demenz, motorische und Haltungsstörungen, Reflexabnormitäten wurden nach 7 min 30 sec Blutleere festgestellt. Nach 8 min 45 sec Ligatur starben die Tiere entweder sofort oder nach kurzer Zeit.

Histopathologisch fanden sich Nekrosen und Erweichungen, am frühesten in der mo-torischen und Sehrinde, und hier besonders in der III. und V. Schicht. Der empfindlichste basale Kern ist das Corpus geniculatum laterale.

Hirnstamm und Rückenmark sind solange nicht geschädigt, als die Tiere am Leben blieben.

Zirkulationsbehinderungen in umschriebenen Gefäßbereichen des Gehirnes können chirurgisch durch Ligatur einzelner Gefäßäste mit Silberclips vorgenom-men werden. Dabei kommt es gewöhnlich zur Ausbildung einer Erweichung. Werden, bei *Affen* und *Hunden*, 24 und 48 Std danach je 1 cm³ 1% Neosynephrin intravenös gegeben, um den Blutdruck zu erhöhen (GLOBUS und EPSTEIN 1953), so kommt es zu einer massiven cerebralen Hämorrhagie. Nach SCHEINKER handelt es sich dabei aber eher um eine klassische rote Erweichung, die von zahlreichen kleinen Hämorrhagien begleitet ist.

Dasselbe erzeugten FAZIO und SACCHI (1954), indem sie ebenfalls an *Hunden* 5—10 cm³ Luft in die Carotis communis injizierten und dann in halbstündigen Intervallen 1—2 cm³ 1% Adrenalin intravenös gaben.

Wurde durch Kopftieflagern oder Kompression der Jugularisvenen eine venöse Stase erzielt, so erschienen die Erweichungen noch häufiger. Wurde das Adrenalin unmittelbar nach der Luft gegeben, so trat keine rote Erweichung auf.

HAIN, WESTHAYSEN und SWANK (1952) zeigten an *Hunden* und *Affen*, daß es vom Ort des Verschlusses abhängt, ob eine blasse oder rote Erweichung auftritt: Wird die Arteria cerebri media distal von einer Stelle, von der die perforierenden Äste zu den Basalganglien abgehen, verschlossen, so entwickelt sich eine blasse, wenn innerhalb dieser Zone, eine rote Erweichung.

Injektionen von Vinylacetat führen ebenfalls zur Infarktbildung.

WHISNANT, MILLIKAN, WAKIM und SAYRE (1954) gaben *Hunden* 0,3 cm³ Vinylacetat mit einer vorher mit Aceton ausgespülten Tuberkulinspritze in die Carotis, nachdem die Carotis externa, die Occipitalis und die Pharyngea ascendens abgeklemmt worden waren. Die Hunde waren unter Äther und intubiert.

Nach 3 Std erwachten die Tiere. In 17 von 25 Hunden waren neurologische Zeichen zu sehen, wie kontralaterale Paresen und Kreisbewegungen zur Seite der Läsion. Wenn die Tiere starben, so gewöhnlich 18—55 Std nach dem Eingriff.

Unter anderem wurden Paraffin, Lycopodiumsamen, Fett, Kaolin, Bimsstein und plastische Materialien zur Erzeugung von cerebralen Infarkten verwendet (siehe bei VILLARET und CACHERA 1939).

BECKER (1949) verwendete Paraffin, dessen Schmelzpunkt durch Zusatz von Olivenöl auf 40° C gebracht wurde, so daß es sofort nach der Injektion erstarrte.

Bei *Hunden* wurde unter Äther die A. carotis interna freigelegt. Der Spritzenstempel hatte eine Stellschraube, womit 0,1 cm³ und weniger dosiert werden konnten. Eingestochen wurde zwischen zwei Ligaturen der Carotis. Die Spritze selbst befand sich in einem Bad von 42 bis 45° C. Beim erwachsenen Tier ist einige Übung nötig, bis die richtige Dosierung gefunden wird (zuviel Paraffin blockiert den ganzen Circulus Willisii und führt sofort zum Tod).

Außerdem wurden die venösen Abflüsse am hinteren Ende des Sinus sagittalis superior blockiert.

Beim neugeborenen Tier ist die Dosierung noch schwieriger. Angaben über die injizierten Mengen sind in der Arbeit nicht enthalten.

BECKER erzeugte mit dieser Methode, die an neugeborenen Tieren angewendet wurde, große Porencephalien bzw. Hydrencephalien, wobei große Teile des Gehirns ohne Narben ausgeschaltet werden konnten. In einigen Fällen überlebten die Hunde bis zu einem Jahr. Die Präparate lassen an Stelle der Hemisphäre Teile des Markmantels, einen Teil der Stammganglien und die Ventrikel erkennen, die

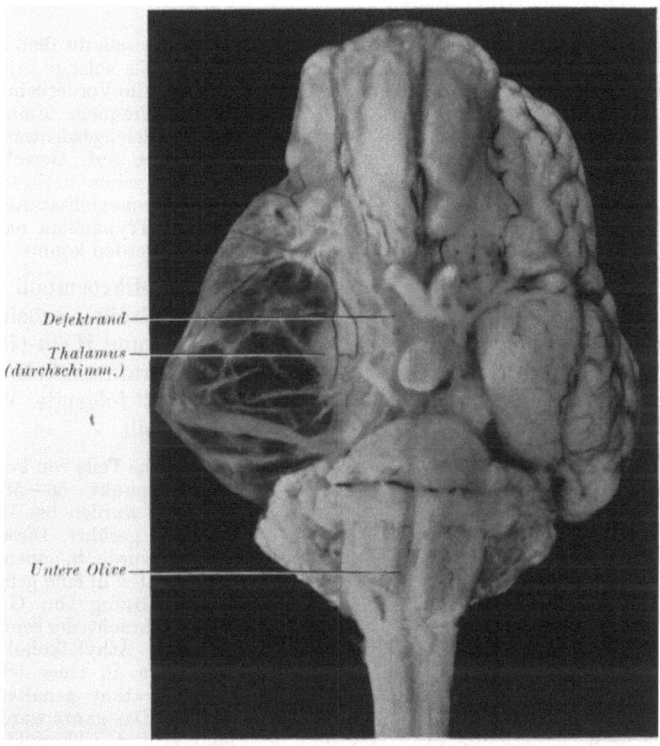

Abb. 39. Gehirn eines 1 Jahr alten Hundes (von unten gesehen), der nach seiner Geburt eine Paraffininjektion in die rechte Carotis erhalten hatte. Von der rechten Hemisphäre ist nur mehr eine dünne Membran erhalten. (Aus BECKER 1949)

von einer durchsichtigen Membran bedeckt sind, unter der die Dura frei flottiert (Abb. 39). Über die beiden Stadien der Nekrose und der Erweichung entwickelt sich ein drittes Stadium, wobei oft die ganze Hemisphäre von einer Blase wasserklaren Inhalts eingenommen wird. Das zweite Stadium tritt schon nach einer Woche auf.

Um eine mehr physiologische Methode zu entwickeln, verwendeten HILL, MILLIKAN, WAKIM und SAYRE (1955) homologe Blutklumpen.

Die Blutklumpen waren 48 Std alt, das Serum wurde mit Filterpapier abgetupft. Die Klumpen wurden in kleine Stückchen geschnitten (2—5 mm ⌀). 0,2 cm³ dieser Coagula wurden mit einer Tuberkulinspritze in die Carotis injiziert.

20 von 25 *Hunden* zeigten Infarzierungen; bei 19 traten auch neurologische Ausfälle auf. Nur 4 Tiere starben innerhalb von 20 Std. 5 Tiere zeigten Läsionen nur im Bereich der A. thalamostriata, 7 darüber hinaus auch im Cortex, dazu noch in der weißen Substanz. Meist

war auch der vordere Teil des N. caudatus infarziert, in einem Fall sogar kontralateral der Injektion.

BROMAN (1940) berichtet in einer Monographie über Mikroembolien an *Meerschweinchen* und *Kaninchen*, wobei Luft, Stärke und Öle verwendet wurden. Folgende Teilchengrößen wurden mit Erfolg verwendet:

Kartoffelstärke	2—5 Erythrocyten ⌀	0,1—0,2 cm³ ia.
Reisstärke	etwa 1 Erythrocyten ⌀	0,2—0,3 cm³ ia.
Fettemulsion	0,5—5 Erythrocyten ⌀	0,3—0,5 cm³ ia.
(Olivenöl, in 5%iger Gummityrodelösung geschüttelt)		
Luftschaum	4—15 Erythrocyten ⌀	0,1—0,2 cm³ ia.
(geschüttelte 5%ige Gummityrodelösung).		

Die auf der rechten Seite der Tabelle angegebenen Mengen sind die Dosen, die dem *Meerschweinchen* in die A. carotis communis gespritzt wurden. Es wurde jeweils solange injiziert, bis das Tier, das in Rückenlage war, unruhig wurde. Dabei strecken sich die Vorderbeine und die Atemfrequenz nimmt zu. Auch Gleichgewichtsstörungen traten auf. Gewöhnlich fand sich schon nach 10 min eine Permeabilitätsstörung, die mit Trypanblau nachgewiesen werden konnte.

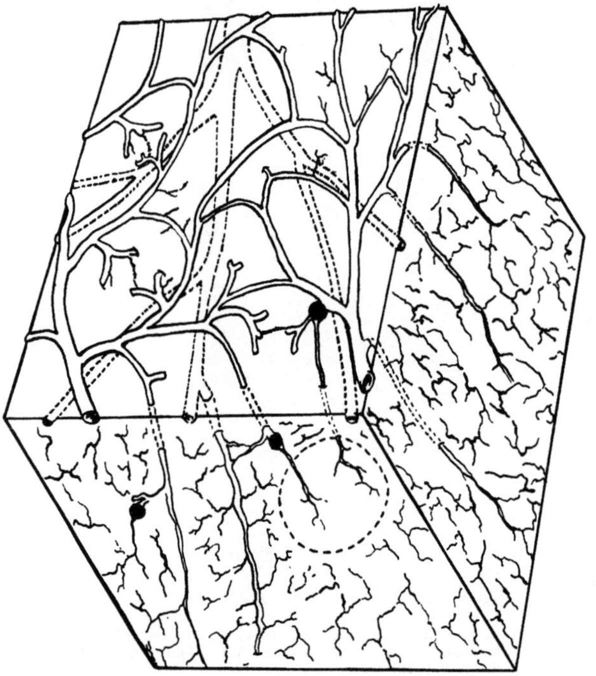

Mit Mikroemboli variabler Größe arbeiteten SWANK und HAIN (1952). Die Paraffinemboli wurden auf folgende Weise hergestellt:

Gleiche Teile von Paraffin (Schmelzpunkt 56—58° C) und Ruß wurden bei 150° C 3—4 Std gerührt. Diese Mischung wurde in einen Homogenisator in eine gefilterte 3%ige Lösung von Gummi acacia gebracht, der genügend 95%igen Äthylalkohol enthielt, um in einer 5%igen Konzentration gehalten zu werden. Das ganze wurde auf 95° C erhitzt, während homogenisiert wurde. Die Lösung wurde mehrmals homogenisiert, bis die gewünschte Teilchengröße erreicht war. Nach Abkühlenlassen sanken die großen Paraffintröpfchen mit viel Ruß zu Boden, die kleinen Emboli fanden sich in einer mittleren Zone, wobei die mit wenig Ruß über denen mit viel Ruß schwammen. Unter dem Mikroskop konnten die Teilchen getrennt werden. 4 Präparationen wurden verwendet: mit 4—12 μ, 4—17 μ, 8—60 μ, und 4—35 μ. Penicillin wurde zugefügt.

Abb. 40. Schematische Zeichnung der meningealen arteriellen Anastomosen mit artefiziellen Emboli (schwarz) und fokalen Erweichungen (strichliert). (Aus DE LA FUENTE u. SCHWARTZ 1959)

Damit wurden 102 *Hunde* in die A. carotis injiziert. Junge Tiere vertrugen die Injektion gewöhnlich besser. Die kleinen Emboli verursachten vor allem Läsionen in der weißen Substanz, die großen in der grauen Substanz oder in beiden. Beide erzeugten Mikroinfarkte sowie kleine Herde von Demyelinisation.

Die Mikroemboli konnten das Gefäßsystem leichter passieren, wenn Nembutal- oder Pentothalanaesthesie verwendet wurde, besonders aber im Fieber.

Chloralose, Urethan, Nembutal + Pikrotoxin, Äther und Curare wirkten entgegengesetzt und machten das Gefäßsystem „starrer" gegenüber der Passage von Mikroemboli.

Die durch Trypanblau nachgewiesene Permeabilitätsstörung trat zuerst an den Arterien, dann erst an den Venen auf. Überraschend war die gute Rückbildungstendenz. Selbst bei Hunden mit kompletter Lähmung, Verlust des Lagesinnes und einseitigen Attacken von Enthirnungsstarre bildeten sich die Symptome gewöhnlich nach einigen Tagen bis einer Woche zurück.

Als weiteres wirksames Mittel, in Kaninchen Mikroembolien zu erzeugen, wurde Seran Polymer Resin (Exp. Resin Nr. Q 870, Dow Chemical Comp., Midland, Mich., USA) verwendet (DE LA FUENTE und SCHWARTZ 1959).

Das Harz besteht aus 1—500 μ großen Mikrosphären. Es kann nach der Größe geordnet werden durch Sieben in Alkohol (um ein Zusammenballen zu verhindern). Das Material wurde in 50%iger Dextrose suspendiert und in Mengen von insgesamt 2—5 cm³ in die Carotis injiziert. Im Kubikzentimeter waren etwa 20000 Teilchen enthalten, was mit der Zählkammer bestimmt wurde.

Teilchen von 25 μ und weniger Durchmesser führten gewöhnlich zu keinen Mikroembolien (Abb. 40).

Bei der histologischen Bearbeitung ist zu beachten, daß das Harz in Xylol löslich ist, somit nur Gefrierschnitte hergestellt werden können.

Die von HOEFER, PUTNAN und GRAY (1938), von LUMSDEN (1940) und von PUTNAM, MCKENNA und MORRISON (1931) angegebenen Methoden zur Erzeugung von Embolien wurden bereits im Abschnitt über Entmarkung besprochen.

e) Experimentelle Erzeugung von Hirndruck

Abgesehen von dem im Abschnitt Hydrocephalus beschriebenen wurden noch zahlreiche andere Methoden angegeben, um Hirndruck zu erzeugen. Sie sind jedoch meist so einfach und einleuchtend, daß sich eine nähere Besprechung erübrigt. So erzeugten 1940 PERRET und SELBACH Massenverschiebungen des Gehirns durch folgende Maßnahmen: subcorticale Paraffintumoren wurden an *Katzen* durch Injektion von 1 cm³ Paraffin intracerebral gesetzt; Abscesse wurden durch Injektion von 0,4—0,6 cm³ frischen Eiters in die Parietalgegend erzeugt; Injektion von Aqua dest. in die Carotis (40 cm³) nach proximaler Unterbindung führte ebenfalls zum Hirndruck; ferner Unterbindung beider Nierenarterien, wodurch es zur Urämie innerhalb einiger Tage kommt. Die dabei entstehende Hirnschwellung entspricht am ehesten der von REICHARDT angegebenen Form. Ferner erzeugten die beiden Autoren Hirnschwellung durch Cardiazol- und Insulinschock.

Zu erwähnen ist auch die von PRADOS, STROWGER und FEINDEL (1945) angeregte einfache Maßnahme zur Erzeugung einer lokalen Hirnschwellung:

Bei *Katzen* wurde eine Trepanation von 1,9 cm ∅ angelegt. Nach Eröffnung der Dura an drei Seiten wurde das Gehirn 4—7 Std der Zimmerluft ausgesetzt, wodurch sich rasch ein lokales Ödem entwickelte, das 4—5 Tage anhielt.

Eine ähnliche Technik wendeten EVANS und ESPEY (1949) an, indem sie nach Kraniotomie an *Rhesusaffen* elektrisch durch Ablation Läsionen an der Hirnsubstanz setzten.

AMBO (1951) verwendete ebenfalls zahlreiche Techniken, um ein Hirnödem an *Kaninchen* zu erzeugen: Eine Ligatur der Venae jugulares führt nach 12 Std bis 3 Tagen zu einem solchen. 12—48 Std nach intramuskulärer Gabe von 0,5 cm³ einer 1%igen gelben Phosphorlösung in Lebertranöl entwickelt sich ebenfalls ein Hirnödem, oder nach 0,2 cm³/kg Chloroform, 1 cm³/kg Tetra-Chlorkohlenstoff oder 7 mg/kg Sublimat intramuskulär. Das Hirnödem tritt gewöhnlich nach 12—24 Std auf. Auch bilaterale Ligatur der Ureteren führt zu einem solchen. Kontinuierliche Gabe von Lebergiften, bzw. auch von Cholesterin (10 mg/kg täglich, durch 20 bis 50 Tage) führte am ehesten zum Bild einer Reichardtschen Hirnschwellung. Die Versuche AMBOS wurden kontrolliert und ergänzt durch TAKAHASHI (1937), der durch wiederholte intracutane, kleine Dosen von Chloroform (0,1 cm³/kg einmal wöchentlich) Hirnödem erzeugte.

Von größerer Wichtigkeit als die relativ einfache Produktion einer allgemeinen Hirnschädigung, die ja gewöhnlich mit einer Hirnschwellung einhergeht, sind Methoden, die darauf abzielen, ein Tumorwachstum durch Einführung organischer, körperfremder Substanzen in das Gehirn nachzuahmen, um an diesem Hirntumor-Modell verschiedene Fragen der Druckrichtung, elektroencephalographischer Veränderungen usw. studieren zu können. In diesem Rahmen kommt den Untersuchungen einer Gruppe von Autoren aus der Mayo-Klinik einige Bedeutung zu (SPERL, SVIEN u. Mitarb. 1957).

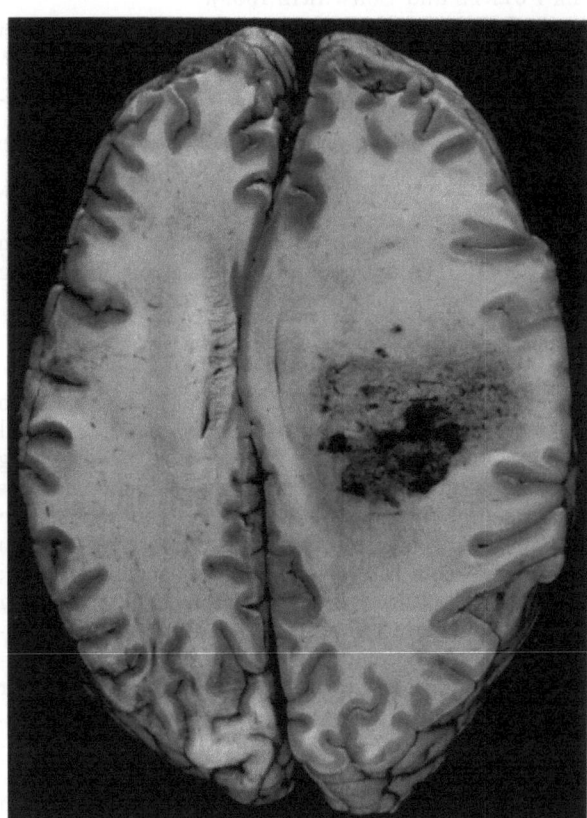

Die Autoren gehen von der Beobachtung aus, daß im Autoklaven sterilisierte Psylliumsamen bei Feuchtigkeitsaufnahme an Volumen um das 10fache zunehmen.

Verwendet wurden 10 bis 16 kg schwere *Hunde*. Unter Nembutalanaesthesie wurde occipital kraniotomiert. Durch eine kleine corticale Incision wurde gerade genügend weiße Substanz abgesaugt, um ein Bett für 0,3 cm³ Samen zu schaffen. Die Duraöffnung wurde mit einem Stück Gelfoam verschlossen, die Schädeldecke mit Acrylharz.

Innerhalb einer Woche entwickelte sich regelmäßig, mit dem Maximum am 5. Tag, ein 3 cm³ großer, raumverdrängender Prozeß mit einem umgebenden lokalen Ödem (Abb. 41).

Einen Kleinhirnbrückenwinkeltumor experimentell durch Verwendung eines aufblasbaren Gummiballons nachzuahmen, versuchten STELLAR und COOPER (1955) an *Hunden*, um die Hirnstammverschiebung mit Vertebralisangiographie zu verfolgen.

Abb. 41. Horizontalabschnitt durch das Gehirn eines Hundes. Hemisphärenödem durch intracerebrale Applikation von Psylliumsamen. (Aus SPERL u. Mitarb. 1957)

Verwendet wurde ein Gummiballon von 5 mm ⌀ und 1 mm Dicke, der an einem 15 cm langen Gummirohr befestigt ist und mit physiologischer Kochsalzlösung aufgefüllt werden kann.

Zur Operation wird der Hund unter Nembutal gesetzt, auf die Seite gelegt, der Kopf stark flexiert und in der Mitte der rechten oder linken Suboccipitalregion incidiert. Ein kleines Bohrloch wird angelegt und die Dura durch Kreuzschnitt eröffnet. Die Folia cerebelli werden sichtbar. Mit einem Gummiretraktor wird der Kleinhirnbrückenwinkel dargestellt und der Ballon so tief als möglich eingeführt. Mit 1 cm³ Kochsalzlösung aufgefüllt, wird er an seinem Platz bleiben. Der Ballon soll weder zu nahe der Mittellinie, noch zu weit lateral liegen. Der Gummischlauch wird in den Verband oder unter die Haut eingenäht.

Das Tier liegt nach der Operation auf der operierten Seite und kann in den ersten Tagen und Stunden nicht aufstehen. Die kontralateralen Glieder sind spastisch. Der Cornealreflex fehlt. Nach einigen Tagen beginnt das Tier zu stehen und gehen, wobei es noch zur operierten

Seite taumelt. Der Gang ist ataktisch. Wird der Ballon entlastet, so erholt sich das Tier innerhalb einer Woche.

Auch eine plastische Substanz, die rasch erhärtet, kann in den Ballon gespritzt werden.

f) Experimentelle Erzeugung von Hirntumoren

Folgende Gruppen krebserzeugender Substanzen sind heute bekannt (BUU-HOI 1959):

1. Organische Verbindungen:

a) Kondensierte, mehrkernige aromatische Kohlenwasserstoffe und deren heterocyclische Analoge. Sie bilden die Mehrzahl der heute bekannten Carcinogene und haben die konstanteste Wirkung.

b) Nicht kondensierte aromatische oder heterocyclische Verbindungen, die eine oder mehrere chemische Funktionen besitzen (wobei die Amin- und Phenolfunktion am wichtigsten ist): aromatische Amine.

c) Die sogenannten alkylierenden Verbindungen.

d) Verschiedene nicht-aromatische Substanzen.

2. Anorganische krebserregende Stoffe:

a) nicht radioaktiv: Arsen und seine Derivate, Nickel-, Zink- und Berylliumsalze und einige Chromderivate.

b) Radioaktive Stoffe.

Die Stoffe werden entweder auf die Haut oder auf Epithel aufgebracht, ein- oder mehrmals täglich subcutan injiziert oder oral verabreicht.

Ganz allgemein zeigen sich folgende tierspezifische Unterschiede in der Antwort des Gewebes auf den carcinogenen Stoff: *Mäuse* neigen zu Carcinomen, *Ratten* mehr zu Sarkomen. Bei diesen Tieren kommen auch spontan jede der beiden Arten von Neoplasmen häufiger vor. Weniger leicht ist es, bei *Kaninchen* oder *Meerschweinchen* periphere Tumoren zu erzeugen, und besonders unempfindlich gegenüber Einwirkung selbst der aktivsten polycyclischen Kohlenwasserstoffverbindungen erweisen sich die *Affen*.

Seit Bekanntwerden der carcinogenen Eigenschaften der kondensierten, mehrkernigen aromatischen Kohlenwasserstoffe wurde mehrfach versucht, auch Hirntumoren damit zu erzeugen. Bis auf wenige Zufallsergebnisse verliefen diese Versuche anfangs negativ. Das Nervengewebe spricht zwar ebenfalls auf carcinogene Substanzen an, jedoch langsamer als Bindegewebe.

1940 fanden schließlich mehrere Forschergruppen eine optimale Applikationsform, durch die sich in einem höheren Prozentsatz Hirntumoren an *Ratten, Mäusen, Hunden, Meerschweinchen* und *Kaninchen* erzeugen ließen.

Die ersten Gliome an der *Maus* konnten SELIGMAN und SHEAR (1939) mit Methylcholanthren erzeugen. Pulverisiertes Methylcholanthren subarachnoidal führte zu keinem Erfolg. Die Autoren verwendeten darauf die Substanz in Form kleiner Körner.

Um sie herzustellen, wurde geschmolzenes Methylcholanthren in einer Glascapillare aufgezogen, nach Erkaltenlassen das Glas nochmals erhitzt, um den unteren Rand des Methylcholanthrens schmelzen zu lassen, und dann ein Kügelchen herausgeblasen.

Hirntumoren wurden in 13 von 20 mit dieser Substanz implantierten C_3H-*Mäusen* gefunden, und zwar 11 Gliome und 2 Fibrosarkome.

Im selben Jahr implantierte PEERS (1939) Cholesterincylinder von $1:2$ mm Größe mit 5% 1-2-5-6-Dibenzanthrazen in die Gehirne von 81 *Albinomäusen*.

Jeder dieser kleinen Cylinder enthielt 0,072 mg Dibenzanthrazen. Die Operation wurde unter Äther durchgeführt.

53 Mäuse überlebten 6 Monate. Der Erfolg war gering: 4 spontane Neoplasmen traten auf, 3 Carcinome und 1 Leukämie.

PEERS ging 1940 wegen dieses negativen Resultates auch auf Methylcholanthren über, das er in derselben Technik, nur 10%ig anstatt 5%ig verwendete.

16

99 *Albinomäuse* wurden implantiert. 87 Tiere überlebten. In 28 der 87 überlebenden Tiere waren Tumoren zu finden (insgesamt 32: 17 Sarkome und 15 Gliome). An 3 Tieren fand sich mehr als ein Tumor. Neoplastische Reaktionen des Ependyms, der Pia-Arachnoidea oder des Plexus chorioideus kamen nicht vor.

An *Ratten* gelang es Weil (1938), mit Styryl 430 in 3 von 5 Tieren Tumoren zu erzeugen. Die mit Dibenzanthrazen oder Methylcholanthren behandelten Tiere entwickelten nur Granulome.

Sweet und Bailey (1941) implantierten Kristalle von 20-Methylcholanthren in die Gehirne von 42 weißen *Wistar-Ratten*, die 4 Wochen alt waren. In 5 Tieren entwickelten sich Tumoren (1 Fibroblastom, 1 Lymphosarkom, 1 Glioblastom und Spindelzellsarkome). 1944 nahmen Bailey, Shimizu und Davis die Methylcholanthrenmethode von Seligman und Shear auf und implantierten die Substanz in

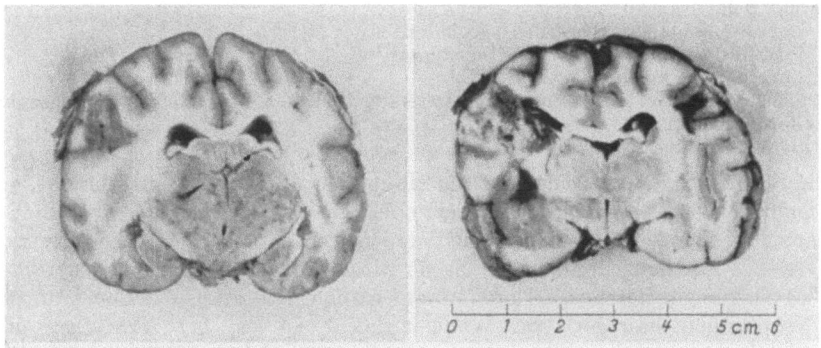

Abb. 42. Reaktion des Hirngewebes auf Implantation von Methylcholanthren, Hund. Chronische granulomatöse Reaktion mit Neigung zu fibrosarkomatöser Entartung. (Aus Bailey u. Mitarb. 1944)

die linke Parietalgegend, nach 8 Monaten in die rechte Parietalgegend. Gliome entwickelten sich keine, doch chronisch granulomatöse Reaktionen, auf deren Basis Fibrosarkome entstehen konnten (Abb. 42).

1946 berichten Mulligan, Neubuerger, Lucas und Lewis über die Erzeugung von Hirntumoren an *Hunden*, ebenfalls mit Methylcholanthren.

Greenwood (1941) implantierte an 19 *Ratten* Methylcholanthren. In einem Tier entstand ein großes Neurogliom, in 4 ein Fibrosarkom. Außerdem fanden sich 1 Meningiom und 1 Adenom. Auf Dibenzanthrazen und Styryl 430 entwickelten sich keine Neoplasmen, nur Granulome.

Weil und Blumklotz (1943), versuchten auf diese Weise, an weißen *Ratten* Kleinhirnbrückenwinkeltumoren zu erzeugen.

Die Bulla tympani wurde freigelegt und die laterale Wand mit einem Zahnbohrer und einer Pinzette entfernt. Das Labyrinth wurde freigelegt. Ein Teil der vestibulären und cochleären Region des Labyrinths wurde entfernt und der Porus acusticus internus dargestellt. Kristalle von Methylcholanthren (durch Schmelzen des kristallinen Pulvers und Zuschneiden der kristallinen Masse in kleine Teile) wurden so nahe als möglich an den Nervus acusticus herangebracht. Das Periost und die Muskeln wurden in üblicher Weise verschlossen.

In einer zweiten Gruppe von Ratten wurde das Kristall nach Entfernung eines Teiles des Os parietale von oben her an den Nervus acusticus herangebracht.

10 Ratten überlebten Monate. An 2 Tieren entwickelte sich je ein Kleinhirn-Brückenwinkeltumor (die Symptome setzten nach 139 bzw. nach 188 Tagen ein). 1 Ratte entwickelte ein extrakranielles Sarkom, 2 Ratten geringe Gliaproliferationen, 1 ging nach Meningitis nach 4 Monaten ein. Die übrigen Tiere zeigten keine Gewebsveränderungen.

Die pathologischen Bilder der Kleinhirnbrückenwinkeltumoren ähnelten Kraniopharyngiomen und waren durch Cysten gekennzeichnet.

Hypophysentumoren, die spontan sehr selten bei der *Ratte* vorkommen, konnten durch Eingriffe in das hormonale Gleichgewicht durch Oberling, Guerin und Guerin (1956) erzeugt werden:

Männliche Ratten wurden im Alter von 2 Monaten kastriert und bekamen von Weibchen desselben Wurfes Ovarien implantiert. Von 7 Tieren, die mehr als 1 Jahr überlebten, entwickelten 4 ein Hypophysenadenom.

Dieselben Autoren implantierten 10 *Ratten* ein 3—4-Benzpyrenkristall subpial oder intracerebral.

3 von den 10 implantierten Tieren überlebten 10 Monate und zeigten Hypophysentumoren. 2 Tiere erblindeten dadurch. Die Hypophyse erreichte in einem Fall die Größe eines Kirschkernes.

Histologisch handelte es sich um Adenome verschiedener Struktur.

Auch die eine mit einer 1:1000 öligen Lösung von Benzpyren injizierte Ratte entwickelte im 8. Monat einen Hypophysentumor. Lokale Reizwirkungen von Benzpyren wurden, im Gegensatz zu den Effekten beim sehr toxisch wirkenden Teer, nicht gesehen. Die Tumoren entstanden nach 7—10 Monaten.

Experimentelle Hirntumoren, deren Struktur nach ZÜLCH (1956) der der beim Menschen vorkommenden am ähnlichsten ist, wurden von ZIMMERMAN und ARNOLD beschrieben.

1943 verwendeten die Autoren 3-4-Benzpyren in Form kleiner Kügelchen ohne Verdünnung an C_3H-Mäusen. Es entwickelten sich in einem hohen Prozentsatz neben Sarkomen auch Gliome (Ependymoblastome, Glioblastoma multiforme, Oligodendrogliom, Astrocytom, unklassifizierbare Tumoren). Die bösartigeren unter ihnen neigten zu Metastasenbildung auf dem Liquorweg.

Wurde 20-Methylcholanthren verwendet (ZIMMERMAN und ARNOLD 1941), und zwar in Form zylindrischer Stäbchen 1:1,5 mm, bildeten sich ebenfalls häufig Hirntumoren aus.

Im allgemeinen erschienen Sarkome durchschnittlich nach 195 Tagen, Gliome jedoch erst nach 279 Tagen. Eine Gegenüberstellung des Effektes von 20-Methylcholanthren, 3-4-Benzpyren, und 1-2-5-6-Dibenzanthrazen bei intrakranieller Implantation bei *C_3H-Mäusen* aus dem Jahr 1943 (ZIMMERMAN und ARNOLD) ergibt folgendes:

Tabelle 7. *Nach* ZIMMERMAN *und* ARNOLD (1943)

Substanz	Zahl der Mäuse	keine Tumoren	Tumoren	Gliome	extrakr. Sarkome	intrakr. Sarkome	gemischte Glioma-Sarkome
20-Methylcholanthren	145	69	82[1]	35	18	14	12
3-4-Benzpyren	47	19	28	14	9	4	1
1-2-5-6-Dibenzanthrazen	21	8	13	2	2	8	—

[1] 3 Tumoren konnten nicht klassifiziert werden.

Methylcholanthren erzeugte Tumoren in 47%, Benzpyren in 51%, Dibenzanthrazen in 19%.

Die verschiedenartigen Ergebnisse der Autoren, die zumeist mit einer einfachen, gleichbleibenden Technik arbeiten, ist zum Großteil auf die verschiedene Empfänglichkeit der Tierstämme zurückzuführen. So entwickeln etwa die dba- und A-Albinostämme nur in einem ganz geringen Prozentsatz Geschwülste, und erst nach sehr langer Zeit (20 Monate). Nach ZIMMERMAN und ARNOLD ist die *C_3H-Maus* und die *ABC-Maus* am besten geeignet. An *Ratten, Kaninchen, Meerschweinchen* und *Hunden* konnten die Verfasser keine Methylcholanthrentumoren erzeugen.

Intracerebrale Transplantationen von Tumoren verschiedener Art sind möglich (SHIRAI). MURPHY und STURM transplantierten 1923 Mäusetumoren in die Gehirne von *Ratten, Meerschweinchen* und *Tauben*.

Lag das implantierte Material zur Gänze im Gehirn, kam es zu einem Wachstum. Kam es in Kontakt mit der Ventrikelwand, so fand eine Zellreaktion statt, die das Implantat langsam zerstörte. Bei subcutaner oder intramuskulärer Inoculation ging das Transplantat nicht an.

Daß das Gehirn als Einbettungsort für transplantable Tumoren eine gewisse Sonderstellung einnimmt, zeigt auch die Beobachtung, daß *Mäuse*, die hochimmun gegenüber subcutaner Transplantation von Mäusecarcinom sind, keine Resistenz zeigen, wenn in das Gehirn inokuliert wurde.

Spontane Tumoren gehen bei Transplantation auf das Gehirn gewöhnlich nicht an, wenn der Tumor von derselben Species stammt wie das Wirtstier.

Tumoren des ZNS wurden von MARTIN (1951) auf verschiedene Gewebe in *Meerschweinchen, Kaninchen* und *Katzen* überpflanzt. Die Autoren beobachteten Wachstum nur in der vorderen Augenkammer und schlossen, daß das Überleben und die Proliferation von neurogenen Tumoren in diesen Tieren (selbst wenn sie intracerebral verpflanzt wurden) eine seltene Ausnahme bildet.

KNISELEY und KERNOHAN (1951) überpflanzten Tumorstückchen aus menschlichem Gehirn in die Augen von 128 *Meerschweinchen* und beobachteten ebenfalls in 2 Tieren Wachstum.

EICHWALD, GOODMAN und CHANG (1951) transplantierten Mäusesarkom 37 in den Subduralraum von 14 *Meerschweinchen*. In allen fand sich Wachstum zwischen dem 2. und 18. Tag, auch Übertragungen in die vordere Augenkammer gelangen. Allerdings sind auch bei diesen Experimenten Hereditätsfaktoren weitgehend dafür maßgeblich, ob ein Transplantat angeht oder nicht. ORBISON, DAVENPORT, QUEEN, SPICER und GALT (1941) kamen zu dem Schluß, daß Übertragungsergebnisse in genetisch verschiedenen Rassen unvorhersagbar sind.

ALLAM, LOMBARD u. Mitarb. (1937) überpflanzten Gewebsstücke eines spontanen Hundecarcinoms intracerebral und subarachnoidal in 8 junge *Hunde*, die vorher mit 250 r totalbestrahlt wurden. In allen Fällen war ein proliferatives Wachstum zu beobachten.

Die umfangreichsten Arbeiten auf dem Gebiet der Transplantation von Tumoren auf das Gehirn wurden von GREENE durchgeführt.

1945 untersuchten GREENE und ARNOLD die Möglichkeit der Transplantation von erwachsenem, embryonalem und neoplastischem Hirngewebe auf die vordere Augenkammer. Homologe Übertragungen waren in viel höherem Prozentsatz möglich, als die oben angeführten Autoren angegeben haben. Mit embryonalem und neoplastischem Gewebe waren sogar Übertragungen auf ein anderes Individuum möglich. GREENE (1951) behauptet sogar, das Gehirn sei ein besseres Einbettungsgewebe für heterologe Gewebe als die vordere Augenkammer.

Technisch ging GREENE so vor, daß er unter Nembutal rechts parietal eine kleine Hautincision anlegte und ein Bohrloch 5 mm hinter und paramedian dem Bregma, durch welches das zu verpflanzende Gewebe mit einem Trokar eingeführt wurde. Das Loch wurde mit Kollodium verschlossen.

GREENE arbeitete mit *Kaninchen, Meerschweinchen, Ratten* und *DBA-Mäusen*. Homologe Tumoren wuchsen in 100%, auch heterologe Tumoren gingen an.

Heterologe Transplantationen von menschlichem Carcinom waren nur möglich, wenn der Tumor mehrere Passagen in der vorderen Augenkammer durchgemacht hatte. Auf das Gehirn der Versuchstiere konnte allerdings menschliches Krebsgewebe direkt übertragen werden. GREENE berichtet von einem Glioblastoma multiforme und einem Darmcarcinom des Menschen, die erfolgreich übertragen wurden. Bei sorgfältiger Technik würden die Transplantate in der Regel angehen. *Meerschweinchen* sterben gewöhnlich nach 90—100 Tagen, *Mäuse* nach 70—90 Tagen.

Übertragen wurden auf diese Weise folgende Geschwülste: Darmcarcinom, malignes Melanom, Mammacarcinom, Glioblastom. Am ehesten gelingen die Übertragungen, wenn schon Metastasen vorhanden sind. Astrocytome, Ependymome und Hämangioblastome konnten nicht übertragen werden, auch nicht in die vordere Augenkammer.

Eine gute Methode zur intravitalen Anfärbung von experimentell erzeugten Hirntumoren durch oral gegebenes Nilblau an *Mäusen* wurde von BATES und KERSHMAN (1949) entwickelt.

Verwendet wurden C_3H-*Mäuse*, 4 Monate alt, denen nach der Technik von ZIMMERMAN und ARNOLD 1,5 mm³ große Methylcholanthrenperlen mit einer kurzen Lumbalpunktionsnadel intracerebral appliziert wurden.

In 91 so behandelten Tieren entwickelten sich 54 Tumoren innerhalb von 4—15 Monaten, davon 46 Sarkome, 2 Carcinome und 6 Gliome. Der Gliomanteil war geringer als in den Originalversuchen von ZIMMERMAN und ARNOLD.

Die Vitalfärbung wird so vorgenommen, daß 2—6 Tage vor der Tötung der Tiere Nilblau BB in 0,3%iger Konzentration der Nahrung zugesetzt wird (1,8 g Farbstoff wurden mit 600 g Quaker Oats in einer dunklen Flasche in einem Mixer für 8—12 Std gemischt und die Tiere bis zur Tötung ausschließlich damit ernährt). Wie die Abbildungen zeigen, färben sich die induzierten Tumoren selektiv an (Abb. 43). Wird der Farbstoff durch 3 Tage nicht gegeben, so verschwindet er wieder aus dem Tumor.

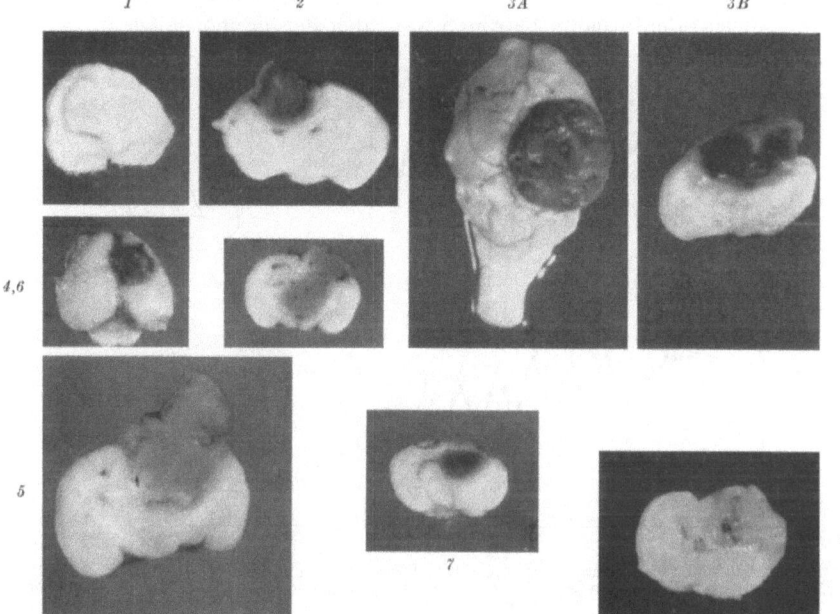

Abb. 43. *1* Intracerebrales Fibrosarkom, 282 Tage nach Implantation eines Methylcholanthrenkörnchens in das Gehirn einer Maus. Kein Nilblau. *2* Fibrosarkom 225 Tage nach Implantation, Nilblau wurde durch 5 Tage beigefüttert. *3* Fibrosarkom 226 Tage nach Implantation, *A* Ansicht von oben, *B* Frontalschnitt. *4* Unklassifizierbares Gliom 249 Tage nach Implantation, Nilblau wurde 7 Tage beigefüttert. *5* Fibrosarkom, 21 nach Transplantation von einer anderen C_3H-Maus. Nilblau BB wurde 7 Tage beigefüttert. *6* Transplantiertes „L"-Fibrosarkom, 14 Tage nach der Transplantation. Benzylnilblauchlorid wurde 5 Tage beigefüttert. *7* Transplantiertes Carcinom (16 Tage nach Transplantation von einem spontanen Mammacarcinom bei der Maus), Benzylnilblauchlorid wurde 5 Tage beigefüttert. *8* Transplantiertes Glioblastoma multiforme (nach 33 Tagen). Benzylnilblauchlorid wurde 11 Tage beigefüttert. (Aus BATES u. KERSHMAN 1949)

g) Experimentelle Erzeugung von Tremor durch mechanische und elektrische Eingriffe am ZNS

Beim Menschen tritt Tremor entweder als Ruhetremor (statischer Tremor) oder als Bewegungstremor (Intentionstremor) auf. Auch bei den zahlreichen, am Tier erzeugten experimentellen Tremores ist es zweckmäßig, diese beiden Tremorformen voneinander abzugrenzen, wenn sie auch manchmal ineinander übergehen. Die mechanischen und elektrischen Methoden, die einen Tremor auslösen, stellen nur einen geringen Teil der dem Pharmakologen geläufigen Methoden dar. Die weitaus meisten Methoden sind chemische, wobei allerdings darauf hingewiesen werden muß, daß die damit erzeugten Tremorformen wohl in ihrem Erscheinungsbild mit den beim Menschen vorkommenden verglichen werden können, häufig aber durch andersartige physiologische Mechanismen bedingt sind.

Tremor als Zufallsbefund bei operativen Eingriffen am Hirnstamm von Versuchstieren wurde oftmals beschrieben. Schon 1894 beobachteten FERRIER und TURNER an Affen, bei welchen der obere Kleinhirnschenkel durchtrennt wurde, und bei anderen cerebellaren Läsionen einen Ruhetremor, der einige Tage nach der Operation begann und einige Wochen anhielt. 1909 beschrieben ECONOMO und KARPLUS an *Katzen* und *Affen* choreoathetotische Unruhe und Tremor nach Verletzungen und Erweichungen der Mittelhirnhaube. Ähnliches beschrieben BOTTE-RELL und FULTON 1938 an *Macaca mulatta* und *Pavianen* nach Durchtrennung der Kleinhirnschenkel. Der Tremor erschien homolateral und bestand für etwa 6 Wochen. Bei Kleinhirnabtragungen fanden diese Autoren, daß der Tremor bei Läsion des Nucleus globosus, emboliformus und dentatus stärker war. Besonders, wenn der Nucleus dentatus mitbetroffen war, hielt der Tremor lange an. KELLER

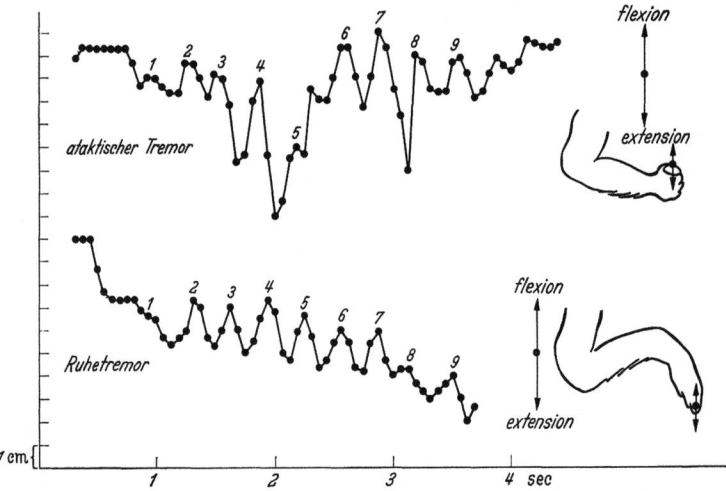

Abb. 44. Graphische Darstellung zum Vergleich des Intentions- (ataxic) und Lage-(postural)-tremors. Zeit-Weg-Diagramm. Intentionstremor tritt auf beim Ergreifen und Festhalten eines Gegenstandes, während der Lagetremor in Ruhe besteht. (Aus CARREA u. METTLER 1955)

und HARE (1934) sahen einen Ruhetremor an Tieren, bei denen ein laterales Segment in der mittleren Brückenregion mitlädiert war, und weniger konstant nach Durchtrennung des Tractus rubrospinalis bei *Affen.*

METTLER berichtet 1946 ebenfalls über Auftreten von Tremor nach Läsionen der oberen Kleinhirnschenkel, wobei er einer Mitläsion anliegender Teile des Hirnstammes eine besondere Bedeutung für das Zustandekommen des Tremors beimißt. Dies führte CARREA und METTLER (1955) auch dazu, den ventralen Anteil des gekreuzten, aufsteigenden Schenkels des Brachium conjunctivum (Pedunculus cerebelli superior) als Sitz des anatomischen Substrates für den Tremor anzusehen.

In einer ausführlichen, anatomischen und physiologischen Studie versuchten die beiden Autoren, verschiedene Symptome des cerebellaren Syndroms auf Läsionen bestimmter Anteile von Bahnen, die über das Brachium conjunctivum laufen, zurückzuführen.

Ein Ruhetremor trat in allen Fällen auf, bei denen der ventrale Teil des Brachium conjunctivums unterbrochen war, und zwar homolateral, wenn die Läsion unterhalb, und kontralateral, wenn sie oberhalb der Kreuzung lag. Der Umstand, daß der ventrale Anteil des Brachiums für die Entstehung des Tremors verantwortlich sei, erkläre auch, warum es so selten gelinge, bei Zugang von rückwärts her durch Hirnstammläsionen einen reinen Ruhetremor zu erzeugen.

Während ein reiner Ruhetremor bei den Versuchen CARREAS und METTLERS bei Läsionen von Bahnen entstand, die vom Kleinhirn nach suprasegmentalen Ebenen leiten, entstand bei Läsion der Bahn, die nach segmentalen Ebenen projiziert (also zum cerebellaren Cortex, zu den cerebellaren Kernen, zum großzelligen Teil des Nucleus ruber, in den Tractus rubrospinalis, ins Rückenmark, über den Tractus spinocerebellaris) eine Ataxie. Im Brachium conjunctivum kann eine solche vor allem durch Läsionen der dorsalen und intermediären Anteile rein erzeugt werden.

Waren bei Läsionen beide Systeme betroffen, bzw. fand sich die Läsion in einer Ebene, die beide Systeme gleich beinhaltet, so kam es zu einem stark ataktischen Tremor (am ehesten dem Intentionstremor entsprechend), der nur bei Bewegungen auftrat.

War die Substantia nigra mitbetroffen, kam es zu einer Hypokinese. Mit dem Tremor selbst schien die Substantia nigra nichts zu tun zu haben.

War der Fasciculus longitudinalis medialis mit geschädigt, wurde der Kopf des Tieres zur Gegenseite gebeugt. Die Abb. 44 veranschaulicht den Unterschied zwischen dem Ruhe- und dem ataktischen Tremor.

Demgegenüber steht die Ansicht von PETERSON und MAGOUN u. Mitarb. (1949) sowie JENKNER und WARD (1953), daß der Substantia reticularis des Hirnstammes zwischen Nucleus ruber und unterem Anteil der Brücke die grundlegende Rolle für die Entstehung des Tremors zuzuschreiben ist. Sehr zugunsten der letzteren Ansicht sprechen die Befunde von WYCIS, SZEKELY und SPIEGEL (1957), die experimentell Degenerationen des Brachium conjunctivum entstehen ließen, was einen Tremor bei Reizung der Mittelhirnhaube nicht verhindern konnte. Allerdings konnten dadurch auch nicht die Versuchsergebnisse von CARREA und METTLER (1947) aus der Welt geschafft werden, denen es gelang, Ruhetremor durch Läsionen des Nucleus dentatus allein zu erzeugen.

Einen Ausweg aus diesem Dilemma bietet die heute allgemein verbreitete Anschauung, daß Tremor der Ausdruck einer Störung des Regelmechanismus der motorischen Bewegung ist, der über cerebellopetale und -fugale Bahnen erfolgt.

Heute werden vor allem durch zwei Maßnahmen Tremores erzeugt: entweder durch Ausschaltung (Läsion) oder durch Reizung des Hirnstammes. Die parkinson-ähnlichsten Syndrome (mit Hypokinese, Maskengesicht, Verlust des emotionellen Ausdrucks und Ruhetremor) konnten WARD, McCULLOCH und MAGOUN (1948) an zwei *Macaca mulatta*, an denen Läsionen durch Elektrocoagulation gesetzt wurden, sehen.

Die Autoren setzten Läsionen am Boden des Mesencephalons und im unteren Teil der Brückenhaube zwischen Nucleus ruber und unterem Brückenende. Im einzelnen waren folgende Regionen zerstört: der untere Teil des Nucleus ruber, die Tractus rubrospinales, die oberen Kleinhirnschenkel an ihrer Kreuzung, der mediale Teil des medialen Lemniscus beider Seiten, das Corpus trapezoideum, der Oculomotorius-, Trochlearis- und Abducenskern, der Fasciculus longitudinalis medialis.

Im zweiten Tier waren die Läsionen noch mehr umschrieben und die Strukturen der Mittellinie ausgespart.

Der Ruhetremor begann 2 Tage nach der Operation und hatte eine Frequenz von 7—10/sec.

Bei etwas anders gelegenen Läsionen im Hirnstamm traten verschiedene Formen von Bewegungstremor auf. Läsionen der Basalganglien allein führten nie zu einem Ruhetremor.

Als Indikation für eine gute Elektrodenlage bei *Macaca mulatta*, bei welchen CORDEAU, GYBELS, JASPER und POIRIER (1960) zur Erzeugung von Tremor im ventromedialen Teil der Mittelhirnhaube coagulierten (sterotaktische Koordinaten: frontal 6,5—7, lateral 2, horizontal 0 bis —3), benützten sie die Pupillenverengerung und Aufwärts- und Einwärtsdeviation des gleichseitigen Bulbus bei Reizung der Region.

Eine verläßlichere Methode als das Setzen von Läsionen ist die elektrische Reizung dieses Bereiches, vor allem, wenn Tremor nur temporär erzeugt werden soll. Eine gute Übersicht über die optimalen Orte zur Auslösung eines Ruhetremors durch elektrische Reizung bei *Macaca mulatta* geben JENKNER und WARD (1953) (Abb. 45).

Unter Dial-Narkose und nach Trepanation wurde eine Nichrome-Reizelektrode in den Hirnstamm in einer Achse parallel zum Hirnstamm eingeführt. Die Reizungen wurden 1 und 3 mm lateral von der Mittellinie ausgeführt (60/sec, 1—10 V, 1 msec Impulsdauer, Reizdauer 3—5 sec). Die Elektrode wurde von Millimeter zu Millimeter Tiefe vorgeschoben, und in jeder Tiefe wurde gereizt.

Ein maximaler Tremor wurde erzeugt bei Elektrodenlagen zwischen dem Nucleus ruber und dem Abducenskern in der medialen reticulären Region des

Hirnstammes. Der Tremor trat beiderseits auf, war aber kontralateral gewöhnlich stärker ausgeprägt und hatte Frequenzen zwischen 15 und 25/sec. Bei der Auswertung von Anti-Parkinson-Mitteln hat sich diese Methode gut bewährt. Die experimentell gewonnenen Erfahrungen stimmten gut mit den klinischen am Parkinsonpatienten überein.

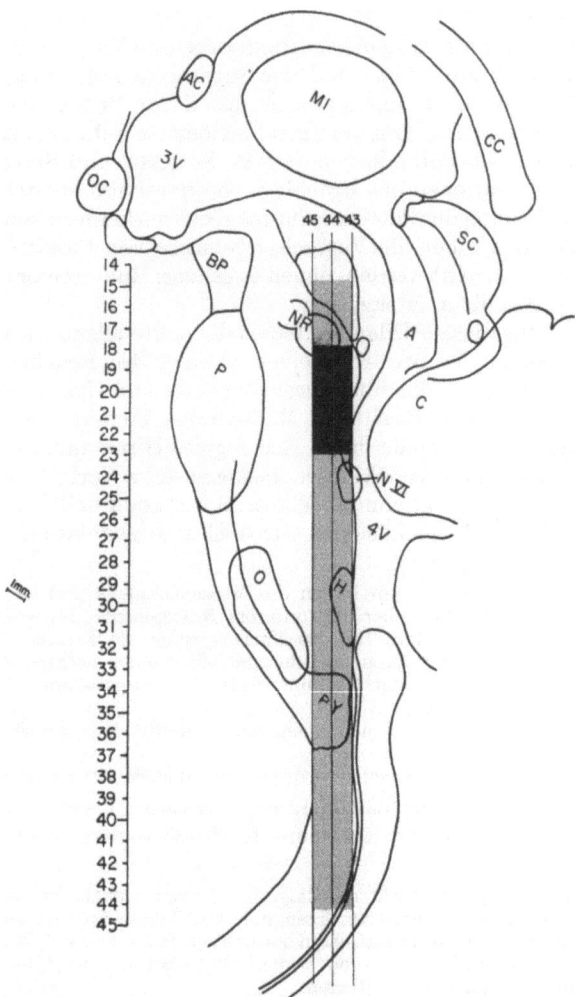

Abb. 45. Sagittalschnitt durch den Hirnstamm des Affen, schematisch. Die graue Fläche zeigt die Region an, von der aus sich durch elektrische Reizung Tremor auslösen läßt. Die niedrigsten Schwellen für die Auslösung von Tremor liegen im Bereich der schwarzen Region. (Aus JENKNER u. WARD 1953)

An *Katzen* erzeugte diese Art von Tremor erstmals FOLKERTS und SPIEGEL (1953). Die Beschreibung der Technik ist einer jüngeren Arbeit entnommen (ALEXANDER, SZEKELY und SPIEGEL 1960).

Die Autoren verwendeten bipolare und konzentrische Reizelektroden (Kontaktabstand 1,5—2,5 mm, Widerstand 15—20 KOhm), die sie mit einem stereotaktischen Gerät in die mesencephale, tremorgenetische Area einführten. Für die Einführung werden folgende Koordinaten angegeben: 1—3 mm hinter der Interaurallinie, 2—3 mm lateral der Mittellinie und 20—24 mm unterhalb der Dura. Mit einem Reizgerät werden biphasische Impulse von 2 bis 5 msec Dauer und 2—9 V gegeben.

Reizungen von 10—30/sec erzeugten einen Tremor um 15/sec (zwischen Tremor- und Reiz-frequenz besteht keine Korrelation).

Bei gleichzeitiger Reizung des Globus pallidus oder der Verbindung zwischen Pallidum und Putamen nahm die Amplitude des Tremors zu.

Komplexe, andersartige repetitive Bewegungen, die klinisch jedoch nicht mehr als Tremor bezeichnet werden können, beschrieben SWEET, McCULLOCH und SNIDER (1947) nach Reizung des Nucleus caudatus, des Putamens, des Pallidums und des Nucleus amygdalae, des ventralen Thalamus oder Subthalamus und ihrer Verbindungen.

Eine andere Form der Hyperkinese, choreiformen Charakters, manchmal mit athetoiden Zügen, erzeugten WHITTIER und METTLER (1949) an 15 von 50 *Affen*, bei denen das Corpus Luysi auf elektrischem Wege zerstört wurde. Die dadurch hervorgerufene Unruhebewegung wies gewisse Parallelen zum Hemiballismus beim Menschen auf. Sie sistierte nicht mehr bis zum Tod der Tiere. Die näheren Daten über die Reizkoordinaten sind in der ausführlichen Originalarbeit nachzulesen.

Auf völlig andere Weise erzeugte MELLA (1924) ein Syndrom, das durch Tremor, Rigor und choreoathetotische Bewegungen beim *Rhesusaffen* gekennzeichnet und durch eine chronische Manganvergiftung bedingt war.

6 Affen bekamen über 18 Monate täglich 1 mg Manganchlorid in 1 cm³ Wasser intra-peritoneal verabreicht.

Histopathologisch entwickelte sich ein schrumpfender Prozeß des Caudatums.

h) Experimentelle Strahlenschädigungen des reifen ZNS

In den letzten beiden Jahrzehnten ist die Literatur über die Strahlungseinwirkung auf das Nervensystem schier unermeßlich geworden, und bis vor kurzem schien es, als ob das pathologische Bild der Läsion durch ionisierende Strahlen auf keinen gemeinsamen Nenner gebracht werden könnte: Wurde zu Beginn der experimentellen Ära der Strahlungsforschung (SCHOLZ 1934) das primäre Geschehen als vasculäres aufgefaßt und das nervöse Parenchym selbst als außerordentlich strahlenresistent angesehen, so zeigten andere Untersuchungen aus späteren Jahren manchmal eine selektive frühzeitige Läsion der Ganglienzellen, bevor noch mesenchymale Elemente betroffen waren. Auf kaum einem anderen Sektor der experimentellen Neurologie sind so verschiedenartige Resultate beschrieben worden, selbst wenn die Versuche unter scheinbar gleichen Bedingungen von anderen Untersuchern wiederholt wurden. Die Ursachen dafür sind mehrfache: Abgesehen von der Strahlenmenge, die verabreicht wird, hängt der Effekt von der Strahlungs-qualität (Corpuscular- oder Wellenstrahlung), von der Strahlungsenergie und der Zeit, also der Strahlungsleistung ab. (Häufig finden sich in der Literatur nur An-gaben in r, bzw. in rad bei Corpuscularstrahlung, womit die Strahlungsdaten nicht eindeutig definiert sind.) Ferner ist die Größe des bestrahlten Bezirkes und der Ort ausschlaggebend: Je kleiner der bestrahlte Bezirk, um so eher sind primäre Par-enchymveränderungen zu sehen, wie besonders instruktiv in den Arbeiten mit Strahlendurchmessern im mikroskopischen Bereich ("Microbeams") nachgewiesen wurde; je größer der Bestrahlungsquerschnitt, um so mehr werden mesodermale Elemente betroffen und besonders Astrocyten, deren Fortsätze mehr als 90% der Gefäßoberfläche bedecken, und es kommt zu sekundären Gefäßveränderungen.

Die Frage nach dem primären Mechanismus der Strahlenschädigung kann somit überhaupt nicht beantwortet werden. Sicher ist die Hemmung der Zellteilung mit nachfolgendem Zelltod (letale Zellreproduktionsstörung, cell reproductive death) eine der Hauptwirkungen der Strahlung (PUCK 1959). Dieser Mechanismus erklärt die Spätnekrose nach Bestrahlung, kann aber nicht für die direkte Wirkung der Bestrahlung auf neuroektodermale und interstitielle Zellen verantwortlich gemacht werden (ZEMAN, SAMORAJSKI, CURTIS 1961). Ferner ist noch die Möglichkeit von Toxinwirkungen in Erwägung zu ziehen sowie Reparationsvorgänge der noch erhaltenen Zellen.

Ganz allgemein hängt die Strahlenempfindlichkeit eines Gewebes von seiner mitotischen Aktivität, dem Stadium der Mitose jeder Zelle, dem Grad der Differenzierung und seinem Stoffwechsel ab. Das 1906 von BERGONIÉ-TRIBONDEAU aufgestellte Gesetz, nach dem die Strahlenempfindlichkeit eines Gewebes proportional seiner reproduktiven Fähigkeit und verkehrt proportional dem Grad seiner Differenzierung ist, gilt auch heute noch.

Vorerst einige Worte zur Ganzkörperbestrahlung. Etwa 1000—1500 r dürften letal für jedes Wirbeltier sein. Will man versuchen, die wechselnde Strahlenintensität der einzelnen Tiere miteinander zu vergleichen, so bedient man sich mit RUGH (1958) zweckmäßigerweise des Begriffes der $LD_{50/30}$: Das ist jene Dosis, welche innerhalb von 30 Tagen 50% der ausgesetzten Tiere tötet. Für das *Meerschweinchen* beträgt diese Dosis 200 r, für den *Hund* 400 r, für den *Affen* 500 r, für die *Maus* 600 r, für das *Huhn* 1000 r, den *Salamander* 3000 r, die *Schlange* 30000 r, die *Amöbe* 100000 r und das *Paramaecium* 300000 r. Für den Menschen dürfte diese Dosis 400 r betragen. 600 r ist in jedem Fall tödlich (Angaben über die Zeit der Strahleneinwirkung fehlen in dem Referat RUGHS).

Verschiedene Variable beeinflussen die Strahlensensibilität. So ist bei der *Maus* das weibliche Geschlecht weniger strahlenempfindlich (RUGH) und zeigt Schwankungen mit dem Cyclus. Auch kastrierte Männchen oder oestrogenbehandelte Männchen sind weniger empfindlich. Das Alter des Gewebes ist ferner von großem Einfluß auf die Strahlenempfindlichkeit: Embryonale Gewebe werden am leichtesten geschädigt. Niedrigerer Grundumsatz erhöht die Strahlenempfindlichkeit, wobei der erhöhte Sauerstoffverbrauch ein wesentlicher Faktor sein dürfte. Im allgemeinen ist ein Gewebe um so strahlenempfindlicher, je höher sein Feuchtigkeitsgehalt ist.Die Strahlenresistenz von Tieren kann erhöht werden durchHypoxie, niedrige Temperaturen, Cystenamin, Cystein und Glutathion. Damit behandelte Mäuse können fast 50% mehr Dosis vertragen.

Das akute Strahlensyndrom nach Ganzkörper- oder Kopfbestrahlung beginnt nach einer kurzen Prodromalperiode, deren Dauer verkehrt proportional der Strahlungsintensität ist, mit einem Exzitationsstadium mit cerebralen Krämpfen, das von einer Somnolenz gefolgt wird, die ins Koma übergeht. Die Tiere gehen unter völliger Prostration zugrunde. Der Frühtod (innerhalb von 3 Tagen) ist ein zentralnervöser Tod. Die dabei von HAYMAKER u. Mitarb. (1958) und von WILSON (1960) beschriebenen zentralnervösen Veränderungen bestehen vor allem in Pyknose der Körnerzellen des Kleinhirns und der basophilen Zellen der Hypophyse, einer cerebralen Vasculitis, fokalen Meningitiden und einer Plexitis des Plexus chorioideus *(Macaca mulatta)*.

Bevor Einzelarbeiten behandelt werden, soll kurz erwähnt werden, welche Arten ionisierender Strahlung heute verwendet werden können und wie sie sich in ihrer Wirkung auf das ZNS unterscheiden, wobei vor allem auf das Referat HAYMAKERs am Wiener Symposium über die Einwirkung ionisierender Strahlung auf das ZNS (1961) Bezug genommen wird.

Die Wirkung der Strahlung auf das ZNS hängt in erster Linie von der Natur der Strahlung ab.

Die Corpuscularstrahlung zeichnet sich dadurch aus, daß die Energieverteilung im Gewebe einer typischen Kurve entspricht (Abb. 46), die langsam ansteigt und steil abfällt, der Braggschen Kurve. Am Gipfel dieser Kurve ist die Bestrahlungsenergie 5—7mal so groß wie an der Basis. Ein Vorteil der Corpuscularstrahlung ist die geringe Streuung, so daß sich Bündel bis zu 25 μ ⌀ ausblenden ließen, deren Effekt im Gewebe histologisch untersucht werden kann (ZEMAN, SAMORAJSKI, CURTIS 1961). Für die Bestrahlung mit Partikeln gilt, daß die Häufigkeit der Gewebsläsionen umgekehrt proportional dem Volumen der Bestrahlung ist. Der Grad der Zellstörung ist dem Verlauf der Braggschen Kurve proportional. Nervenzellen und Astroglia gehen frühzeitig unter der Einwirkung solcher Bestrahlung zugrunde. Besonders empfindlich ist auch die Marksubstanz.

Durch stereotaktische Kreuzfeuertechnik (LEKSELL, LARSSON u. Mitarb.) mittels energiereicher Protonen können umschriebene Bezirke innerhalb des Gehirnes selektiv zerstört werden.

Die Effekte bei Röntgen- und γ-Bestrahlung sind viel weniger gut vorherzusagen. Gewöhnlich werden auch größere Gebiete bestrahlt, und die Streuung ist viel größer als bei Corpuscularstrahlung. Im Gegensatz zu jener überwiegen hier die Effekte auf das Gefäßsystem. Nach starker Bestrahlung ist eine Leukocyteninfiltration der Gefäßwände und eine Durchwanderung fast die Regel. Auch die besonders hohe Strahlenempfindlichkeit des Nucleus paraventricularis und des Nucleus supraopticus im Hypothalamus dürfte auf diese Weise zu deuten sein.

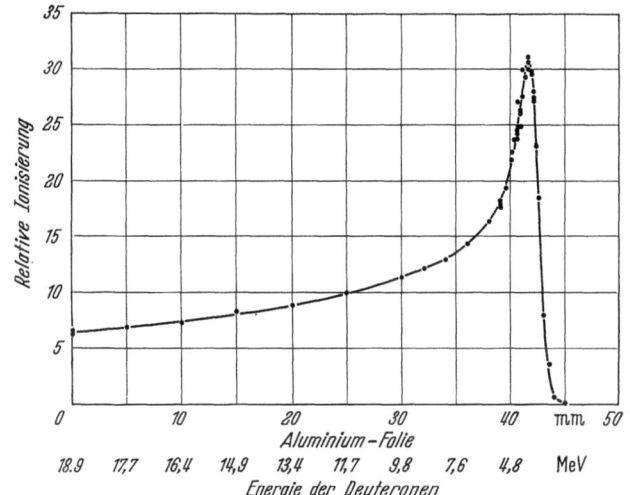

Abb. 46. Typische Bragg-Kurve: Relative Ionisierung durch einen Deuteronenstrahl in einer schmalen Ionisationskammer nach Durchtritt durch eine Aluminiumfolie verschiedener Dicke. Die Ausgangsenergie des Deuteronenstrahles, der aus einem Zyklotron kommt, war etwas höher als 20 MeV. Ordinate: Größe des Ionisierungsstromes in willkürlichen Einheiten, auf eine konstante Menge von einfallenden Deuteronen bezogen. Abszisse: Obere Reihe von Zahlen: Dicke der Aluminiumfolie in mils, untere Zahlenreihe: Die Restenergie der Deuteronen in MeV nach Durchtritt durch Aluminiumfolien der angezeigten Dicke. Die Form der Ionisationskurve ist für Corpuscular-Strahlung charakteristisch und entspricht auch der Ionisationsverteilung im Gewebe. (Aus MALIS u. Mitarb. 1960)

Diese Art von Bestrahlung ist auch durch Späteffekte gekennzeichnet, die häufig durch fokale und fleckige Demyelinisationen gekennzeichnet sind, oder aber durch fokale Gewebsvacuolisierung. Fast immer war dabei das Gefäßsystem weitgehend beteiligt (Dilatation, hyaline Verdickung der Gefäßwände, teleangiektatische Erweiterungen, Petechien, Hämorrhagien).

Im folgenden werden einige Arbeiten über Tierexperimente mit verschiedenen Strahlungsarten und -techniken kurz besprochen.

Corpuscularstrahlung:

Vor kurzem untersuchten MALIS, BAKER, KRUGER und ROSE (1960) die Wirkung von Protonen relativ geringer Energie (10 MeV) auf das ZNS von *Katzen*.

In etwa 800 μ Tiefe erhielten die Autoren ein pseudolamináres Band von Neuronenausfällen. Die Strahlungsdosis an dieser "Bragg peak zone" war etwa 5000 rad. Auch in später durchgeführten Versuchen mit 20 MeV Deuteronen und Dosen bis 45000 rad wurden nur Ganglienzellveränderungen beobachtet (MALIS, ROSE, KRUGER und BAKER 1961). Erst über 45000 rad fanden sich Gewebsnekrosen. Besonders interessant war die Beobachtung von Neubildungen von Nervenfasern im zerstörten Gebiet.

Auftreten von Spätschäden, wie bei Röntgenbestrahlung, wurden nicht beobachtet.

Die von JANSSEN, KLATZO u. Mitarb. (1961) sowie von KLATZO, MIQUEL u. Mitarb. (1961) durchgeführten α-Bestrahlungen von *Ratten* führten ebenfalls initial zu Ausfällen von Ganglienzellen und Neuroglia.

Die kürzeste Zeit, nach welcher solche Veränderungen auftraten, war 3 Std bei 12000 rad, 6 Std bei 6000 rad und 12 Std bei 3000 rad. Die Marksubstanz war außerdem stark geschädigt.

Die hohe Radiosensibilität der Astrocyten hatte schon 1949 CAMPBELL und NOVICK unter α-Bestrahlung nachgewiesen: Dabei wurden 2 mm große Glashohlkugeln, mit Radon gefüllt, direkt auf den Cortex aufgebracht.

Alle bisher berichteten Untersuchungen wurden mit einem relativ großen Flächenquerschnitt der einwirkenden Strahlung durchgeführt. In den letzten Jahren wurde die Technik der "microbeams" entwickelt, um isolierte, gerichtete Effekte mit möglichst geringer Streustrahlung im Gehirn zu studieren.

ZEMAN u. Mitarb. (1961) verwendeten dazu 22,5 und 11 MeV Deuteronen und bestrahlten Carworth f₁-*Mäuse* im Alter von 6 Wochen. Die mittlere Dosisrate war 15000 bis 60000 rad/sec. Strahlen von 1 mm bis 25 μ Durchmesser wurden ausgeblendet.

Bei größeren Strahlendurchmessern ging den Nekrosen immer eine Gefäßveränderung voraus. Im übrigen gilt auch für diese Versuche das über die Braggsche Ionisationskurve Gesagte.

Ähnliche Ergebnisse erzielten ANDERSSON, LARSSON, LEKSELL u. Mitarb. (1961) mit Protonen von 185 MeV und Dosisraten von 1000—2000 rad/min: An *Kaninchen*, die durch eine schlitzförmige Apertur von 1,5 mm 20000 rad erhalten hatten, traten Läsionen im Rückenmark nach 9 Tagen auf. Praktisch alle Zellelemente waren nekrotisch. War der Protonenstrahl weiter (100 mm), so fanden sich nach derselben Dosis schon nach 1—3 Tagen Hyperämien der Meningen, später auch Petechien. Nach 4—6 Tagen waren deutliche Veränderungen in der grauen Substanz zu sehen (Chromatolysis), und die weiße Substanz war weitgehend nekrotisch.

Bei Exposition des Gehirnes von *Kaninchen* unter denselben Bedingungen (1,5 mm Protonenstrahl) traten ähnliche Effekte wie im Rückenmark auf, nur erst nach 14 Tagen.

Mit Protonen derselben Energie, die aber nur auf 3 cm ausgeblendet waren und somit das ganze Kaninchengehirn durchdrangen, erzielte LARSSON (1960) mit 40000 rad eine zirkulatorische Stase schon nach 24 Std, Veränderungen der Bluthirnschranke nach 36 Std und Gewebsschädigungen nach 5 Tagen.

LEKSELL, LARSSON u. Mitarb. (1961) verwendeten denselben Protonenstrahl auch, um in Kreuzfeuertechnik die innere Kapsel von *Ziegen* zu bestrahlen.

1 Monat nach der Bestrahlung mit 20000 rad fand sich eine Läsion elliptischen Ausmaßes (3 × 13 bis 3 × 16 mm), innerhalb welcher Nervengewebe und Gefäße komplett zerstört waren. Im Gegensatz zu den durch γ-Bestrahlung hervorgerufenen Läsionen waren diese scharf begrenzt.

Mit doppelter Energie war die nekrotische Zone größer.

Über die Wirkung schneller Neutronen liegen noch wenig Arbeiten vor. VOGEL und PICKERING (1956) bestrahlten die Köpfe von 12 *Rhesusaffen* einmal durch 2 Std und 9 min von frontal mit 14 MeV Neutronen.

Die totale Dosis war 850 rep. 14—22 Monate nach der Bestrahlung wurden die Tiere getötet. Das charakteristische Merkmal war eine Demyelinisierung. Entzündliche Veränderungen oder Zeichen für eine merkbare Beteiligung des Gefäßsystems fanden sich nicht.

Wellenstrahlung:

Eine der ersten experimentellen Arbeiten auf diesem Feld wurde von SCHOLZ 1934 durchgeführt.

Bei erwachsenen *Hunden* traten bei einmaliger Schädelbestrahlung von etwa 4 Erythemdosen (entsprechend etwa 1600 r weicher Röntgenstrahlung) Frühreaktionen auf, die ihr Maximum 5—6 Wochen nach der Bestrahlung erreichten, um dann wieder langsam abzunehmen. Sie bestanden in entzündlichen Veränderungen an den Meningen und am Gefäßapparat.

Spätschädigungen traten nach einer Strahlendosis von etwa 8 HED nach ¼—½ Jahr auf und waren durch multiple, besonders in der weißen Substanz lokalisierte Nekrosen und Blutungen gekennzeichnet.

Klinisch traten dabei folgende Symptome auf: Anfälle, Lähmungen, Ataxie, Tremor, Erblindung, Änderung des psychischen Verhaltens, Kachexie. Das Syndrom hatte den Charakter einer fortschreitenden Hirnerkrankung.

Ähnliche Beobachtungen erzielten LYMAN, KUPALOV und SCHOLZ 1933.

Handelte es sich um sehr junge Tiere (*Hunde* und *Kaninchen*), so beobachtete DEMEL schon 1926 als Bestrahlungsfolgen cerebrale Atrophien.

An *Kaninchen*, die RUSSELL, WILSON und TANSLEY (1949) kopfbestrahlten, entwickelte sich nach etwa 100 Tagen ein Strahlensyndrom.

Der Versuch war positiv mit einer einmaligen Gabe von 2850 r einseitig auf den Schädel. Die Tiere wurden reizbar, am Futter desinteressiert, hatten Anfälle, bei denen sie den Kopf in den Nacken zurückzogen, mit Speichelfluß und Nystagmus, bzw. andere Anfälle, bei denen sie im Kreis herumgingen, und erblindeten manchmal. Die Veränderungen, vorwiegend durch Gefäßschädigungen bedingt, waren besonders stark im Ammonshorn, in den Stammganglien und in der Kleinhirnrinde, wo vorzugsweise Granulazellen betroffen wurden.

Ein akutes Strahlensyndrom am *Kaninchen* erzeugte GERSTNER, PICKERING und DUGI (1955) durch Kopfbestrahlung mit Röntgenstrahlen hoher Intensität.

Nach einer einmaligen Gabe von 29000 r kam es nach einer Prodromalperiode von durchschnittlich 29 min zu einer Krampfphase von etwa 2 Std Dauer, der eine Somnolenz von 3 Std folgte. Die folgende ataktische Phase hielt bis zum Tod an. Die mittlere Überlebenszeit betrug dabei 2,5 Tage.

Rhesusaffen wurden nach Entfernung der Schädeldecke von DAVIDOFF, DYKE, ELSBERG und TARLOV (1938) röntgenbestrahlt.

Zwei von 16 Affen starben im akuten Stadium, einer mit 4800 r nach 7 Tagen, einer mit 7200 r nach 3 Tagen. Die Dosis war gleichmäßig auf beide Hemisphären verteilt.

Wurden 4000 r oder mehr auf eine Hemisphäre gegeben, kam es fast unmittelbar zu einer kontralateralen Hemiplegie, nach 2000—3000 r entwickelte sich eine Hemiparese gewöhnlich erst nach Monaten.

Im Gehirn der Affen fanden sich Verdickungen der Meningen, der Gefäßwände und perivasculäre Blutungen sowie Höhlenbildungen mit reaktiver Gliose, die besonders zahlreich in Hirnstamm und Rückenmark anzutreffen waren.

VOGEL, HOAK, SLOPER und HAYMAKER (1958) bestrahlten mit hoher Intensität aus einer γ-Quelle (Co^{60}) Kopf und Körper von *Rhesusaffen* (10000 r mit 160 r/min). Innerhalb von 2 Std kam es zu einer leukocytären Infiltration der Meningen und des Plexus chorioideus und einer Pyknose der Granulazellen des Kleinhirns, dann nahmen die Läsionen wieder ab. Die entzündliche Reaktion fand in der Regel nur in größeren Tieren statt.

Spätwirkungen an *Rhesusaffen* nach Strahleneinwirkung geringerer Leistung (2000 r in 50 r/min) beobachteten RIOPELLE, DAVIS, LAMPERT und HAYMAKER (1961). Klinisch waren die Tiere nach der Bestrahlung appetitlos und inaktiv, dann entwickelten sich Bewegungsinkoordination und Falltendenz, schließlich vollständige Prostration und Stupor.

In allen Tieren fanden sich vorwiegend lokale und fleckige Demyelinisationen, auf die weiße Substanz beschränkt. Auch Vacuolenbildungen im Gewebe, die diesem ein cystisches Aussehen verliehen, kamen vor.

Vorwiegend Demyelinisationen als Spätwirkung der Röntgenbestrahlung an *Macaca mulatta* beobachteten ARNOLD, BAILEY, HARVEY, HAAS und LAUGHLIN (1954) nach Bestrahlung mit 23 MeV Röntgenstrahlung aus einem Betatron.

Die selektiven Destruktionen der weißen Substanz traten mehrere Monate bis ein Jahr nach der Bestrahlung auf. Sie begannen mit Demyelinisierung und gingen in Nekrosen der Markscheiden und Achsencylinder über.

Die Bestrahlungen wurden durch einen 3,4 cm dicken Lucitblock durchgeführt, um die Intensität zu erhöhen. Damit konnte auch eine ziemlich einheitliche Bestrahlungsdosis im ganzen Gehirn garantiert werden.

Beim *Schimpansen* ließen sich wie bei Rhesusaffen durch Röntgenbestrahlung entzündliche Veränderungen an den Meningen erzeugen (WOODWARD, ANDREWS u. Mitarb. 1961).

Verwendet wurden 3 MeV Röntgenstrahlen auf den ganzen Körper in Dosen von 5000 bis 60000 r (400—8200 r/min). Bei 5000—10000 r waren die Tiere anfangs nur wenig beeinflußt, insofern, als die Willkürtätigkeit etwas vermindert war. Ab der 8. Std an bestand Nystagmus; Krämpfe begannen 12 Std nach der Bestrahlung, nach unbestimmter Zeit auch Diarrhöen. Schließlich wurden die Tiere komatös und starben an Atemlähmung.

Nach 20000 r setzten Erbrechen und Störungen der Willkürmotorik schon nach einer halben Stunde ein, Schwäche und Koordinationsstörungen nach 1—1$^{1}/_{2}$ Std, Nystagmus nach 3 Std, Koma nach 9 Std.

Bei 30000 r trat das Koma schon 10—60 min nach der Bestrahlung auf.

Die pathologischen Veränderungen wechselten von Tier zu Tier und betrafen hauptsächlich das Gefäßsystem.

Dieselben Autoren studierten auch das Verhalten des *Burros* auf γ-Ganz-körperbestrahlung (Co[60], 20—65 r pro Stunde).

Nach 200 r wurden die meisten Tiere apathisch und reizbar. Nach 48 Std traten motorische Störungen auf, wie Gangunsicherheit, Muskelfibrillieren im Gesicht, rhythmische Myoklonien des Schädels und Störungen beim Aufrichtereflex.

14 von 16 Tieren erholten sich zwar davon, starben aber doch 2—8 Wochen nach der Bestrahlung an einer schweren hämorrhagischen Diathese.

Von 120 *Burros*, die 150—1200 r Ganzkörperbestrahlung anläßlich eines Atombomben-experimentes ausgesetzt waren (6 r/min—100 r/min), starben alle innerhalb von 5 Tagen, manche schon innerhalb von 5 Std.

Die cerebralen Veränderungen waren ähnlich wie beim Schimpansen.

Das Rückenmark von *Affen* wurde von BAILEY und McLAURIN (1954) mit Tantal[182] bestrahlt.

2 Tiere erhielten insgesamt 38000 r, das erste 2850 r/Tag: es war schlaff gelähmt in der zweiten Woche und starb nach 2 Monaten; das zweite erhielt 1320 r/Tag und zeigte keine Ausfälle.

Histopathologisch fand sich eine Rückenmarkserweichung durch Intimaproliferation der Spinalarterien im ersten Tier.

Ähnliches fanden McLAURIN, BAILEY, HARSH und INGRAHAM (1955), welche im Atommeiler bestrahlte Tantaldrähtchen extradural auf die Rückenmarksober-fläche brachten.

Die Strahlungsenergie betrug 0,53 MeV, die Halbwertszeit 117 Tage. Hatten die Tiere mehr als 135 r/h bekommen, so traten Lähmungen auf.

Eine ähnliche Methode, kleinste Areale innerhalb der Gehirnsubstanz mit Co[60] zu zerstören, gab BOGUMILL (1957) an:

Ein kleines Stückchen Co[60] wurde mit einer Injektionsnadel und mit Hilfe eines stereo-taktischen Gerätes durch ein Trepanloch ins Gehirn von *Katzen* und *Macacae mulattae* ein-geführt. Exponiert wurde 4—4,5 Std; die Dosis betrug im Durchschnitt 4000 r.

Die durchschnittliche Größe der entstandenen Läsionen betrug bei der *Katze* $2 \times 4,5$ mm, beim *Affen* bis 9×7 mm. Es fand sich eine akute Nekrose aller Elemente unmittelbar um die Strahlungsquelle sowie vasculäre Degeneration und Ödem. Schließlich entwickelte sich eine fibrogliöse Narbe. Sekundäre Nekrosen traten nach 64 Tagen auf, perivasculäre Areas von Demyelinisierung wurden nach 96 Tagen gefunden.

An *Mäusen*, *Affen* und *Ratten* erzeugte LANGHAM (1954) unter Verwendung einer intensiven γ-Quelle (Ba[140]—La[140]) ein hyperakutes Strahlensyndrom.

Die Tiere wurden bei 1000—6500 r/min Totaldosen von bis 150000 r ausgesetzt.

Unmittelbar nach der Bestrahlung begann eine ataktische Phase, welche nur 5 min dauern konnte; darauf folgte eine kurze lethargische Phase, eine Phase der Hyperaktivität und die terminale Phase.

SCHOLZ und HSÜ (1938) exponierten den Cortex des *syrischen Goldhamsters* hohen Röntgendosen aus einer 40 kV-Quelle (Einzeldosen von 1000—80000 r, wobei 1000 r in 28 sec gegeben wurden).

Nach 20000—30000 r war schon nach 67—78 Std eine hochgradige Gewebsnekrose zu sehen. Am frühesten war ein Zerfall der Astrocytenfortsätze zu beobachten.

Vor kurzem nahmen SCHOLZ, DUCHO u. BREIT (1961) die Untersuchungen über fraktionierte Röntgenbestrahlung des Rückenmarkes von *Kaninchen* wieder auf.

250 r wurden täglich zu 60 r/min gegeben, insgesamt 3000—11000 r über 12—40 Tage.

Es fanden sich vorwiegend Läsionen in der weißen Substanz, und zwar hauptsächlich um kleine Arterien.

i) Experimentelle Erzeugung von Mißbildungen des Zentralnervensystems

Eingriffe, die zur Veränderung der normalen Entwicklung von Gehirn und Rückenmark führen sollen, müssen in den ersten Stadien der embryonalen Ent-wicklung vorgenommen werden. Die Beeinflussung gelingt am leichtesten mit Röntgenbestrahlung oder mit einer gezielten Sauerstoffmangelbeatmung sowie mit

Substanzen, die in den Stoffwechsel eingreifen (s. zusammenfassend bei KALTER und WARKANY 1959).

OSTERTAG berichtete 1938, daß es bei der *Maus* gelingt, durch Röntgenbestrahlung an bestimmten Tagen der Gravidität gezielte Veränderungen am Fetus zu setzen.

So sollen Hirnhernien besonders bei Bestrahlung am 8. Tag der Schwangerschaft auftreten, ebenso extrakranielle Encephalien; Schwanzveränderungen vom 9.—14. Tag, Hydrocephalus bei Bestrahlung am 12. und 13. Tag, Katarakte bei Bestrahlung am 18. und 19. Tag der Schwangerschaft.

Auch KAVEN (1939) berichtet, daß bei Mäusen die Wahrscheinlichkeit, durch Röntgenbestrahlung Mißbildungen des ZNS zu erzeugen, um den 8. Tag am höchsten ist, da zu diesem Zeitpunkt der Schluß des Neuralrohres stattfindet und dieses an der Stelle der aktivsten Zellteilung geschädigt wird. KAVEN beobachtete bei Bestrahlung zu diesem Zeitpunkt hauptsächlich Meningocelen („extrakranielle Dysencephalie"). Die günstigsten Bestrahlungsdosen lagen bei 170—230 r.

RUGH und GRUPP (1959) behandelten die Mäuse mit 50 r täglich, wodurch etwa 13% getötet wurden. Exencephalien wurden ebenfalls am ehesten um den 7,5—8. Tag beobachtet.

Mit diesem Problem hat sich eingehend HICKS (1953, 1958) beschäftigt. Auf die pathophysiologischen Grundlagen der Strahlenselektivität gewisser Gewebe zu gewissen Zeitpunkten kann hier nicht eingegangen werden (s. HICKS 1958 und 1961). Die Strahlenempfindlichkeit für die Auslösung von Gehirnentwicklungsstörungen bei *Ratten* und *Mäusen* wird von HICKS mit 200—300 r angegeben (aus einer 250 kV Röntgenstrahlungsquelle), wobei 300 r die obere Grenze des selektiven Effektes darstellen dürften. Mißbildungen bei der Ratte sind zu sehen bei Bestrahlung vom Beginn des Präsomitenstadiums an (Ende des 9. Tages der Tragzeit). Die Mißbildungen stellen das Produkt aus der gesetzten Schädigung und der Regulation und Regeneration dar, der der Embryo zur Zeit der Schädigung fähig ist. Voraussetzung für die gezielte Ausbildung von Mißbildungen ist der genaue Bestrahlungstermin. Der Zeitpunkt des Coitus muß demnach bekannt sein.

Im allgemeinen führt eine Bestrahlung zu einem Zeitpunkt, in dem das prächordale Mesoderm unter der Neuralplatte liegt, gerade vor dem frühesten Stadium der Neuralfaltung, zu schweren Formveränderungen von Gehirn, Auge und Kopf bis zur Anencephalie. Wenn einmal das Stadium von 4 Somiten erreicht ist, kommt es bei 200 r zur Entwicklung eines praktisch normalen Tieres, bis auf fehlende oder mißgebildete Augen, Nervi optici und Sehstrahlung. Die Bestrahlung im Zeitpunkt von 4—10 Somiten schädigt immer weniger das optische System, und bei 10—18 Somiten (10. und früher 11. Tag der Gravidität) bestrahlte Embryonen entwickeln sich zu normalen Individuen.

Die nächsten Veränderungen lassen sich im Stadium von 18—24 Somiten erzeugen (später 11. bis früher 12. Tag): Ausstülpungen des Daches des 3. Ventrikels, Ausbildung von Ventrikulocelen, Hydrocephalus des Seitenventrikels, fehlende oder mangelhaft entwickelte Augen, kurzer oder fehlender Schwanz, Rückenmarks- und Wirbelanomalitäten und gewisse Mißbildungen der Eingeweide, besonders des Magen-Darm-Traktes.

Die Veränderungen, die in Gehirn, Rückenmark und Retina bei Bestrahlung vom Stadium von 30 Somiten an (12 Tage) auftreten, sind zumindest ebenso kompliziert wie die eben beschriebenen. Bei Bestrahlung zwischen dem 13. und 18. Tag der Tragzeit kommt es zu Mikrocephalie der Hemisphären; das Kleinhirn wird mißgebildet bei Bestrahlung zwischen dem 13. und 14. Tag. Die stärkste Störung des Rückenmarkes kann vom 11. Tag an ausgelöst werden, mit abnehmendem Erfolg bis zum 14., 15. Tag. Im Stadium von 40 Somiten (13 Tage bis 14 Tage) wird das Pallium sehr empfänglich auf Röntgenbestrahlung; Tiere, die am 16. bis 19. Tag bestrahlt wurden, zeigten eine Reihe corticaler Mißbildungen, besonders ist das Pallium schmäler, und die Zellen häufen sich in den äußeren Schichten an.

Der Hirnstamm ist jetzt relativ wenig empfindlich. Bestrahlungen mit 200 r am 20. oder 21. Tag der Schwangerschaft führen zu Mißbildungen im Bereich des N. caudatus und des Hippocampus. (Tragzeit bei Ratten 21—23 Tage.)

Die cerebellaren Mißbildungen, um den 17. Tag ausgelöst, sind durch Ausbildung sehr unregelmäßiger Folia cerebelli gekennzeichnet, während Bestrahlung z. Z. des fälligen Wurfes zu unregelmäßigen, kleinen Folia mit reduzierter Körnerzellschicht und Veränderungen in der Anordnung der Purkinjezellen führt.

Wird erst am 6. Lebenstag bestrahlt, so stehen weniger Mißbildungen als feinere Abnormitäten der Cytoarchitektur des cerebellaren Cortex im Vordergrund.

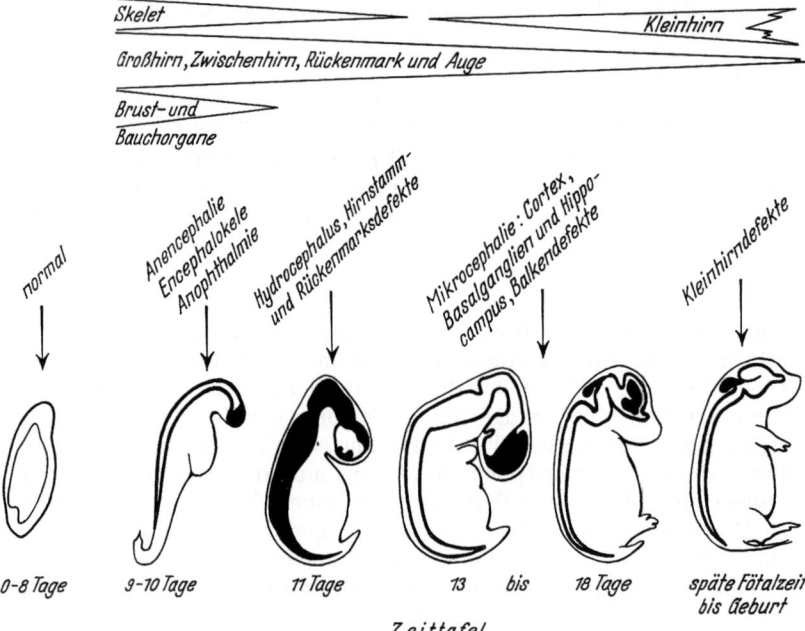

Abb. 47. 2 Mißbildungen durch Bestrahlung des Rattenembryos. Zeittafel. (Aus HICKS 1954)

Bei diesen Experimenten wurden meist 150—200 r gegeben. Die schematische Abb. 47 illustriert den teratogenetischen Effekt von Röntgenbestrahlung zu verschiedenen Zeitpunkten der Embryonalentwicklung.

COWEN und GELLER (1960) untersuchten die pathologischen Effekte der Bestrahlung in der Gravidität an den überlebenden Jungen an *Ratten* (Wistar-Stamm) und bestätigten im allgemeinen die Ergebnisse von HICKS.

Mikrocephalien entwickelten sich in vielen der Tiere, die am 15.—17. Tag der Gravidität bestrahlt worden waren, Reduktion des Großhirns besonders nach Bestrahlung um den 15. bis 16. Tag, des Kleinhirns am 17. Tag. Abnorm kleine Augen wurden nach Bestrahlung zwischen dem 16. und 19. Tag gesehen. Im allgemeinen zeigten Tiere, die vom 0.—8. Tag ihres Embryonallebens bestrahlt worden waren, fast nie histologische Veränderungen. Tiere, zwischen dem 9. und 14. Tag bestrahlt, starben meist, bevor sie ihre volle Entwicklung erreichen konnten, und Tiere, die vom 15. Tag bis zur Geburt bestrahlt worden waren, zeigten regelmäßig Mißbildungen: Defekte in der Cortexstruktur, multiple Heterotopien im Cortex und in den Ventrikelwänden, Lücken, Agenesien des Balkens, Erweiterung des Interhemisphärenspaltes und mikroskopische Unregelmäßigkeiten im Bau der Kleinhirnrinde.

Zu differenten Ergebnissen, was den Zeitpunkt der fetalen Bestrahlung anlangt, kommen RUGH und GRUPP (1959) bei weißen CH-*Mäusen*.

Eine Exencephalie kommt nach ihnen mit derselben Wahrscheinlichkeit vor, wenn zu einem beliebigen Zeitpunkt zwischen dem 0,5. und 6,5. Tag bestrahlt wurde. Eine stärkere

Bestrahlungsdosis erhöhte nicht die Wahrscheinlichkeit des Auftretens einer Exencephalie, sondern nur die der Resorption (Abb. 48).

In späteren Arbeiten (1960, 1961) weisen RUGH und GRUPP darauf hin, daß sich selbst mit so niedrigen Dosen wie 5—15 r an sehr jungen Mäuseembryonen Veränderungen erzeugen lassen, die zur Exencephalie führen.

So fanden sich nach 15 r am 0,5. Tag der Gravidität 0,7% und am 1,5. Tag 2,3% Exencephalien an den ausgetragenen Individuen. Die Veränderungen bestanden in Mikrocephalie, Mikrophthalmie oder allgemeiner Verkümmerung.

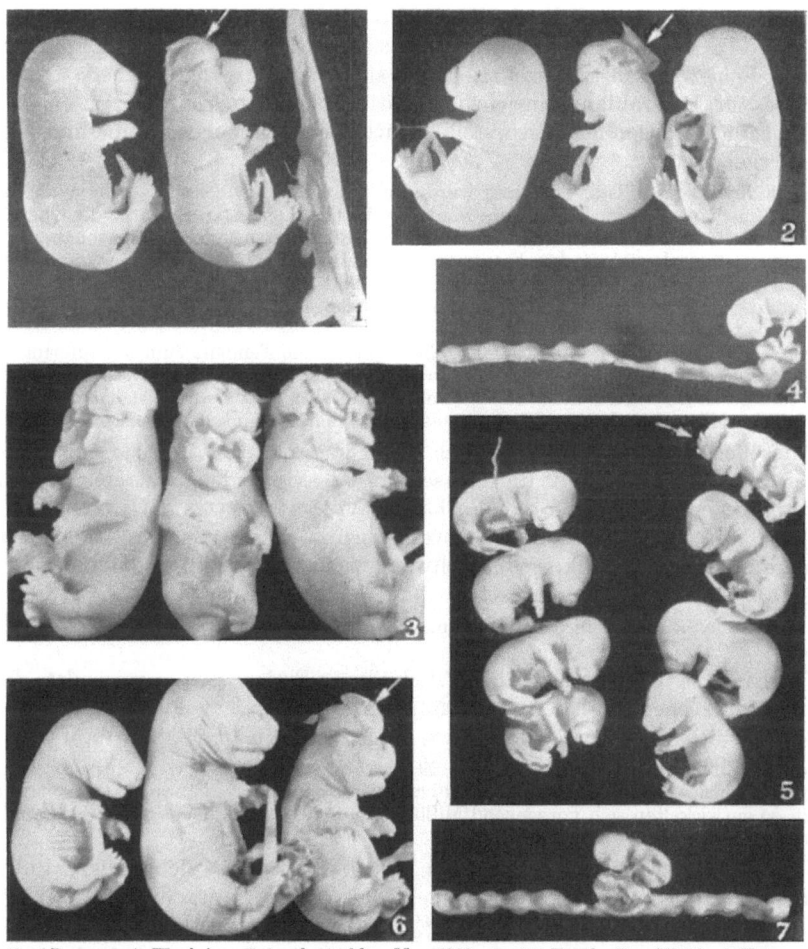

Abb. 48. *1* Der gesamte Wurf einer röntgenbestrahlten Maus (200 r am 0.5. Tag der Gravidität); ein Fetus normal, ein Fetus mit Exencephalie, die übrigen resorbiert. *2* Drei Mäuse eines Wurfes mit einer Exencephalie; 200 r am 1.5. Tag der Gravidität. *3* Der gesamte Wurf (50 r am 2.5. Tag der Gravidität) mit hochgradigen Mißbildungen vor allem im Bereich des Frontalhirns und des Gesichtes. *4* Der gesamte Wurf (200 r am 2.5. Tag der Gravidität). Nur ein scheinbar normaler, doch nicht voll entwickelter Fetus, die übrigen resorbiert. *5* Gesamter Wurf (50 r am 3.5. Tag der Gravidität) mit einer einzigen Exencephalie. *6* Drei Geschwister des Wurfes in Bild 5, um die Größenunterschiede innerhalb eines Wurfes zu zeigen. *7* Uteri einer Maus, die am 3.5. Tag der Gravidität 200 r erhielt: Zahlreiche resorbierte Feten, ein nicht voll entwickelter, aber topographisch normaler Fetus. (Aus RUGH u. GRUPP 1959)

Der junge Embryo ist nach RUGH und GRUPP (1961) demnach viele Male mehr strahlenempfindlich als der ältere. Das häufige Übersehen dieser Tatsache in der Literatur ist nach RUGH darauf zurückzuführen, daß die meisten Embryonen in solchen frühen Stadien durch die Bestrahlung getötet werden.

Wird die Bestrahlung erst im postfetalen Leben vorgenommen, so sind die Mortalität, der Wachstumsrückstand und die Häufigkeit und Schwere der neurologischen Ausfälle um so höher, je früher bestrahlt wurde:

YAMAZAKI, BENNET, MCFALL und CLEMENTE (1960) beobachteten 112 mit 125—1000 r im Alter von 8 Std bis 14 Tagen bestrahlte *Ratten* über längere Zeit (84 davon über 14 Monate). 70% der Tiere, die vor dem 5. Lebenstag bestrahlt worden waren, entwickelten neurologische Ausfälle, wie Tremor, Gangstörungen, Inkoordination, Lähmungen, Unfähigkeit, sich aufzurichten, und Mikrocephalie.

Eine brauchbare Methode, durch welche nur ausgewählte Mitglieder eines Wurfes intrauterin bestrahlt werden, während die Mutter und die anderen Geschwister abgeschirmt sind, gaben WILSON und KARR (1951) an. Damit ist es möglich, Fehlerquellen auszuschalten, die sich durch die verschiedene Lage des Embryos zur Bestrahlungseinrichtung und durch die zwischen Uterus und Bestrahlungsquelle liegenden Körperteile (mütterliches Knochengewebe und Darminhalt) ergeben.

An 38 *Ratten* des Wistar-Stammes wurde am 10. Schwangerschaftstag die Bauchwand durch eine mediane Incision von 3,5 cm Länge eröffnet und ein Uterushorn an die Oberfläche gebracht. Darunter kam eine Bleiplatte von $3 \times 1 \times 0,1$ cm (unter 2 von 5 Embryonen), die mit Gaze, mit warmer physiologischer Kochsalzlösung getränkt, an ihrem Platz gehalten wurde. Über den Uterus kam eine größere Bleiplatte von $10 \times 10 \times 0,1$ cm mit genügend großer Öffnung, um die Embryonen der Bestrahlung auszusetzen. Es wurden 50, 100, 200 und 400 r in Einzelexpositionen gegeben.

Bei 50 r zeigte sich kein Effekt. 100 r erhöhte etwas die Tendenz zum intrauterinen Absterben der Feten. Bei 200 r zeigten sich außer einer erhöhten Mortalität eine langsamere Wachstumsgeschwindigkeit, mehr Mißbildungen, und zwar fast immer Augendefekte (Anophthalmie bis Mikrophthalmie). 400 r hatte fast immer den Tod innerhalb von 24 Std zur Folge.

Eine ebenso wirksame, wenn auch weniger gezielte Methode, Gehirnmißbildungen zu erzeugen, stellt die Aussetzung des graviden Muttertieres einem sauerstoffarmen Gasgemisch dar. So haben WERTHEMANN und REINIGER (1950, 1951) *weiße Ratten* in der frühen Schwangerschaft (keine genauen Angaben über Bestimmung des Zeitpunktes der Schwangerschaft) durch 48 Std einem Druck von 300 bzw. 400 mm Hg ausgesetzt.

9 von 21 Feten entwickelten Mißbildungen des Auges. Gehirnveränderungen waren viel seltener.

Viel häufiger jedoch wurde diese Technik an Embryonen angewendet, die in Eiern heranwachsen. RÜBSAAMEN (1952) setzte *Hühner*eier sofort nach dem Legen für 24 Std einem sauerstoffarmen Stickstoffgemisch aus (3,5% Sauerstoff).

Von 53 Embryonen entwickelten sich 39; davon zeigten 27 schwere Mißbildungen, 19 davon eine Anencephalie. Wurden die Eier erst später der Sauerstoffmangelatmosphäre ausgesetzt, so entwickelten sich vorwiegend Mißbildungen des Auges, der Extremitäten und des Schwanzes.

Zu ähnlichen Ergebnissen gelangte NAUJOKS (1953), welcher insgesamt 450 Hühnereier in 15 Serien nach verschieden langer Vorbebrütungszeit einer Sauerstoffmangelatmosphäre von 3—5% für 3—5 Std aussetzte.

Am 6. Tag wurden die Eier geöffnet. Bei 1—8 Std Vorbebrütungszeit fanden sich 105 normale, 10 abgestorbene und 14 mißgebildete Embryonen. Diese zeigten vorwiegend Gehirnmißbildungen bis zu Anencephalie, Spina bifida, Herzektopien und Verkleinerungen der Augen. Bei 13—49 Std Vorbebrütungszeit wurden 60 normale, 10 abgestorbene und 32 mißgebildete Embryonen beobachtet, letztere hauptsächlich mit Verkrümmungen der Längsachse, verkürztem Schwanz, verkleinerten Augen, Spina bifida und Herzektopien. Bei 60—120 Std Vorbebrütungszeit wurden 7 normale, 82 abgestorbene und 28 mißgebildete Embryonen gefunden, wobei hauptsächlich die Extremitäten, der Schwanz und die Augen mißgebildet waren.

Ähnliche Ergebnisse berichtet MUSHETT (1953).

Durch intravenöse Gabe von Lithiumcarmin bei trächtigen *Mäusen* erzeugte MURAKAMI (1952) Mißbildungen des ZNS, wie Pseudoporencephalien, Ausweitung des ZNS, Verdrehung und mangelhaften Verschluß des Neuralrohres, Kurzschwänzigkeit oder Schwanzlosigkeit, Ektopia cordis. Die kritische Periode für die Ausbildung dieser Entwicklungsstörungen war der 8,5. Tag der Schwangerschaft.

Die Mäuse erhielten allerdings täglich intravenös 0,1 g 4% Lithiumcarmin oder 0,1 g 1% Trypanblau injiziert.

Außerdem wurden noch folgende Maßnahmen zur Erzeugung von Gehirnmißbildungen verwendet: Trypanblau, Azoblau, Vitamin A-Mangel, Pantothensäure-Mangel, Cortison, Folsäuremangel, Riboflavinmangel, Insulin, Stickstofflost, Leuchtgas und verschiedene radiomimetische Drogen (Literaturübersicht siehe bei RUGH und GRUPP 1959).

Literatur

I. Experimentelle Erzeugung von Entmarkungserkrankungen

ADANT, M., L. LARNELLE et M. REUMONT: Colitoxine, réactions de Shwartzman et de Sanarelli et lésions du coeur et du système nerveux central du lapin. C. R. Soc. Biol. (Paris) 147, 1107—1109 (1953).

ALEXANDER, L., and A. C. P. CAMPBELL: Local anaphylactic lesions of the brain in guineapigs. Amer. J. Path. 13, 229—248 (1937).

ALVORD, E. C. jr.: Studies on the etiology and pathogenesis of experimental meningoencephalomyelitis in the guinea pig. J. Immunol. 61, 355—367 (1949).

ALVORD, E. C., and M. W. KIES: Clinico-pathologic correlations in experimental allergic encephalomyelitis. II. Development of an index for quantitative assay of encephalitogenic activity of "antigens". J. Neuropath. exp. Neurol. 18, 447—457 (1959).

—, K. R. MAGEE, M. W. KIES and N. P. GOLDSTEIN: Clinico-pathologic correlations in experimental allergic encephalomyelitis. I. Observations on the early lesions. J. Neuropath. exp. Neurol. 18, 442—446 (1959).

ALTMANN, H. W., u. H. SCHUBOTHE: Funktionelle und organische Schädigungen des Zentralnervensystems der Katze im Unterdruckexperiment. Beitr. path. Anat. 107, 3—116 (1942).

BEHR, C.: Zur Entstehung der multiplen Sklerose. Münch. med. Wschr. 1924I, 633—636.

BURN, C. G., and K. H. FINLEY: A study of the allergic phenomena in the central nervous system. Proc. Soc. exp. Biol. (N. Y.) 28, 795—796 (1931).

CAMPBELL, A. M. G., P. DANIEL, R. J. PORTER, W. R. RUSSELL, H. V. SMITH and J. R. M. INNES: Disease of the nervous system occurring among research workers on swayback in lambs. Brain 70, 50—58 (1947).

CAZZULLO, C. L., e A. ALLEGRANZA: Contributo allo studio delle encefalomieliti sperimentali «allergiche» nella cavia. Impiego di emulsioni «vecchie» e emulsioni con ridotta quantitá di bacille tubercolari. Sist. nerv. 2, 258—272 (1950).

— — Forme croniche dell'encefalomielite sperimentale «allergiche» nella cavia. Biol. lat. (Milano) 4, 76—108 (1951).

—, and FERRARO, A.: Production of experimental allergic encephalomyelitis in guinea pigs via intraperitoneal route. J. Neuropath. exp. Neurol. 8, 70—74 (1949).

— — Isoallergic encephalomyelitis produced in guinea pigs via intramuscular and intraperitoneal injection of antigen. Arch. Path. (Chicago) 48, 316—330 (1949).

— — Ricerche ed osservazioni semeiologiche sulla encefalomielite allergica sperimentali acuta e cronica nella simmia. Riv. Pat. nerv. ment. 71, 533—620 (1950).

CHOUCROUN, N.: Tubercle Bacillus Antigens, biological properties of two substances isolated from paraffin oil extract of dead tubercle bacilli. Amer. Rev. Tuberc. 51, 203—226 (1947).

CLARK, G., and L. H. BOGDANOVE: The induction of the lesions of allergic meningoencephalomyelitis in a predetermined location. J. Neuropath. exp. Neurol. 14, 433—437 (1955).

CONDIE, R. M., J. T. KELLY, B. CAMPBELL and R. A. GOOD: Prevention of experimental encephalomyelitis by prior injections of homologous spinal cord. Fed. Proc. 16, 24 (1957).

CORNIL, L., J. É. PAILLAS et J. CHOUQUET: Contribution à l'étude des processus myélolytiques (Action du venin d'abeille sur le système nerveux central et les nerfs périphériques). Ann. anat. path. 16, 908—918 (1939).

— Y. POURSINES et F. GIRAUD-COSTA: Sur les effects myélolytiques de la saponine. C. R. Soc. Biol. (Paris) 129, 681—638 (1938).

DAVIDOFF, L. N., B. C. SEEGAL and D. SEEGAL: The Arthus phenomenon. Local anaphylactic inflammation in the rabbit brain. J. exp. Med. 55, 163—168 (1932).

DAVISON, CH.: Disseminated demyelinisation of the central nervous system in monkeys and allied discordens in man. J. Neurol. Psychopath. 14, 227—238 (1934).

DICK, G. F., and C. S. BULL: Zit. nach INNES (1951).

FERRARO, A.: Experimental toxic encephalo-myelopathy. (Diffuse sclerosis following subcutaneous injections of potassium cyanide.) Psychiat. Quart. 7, 267—283 (1933).

FERRARO, A.: Vascular changes in experimental anaphylaxis of the brain. J. Neuropath. exp. Neurol. 4, 1—15 (1945).
—, and C. L. CAZZULLO: Chronic experimental allergic encephalomyelitis in monkeys. J. Neuropath. exp. Neurol. 7, 235—260 (1948).
— — Prevention of experimental allergic encephalomyelitis in guinea pigs. Note I: J. Neuropath. exp. Neurol. 8, 61—69 (1949); Note II: J. Neuropath. exp. Neurol. 8, 226—231 (1949).
—, and G. A. JERVIS: Experimental disseminated encephalopathy in the monkey. Arch. Neurol. Psychiat. (Chicago) 43, 195—209 (1940).
— L. ROIZIN and C. L. CAZZULLO: Experimental studies in allergic encephalomyelitis. Prevention and Production. Note III. J. Neuropath. exp. Neurol. 9, 18—28 (1950).
FOG, T.: Some clinical, serological and patho-anatomical aspects in the experimental disseminated encephalomyelitis and iridocyclitis in pigs. Proc. I. Internat. Congr. of Neuropathol., Rome 1952, Vol. III, 59—70.
FOLCH, J., and M. D. LEES: Proteolipids, a new type of tissue lipoprotein. J. biol. Chem. 191, 807—817 (1951).
FORSSMAN, J.: Ein neues Krankheitsbild nach Seruminjektionen. Biochem. Z. 110, 164—175 (1920).
FRAUCHIGER, E.: Spontanerkrankungen von Laboratoriumstieren als Fehlerquellen bei experimenteller Encephalitisforschung. Schweiz. Arch. Neurol. Psychiat. 72, 500—405 (1953).
FRAZER, A. C., J. J. ÉLKES, H. G. SAMMONS, A. D. T. GOVAN and W. T. COOKE: Effect of Cl. Welchii Type A Toxine on body tissues and fluids. Lancet 1945 I, 457—460.
FREUND, J., and M. M. LIPTON: Experimental allergic encephalomyelitis after excision of the injection site of antigen-adjuvant emulsion. J. Immunol. 75, 454—459 (1955).
— —, and L. R. MORRISON: Demyelination in the guinea pig in chronic allergic encephalomyelitis. Produced by injecting guinea pig brain in oil emulsion containing a variant of Mycobacterium butyricum. Arch. Path. (Chicago) 50, 108—121 (1950).
—, and K. McDERMOTT: Sensitization to horse serum by means of adjuvants. Proc. Soc. exp. Biol. (N. Y.) 49, 548—553 (1942).
— E. R. STERN and T. M. PISANI: Isoallergic encephalomyelitis and radiculitis in guinea pigs after one injection of brain and mycobacteria in water-in-oil emulsion. J. Immunol. 57, 179—194 (1947).
FRICK, E., u. F. FRICK-LAMP'L: Untersuchungen zur Pathogenese der experimentellen isoallergischen Encephalomyelitis an hypophysenlosen Meerschweinchen. Z. Hyg. Infekt.-Kr. 139, 443—454 (1954).
FRY, W. J.: Ultrasound in neurology. Neurology (Minneap.) 6, 693—704 (1956).
GÄRTNER, W.: Gelungene Übertragungsversuche bei der konfluierenden perivasculären Hemisphärenmarkerweichung beim Affen. Klin. Wschr. 1932 I, 905.
— Infektiöse konfluierende Hemisphärenmarkerweichung beim Affen. Arch. Psychiat. Nervenkr. 99, 822—826 (1933).
GONZALEZ, B. D.: Un caso de rabia paralitico par las inoculaciones preventivas. Curacion, Gac. Méd. Catalana II, 45 (1888).
GOMIRATO, G., e A. MASOERO: Sulla pathogenesi della leucoencephalite sperimentale da inalazione di polvere di silice. Med. d. Lavoro 42, 370—382 (1951).
GOOD, R. A., B. CAMPBELL and T. A. GOOD: Prophylactic and therapeutic effect of paraaminobenzoic acid and sodium salicylate on experimental allergic encephalomyelitis. Proc. Soc. exp. Biol. (N. Y.) 72, 341—347 (1949).
—, and R. M. CONDIE: Studies on experimental allergic encephalomyelitis. In: Rapports présentés au 3ieme Congrès Internat. d'Allergie, p. 485—505. Paris 1958. Paris: Ed. Flammarion.
HALLERVORDEN, I. H.: Die Histopathologie der multiplen und diffusen Sklerose bei Menschen und Tieren. Proc. I. Internat. Congr. of Neuropathol., Rome 1952, Vol. I, 81—105.
HALPERN, B. N., L. BERTRAND et F. LHERMITTE: L' encéphalomyélite allergique expérimentale. Presse méd. 58, 684—687 (1950).
HOEFER, P. F. A., T. J. PUTNAM and M. G. GRAY: Experimental "encephalitis" produced by intraveneous injection of various coagulants. Arch. Neurol. Psychiat. (Chicago) 39, 799—812 (1938).
HURST, E. W.: The effect of the injection of normal brain emulsions into rabbits, with special reference to the aetiology of the paralytic accidents of the antirabic treatment. J. Hyg. (Lond.) 32, 33—44 (1932).
— Experimental demyelination of the central nervous system. I. The encephalopathy produced by potassium cyanide. Aust. J. exp. Biol. med. Sci. 18, 201—223 (1940).
— Experimental demyelination of the central nervous system. III. Poisoning with potassium cyanide, sodium azide, hydroxylamine, narcotics, carbon monoxyde etc., with some consideration of bilateral necrosis occurring in the basal nuclei. Aust. J. exp. Biol. med. Sci. 20, 297—312 (1942).

HURST, E. W.: Experimental demyelination in relation to human and animal disease. Amer. J. Med. 12 547—560 (1952).
— Discussion on some neurological diseases of man and animals. Proc. roy. Soc. Med. 46, 887—890 (1953).
—, and B. T. COOKE: Capillary fat embolism in the brains of sheep, pigs and monkeys, with special reference to demyelinating and other lesions in the white matter. Aust. J. exp. Biol. med. Sci. 21, 141—148 (1943).
— —, and P. MELVIN: "Nervous distemper" in dogs. A pathological and experimental study, with some reference to demyelinating diseases in general. Austr. J. exp. Biol. med. Sci. 21, 115—126 (1943).
INNES, J. R. M.: Experimental "allergic" encephalitis: attempts to produce the disease in sheep and goats. J. comp. Path. 61, 241—250 (1951).
JEDLOWSKY, P.: Sull'encephalomielopathia sperimentale da cianuro di potassio (Fasi iniziali e aranzate di degenerazione primaria: localizzate diffuse e a formacione concentriche). Riv. Pat. nerv. ment. 51, 231 (1938).
JENSEN, V., et F. SCHROEDER: Essais d'inoculation sur des animaux du virus de la sclérose en plaques. Rev. neurol. 1923 II, 431—435.
JERVIS, G. A.: Forssman's "Carotid Syndrome". Arch. Path. (Chicago) 35, 560—570 (1943).
— R. L. BURKHART and H. KOPROWSKI: Demyelinating encephalomyelitis in the dog associated with antirabies vaccination. Amer. J. Hyg. 50, 14—26 (1949).
— A. FERRARO, L. M. KOPELOFF and N. KOPELOFF: Neuropathologic changes associated with experimental anaphylaxis in monkeys. Arch. Neurol. Psychiat. (Chicago) 45, 733 to 751 (1941).
—, and H. KOPROWSKI: Experimental allergic encephalomyelitis. J. Neuropath. exp. Neurol. 7, 309—320 (1948).
KABAT, E. A., A. WOLF and A. E. BEZER: Rapid production of acute disseminated encephalomyelitis in rhesus monkeys by injection of brain tissues with adjuvants. Science 104, 362—363 (1946).
— — — The rapid production of acute disseminated encephalomyelitis in rhesus monkeys by injection of heterologous and homologous brain tissue with adjuvants. J. exp. Med. 85, 117—129 (1947).
— — — Studies on acute disseminated encephalomyelitis produced experimentally in rhesus monkeys. III. J. exp. Med. 88, 417—426 (1948).
— — — Studies on acute disseminated encephalomyelitis produced experimentally in rhesus monkeys. IV. Disseminated encephalomyelitis produced in monkeys with their own brain tissue. J. exp. Med. 89, 395—398 (1949).
— — — Experimental studies on acute disseminated encephalomyelitis in rhesus monkeys. In: Multiple sclerosis and the demyelinating diseases, p. 113—132. Baltimore: Williams and Wilkins Comp. 1950.
KERSTING, C., u. E. PETTE: Zur Pathohistologie und Pathogenese der experimentellen „allergischen" Encephalomyelitis beim Affen. Dtsch. Z. Nervenheilk. 176, 387—426 (1957).
KIES, M. W., and E. C. ALVORD: "Allergic" encephalomyelitis. Proceedings of a Symposium: Experimental "allergic" encephalomyelitis and its relation to other diseases of man and animals, p. 576. Springfield, Ill.: Charles C. Thomas 1959.
KING, L. S., and M. C. MEEHAN: Naturally occurring demyelinating diseases of animals. Ass. Res. nerv. Dis. Proc. 28, 357—389 (1948).
KOPELOFF, N., L. M. DAVIDOFF and L. KOPELOFF: General and cerebral anaphylaxis in the monkey. J. Immunol. 30, 477—485 (1936).
KOPELOFF, L. M., and N. KOPELOFF: Neurologic manifestations in laboratory animals produced by organ (adjuvant) emulsions. J. Immunol. 57, 229—237 (1947).
KOPROWSKI, H., and G. A. JERVIS: Further studies in experimental allergic encephalitis in guinea pig. Proc. Soc. exp. Biol. (N. Y.) 69, 472—476 (1948).
KORITSCHONER, R., u. F. SCHWEINBURG: Klinische und experimentelle Beobachtungen über Lähmungen nach Wutschutzimpfung. Z. Immun.-Forsch. 42, 217—283 (1925).
LANDSTEINER, K., and M. W. CHASE: Studies on the sensitization of animals with simple chemical compounds. VII. Skin sensitization by intraperitoneal injections. J. exp. Med. 71, 237—245 (1940).
LATERRE, E. C.: Contribution à l'étude de l'encéphalomyélite expérimentale «allergique». Acta neurol. belg. 59, 728—731 (1959).
LEE, J. M., P. K. OLITSKY, H. A. SCHNEIDER and N. D. ZINDER: Role of heredity in experimental disseminated encephalomyelitis in mice. Proc. Soc. exp. Biol. (N. Y.) 85, 430 to 432 (1954).
— — Simple method for enhancing development of acute disseminated encephalomyelitis in mice. Proc. Soc. exp. Biol. (N. Y.) 89, 263—266 (1955).

LETTERER, E.: Die allergisch-hyperergische Entzündung. Hdb. der Allgem. Pathol. VII/1, 497—600 (1956).

LEVADITI, C., P. LÉPINE et R. SCHOEN: Maladie de Schilder-Foix (sclérose cérébrale centrolobaire spontanée) chez le singe. C. R. Soc. Biol. (Paris) 104, 986—991 (1930).

LEWIS, P. A., and D. LOOMIS: Zit. nach FREUND, J., and K. McDERMOTT.

LIPTON, M. M..: Zit nach KIES u. ALVORD.

LIPTON, M. M., and J. FREUND: Encephalomyelitis in the rat following intracutaneous injection of central nervous system tissue with adjuvant. Proc. Soc. exp. Biol. (N. Y.) 81, 260—261 (1952).

— — Allergic encephalomyelitis in the rat induced by the intracutaneous injection of central nervous system tissue and adjuvants. J. Immunol. 71, 98—109 (1953).

—, — The transfer of experimental encephalomyelitis in the rat by means of parabiosis. J. Immunol. 71, 380—384 (1953).

—, — Allergic encephalomyelitis in the rat induced by the intracutaneous injection of central nervous system tissue and adjuvants. J. Immunol. 71, 98—109 (1953).

LUMSDEN, C. E.: Cyanide leucoencephalopathy in rats (Note on experimental thrombosis in rats, p. 11). J. Neurol. Neurosurg. Psychiat. 13, 1—15 (1940).

— Cyanide leucoencephalopathy in rats (Note on experimental carbon monoxide poisoning in rats, p. 12). J. Neurol. Neurosurg. Psychiat. 13, 1—15 (1940).

— Experimental "allergic" encephalomyelitis. Brain 72, 198—226 (1949).

— Cyanide leucoencephalopathy in rats and observations on vascular and ferment hypotheses of demyelinating diseases. J. Neurol. Neurosurg. Psychiat. 13, 1—15 (1950).

LUND, O. E.: Histologische Befunde bei experimentellen CO-Vergiftungen (eine Untersuchung an pervitinbehandelten Rhesusaffen). Arch. Gewerbepath. Gewerbehyg. 15, 96—109 (1956).

MEYER, A.: Experimentelle Erfahrungen über die Kohlenoxyd-Vergiftung des zentralen Nervensystems. Z. ges. Neurol Psychiat. 112, 187—212 (1928).

— Experimentelle Vergiftungsstudien. III. Über Gehirnveränderungen bei experimenteller Blausäurevergiftung. Z. ges. Neurol. Psychiat. 143, 133—348 (1933).

MIESCHER, P., u. K. O. VORLAENDER: Immunpathologie in Klinik und Forschung. Stuttgart: Thieme 1961.

MIYAGAWA, Y., and S. ISHII: On the influence of the constituents of central nerve cells parenterally injected on the living organism. Japan. J. exp. Med. 5, 331—371 (1923).

MORGAN, I.: Allergic encephalomyelitis in monkeys in response to injection of normal monkey cord. J. Bact. 51, 614—615 (1946).

— Allergic encephalomyelitis in monkeys in response to injection of normal monkey nervous tissue. J. exp. Med. 85, 131—140 (1947).

MORRISON, L. R.: Histopathologic effect of anoxia on the central nervous system. Arch. Neurol. Psychiat. (Chicago) 55, 1—34 (1946).

—, and P. C. ŽAMECNIK: Experimental demyelination by means of enzymes, especially alpha toxin of Clostridium Welchii. Arch. Neurol. Psychiat. (Chicago) 63, 367—381 (1950).

MOYER, A. W., G. A. JERVIS, J. BLACK, H. KOPROWSKI and H. R. COX: Action of adrenocorticotropic hormone (ACTH) in experimental allergic encephalomyelitis of the guinea pig. Proc. Soc exp. Biol. (N. Y.) 75, 387—390 (1950).

OLITSKY, P. K., J. CASALS and CH. TAL: Relative susceptibility of various stocks of mice to experimental disseminated encephalomyelitis. Proc. Soc. exp. Biol. (N. Y.) 75, 276 to 279 (1950).

—, and R. H. YAGER: Experimental disseminated encephalomyelitis in white mice. J. exp. Med. 90, 213—224 (1949).

— — Acute disseminated encephalomyelitis produced in albino mice. Proc. Soc. exp. Biol. (N. Y.) 70, 600—601 (1949).

PALFFY, G., u. E. ENDRÖCZI: Über die experimentelle allergische Encephalomyelitis beim Hund. Dtsch. Z. Nervenheilk. 177, 405—416 (1958).

PAPPENHEIMER, A. M.: Spontaneous demyelinating disease of adult rats. Amer. J. Path. 28, 347—355 (1952).

PATERSON, P. Y., and E. D. BRAND: Production of experimental encephalomyelitis in a new host, the cat. Fed. Proc. 16, 428—429 (1957).

PENTSCHEW, A.: Mangelzustände. In: Hdb. spez. pathol. Anat. und Hist. XIII, 2B, 2503 bis 2570. Berlin-Göttingen-Heidelberg: Springer 1958.

PETERS, G.: Allgemeine differentialdiagnostische Erwägungen über die Entmarkungsencephalomyelitiden. Hdb. spez. Pathol. XIII, 2A, 522—600. Berlin-Göttingen-Heidelberg: Springer 1955.

PETTE, H.: Die akut entzündlichen Erkrankungen des Nervensystems. Leipzig: Georg Thieme 1942.

PUTNAM, T. J., J. B. McKENNA and L. R. MORRISON: Studies in multiple sclerosis. I. The histogenesis of experimental sclerotic plaques and their relation to multiple sclerosis. J. Amer. med. Ass. 97, 1591—1596 (1931).

REMLINGER, P.: Accidents paralytiques d'origine médullaire provoqués chez le lapin par des inoculations de substance nerveuse normale homologue. C. R. Soc. Biol. (Paris) 83, 171—173 (1920).

—, et J. BAILLY: Effets chez le chien d'un traitement antirabique demésurément prolongé (101 jours). C. R. Soc. Biol. (Paris) 97, 351—353 (1927).

RIVERS, TH. M., and F. F. SCHWENTKER: Encephalomyelitis accompanied by myelin destruction experimentally produced in monkeys. J. exp. Med. 61, 689—702 (1935).

— D. H. SPRUNT and G. P. BERRY: Observations on attempts to produce acute disseminated encephalomyelitis in monkeys. J. exp. Med. 58, 39—53 (1933).

ROBOZ, E., and N. HENDERSON: Zit. nach KIES u. ALVORD.

ROIZIN, L., and L. C. KOLB: Considerations on the neuropathologic pleomorphism and histogenesis of the lesions of experimental allergic encephalomyelitis in non-human species. In: KIES, M. W., and E. C. ALVORD "Allergic" Encephalomyelitis, p. 5—57 (1959).

ROSS, J., H. J. COLMANT u. P. BÖHM: Über die experimentelle Encephalomyelitis des Meerschweinchens. Dtsch. Z. Nervenheilk. 177, 475—490 (1958).

SCHALTENBRAND, G.: Die Nervenkrankheiten. Stuttgart: Thieme 1951.

— Die Multiple Sklerose des Menschen. Leipzig: G. Thieme 1943.

SCHERER, H. J.: Vergleichende Pathologie des Nervensystems der Säugetiere unter besonderer Berücksichtigung der Primaten. Leipzig: Thieme 1944

SCHNEIDER, H. A., J. M. LEE and P. K. OLITSKY: Effect of nutrition on acute disseminated encephalomyelitis in mice. J. exp. Med. 105, 319—334 (1957).

SCHOB, F.: Disseminierte, konfluierende Sklerose des Hemisphärenmarklagers des Affen kombiniert mit systematischer Erkrankung der Sehnerven sowie der Hinterwurzeln und Hinterstränge. Z. ges. Neurol. Psychiat. 135, 95—130 (1931).

SEITELBERGER, F., K. JELLINGER u. H. TSCHABITSCHER: Zur Genese der akuten Entmarkungsencephalitis. Wien. klin. Wschr. 1958, 453—459.

SIGURDSSON, B., P. PÁLSSON and H. GRIMSSON: Visna, a demyelinating transmissible disease of sheep. J. Neuropath. exp. Neurol. 16, 389—403 (1957).

SWANK, R. L., and O. A. BESSEY: The effect of starvation on the myelin sheaths of the peripheral nerves of rats. In: Multiple Sclerosis and the demyealinating diseases. Ass. Res. nerv. Dis. Proc. 28, 133 (1950).

TAL, C., A. LAUFER and A. J. BEHAR: An experimental demyelination disease in the Syrian hamster. Bgham. J. exp. Path. 39, 158—164 (1958).

THOMAS, L., P. Y. PATERSON and B. SMITHWICK: Acute disseminated encephalomyelitis following immunization with homologous brain extracts. I. Studies on the role of circulating antibody in the production of the condition in dogs. J. exp. Med. 92, 133—152 (1950).

VOGEL, F. S.: Demyelinization induced in living rabbits by means of a lipolytic enzyme preparation. J. exp. Med. 93, 297—304 (1951).

WAKSMAN, B. H.: Allergic encephalomyelitis in rats and rabbits pretreated with nervous tissue. J. Neuropath. exp. Neurol. 18, 397—417 (1959).

—, R. D. ADAMS: Studies of the effect of the generalized Shwartzman reaction on the lesions of experimental allergic encephalomyelitis. Amer. J. Path. 33, 131—153 (1957).

— H. PORTER, M. B. LEES, R. D. ADAMS and J. FOLCH: A study of the chemical nature of components of bovine white matter in producing allergic encephalomyelitis in the rabbit. J. exp. Med. 100, 451—471 (1954).

WEIL, A.: Die Wirkung von Schlangengift auf Nervengewebe. Naunyn-Schmiedebergs Arch. exp. Path. Pharmak. 154, 228—238 (1930).

WITEBSKY, E., u. J. STEINFELD: Untersuchungen über spezifische Antigenfunktionen von Organen. Z. Immun.-Forsch. 58, 271—296. (1928).

WOEBER, K.: Über das Auftreten von Schädigungen am Zentralnervensystem der Ratte durch Ultraschall. Strahlentherapie 79, 643—652 (1949).

WOLF, A.: A review of experimental studies on the etiology of the human demyelinating diseases. Proc. First Internat. Congr. of Neuropathol., Rome 1952, 121—178.

— E. A. KABAT and A. E. BEZER: The pathology of acute disseminated encephalomyelitis produced experimentally in the rhesus monkey and its resemblance to human demyelinating disease. J. Neuropath. exp. Neurol. 6, 333—357 (1947).

II. Durch Erreger bedingte Erkrankungen des ZNS

ADAMS, F. H., M. COONEY, J. M. ADAMS and P. KABLER: Zit. nach THALHAMMER, O.

AINSLIE, J. D., T. FRANCIS jr. and G. C. BROWN: ACTH in experimental poliomyelitis in monkeys and mice. J. Lab. clin. Med. 38, 344—358 (1951).

ALSTON, J. M., and H. J. GIBSON: A note on the experimental transmission of "louping-ill" to mice. Brit. J. exp. Path. **12**, 82—88 (1931).

ANDERSON, W. F. u. J.. GOLDBERGER: Zit. nach OTTO, R., and H. MUNTER, Flecktyphus. In: Hdb. d. pathog. Mikroorganismen VIII 2, 1107—1262. 3. Aufl. Wien: Fischer und Urban & Schwarzenberg 1930.

ANTON, W.: Zit. nach SEELIGER, H., 1955.

ARMSTRONG, C.: The experimental transmission of poliomyelitis to the eastern cotton rat, Sigmodon hispidus hispidus. Publ. Hlth Rep. (Wash.) **54**, 1719 (1939).

—, and R. D. LILLIE: Experimental lymphocytic choriomeningitis of monkeys and mice produced by a virus encountered in studies of the 1933 St. Louis encephalitis epidemic. Publ. Hlth Rep. (Wash.) **49**, 1019 (1934).

AUJESZKY, A.: Über eine neue Infektionskrankheit bei Haustieren. Zbl. Bakt. I. Abt. Orig. **32**, 353—357 (1902).

BALO, J. v..: Zit. nach COHRS, JAFFE, MEESSEN.

BAMATTER, F.: Toxoplasmosis. Ergebn. inn. Med. Kinderheilk. N. F. **3**, 652—828 (1952).

BATYREVA, A. A.: Experimentelle Meningitis tuberculosa bei Hunden. Prob. Tuberk. **7**, 90 (1959).

BAUR, H., u. R. MASSINI: Herpes simplex (Febris herpeticus). In: Hdb. Inn. Med. I/1, 450 bis 473. Berlin-Göttingen-Heidelberg: Springer 1952.

BEACH, J. R.: The neutralization in vitro of avian pneumoencephalitis virus by Newcastle disease immune serum. Science **100**, 361—362 (1944).

BEAUDETTE, F. R.: A review of the literature on Newcastle disease. Proc. **47th** Ann. Meeting of the U. S. Live Stock Sanitary Assoc. 122—177 (1943).

BECK, u. WYCKOFF: Zit. nach OLITSKY, P. K., u. J. CASALS.

BEHREND, R. CH., u. H. W. SCHULZ: Zur Frage der hämatogenen Ausbreitung des Poliomyelitis-Lansing-Virus bei der weißen Maus. Klin. Wschr. **1950**, 672—675.

BELLER, K., u. R. BIELING: Die Viruskrankheiten der Laboratoriumstiere. Leipzig: Barth 1950.

BENDER, R. M., u. H. U. VIETZE: Tierexperimentelle Untersuchungen über Ätiologie und Verlauf der Leptospirenmeningitis. Dtsch. Z. Nervenheilk. **172**, 417—435 (1955).

BERTRAND, J., H. CARRÉ et F. LUCAM: La tremblante du mouton. Rec. Méd. vét. **113**, 586 (1937).

BIELING, R., u. G. POETSCHKE: Allgemeine Pathogenese der Viruskrankheiten des Zentralnervensystems unter besonderer Berücksichtigung der Viruswanderung (Hodogenese). In: Hdb. spez. pathol. Anat. u. Hist. XIII 2A, 101—161. Berlin-Göttingen-Heidelberg: Springer 1958.

BIESTER, H. E., and L. H. SCHWARTE: Studies on Listerella infection in sheep. J. infect. Dis. **64**, 135—144 (1939).

— — Listerella infection in swine. J. Amer. vet. med. Ass. **96**, 339—342 (1940).

BINDRICH, H.: Untersuchungen über den „Flury"-Stamm des Tollwutvirus. I. Mitteilung. Zum Infektionsspektrum. Arch. exp. Vet.-Med. **10**, 211—225 (1956).

BING, R., et B. WALTHARD: Aspects anatomo-pathologiques de la myélite herpétique expérimentale. Arch. Suisse Neurol. **22**, 3 (1928).

BLAKE, F. G., K. F. MAXCY, J. F. SADUSK, G. M. KOHLS and E. J. BELL: Studies on tsutsugamushi disease (scrub typhus, mite-borne typhus) in New Guinea and adjacent islands: epidemiology, clinical observations, and etiology in the Dobadura area. Amer. J. Hyg. **41**, 243—373 (1945).

BLANC, G., et L. A. MARTIN: Réceptivité du lapin au virus poliomyélitique. C. R. Soc. Biol. (Paris) **144**, 48—50 (1950).

BLATTNER, R. J., and F. M. HEYS: Blood-sucking vectors of encephalitis: Experimental transmission of St. Louis encephalitis (Hubbard strain) to white Swiss mice by the American dog tick, Dermacentor variabilis Say. J. exp. Med. **79**, 439—454 (1944).

BODIAN, D.: Histopathologic basis of clinical findings in poliomyelitis. Amer. J. Med. **6**, 563—578 (1949).

— Increased incidence and selective localization of experimental poliomyelitis paralysis after concomitant intravenous virus injection and intramuscular injection of cortisone or gelatine. Fed. Proc. **12**, 436—437 (1953).

— Poliovirus in chimpanzee tissues after virus feeding. Amer. J. Hyg. **64**, 181—197 (1956).

— Poliomyelitis: Pathogenesis and histopathology. In: RIVERS, TH. M., and F. L. HORSFALL, Viral and rickettsial infections of man. 479—498. **3rd** ed. Philadelphia/Montreal: Lippincott 1959.

—, and H. A. HOWE: An experimental study of the role of neurones in the dissemination of poliomyelitis virus in the nervous system. Brain **63**, 135—162 (1940).

BODIAN, D., I. M. MORGAB and H. A. HOWE: Differentiation of types of poliomyelitis viruses. III. The grouping of fourteen strains into three basic immunological types. Amer. J. Hyg. 49, 234—245 (1949).

DE BOER, C. J., A. E. CADILEK and S. R. WALTERS: The use of hyperimmune antiserum concentrates in experimental western equine encephalomyelitis. J. Immunol. 75, 308—314 (1955).

BRIHAYE, J.: Etude des encéphalitis herpétiques et des encéphalites nécrosantes aigues. Les éditions. Acta med. belg., Brüssel (1958).

BROOKS, V. B., D. R. CURTIS and J. C. ECCLES: The action of tetanus toxin on the inhibition of motoneurones. J. Physiol (Lond.) 135, 655—672 (1957).

BROUN, G. O., R. O. MUETHER, R. A. MEZERA and M. LEGIER: Transmission of St. Louis Encephalitis to the hamster. Proc. Soc. exp. Biol. (N. Y.) 46, 601—603 (1941).

BROWNLEE, A., and D. R. WILSON: Studies in the histopathology of louping-ill. J. comp. Path. 45, 67—92 (1932).

BRYANS, J. T.: Studies on equine leptospirosis. Cornell Vet. 45, 16—50 (1955).

BUCK, G., et H. SERRES: Etude de la virulence des centres nerveux de porcelets inoculés de virus de Teschen (souche Malgache). Ann. Inst. Pasteur 93, 230—236 (1957).

BURKI, F.: Der Goldhamster als Versuchstier für Leptospira canicola. Z. Hyg. Infekt.-Kr. 135, 215—224 (1952).

BURNET, F. M., and D. LUSH: Infection of the central nervous system by louping ill virus. An investigation by the quantitative egg membrane technique. Aust. J. exp. Biol. med. Sci. 16, 233—240 (1938).

—, and W. M. STANLEY: The viruses, biochemical, biological and biophysical problems, Vol. 3: Animal viruses. New York and London: Academic Press 1959.

BURNS, K. F.: Congenital Japanese B encephalitis infection of swine. Proc. Soc. exp. Biol. (N. Y.) 75, 621—625 (1950).

BYRD, CH. L. jr.: The influence of infection with lansing strain poliomyelitis virus on pregnant mice. J. Neuropath. exp. Neurol. 9, 202—203 (1950).

CABASSO, V. J., J. M. DOUGLAS, M. R. STEBBINS and H. R. COX: Propagation of canine distemper virus in suckling hamsters. Proc. Soc. exp. Biol. (N. Y.) 88, 199—202 (1955).

CARLO, and RATTONE: Zit. nach EISLER, M., Hdb. pathog. Mikroorg. IV/2, 1027—1096, 3. Aufl. Wien: Fischer und Urban & Schwarzenberg 1928.

CASALS, J., and H. A. SCHNEIDER: Natural resistance and susceptibility to Russian spring-summer encephalitis in mice. Proc. Soc. exp. Biol. (N. Y.) 54, 201—202 (1943).

CHAMBERLAIN, D. M., F. L. DOCTON and C. R. COLE: Toxoplasmosis. II. Intra-uterine infection in dogs, premature birth and presence of organisms in milk. Proc. Soc. exp. Biol. (N. Y.) 82, 198—200 (1952).

CHAMBERLAIN, R. W., R. E. KISSLING, D. D. STAMM, D. B. NELSON and R. K. SIKES: Venezuelan equine encephalomyelitis in wild birds. Amer. J. Hyg. 63, 261—273 (1956).

— R. K. SIKES and R. E. KISSLING: Use of chicks in eastern and western equine encephalitis studies. J. Immunol. 73, 106—114 (1954).

CHEEVER, F. S.: The Meningococci. In DUBOS, Bacterial and mycotic infections of man, 495—504. London: Pitman Medical 1958.

— J. B. DANIELS and H. E. FREEMAN: A viral agent isolated from a case of nonparalytic poliomyelitis and pathogenic for suckling mice. Its possible relation to the Coxsackie group of viruses. J. exp. Med. 92, 153—167 (1950).

— — A. M. PAPPENHEIMER and O. T. BAILEY: A murine virus (JHM) causing disseminated encephalomyelitis with extensive destruction of myelin. I. Isolation and biological properties of the virus: J. exp. Med. 90, 181—194 (1949); II. Pathology: J. exp. Med. 90, 195—212 (1949).

CHRISTIANSEN, M., and J. CH. SIIM: Toxoplasmosis in hares in Denmark: the serological identity of human and hare strains of toxoplasma. Lancet 260, 1201—1203 (1951).

CLARK, P. F.: The influence of nutrition on experimental virus infection. Bact. Rev. 13, 122—134 (1949).

COHRS, P.: Frühstadien der Encephalomyelitis toxoplasmatica beim Tier. Dtsch. Z. Nervenheilk. 168, 227—236 (1952).

— R. JAFFÉ u. H. MEESSEN: Pathologie der Laboratoriumstiere. Bd. I, S. 799. Berlin-Göttingen-Heidelberg: Springer 1958.

CORRISTAN, E. C., I. C. LAMOTTE jr. and D. G. SMITH: Susceptibility of bats to certain encephalitis viruses. Fed. Proc. 15, 584 (1956).

COSTA, S., et J. TROISIER: Meningite avec subictère dans la spirochaetose icterohaemorrhagique. Bull. Inst. Pasteur 15, 141 (1917).

COWDRY, E. V.: Zit. nach COHRS, JAFFÉ, MEESSEN.

COWEN, D., and A. WOLF: Toxoplasmosis in the monkey. Acute fatal infection experimentally produced in a young Macaca mulatta. J. infect. Dis. 77, 144—157 (1945).
— — Experimental congenital toxoplasmosis. I. The vagina as a portal of entry of toxoplasma in the mouse. J. exp. Med. 92, 393—402 (1950); II. Transmission of toxoplasmosis to placenta and fetus following vaginal infection in pregnant mouse: J. exp. Med. 92, 403—415 (1950).
COX, H. R.: The spotted-fever group. In: RIVERS, TH. M., and F. L. HORSFALL, Viral and rickettsial infections of man, 828—868, 3rd ed. Philadelphia/Montreal: Lippincott 1959.
— C. B. PHILIP and J. W. KILPATRICK: Susceptibility of horses to St. Louis encephalitis virus. Publ. Hlth Rep. (Wash.) 56, 1391—1392 (1941).
DALLDORF, G.: The Coxsackie Viruses—1957. In: 4th Internat. Poliomyelitis Conf., p. 211—220. Philadelphia/Montreal: Lippincott 1958.
—, and G. M. SICKLES: An unidentified, filtrable agent isolated from the feces of children with paralysis. Science 108, 61—62 (1948).
DAVIS, W. A.: A study of birds and mosquitoes as hosts for the virus of eastern encephalomyelitis. Amer. J. Hyg., Section C 32, 45—59 (1940).
DAVIES, W. L., S. C. SMITH, W. L. POND, A. F. RASMUSSEN jr. and P. F. CLARK: Effect of dietary restriction on susceptibility of mice to infection with Theiler's GD VII virus. Proc. Soc. exp. Biol. (N. Y.) 72, 528—531 (1949).
DAVISON, G., CH. NEUBAUER and E. W. HURST: Meningoencephalitis in man due to the louping-ill virus. Lancet 1948 II, 453—457.
DEAN, D. J.: The response of certain domesticated animals to injections of Coxsackie, MM, and Theiler viruses. Am. Rep. Div. Labor Res., Albany 1951, 10.
—, and G. DALLDORF: The susceptibility of the hamster to mouse encephalomyelitis virus. J. exp. Med. 88, 645—654 (1948).
DICK, G. W. A.: Mengo-encéphalomyelitis virus. Pathogenicity for animals and physical properties. Brit. J. exp. Path. 29, 559 (1948).
— K. C. SMITHBURN and A. J. HADDOW: Mengo-encephalomyelitis virus; Isolation and immunologic properties. Brit. J. exp. Path. 29, 547 (1948).
DIEHL, K.: Das Erbe als Formgestalter der Tuberkulose. Leipzig: Bahrt 1941.
DOERR, R., u. E. BERGER: Herpes, Zoster und Encephalitis. In: Hdb. der pathogenen Mikroorganismen VIII/2, 1417—1562. Berlin und Wien: Urban & Schwarzenberg 1930.
—, u. C. HALLAUER: Die primäre Herpesmyelitis und ihre Beziehungen zum Infektionsmodus sowie zur Wirtsspezies. Z. Hyg. Infekt.-Kr. 118, 474—506 (1936).
— — Handbuch der Virusforschung. Wien: Springer 1939.
—, u. R. PICK: Das Verhalten des Fleckfiebervirus im Organismus des Kaninchens. Z. Hyg. Infekt.-Kr. 89, 243—254 (1919).
— S. SEIDENBERG u. L. WHITMAN: Untersuchungen über das Virus der Hühnerpest. IV. Mitteilung. Z. Hyg. Infekt.-Kr. 112, 732—753 (1931).
—, et K. VÖCHTING: Etudes sur le virus de l'herpès fébrile. Rev. gén. Ophtal. (Paris) 34, 409—421 (1920).
DORN, H. H.: Untersuchungen über das Vorkommen von Coxsackie-Virus-Infektionen in Deutschland. Diss., Freiburg (1952).
DOYLE, T. M.: A hitherto unrecorded disease of fowls due to a filter-passing virus. J. comp. Path. 40, 144—169 (1927).
DROBECK, H. P., R. D. MANWELL, E. BERNSTEIN and R. D. DILLON: Further studies of toxoplasmosis in birds. Amer. J. Hyg. 58, 329—339 (1953).
DUBOS, R. J.: Bacterial and mycotic infections of man. 3rd ed., London: Pitman 1958.
DUMAS, I.: Les animaux de laboratoire, Paris: Ed. Méd. Flammarion 1953.
DUNKIN, G. W., and P. P. LAIDLOW: Studies in dog-distemper I. J. comp. Path. 39, 201, 213, 222 (1926).
ELFORD, W. J., and I. A. GALLOWAY: The size of the virus of louping-ill of sheep by the method of ultrafiltration analysis. J. Path. Bact. 37, 381—392 (1933).
EICHENWALD, H.: Experimental toxoplasmosis. I. Transmission of the infection in utero and through the milk of lactating female mice. Amer. J. Dis. Child. 76, 307—315 (1948).
FANKHAUSER, R.: Toxoplasmose beim Hund. Schweiz. med. Wschr. 81, 336—338 (1951).
FASOLA, L.: Ricerche sulla infezione erpetica in cervelli di conigli normali ed elettroshokati. Sist. nerv. 2, 116—118 (1950).
FASTIER, L. B.: Toxic manifestations in rabbits and mice associated with the virus of western equine encephalomyelitis. J. Immunol. 68, 531—541 (1952).
FEDINEC, A. A., and H. A. MATZKE: Course of a neurotropic toxin to the central nervous system. A. M. A. Arch. Neurol. Psychiat. 81, 148—153 (1959).
FINDLAY, G. M.: Zit. nach FUST, B.
— N. S. ALCOCK and R. O. STERN: The virus etiology of one form of lymphocytic meningitis. Lancet 1936 I, 650—654.

FINDLAY, G. M., and C. ELTON: The transmission of louping ill to field voles. J. comp. Path. **46**, 126—128 (1933).

—, and E. M. HOWARD: Observations on Col. SK virus. J. Path. Bact. **63**, 435—443 (1951).

— — The effect of cortisone and adrenocorticotrophic hormons in poliomyelitis and other virus infections. J. Pharm. (Lond.) **4**, 37—42 (1952).

— E. KLIENEBERGER, F. O. MACCALLUM and R. D. MACKENZIE: Rolling disease. New syndrome in mice associated with a pleuropneumonia-like organism. Lancet **1938**, 1511—1513.

— R. D. MACKENZIE and R. O. STERN: The histopathology of fowl pest. J. Path. Bact. **45**, 589—596 (1937).

—, and O. STERN: The essential neurotropism of the yellow fever virus. J. Path. Bact. **41**, 431—438 (1935).

FISCHER, K., u. H. RÖHRER: Untersuchungen über den Wanderungsweg des Virus der Schweine-lähmung. I. Lokalisation des Virus im Zentralnervensystem nach intranasaler Infektion. Arch. exp. Vet. Med. **9**, 231—248 (1955).

FLAMM, H.: Die pathologisch-histologische Diagnose der Listeriose im Tierversuch. Schweiz. Z. Path. **18**, 270—277 (1955).

FLEXNER, S.: Zit. nach CHEEVER, F. S.

FLIR, K.: Tuberkulose des ZNS beim Hund. Dtsch. Z. Nervenheilk. **172**, 457—466 (1955).

— Zur Pathologie des Morbus Aujeszky beim Hund. Arch. exp. Vet.-Med. **9**, 949—956 (1955).

FORTNER, J.: Über die ansteckende Schweinelähme, eine der menschlichen Poliomyelitis ähnliche Seuche. Arch. exp. Vet.-Med. **10**, 703—709 (1956).

FOSTER, C., J. H. JONES, W. HENLE and F. DORFMAN: Zit. nach CLARK, P. F.

FOSTER, J. A., and H. A. MATZKE: The neurocytology of experimental ascending tetanus. Wld. Neurology **2**, 22—37 (1961).

FOSTER, C., M. M. SIGEL, W. HENLE, J. STOKES jr. and S. BALLARD: The influence of ACTH on the resistence of monkeys to the Yale SK strain of poliomyelitis virus. J. Lab. clin. Med. **38**, 359—362 (1951).

FOTHERGILL, L. D., and J. H. DINGLE: A fatal disease of pigeons caused by the virus of the eastern variety of equine encephalomyelitis. Science 88, 549—550 (1938).

— J. DINGLE and C. A. CHANDLER: Studies on Hemophilus influenzae. I. Infection of mice with mucin suspensions of organisms. J. exp. Med. **65**, 721—734 (1937).

FRAUCHIGER, E., u. R. FANKHAUSER: Vergleichende Neuropathologie des Menschen und der Tiere. Berlin-Göttingen-Heidelberg: Springer 1957.

FREUND, H., u. B. HEYMANN: Untersuchungen über Herpes simplex und Zoster. Z. Hyg. Infekt.-Kr. **107**, 592—644 (1927).

FUST, B.: Die unspezifische Provokation der Virusinfektionen. In: Hdb. der Virusforschung, 1. Erg.-Band. S. 195—270. Wien: Springer 1944.

GAHAGAN, L., and L. D. STEVENSON: A strain of virus producing meningo-encephalomyelitis in mice, with special reference to pathogenesis. J. infect. Dis. **69**, 232 (1941).

GAIGER, and DAVIS: Zit. nach OLITSKY, P. K., and D. H. CLARKE: Arthropod-borne group B virus infections of man, In: Viral and rickettsial diseases of man, 3rd ed. Philadelphia/Montreal: Lippincott 1959.

GALLI-VALERIO: Zit. nach KOCH, J.

GALLOWAY, I. A., and I. R. PERDRAU: Louping-ill in monkeys. Infection by the nose. J. Hyg. (Lond.) **35**, 339—346 (1935).

GARD, S.: Purification of poliomyelitis viruses. Acta med. scand., Suppl. Nr. 143 (1943).

GASPERI, F. DE, u. G. SANGIORI: Die „Meerschweinchenpest", eine durch filtrierbares Virus hervorgerufene Meerschweinchenseuche. Zbl. Bakt. I. Abt. Orig. **71**, 257—266 (1913).

GAVINO, u. GIRARD: Zit. nach OTTO, R., u. H. MUNTER, Flecktyphus. In: Hdb. d. pathog. Mikroorganismen VIII, 2, 1107—1262. 3. Aufl. Wien: Fischer und Urban-Schwarzenberg 1930.

GERSHOFF, S. N., A. F. RASMUSSEN jr, C. A. ELVEJHEM and P. F. CLARK: Effect of amino acid imbalance on course of Lansing poliomyelitis in mice. Proc. Soc. exp. Biol. (N. Y.) **81**, 484—486 (1952).

GIBIER: Zit. nach KOCH, J.

GILDEMEISTER, E., u. I. AHLFELD: Über eine bei der weißen Maus spontan aufgetretene Meningo-Enzephalomyelitis. Zbl. Bakt. I. Orig. **142**, 144—148 (1938).

GILL, D. A.: Circling disease: a meningencephalitis of sheep in New Zealand. Aust. vet. J. **89**, 258 (1933).

GILTNER, L. T., and M. S. SHAHAN: Zit. nach OLITSKY, P. K., u. J. CASALS.

GIRARD, K. F., and E. G. D. MURRAY: Listeria monocytogenes as the cause of disease in man and animals and its relation to infections mononucleosis form an etiological and immunological aspect. Amer. J. med. Sci. **221**, 343—352 (1951).

GOETERS, W.: Die Meningokokkeninfektionen. Ergebn. Hyg. Bakt. **28**, 1—122 (1954).

GOLLAN, F.: Effect of thyroxin on mouse susceptibility to poliomyelitis. Proc. Soc. exp. Biol (N. Y.) 67, 362—363 (1948).

GOOD, R. A., and B. CAMPBELL: Potentiating effect of anaphylactic shock and histamine shock upon herpes simplex virus infection in rabbits. Proc. Soc. exp. Biol. (N. Y.) 59, 305—306 (1945).

— — The precipitation of latent herpes simplex encephalitis by anaphylactic shock. Proc. Soc. exp. Biol. (N. Y.) 68, 82—87 (1948).

GOODPASTURE, E. W.: The axis-cylinders of peripheral nerves as portals of entry to the central nervous system for the virus of Herpes simplex in experimentally infected rabbits. Amer. J. Path. 1, 11—28 (1925).

GORDON, F. B.: Studies on the susceptibility of the white rat and hamster to St. Louis encephalitis virus. J. Bact. 47, 465 (1944).

GORDON, W. S., A. BROWNLEE, D. R. WILSON and J. MACLEOD: Studies in louping-ill (an encephalomyelitis in sheep) I. J. comp. Path. 45, 106—140 (1932).

GREEN, R. G., B. B. GREEN, W. E. CARLSON and J. E. SHILLINGER: Epizootic fox encephalitis. VIII. The occurrence of the virus in the upper respiratory tract in natural and experimental infections. Amer. J. Hyg. 24, 57—70 (1936).

GRINSCHGL, G.: Virus meningo-encephalitis in Austria. 2. Clinical features, pathology and diagnosis. Bull. Wld. Hlth. Org. 12, 535—564 (1955).

GRUMBACH, A., u. H. V. ZOLLINGER: Die Chemotherapie der experimentellen primären Meningealtuberkulose des Meerschweinchens und deren pathologisch-histologische Auswertung. Schweiz. Z. Tuberk. 7, 65—85 (1950).

GRÜNFELD, A. A., A. I. SEREBRJANNAJA u. M. W. NEUMANN: Experimentelle Studien über das Fleckfiebervirus. Zbl. Bakt. I. Abt. Orig. 129, 56—69 (1933).

GRÜTER, W.: Zit. nach DOERR, R., u. E. BERGER.

GSELL, O.: Leptospirosen. Bern: Huber 1952.

GUSTAFSON, D. P., and H. E. MOSES: Some effects of oral exposure of English sparrows to Newcastle disease virus. Amer. J. vet. Res. 13, 566—571 (1952).

HABEGGER, H.: Le réservoir biologique animal et sa relation avec l'infection toxoplasmique humaine. Thèse, Genève (1953).

HABEL, K., and C. P. LI: Intraspinal inoculation of mice in experimental poliomyelitis. Proc. Soc. exp. Biol. (N. Y.) 76, 357—361 (1951).

HAGAN, W. A., and D. W. BRUNER: The infections diseases of domestic animals with special reference to etiology, diagnosis and biologic therapy. 2nd ed., Ithaca/New York: Comstock 1951.

HAMMON, W. MC. D., B. N. CARLE and E. M. IZUMI: Infection of horses with St. Louis encephalitis virus, experimental and natural. Proc. Soc. exp. Biol. (N. Y.) 49, 335—340 (1942).

HAMMON, W. M., D. M. REES, J. CASALS and G. MEIKLEJOHN: Experimental transmission of Japanese B encephalitis virus by Culex tritaeniorhynchus and Culex pipiens var. Palleus, suspected natural vectors. Amer. J. Hyg. 50, 46—50 (1949).

HAMMON, W., and W. C. REEVES: Laboratory transmission fo western equine encephalomyelitis virus by mosquitos of the genera Culex and Culiseta. J. exp. Med. 78, 425—434 (1943).

— — Western equine encephalomyelitis virus in the blood of experimentally inoculated chickens. J. exp. Med. 83, 163—173 (1946).

— — California encephalitis virus. A newly described agent.Calif. Med. 77, 303—309 (1952).

— — and E. M. IZUMI: St. Louis encephalitis virus in the blood of experimentally inoculated fowls and mammals. J. exp. Med. 83, 175—183 (1946).

— — and G. E. SATHER: Western equine and St. Louis encephalitis viruses in the blood of experimentally infected wild birds and epidemiological implications of findings. J. Immunol. 67, 357—367 (1951).

—, and G. E. SATHER: Immunity of hamsters to West Nile and Murray Valley viruses following immunization with St. Louis and Japanese B. Proc. Soc. exp. Biol. (N. Y.) 91, 521 to 524 (1956).

HARFORD, C. G., and J. BRONFENBRENNER: Infection of mice by feeding with tissues containing the virus of St. Louis encephalitis. J. Infect. Dis. 70, 62—68 (1942).

HAYASHI, M.: Übertragung des Virus von Encephalitis epidemica auf Affen. Proc. Imp. Acad. Japan 10, 41—44 (1934).

HEINIG, A.: Zur Ausbreitung des Bornavirus im Zentralnervensystem. Arch. exp. Vet.-Med. 12, 315—322 (1958).

HELWIG, F. C., and E. C. H. SCHMIDT: A filter passing agent producing interstitial myocarditis in anthropoid apes and small animals. Science 102, 31 (1945).

HODES, H. L.: Experimental transmission of Japanese B encephalitis by mosquitos and mosquito larvae. Bull. Johns Hopk. Hosp. 79, 358 (1946).

HOLDEN, P.: Transmission of eastern equine encephalomyelitis in ring-necked pheasants. Proc. Soc. exp. Biol. (N. Y.) 88, 607—610 (1955).

HORSTMANN, D. M.: Experiments with Teschen disease (virus encephalomyelitis of swine). J. Immunol. 69, 379—394 (1952).

HOWE, H. A., and D. BODIAN: Poliomyelitis in the chimpanzee: a clinical pathological study. Bull. Johns Hopk. Hosp. 69, 149—181 (1941).

HOWITT, B.: Recovery of the virus of equine encephalomyelitis from a brain of a child. Science 88, 455—456 (1938).

HOWITT, B. F.: Zit. nach OLITSKY, P. K., u. J. CASALS, Arthropod borne group A Virus infections of man. In: RIVERS, TH. M., u. F. L. HORSFALL, Viral and rickettsial infections of man. 286—342, 3nd ed. Philadelphia/Montreal: Lippincott 1959.

— L. K. BISHOP and R. E. KISSLING: Presence of neutralizing antibodies of Newcastle disease virus in human sera. Amer. J. Publ. Hlth. 38, 1263—1272 (1948).

HULL, TH. G.: Diseases transmitted form animals to man. Springfield: Thomas 1955.

HURLBUT, H. S.: The transmission of Japanese B encephalitis by mosquitoes after experimental hibernation. Amer. J. Hyg. 51, 265—268 (1950).

HURST, E. W.: Zit. nach FRAUCHIGER, E., u. R. FANKHAUSER (1934).

— The transmission of "louping-ill" to the mouse and the monkey: Histology of the experimental disease. J. comp. Path. 44, 231—245 (1931).

HURST, W.: Studies of pseudorabies (infectious bulbar paralysis, mad itch). I. Histology of the disease, with a note on the symptomatology. J. exp. Med. 58, 415—433 (1933).

JACOBS, L.: Propagation, morphology and biology of toxoplasma. Ann. N. Y. Acad. Sci. 64, 154—179 (1956).

—, and F. E. JONES: The parasitemia in experimental toxoplasmosis. J. infect. Dis. 87, 78—89 (1950).

JAHNEL, F.: Zit. nach COHRS, JAFFÉ, MEESSEN.

JÖTTEN, K. W.: Meningokokkeninfektionen. Hdb. d. pathog. Mikroorg. IV/2, 585—666 (1928).

JOHNSON, H. N.: Rabies. In: RIVERS, TH. M., u. F. L. HORSFALL jr. Viral and rickettsial infections of man, 405—431. Philadelphia/Montreal: Lippincott 1959.

JONES, E. E.: Epidemic tremor, an encephalomyelitis affecting young chickens. J. exp. Med. 59, 781—798 (1934).

JONES, F. S., and R. B. LITTLE: Sporadic encephalitis in cows. Arch. Path. (Chicago) 18, 580—581 (1934).

JUNGEBLUT, C. W., and G. DALLDORF: Epidemiological and experimental observations of poliomyelitis in New York city (1943—1944). Amer. J. Hyg. 43, 49 (1946).

—, and M. SANDERS: Studies of a murine strain of poliomyelitis virus in cotton rats and white mice. J. exp. Med. 72, 407—436 (1940).

— —, and R. R. FEINER: Studies in rodent poliomyelitis. I. Further experiments with the murine strain of SK poliomyelitis virus. J. exp. Med. 75, 611—629 (1942).

KANEKO, R., S. KOMIYA, S. TACHIBANA, M. HISANO, S. YOSHIKANE and Y. TAKAGO: Tierexperimentelles zur Überimpfung von Encephalitis epidemica Typus B. Klin. Wschr. 15, 674—676 (1936).

KAPUSTO, M., u. V. KUZIN: Experimental meningococcic infection. Mitteilung I—V. Ref. Zbl. ges. Hyg. 44, 139 (1939).

KASAHARA, S., M. UEDA, Y. OKAMOTO, S. YOSHIDA, R. HAMANO and R. YAMADA: Experimental studies in epidemic encephalitis. 1. Transmission test of the Japanese encephalitis in 1935 and some characteristics of the infectious agent. Kitasato Arch. exp. Med. 13, 48—65 (1936); 2. Further transmission test of the Japanese encephalitis. Kitasato Arch. exp. Med. 13, 248—268 (1936).

KAWAMURA, R., M. KODAMA, T. ITO, T. YASAKI and Y. KOBAYAKAWA: Studies concerning the virus of epidemic encephalitis Japanese type. Kitasato Arch. exp. Med. 13, 381—323 (1936).

KELLER, W.: Die Ätiologie und Epidemiologie der abakteriellen Enzephalomeningitiden. Mschr. Kinderheilk. 100, 164—173 (1952).

— u. O. VIVELL: Poliomyelitisähnliche Krankheitsbilder und ihre Erreger beim Menschen. Ergebn. inn. Med. Kinderheilk, 5, 1—96 (1954).

KERSTING, G., u. B. v. KERÉKJÁRTÓ: Zur experimentellen Pathologie der Aujeszkyschen Krankheit und der B-Virusinfektion (unter besonderer Berücksichtigung der primären Parenchymläsion). Arch. exp. Vet.-Med. 13, 308—317 (1959).

KERSTING, C., u. E. PETTE: Zur Pathohistologie und Pathogenese der experimentellen JHM-Virusencephalomyelitis des Affen. Dtsch. Z. Nervenheilk. 174, 283—304 (1956).

KILBOURNE, E. D., and F. L. HORSFALL JR.: Lethal infection with Coxsackie virus of adult mice given cortisone. Proc. Soc. exp. Biol. (N. Y.) 77, 135—138 (1951).

—, — Studies of herpes simplex virus in newborn mice. J. Immunol. 67, 321—329 (1951).

KING, L. S.: Studies on eastern equine encephalomyelitis. I. Histopathology of the nervous system. J. exp. Med. **68**, 677—692 (1938).
— Primary encephalomyelitis in goats associated with Listerella infection. Amer. J. Path. **16**, 467 (1940).
KISSLING, R. E., R. W. CHAMBERLAIN, R. K. SIKES and M. E. EIDSON: Studies on the North American arthropod-borne encephalitides. III. Eastern equine encephalitis in wild birds. Amer. J. Hyg. **60**, 251—265 (1954).
—, and H. RUBIN: Pathology of eastern equine encephalomyelitis. Amer. J. vet. Res. **12**, 100 (1951).
KITASATO, S.: Experimentelle Untersuchungen über das Tetanusgift. Z. Hyg. Infekt.-Kr. **10**, 267—305 (1891).
KLEMPERER, A., u. E. L. DOYEN: Zit. nach EISLER, M.
KLOBOUK, A.: Zit. nach MANUELIDIS, E. E., H. SPRINZ u. D. HORSTMANN.
KLÖNE, W.: Zit. nach COHRS, P., R. JAFFÉ u. H. MEESSEN.
KOCH, J.: Lyssa. In: Hdb. der pathogenen Mikroorganismen. VIII, 547—673. 3. Aufl. Jena: Fischer 1929.
KÖTSCHE, W.: Histopathologische Untersuchungen über die Lokalisation und die Pathogenese der Veränderungen bei der Poliomyelitis der Maus. Arch. exp. Vet.-Med. **7**, 247—275 (1953).
KOPPISCH, E.: Die Erzeugung einer primären Myelitis des Lendenmarkes durch intravenöse Injektion von Herpesvirus. Z. Hyg. Infekt.-Kr. **117**, 635—649 (1935).
KOPROWSKI, H.: Experimental studies on rabies virus. Canad. J. publ. Hlth. **40**, 60—67 (1949).
— J. BLACK and D. NELSEN: Studies on chick-embryo-adapted rabies virus. VI. Further changes in pathogenic properties following prolonged cultivation in the developing chick embryo. J. Immunol. **72**, 94—106 (1954).
—, H. R. COX: Colorado tick fever. I. Studies on mouse brain adapted virus. J. Immunol. **57**, 239—253 (1947).
KOVAC, W., u. H. MORITSCH: Zur Pathogenese der Infektion der Maus mit dem Virus der menschlichen Frühsommer-Meningoencephalitis. Zbl. Bakt. I. Abt. Orig. **174**, 440—456 (1959).
KRAUS, P., u. P. CLAIRMONT: Über experimentelle Lyssa bei Vögeln. Z. Hyg. Infekt.-Kr. **34**, 1—30 (1900).
KRECH, U.: Intracerebral adaptation to mice of the Leon strain of type 3 poliomyelitis virus. Proc. Soc. exp. Biol. (N. Y.) **85**, 344—346 (1953).
— Susceptibility of mice to infection with Mahoney strain of type I poliomyelitis virus. Proc. Soc. exp. Biol. (N. Y.) **86**, 192—194 (1954).
KREPLER, P., u. H. FLAMM: Die Listeriose. Ergebn. inn. Med. Kinderheilk. **7**, 64—146 (1956).
KRÜCKE, W.: Herpes-simplex Virus und Nervensystem. Jahrbuch 1960 der Max-Planck-Gesellschaft zur Förderung der Wissenschaften e. V., S. 70—84.
— Über Virus-Encephalitiden mit Kerneinschlußkörperchen beim Menschen und die Neuropathologie der experimentellen B-Virus-Infektion. Wien. Z. Nervenheilk. **17**, 127—158 (1960).
KRUMWIEDE, CH., M. MCGRATH and C. OLDENBUSCH: The etiology of the disease psittacosis. Science **71**, 262—263 (1930).
LAIGRET, J., et. R. DURAND: Virus isolé des souris et retrouvé chez l'homme au cours de la vaccination contre la fièvre jaune. C. R. Acad. Sci. (Paris) **203**, 282 (1936).
LAINSON, R.: Toxoplasmosis in England. I. The rabbit (Oryctolagus cuniculus) as a host of Toxoplasma gondii. Ann. trop. Med. Parasit. **49**, 384—396 (1956); II. Variation factors in the pathogenesis of Toxoplasma infections: the sudden increase in virulence of a strain after passage in multimammate rats and canaries. Ann. trop. Med. Parasit. **49**, 397—416 (1956).
LANDSTEINER, K., u. E. POPPER: Übertragung der Poliomyelitis acuta auf Affen. Z. Immun.-Forsch. **2**, 377—390 (1909).
LAVEN, H., u. A. WESTPHAL: Die Übertragung von Toxoplasma gondii unter besonderer Berücksichtigung des Blutes als Infektionsquelle. Z. Tropenmed. Parasit. **2**, 221—235 (1950).
LAVERAN, A.: Zit. nach THALHAMMER, O.
LE FÈVRE DE ARRIC, M., et. M. MILLET: Sur le rôle du traumatisme dans la localisation névraxique du virus de l'herpès. C. R. Soc. Biol. (Paris) **93**, 45—47 (1925).
LENNETTE, E. H.: Susceptibility of Syrian hamster (Cricetus auratus) to viruses of St. Louis and Japanese B Encephalitis. Proc. Soc. exp. Biol. (N. Y.) **47**, 178—181 (1941).
LÉPINE, P., et V. SAUTTER: Existence en France du virus murin de la chorioméningite lymphocytaire. C. R. Acad. Sci. (Paris) **202**, 1624 (1936).
— P. MOLLARET et B. KREIS: Réceptivité de l'homme au virus murin de la chorioméningite lymphocytaire. C. R. Acad. Sci. (Paris) **204**, 1846 (1937).
—, et R. SOHIER: Techniques de laboratoire appliquées au diagnostic des maladies à virus. Paris 1954.

LEVADITI, C.: Zit. nach COHRS, JAFFÉ, MEESSEN.

LEVADITI, C.: La «coelogenèse» névraxique du virus Coxsackie. Ann. Inst. Pasteur 81, 260—274 (1951).

— P. HABER et. R. COQUOIN: Action du virus de la peste aviaire (souche SCHMIDT) sur la lipogenèse herpétique. C. R. Soc. Biol (Paris) 122, 523—526 (1936).

LEVKOVICH, E. N., E. S. SARMANOVA and A. L. DUMINA: Experimental study of the role of animals in the dissemination of the virus of the tickborne (spring-summer) encephalitis in natural foci. Vet. Bull. (Weybridge) 27, 349 (1957).

LI, C. P., and K. HABEL: Adaptation of Leon strain of poliomyelitis to mice. Proc. Soc. exp. Biol. (N. Y.) 78, 233—238 (1951).

—, and M. SCHAEFFER: Adaptation of type I poliomyelitis virus to mice. Proc. Soc. exp. Biol. (N. Y.) 82, 477—481 (1953).

LILLIE, R. D.: I. The pathology of psittacosis in man; II. The pathology of psittacosis in animals. Nat. Inst. Hlth. Bull. 161, Wash. (1933).

—, and G. ARMSTRONG: Pathology of lymphocytic choriomeningitis in mice. Arch. Path. (Chicago) 40, 141—153 (1945).

LIU, C., and F. B. BANG: Encephalitis and pneumonia following the intranasal inoculation of Newcastle disease virus in different strains of mice. Amer. J. Hyg. 55, 182—189 (1952).

LIU, C. N., and W. F. WINDLE: Effects of inanition on central nervous system; experimental study on guinea pig. Arch. Neurol. Psychiat. (Chicago) 63, 918—927 (1950).

LUGER, A., E. LAUDA u. E. SILBERSTERN: Das Krankheitsbild der experimentellen herpetischen Allgemeininfektion des Kaninchens. Z. Hyg. Infekt.-Kr. 94, 200—213 (1921).

LUTTRELL, CH. N., and F. B. BANG: Newcastle disease encephalomyelitis in cats I. Clinical and pathological features. Arch. Neurol. Psychiat. (Chicago) 79, 647—657 (1958).

MACKENZIE, R. D., G. M. FINDLAY and R. O. STERN: Studies on neurotropic Rift valley fever virus. The susceptibility of rodents. Brit. J. exp. Path. 17, 352—361 (1936).

MANUELIDIS, E. E.: General histopathological aspects of some experimental viral encephalitides. In: Hdb. spez. pathol. Anat. u. Hist. XIII, 2 A, 209—243. Berlin-Göttingen, Heidelberg: Springer 1958.

— D. M. HORSTMANN u. H. SPRINZ: Zur Histopathologie und Topik der experimentellen Teschener Krankheit (Virus-Encephalomyelitis des Schweines). Arch. Psychiat. Nervenkr. 189, 108—230 (1952).

— H. SPRINZ and D. HORSTMANN: Pathology of Teschen disease (virus encephalomyelitis of swine). Amer. J. Path. 30, 576—586 (1954).

MATTHIAS, D.: Weitere Untersuchungen zur Bornaschen Krankheit der Pferde und Schafe. Arch. exp. Vet.-Med. 12, 920—947 (1958).

MEIKLEJOHN, G., TH. W. SIMPSON and I. B. STACY: Experimental infection of domestic animals with Japanese B encephalitis virus. Proc. Soc. exp. Biol (N. Y.) 65, 359—364 (1947).

MELNICK, J. L.: The ECHO-Viruses and their classification. 4th International Poliomyelitis Conf., p. 187—210. Philadelphia/Montreal: Lippincott 1958.

MERCHANT, I. A.: Veterinary bacteriology and virology. 4th ed., Iowa State Coll. Press 1950.

MERRILL, M. H., C. W. LACAILLADE and C. TEN BROECK: Mosquito transmission of equine encephalomyelitis. Science 80, 251—252 (1934).

MEYER, K. F.: Psittacosis-Lymphogranuloma venereum. In: RIVERS, TH. M., and F. L. HORSFALL, Viral and rickettsial infections of man, 701—728, 3 rd ed. Philadelphia/Montreal: Lippincott 1959.

— C. M. HARING and B. HOWITT: The etiology of epizootic encephalomyelitis of horses in the San Joaquin Valley 1930. Science 74, 227—228 (1931).

MIDDLEBROOK, G., and R. J. DUBOS: The mycobycteria. In: DUBOS, R. J.: Bacterical and mycotic infections of man, 3rd ed., p. 277—309. London: Pitman Medical Publ. Co. 1958.

MILES, J. A. R.: An encephalitis virus isolated in South Australia. I. Some characteristics of the virus. Aust. J. exp. Biol. med. Sci. 30, 341—351 (1952).

MILLER, C. P.: Experimental meningococcal infections in mice. Science 78, 340—341 (1933).

—, and R. CASTLES: Experimental meningococcal infection in the mouse. J. infect. Dis. 58, 263—279 (1936).

MOHR, W.: Psittakosis (Ornitosis, Papageienkrankheit, Faröer-Krankheit der Sturmvögel). In: Hdb. d. pathog. Mikroroganismen I/1, 788—802, 3. Aufl. Wien: Fischer und Urban-Schwarzenberg 1930.

— Tollwut. In: Hdb. Inn. Med. I/1, 567—592. Berlin-Göttingen-Heidelberg: Springer 1952.

MOORE, A. E.: Effects of viruses on tumors. Ann. Rev. Microbiol. 8, 393—410 (1954).

MUCKENFUSS, R. S., C. ARMSTRONG and H. A. MCCORDOCK: Encephalitis: Studies on experimental transmission. Publ. Hlth Rep. (Wash.) 48, 1341—1343 (1933).

Müller, W.: Spontane Poliomyelitis beim Schimpansen. Mschr. Kinderheilk. **63**, 134—137 (1935).

Murray, E. G. D.: The Meningococcus. Ldn. H. M. Stat. Off. 1929.

— A characterization of listeriosis in man and other animals. Canad. med. Ass. J. **72**, 99—103 (1955).

— R. A. Webb and M. B. R. Swann: A disease of rabbits chracterised by a large mononuclear leucocytosis, caused by a hitherto undescribed Bacterium monocytogenes (n. sp.). J. Path. Bact. **29**, 407—439 (1926).

Nicolaier, A.: Zit. nach Eisler, M., Hdb. pathog. Mikroorg. IV/2, 1027—1096 (1928).

Nicolle, Ch.: Recherches expérimentales sur le typhus exanthématique, entreprises à l'Institut Pasteur de Tunis. Ann. Inst. Pasteur **25**, 1—97 (1911); **26**, 250—332 (1912).

—, et Blaizot: Nouvelles recherches sur le typhus exanthématique. C. R. Acad. Sci. (Paris) **61**, 646 (1915).

—, et Chaltiel: Quelques faits et quelques expériences concernant la rage. Ann. Inst. Pasteur **18**, 644 (1904).

— E. Conseil et A. Conor: Le typhus expérimental du cobaye. C. R. Acad. Sci. (Paris) **152**, 1632 (1911).

—, et L. Manceaux: Sur une infection à corps de Leishman (ou organismes voisins) du gondi. C. R. Acad. Sci. (Paris) **147**, 763—766 (1908).

Nikolitsch, M.: Biologische Eigenschaften des Flurystammes des Tollwutvirus. Arch. Hyg. (Berl.) **138**, 399—407 (1954).

Nungester, W. J.: Results of inoculation of poliomyelitis virus into mice. Proc. Soc. exp. Biol. (N. Y.) **30**, 1128 (1933).

Oliphant, J. W., and R. O. Tibbs: Colorado tick fever. Isolation of virus strains by inoculation of suckling mice. Publ. Hlth. Rep. (Wash.) **65**, 521—522 (1950).

O'Leary, J. L., M. G. Smith and H. R. Reames: Influence of age on susceptibility of mice to St. Louis encephalitis virus and on the distribution of lesions. J. exp. Med. **75**, 232—245 (1942).

Olitsky, P. K.: Zit. nach Otto, R., H. Munter: Flecktypus. In: Hdb. d. pathog. Mikroorganismen VIII 2, 1107—1262. 3. Aufl. Wien: Fischer und Urban & Schwarzenberg 1930.

— Experimental studies on the virus of infectious avian encephalomyelitis. J. exp. Med. **70**, 565—582 (1939).

— A transmissible agent (Theiler virus) in the intestines of normal mice. J. exp. Med. **72**, 113 (1940)

—, and J. Casals: Arthropod-borne group A virus infections of man. In: Viral and rickettsial infections of man, 3rd ed. p. 286—304 (1959). Philadelphia/Montreal: Lippincott 1959.

—, and D. H. Clarke: Arthropod-borne group B virus infections of man. In: Rivers, Th. M., F. L. Horsfall. Viral and rickettsial infections of man, 3rd ed. p. 305—342 Philadelphia/Montreal: Lippincott 1959.

—, and C. G. Harford: Zit. nach Olitsky, P. K., and J. Casals, Arthropod-borne group A virus infections of man. In: Rivers, Th. M., and F. L. Horsfall, Viral and rickettsial infections of man, p. 286—342, 3rd ed. Philadelphia/Montreal: Lippincott 1959.

Packchanian, A.: Zit. nach Stableforth, A. W., u. I. A. Galloway.

Pallaske, G.: Listerella-Infektion bei Hühnern in Deutschland. Berl. Münch. tierärztl. Wschr. **1941**, 441—445.

— Weitere Untersuchungen über die Listerellainfektion der Schafe. Z. Infekt.-Kr. Haustiere **59**, 125—145 (1943).

Paterson, J. S.: The antigenic structure of organisms of the genus Listerella. J. Path. Bact. **51**, 427—436 (1940).

Pattyn, S. R., et R. Wyler: Meningo-encéphalite à virus en Autriche 4. La virémie dans l'infection expérimentale. Essais de transmission par les moustiques. Bull. Wld. Hlth. Org. **12**, 581—589 (1955).

Payan, H., M. Toga, et H. Gastaut: Etude anatomique de l'encéphalite japonaise B expérimentale chez le singe. Ann. anat. path., N. S., **2**, 150—181 (1957).

Perrin, T. L.: Spontaneous and experimental encephalitozoon infection in laboratory animals. Arch. Path. (Chicago) **36**, 559—567 (1943).

Pette, H.: Tierexperimentelle Studien zur Frage der „Viruswanderung" im Nervensystem, I und II. Dtsch. Z. Nervenheilk. **121**, 113—143, 144—164 (1931).

— Zit. nach Cohrs, Jaffé, Meessen.

— Herpesencephalomyelitis. In: Hdb. spez. pathol. Anat. und Hist. XIII 2 A: 494—518. Berlin-Göttingen-Heidelberg: Springer 1958.

— H. Demme u. St. Környey: Studien über experimentelle Poliomyelitis. Dtsch. Z. Nervenheilk. **128**, 125—252 (1932).

Philip, C. B.: The reservoir of infection in rickettsial diseases. Symposium on Rickettsali Diseases, Dec. 1946. Boston: Amer. Ass. for the Advancement of Science.

PICARD W. K.: Über Pseudogeflügelpest und die Variabilität des Pseudogeflügelpestvirus. Zbl. Bakt. I. Abt. Orig. **132**, 440—447 (1934).

PIEKARSKI, G.: Toxoplasma gondii als Parasit des Menschen und der Tiere. Z. Parasitenk. **14**, 582—625 (1950).

PLOTZ, H., R. REAGAN and H. L. HAMILTON: Transmission of the murine strain of poliomyelitis to the Syrian hamster. Proc. Soc. exp. Biol. (N. Y.) **51**, 124—126 (1942).

POLLARD, M.: Perspectives in virology, a symposium. New York: John Wiley & Sons, Inc. 1959.

POOL, W. A., A. BROWNLEE and D. R. WILSON: The etiology of "Louping-ill". J. comp. Path. **43**, 253—290 (1930).

POTEL, J.: Die Morphologie, Kultur und Tierpathogenität des Corynebacterium infantisepticum. Zbl. Bakt. I. Abt. **156**, 490—493 (1951).

POTEL, K.: Experimentelle Untersuchungen zur Histopathologie des Zentralnervensystems bei akuter Schweinepest und zur Klärung ihrer Pathogenese. Arch. exp. Vet.-med. **10**, 288—310 (1956).

— Experimentelle Untersuchungen zur Blut-Hirnschranke bei Schweinepest. Arch. exp. Vet.-med. **12**, 282—314 (1958).

RASMUSSEN jr., A. F., H. A. WAISMANN, C. A. ELVEJHEM and P. F. CLARK: Influence of the level of thiamine intake on the susceptibility of mice to poliomyelitis virus. J. infect. Dis. **74**, 41—47 (1944).

— — and R. O. LICHTSTEIN: Influence of riboflavin on susceptibility of mice to experimental poliomyelitis. Proc. Soc. exp. Med. (N. Y.) **57**, 92—95 (1944).

REAGAN, R. L., and A. L. BRUECKNER: Response of the Swiss albino mouse to the virus of Newcastle disease. J. Bact. **61**, 453—454 (1951).

— — Response of the baby chick to „B"" virus (strain No 1). Amer. J. trop. Med. Hyg. **2**, 864—866 (1953).

— W. C. DAY, M. P. HARMON and A. L. BRUECKNER: Effect of "B" virus (strain No 1) in the Syrian hamster. Amer. J. trop. Med. Hyg. **1**, 987—989 (1952).

— — R. T. MARLEY and A. L. BRUECKNER: Effect of pseudorabies virus (Aujeszky strain) in the large brown bat (Eptesicus fuscus). Amer. J. vet. Res. **14**, 51, 331—332 (1953).

— M. G. LILLIE and A. L. BRUECKNER: Transmission of the hamster-adapted virus to swiss albino mice. Proc. Soc. exp. Biol. (N. Y.) **70**, 5—6 (1949).

— — J. E. HAUSER and A. L. BRUECKNER: Response of the Syrian hamster to the virus of Newcastle disease. Proc. Soc. exp. Biol. (N. Y.) **68**, 293—294 (1948).

— — L. J. POELMA and A. L. BRUECKNER: Transmission of the virus of Newcastle disease to the Syrian hamster. Amer. J. vet. Res. **8**, 136—138 (1947).

RECTOR, L. E.: The mole as a possible reservoir of poliomyelitis. Arch. Path. (Chicago) **47**, 366—377 (1949).

REMLINGER, P.: Zit. nach KOCH, J.

—, et J. BAILLY: Contribution à l'étude du virus de la «maladie d'Aujeszky». Ann. Inst. Pasteur **52**, 361—405 (1934).

— — Transmission de l'encéphalomyélite argentine des équides à l'oie, au canard, à la buse et au merle. C. R. Soc. Biol. (Paris) **121**, 146—149 (1936).

— — Transmission du virus de l'encéphalomyélite des équides à la cigogne. C. R. Soc. Biol. (Paris) **122**, 518—519 (1936).

— — Transmission de l'encéphalomyélite des équides (virus californien) au vautour fauve (Vultur fulvus Briss.). C. R. Soc. Biol. (Paris) **123**, 562—563 (1936).

— — et H. AHMED: Contribution à l'étude du virus rabique souche Floury. Arch. Inst. Pasteur Algér. **31**, 280—294 (1953).

RHODES, A. J., and C. E. VAN ROOYEN: Textbook of virology. 2nd ed., Baltimore: Williams and Wilkins 1953.

RIMPAU, W.: Die Leptospirosen. München: Urban & Schwarzenberg 1950.

RIVERS, TH. M., G. P. BERRY and D. H. SPRUNT: Psittakosis. I. Experimentally induced infections in parrots. J. exp. Med. **54**, 91—103 (1931); II. Experimentally induced infections in mice. J. exp. Med. **54**, 105—117 (1931); III. Experimentally induced infections in rabbits, and guinea pigs. J. exp. Med. **54**, 119—128 (1931); IV. Experimental induced infections in monkeys. J. exp. Med. **54**, 129—144 (1931).

—, and F. L. HORSFALL jr.: Viral and rickettsial infections of man. 3rd Med. Philadelphia/Montreal: Lippincott 1959.

—, and F. F. SCHWENTKER: Louping ill in man. J. exp. Med. **59**, 669—685 (1934).

ROBERTSON, E. G.: Murray valley encephalitis: Pathological aspects. Med. J. Aust. **1**, 107—110 (1952).

DE RODANICHE, E.: Spontaneous toxoplasmosis in the whiteface monkey, Cebus capucinus, in Panama. Amer. J. trop. Med. Hyg. **3**, 1023—1025 (1954).

DE RODANICHE E.: Susceptibility of the marmoset, Marikina geoffroyi, and the night monkey, Aotus zonalis, to experimental infection with Toxoplasma. Amer. J. trop. Med. Hyg. **3**, 1026—1032 (1954).

VAN ROEKEL, H., K. L. BULLIS and M. K. CLARKE: Preliminary report on infectious avian encephalomyelitis. J. Amer. vet. med. Ass. **93**, 372—374 (1938).

RÖMER, V.: Über eine durch filtrierbares Virus hervorgerufene Meerschweinchenerkrankung. Zbl. Bakt. I. Abt. Ref. **50**, 30—31 (1911).

ROSE, G.: Die Spontanneurotropie des Herpesvirus beim Meerschweinchen. Zbl. Bakt. I. Abt. Orig. **97**, Beih. 146—150 (1926).

ROSENAU, M. J., and L. C. HAVENS: Experiments with poliomyelitis in the rabbit. J. exp. Med. **23**, 461—474 (1916).

ROSENBLUM, M. J., R. L. MASLAND and G. T. HARRELL: Residual effects of rickettsial disease on the central nervous system. Results of neurologic examinations and electroencephalograms following Rocky Mountain spotted fever. A. M. A. Arch. intern. Med. **90**, 444—445 (1952).

ROTH, F.: Zit. nach ASCHENBRENNER, R., Das epidemische Fleckfieber. In: Hdb. Innere Medizin I/1, 682—721. Berlin-Göttingen-Heidelberg: Springer 1952.

ROUX, E., et A. BORREL: Tétanos cérébral et immunité contre le tétanos. Ann. Inst. Pasteur **12**, 225—239 (1898).

RUBARTH: Zit. nach TOPLEY u. WILSON.

SABIN, A. B.: Isolation of a filtrable, transmissible agent with "neurolytic" properties from toxoplasma-infected tissues. Science 88, 189—191 (1938).

— Relative resistence of newborn mice to poliomyelitis virus. Proc. Soc. exp. Biol. (N. Y.) **73**, 394—399 (1950).

— Research on dengue during World War II. Amer. J. trop. Med. Hyg. 1, 30—50 (1952).

— Recent advances in our knowledge of dengue and sandfly fever. Amer. J. trop. Med. Hyg. **4**, 198—207 (1955).

— (1958). Zit. nach McNAIR SCOTT, T. F., The herpes virus group. In: RIVERS, TH. M., and F. L. HORSFALL jr., Viral and rickettsial infections of man. 3rd ed. Philadelphia/Montreal: Lippincott 1959.

— D. R. GINDER and M. MATUMOTO: Difference in dissemination of the virus of Japanese B encephalitis among domestic animals and human beings in Japan. Amer. J. Hyg. **46**, 341—355 (1947).

—, and E. W. HURST: Studies in the B-virus. IV. Histopathology of the experimental disease in rhesus monkeys and rabbits. Brit. J. exp. Path. **16**, 133—148 (1935).

—, P. K. OLITSKY: Toxoplasma and obligate intracellular parasitism. Science **85**, 336—338 (1937).

—, R. W. SCHLESINGER: Production of immunity to Dengue with virus modified by propagation in mice. Science **101**, 620—624 (1945).

—, and A. M. WRIGHT: Acute ascending myelitis following a monkey bite, with the isolation of a virus capable of reproducing the disease. J. exp. Med. **59**, 115—136 (1934).

SACHAROW, B.: Die Eigelbaktivierungsmethode für Meningokokken, ihre Verwendung im Tierversuch und zum Nachweis der Meningokokken im Liquor. Zbl. Bakt. I. Orig. **147**, 175—184 (1941).

SAITO, H.: Pathogenesis of tuberculous meningitis. Acta tuberc. jap. **6**, 20—36 (1956); Ber. allg. spez. Path. **37**, 183 (1958).

SALK, J. E.: Poliomyelitis: Control. In: RIVERS TH. M., and F. L. HORSFALL jr., Viral and rickettsial infections of man. 3rd ed. p. 499—518. Philadelphia/Montreal: Lippincott 1959.

SANDLER, B. P.: The production of neuronal injury and necrosis with the virus of poliomyelitis in rabbits during insulin hypoglycemia. Amer. J. Path. **17**, 69—79 (1941).

SANGER, V. L., D. M. CHAMBERLAIN, K. W. CHAMBERLAIN, R. C. COLE and R. L. FARRELL: Toxoplasmosis. V. Isolation of Toxoplasma from cattle. J. Amer. vet. med. Ass. **123**, 87—91 (1953).

SANZ-IBAÑEZ (1946): Zit. nach FINDLAY, G. M., u. E. M. HOWARD.

SCHABEL jr., F. M.: St. Louis and Japanese encephalitis in hamsters following natural feeding of the viruses. J. infect. Dis. 88, 32—49 (1951).

SCHALTENBRAND, G., u. J. SCHORN: Schädigungen des Nervensystems nach Verfütterung synthetischer Fette im Tierexperiment. Dtsch. Z. Nervenheilk. **159**, 408—416 (1948).

SCHELLENBERG, D. B., and H. A. MATZKE: The development of tetanus in parabiotic rats. J. Immunol. 80, 367—373 (1958).

SCHMIDT und OERSKOV, zit. nach WILSON, G. S., and A. A. MILES.

SEASTONE, C. V.: Pathogenic organisms of the genus Listerella. J. exp. Med. **62**, 203—212 (1935).

SEELIGER, H.: Listeriose. Leipzig: Barth 1955.

SEIFRIED, O.: Zit. nach COHRS, P., R. JAFFÉ u. H. MEESSEN.

SEIFRIED, O., u. I. GYLSTORFF-SASSENHOFF: Die Bornasche Krankheit der Pferde. In: Hdb. d. spez. pathol. Anat. und Histol. XIII 2 A, 451—466. Berlin-Göttingen-Heidelberg: Springer 1958.

—, u. H. SPATZ: Die Ausbreitung der encephalitischen Reaktion bei der Bornaschen Krankheit der Pferde und deren Beziehungen zu der Encephalitis epidemica, der Heine-Medinschen Krankheit und der Lyssa des Menschen. Eine vergleichend-pathologische Studie. Z. ges. Neurol. Psychiat. **124**, 317—382 (1930).

SEITELBERGER, F., u. K. JELLINGER: Frühjahrs-Sommer-Encephalomyelitis in Mitteleuropa (Bericht über verifizierte Beobachtungen aus den Epidemien in Österreich). Nervenarzt **31**, 49—60 (1960).

SELIWANOFF, E.: Le virus du typhus exanthématique dans l'organisme des oiseaux. C. R. Soc. Biol. (Paris) **91**, 703—705 (1924); **93**, 664—666 (1925).

SHAHAN, M. S., and L. T. GILTNER: Some aspects of infection and immunity in equine encephalomyelitis. J. Amer. vet. med. Ass. **84**, 928—934 (1934).

SHIMIZU, T., Y. KAWAKIMI, S. FUKUHARA and M. MATUMOTO: Experimental still birth in pregnant swine infected with Japanese encephalitis virus. Jap. J. exp. Med. **24**, 363—375 (1954).

SHOPE, R. E.: An experimental study of "mad itch" with especial reference to its relationship to pseudorabies. J. exp. Med. **54**, 233—248 (1931).

— Experiments on the epidemiology of pseudorabies. I. Mode of transmission of the disease in swine and their possible role in its spread to cattle. J. exp. Med. **62**, 85—99 (1935).

SHWARTZMAN, G., and S. M. ARONSON, zit. nach HOWE, H. A., and J. L. WILSON: Poliomyelitis, in: RIVERS TH. M., and F. L. HORSFALL jr., Viral and rickettsial infections in man, p. 433—478, Philadelphia/Montreal: Lippincott 1959.

—, S. M. ARONSON, C. V. TEODORU, M. ADLER and R. JAHEIL: Endocrinologicalaspects of pathogenesis of experimental poliomyelitis. Ann. N. Y. Acad. Sci,, **61**, 869—876 (1955).

SILBER, L. A., and V. D. SOLOVIEV: Far eastern tick-borne spring-summer (spring) encephalitis. Amer. Rev. Soviet Med., Spec. Suppl., 6—80 (1946).

SMADEL, J. E.: Scrub typhus. In: RIVERS, TH. M., u. F. L. HORSFALL, JR. Viral and rickettsial infections of man, 869—879 3rd ed. Philadelphia/Montreal: Lippincott 1959.

SMITH, M. G.: Survival of the virus of St. Louis encephalitis in rats and guinea pigs. J. infect. Dis. **64**, 307—309 (1939).

SMITHBURN, K. C.: Rift valley fever. The neurotropic adaptation of the virus and the experimental use of this modified virus as a vaccine. Brit. J. exp. Path. **30**, 1—16 (1949).

SMORODINTSEFF, A. A.: The spring-summer-tick-borne encephalitis (Synonyms: Forest spring encephalitis). Arch. Virusforsch. **1**, 468—480 (1940).

SNYDER, J. C.: The typhus fevers. In: RIVERS TH. M., u. F. L. HORSFALL, JR. Viral and rickettsial infections of man, 3rd ed. 799—827. Philadelphia/Montreal: Lippincott 1959.

STABLEFORTH, A. W., and I. A. GALLOWAY: Infectious diseases of animals. Diseases due to bacteria (2 vol.) London: Butterworths Sc. P. 1959

STANLEY, N. F., and D. C. DORMAN: A poliomyelitis virus pathogenic for suckling mice and monkeys. Aust. J. exp. Biol. **31**, 1—8 (1953).

— — and J. PONSFORD: A hitherto undescribed group of Coxsackie viruses associated with an outbreak of encephalitis. Aust. J. exp. Biol. **31**, 31—40 (1953).

STEBBIUS, M. R., and S. G. LENSEN: The golden hamster (Cricetus auratus) as an experimental animal for poliomyelitis research. Proc. Soc. exp. Biol. (N. Y.) **71**, 272—274 (1949).

STEENKEN, W. jr., and E. WOLINSKY: Streptomycin therapy in experimental tuberculosis of guinea pigs infected intracerebrally with virulent tubercle bacilli. Science **106**, 638—639 (1947).

TAYLOR, R. M., T. H. WORK, H. S. HURLBUT and F. RIZK: A study of the ecology of West Nile virus in Egypt. Amer. J. trop. Med. Hyg. **5**, 579—620 (1956).

TEISSIER, P., P. GASTINEL et J. REILLY: La transmission du virus herpétique aux rats blancs. C. R. Soc. Biol. (Paris) **86**, 75—77 (1922).

TEN BROECK, C., and M. M. MERRILL: A serological difference between eastern and western equine encephalomyelitis. Proc. Soc. exp. Biol. (N. Y.) **31**, 217—220 (1933).

THALHAMMER, O.: Die Toxoplasmosis bei Mensch und Tier. Wien-Bonn: Maudrich 1957.

THEILER, M.: Studies on the action of yellow fever in mice. Ann. trop. Med. Parasit. **24**, 249—272 (1930).

— Spontaneous encephalomyelitis of mice — a new virus disease. Science **80**, 122 (1934).

— The virus in Yellow Fever, ed. by STRODE, G. K. New York: McGraw-Hill 1951.

—, and S. GARD: Encephalomyelitis of mice. I. Characteristics and pathogenesis of the virus. J. exp. Med. **72**, 49—67 (1940).

THOMPSON, R., V. M. HARRISON and F. P. MEYERS: A spontaneous epizootic of mouse ence-
phalomyelitis. Proc. Soc. exp. Biol. (N. Y.) **77**, 262—266 (1951).
VAN TONGEREN, H. A. E., J. D. WILTERDINK, R. WYLER and E. RICHLING: Encephalitis in
Austria IV. Excretion of virus by milk of the experimentally infected goat. Arch. ges.
Virusforsch. **6**, 158—162 (1955).
TRAUB, E.: Epidemiology of lymphocytic choriomeningitis in a mouse stock observed for four
years. J. exp. Med. **69**, 801—817 (1939).
— Über eine mit Listerella-ähnlichen Bakterien vergesellschaftete Meningo-Encephalo-
myelitis der Kaninchen. Zbl. Bakt. I. Orig. **149**, 38—49 (1942).
TREFFNY, L.: Zit. nach MANUELIDIS, E. D., H. SPRINZ u. D. HORSTMANN.
TYZZER, E. E., and A. W. SELLARDS: The pathology of equine encephalomyelitis in young
chickens. Amer. J. Hyg. Section B, **33**, 69—81 (1941).
VANSTEENBERGHE, P., et GRYSEZ: Contribution à l'étude de méningocoque. Ann. Inst.
Pasteur **20**, 69—80 (1906).
VERLINDE, J. D., and E. NIHOUL: Excretion of poliomyelitis virus by healthy contact persons.
Ned. T. Geneesk. **94**, 1186 (1950).
— VAN TONGEREN, H. A. E., S. R. PATTYN and A. ROSENZWEIG: Virus meningo-encephalitis
in Austria. 3. Pathogenic and immunological properties of the virus. Bull. Wld. Hlth. Org.
12, 565—579 (1955).
VICTOR, J., D. G. SMITH and A. B. POLLACK: The comparative pathology of Venezuelan ence-
phalomyelitis. J. infect. Dis. **98**, 55—66 (1956).
WARREN, J.: Infections of minor importance. In: RIVERS, TH. M., u. F. L. HORSFALL jr., Viral
and rickettsial infections of man, 3rd ed. p. 896—924. Philadelphia/Montreal: Lippincott
1959.
WEBB, R. A., u. M.. BARBER: Zit. nach SEELIGER, H. 1955.
WEBSTER, L. T.: Inheritance of resistance of mice to enteric bacterial and neurotropic virus
infections. J. exp. Med. **65**, 261—286 (1937).
— Japanese B encephalitis virus: Its differentiation from St. Louis encephalitis virus and
relationship to louping ill virus. J. exp. Med. **67**, 609—618 (1938).
—, and A. D. CLOW: The limited neurotropic character of the encephalitis virus (St. Louis
type) in susceptible mice. J. exp. Med. **63**, 433—448 (1936).
—, and G. L. FITE: A virus encountered in the study of material from cases of encephalitis in
the St. Louis and Kansas City Epidemicy of 1933. Science 78, 463—465 (1933).
WEINMANN, D.: Chronic toxoplasmosis. J. infect. Dis. **73**, 85—92 (1943).
WELLS, A. Q.: The murine type of tubercle bacillus (the Vole acid-fast bacillus). Med. Res.
Council Sp. Rep. Series 259, London, His Majesty's State Off. (1946).
WENNER, H. A., and B. LASH: Chorio-meningo-encephalitis following inoculation of Newcastle
disease virus in rhesus monkeys. Proc. Soc. exp. Biol. (N. Y.) **70**, 263—265 (1949).
— A. MONLEY and R. N. TODD: Studies on Newcastle disease virus encephalitis in rhesus
monkeys. J. Immunol. **64**, 305—321 (1950).
WILSON, D. R., R. D. ANDERSON and W. SMITH: Studies in scrapie. J. comp. Path. **60**, 267—281
(1950).
WILSON, G. S., and A. A. MILES: TOPLEY and WILSON's Principles of bacteriology and
immunity. 4th ed. Vol. I and II. London: Edward Arnold Ltd. 1955.
WOLBACH, S. B.: Zit. nach COX, H. R.
WOLF, A.: The pathology of some viral encephalitides. In: KIDD, J. G. (ed.). The pathogenesis
and pathology of viral diseases New York: Columbia 1950.
— D. COWEN and B. H. PAIGE: Toxoplasmic encephalomyelitis. IV. Experimental transmission of the infection to animals from a human infant. J. exp. Med. **71**, 187—214
(1940).
WRIGHT, E. A., R. S. MORGAN and G. P. WRIGHT: Tetanus intoxication of the brainstem in
rabbits. J. Path. Bact. **62**, 569—583 (1950).
— — — The movements of toxin in the nervous system in experimental tetanus in rabbits.
Brit. J. exp. Path. **32**, 169—182 (1951).
—, and H. K. WARD: Studies on influenzal meningitis. II. B. influenzae — the problem of
virulence and resistance. J. exp. Med. **55**, 235—246 (1932).
WRIGHT, I. H., and E. M. CRAIGHEAD: Zit. nach COHRS, JAFFÉ, MEESSEN.
YOST, D. H.: Encephalitozoon infection in laboratory animals. J. nat. Cancer Inst. **20**, 963 to
963 (1958).
ZDANSKY, E.: Zur pathologischen Anatomie der durch das Herpes-Encephalitisvirus erzeugten
Kaninchenencephalitis. Frankfurt. Z. Path. **29**, 207—227 (1923).
ZIEMANN: Zit. nach FRAUCHIGER, E., u. R. FANKHAUSER, Vergleichende Neuropathologie
des Menschen und der Tiere. Berlin-Göttingen-Heidelberg: Springer 1957.

ZINSSER, H., and M. R. CASTANEDA: Studies on typhus fever. II. Studies on the etiology of Mexican typhus fever. J. exp. Med. 52, 649—659 (1930); III. The passive immunization of guinea pigs, infected with European virus, with serum of a horse treated with killed rickettsia of the Mexican type. J. exp. Med. 59, 471—478 (1934).

ZINKE: Zit. nach JOHNSON, H. N.

ZSCHOCK, B. VON: Über den Nachweis des Virus der Poliomyelitis murinum in heimischen Mäusezuchten. Arch. exp. Vet.-Med. 7, 276—297 (1953).

ZWICK, W., u. O. SEIFRIED: Infektiöse Gehirn-Rückenmarksentzündung (Bornasche Krankheit) des Pferdes. In: Hdb. d. pathog. Mikroorganismen IX, 117—144, 3. Aufl. Wien: Fischer und Urban-Schwarzenberg 1929.

III. Durch physikalische Maßnahmen erzeugte Erkrankungen des Zentralnervensystems

ALEXANDER, G. L., E. G. SZEKELEY and E. A. SPIEGEL: Effect of stimulation of the pallidum on experimental tegmental tremor in the cat. J. Neuropath. exp. Neurol. 19, 116—124 (1960).

ALLAM, M. W., L. S. LOMBARD, E. L. STUBBS, J. T. McGRATH and J. F. SHIRER: Transplantation of a canine thyroid carcinoma to the central nervous system of heterogeneous puppies. J. Neuropath. exp. Neurol. 16, 85—88 (1957).

AMBO, H.: Experimental swelling of the brain and its water content. Acta path. jap. 1, 63—71 (1951).

ANDERSSON, B., B. LARSSON, MAIR W. LEKSELL, B. REXED and P. SOURANDER: Zit. nach HAYMAKER W., 1961.

ARNOLD, A., P. BAILEY, R. A. HARVEY, L. L. HAAS and J. S. LAUGHLIN: Changes in the central nervous system following irradiation with 23 MeV X-rays from betatron. Radiology 62, 37—46 (1954).

BACHS, A., and A. E. WALKER: Experimental hydrocephalus. J. Neuropath. exp. Neurol. 12, 283—292 (1953).

BAILEY, O. T., and R. L. McLAURIN: The value and limitations of some technics in the study of gamma irradiation of the spinal cord in monkeys. J. Neuropath. exp. Neurol. 13, 399—401 (1954).

BAILEY, P., K. SHIMIZU and E. W. DAVIS: Effects of implantation of methylcholanthrene in the brain of the dog. J. Neuropath. exp. Neurol. 3, 184—188 (1944).

BATES, J. I., and J. KERSHMAN: Selective staining of experimental brain tumor during life. J. Neuropath. exp. Neurol. 8, 411—418 (1949).

BAZETT, H. C., and W. G. PENFIELD: Zit. nach WHITE, McCARTY, GRINDLAY, SCHREINER.

BECKER, H.: Über Hirngefäßausschaltungen. II. Intrakranielle Gefäßverschlüsse. Über experimentelle Hydranencephalie (Blasenhirn). Dtsch. Z. Nervenheilk. 161, 446—505 (1949).

BEHAR, A. J., and S. FELDMAN: Pathogenesis of adhesive arachnoiditis. An experimental study. J. Neuropath. exp. Neurol. 16, 261—268 (1957).

BEVAN, W.: Sound-precipitated convulsions: 1947 to 1954. Psychol. Bull. 52, 473 (1955).

BORISON, H. L., W. G. CLARK and R. ROSENSTEIN: Functional decerebration in the cat. Comparative evaluation of cerebral ischemia and ultrasonic midbrain transection. Neurology 10, 931—941 (1960).

BOTTERELL, E. H., and J. F. FULTON: Functional localization in the cerebellum of primates. I. Unilateral section of the peduncles. J. comp. Neurol. 69, 31—46 (1938); II. Lesions of midline structures (vermis) and deep nuclei. J. comp. Neurol. 69, 47—62 (1938).

BREMER, F.: Cerveau isolé et physiologie du sommeil. C. R. Soc. Biol. (Paris) 118, 1235—1242 (1935); 122, 460—464 (1936).

BROMAN, T.: Über cerebrale Zirkulationsstörungen. Tierexp. Untersuchungen über Mikroembolien, Schädigungen der Gefäßpermeabilität und Blutungen verschiedener Art. Acta path. microbiol. scand. Suppl. 2, 1—98 (1940).

BUNGE, R. P., and P. H. SETTLAGE: Neurological lesions in cats following cerebrospinal fluid manipulation. J. Neuropath. exp. Neurol. 16, 471—491 (1957).

BURNS, B. D.: The mechanism of after-bursts in cerebral cortex. J. Physiol. (Lond.) 127, 168—188 (1955).

BURR, C. W., and D. J. McCARTHY: Acute internal hydrocephalus. A clinical and pathological study. J. exp. Med. 5, 195—204 (1900).

BUU-HOI, N. P.: Kanzerogene Stoffe. Medizinische Grundlagenforschung II/1959, 465—550. Stuttgart: Thieme 1959.

CAMPBELL, B., and R. NOVICK: Effects of beta rays on central nervous tissues. Proc. Soc. exp. Biol. (N. Y.) 72, 34—38 (1949).

CARREA, R. M. E., and F. A. METTLER: Physiologic consequences following extensive removals of the cerebellar cortex and deep cerebellar nuclei and effect of secondary cerebral ablations in the primate. J. comp. Neurol. 87, 169—288 (1947).

— — Function of the primate brachium conjunctivum and related structures. J. comp. Neurol. 102, 151—322 (1955).

CERUTTI, P.: Elektroenzephalographische und zytologische Frühuntersuchungen am Hirnstamm oligämiegeschädigter Kaninchen. Schweiz. Arch. Neurol. Psychiat. **79**, 252—313 (1957); Ber. allg. spez. Path. **38**, 305 (1958).

CLASEN, R. A., D. V. L. BROWN, S. LEAVITT and G. M. HASS: The production by liquid nitrogen of acute closed cerebral lesions. Surg. Gynec. Obstet. **96**, 605—616 (1953).

CORDEAU, J. P., J. GYBELS, H. JASPER and L. J. POIRIER: Microelectrode studies of unit discharges in the sensorimotor cortex. Investigations in monkeys with experimental tremor. Neurology **10**, 591—600 (1960).

COWEN, D., and L. GELLER: Long-term pathological effects of prenatal X-irradiation on the central nervous system of the rat. J. Neuropath. exp. Neurol. **19**, 488—527 (1960).

DANDY, and BLACKFAN: Zit. nach INGRAHAM, ALEXANDER, MATSON.

DAVIDOFF, L. M., C. G. DYKE, C. A. ELSBERG and M. I. TARLOV: The effect of radiation applied directly to the brain and spinal cord. Radiology **31**, 451—463 (1938).

DE LA FUENTE, J., and I. SCHWARTZ: Experimental cerebral embolism. I. An improved method for staining the vascular architecture of the rabbit brain. J. Neuropath. exp. Neurol. **18**, 531—536 (1959); II. Microembolism of the rabbit brain with Seran Polymer Resin. J. Neuropath. exp. Neurol. **18**, 537—558 (1959).

DEMEL, R.: Tierversuche mit der Röntgenbestrahlung des Cerebrums. Strahlentherapie **22**, 333—336 (1926).

DENNY-BROWN, D.: Cerebral concussion. Physiol. Rev. **25**, 296—325 (1945).

—, and W. R. RUSSELL: Experimental cerebral concussion. Brain **64**, 93—164 (1941).

DOBIN, N. B., C. A. NEYMANN and S. L. OSBORNE: Pathologic changes in central nervous system resulting from experimentally produced hyperpyrexia. J. Neuropath. exp. Neurol. **8**, 295—304 (1949).

DOW, R. S., G. ULETT and A. TUNTURI: Electroencephalographic changes following head injuries in dogs. J. Neurophysiol. **4**, 161—172 (1945).

ECONOMO, C. J., u. J. P. KARPLUS: Zur Physiologie und Anatomie des Mittelhirns. Arch. Psychiat. Nervenkr. **46**, 275—356 (1909).

EICHWALD, E. J., G. J. GOODMAN and H. Y. CHANG: Tumor transplantation to the subdural space of heterologous hosts. Proc. Soc. exp. Biol. (N. Y.) **78**, 72—74 (1951).

EVANS, J. P., and F. F. ESPEY: Cerebral swelling; an experimental study. J. Neuropath. exp. Neurol. **8**, 105—107 (1949).

EVELETH, D. F., D. W. BOLIN and A. I. GOLDSBY: Zit. nach WOOLLAM, MILLEM.

FAZIO, C., and U. SACCHI: Experimentally produced softening of the brain. J. Neuropath. exp. Neurol. **13**, 476—481 (1954).

FERRIER, D. W., and A. TURNER: Zit. nach CARREA, METTLER.

FINGER, F. W.: Convulsive behavior in the rat. Psychol. Bull. **44**, 201 (1947).

FOLKERTS, J. F., and E. A. SPIEGEL: Tremor on stimulation of the midbrain tegmentum. Confin. neurol. (Basel) **13**, 193 (1953).

FOLTZ, E. L., F. L. JENKNER and A. A. WARD: Experimental cerebral concussion. J. Neurosurg. **10**, 342—352 (1953).

GASTAUT, H.: So-called "Psychomotor" and "Temporal" epilepsy, a critical study. Epilepsia (Boston) **3**, 59—96 (1953).

GERSTNER, H. B., J. E. PICKERING and A. J. DUGI: Sequelae after application of high intensity X-radiation to the head of rabbits. Radiat. Res. **2**, 219 (1955).

GLOBUS, J. H., and A. J. EPSTEIN: Massive cerebral hemorrhage: spontaneous and experimentally induced. J. Neuropath. exp. Neurol. **12**, 107—131 (1953).

GOLTZ, F.: Zit. nach WHITE, MCCARTHY, GRINDLAY, SCHREINER.

GREENE, H. S. N: The transplantation of tumors to the brains of heterologous species. Cancer Res. **11**, 529—534 (1951).

— A conception of tumor autonomy based on transplantation studies: a review. Cancer Res. **11**, 899—903 (1951).

—, and H. ARNOLD: Homologous and heterologous transplantation of brain and brain tumors. J. Neurosurg. **2**, 315—331 (1945).

GREENWOOD, R.: Experimental tumors in the brain of the rat. Arch. Neurol. Psychiat. **45**, 1948—1949 (1941).

GRIFFITH, J. Q. jr., W. A. JEFFERS and M. A. LINDAUER: A study of mechanism of hypertension following intracisternal kaolin injection in rats, leucocytic reaction and effect on lymphatic absorption. Amer. J. Physiol. **113**, 285—290 (1935).

GROAT, R. A., W. F. WINDLE and H. W. MAGOUN: Functional and structural changes in the monkey's brain during and after concussion. J. Neurosurg. **2**, 26—35 (1945).

GROSSE-BROCKHOFF, F., u. W. SCHOEDEL: Das Bild der akuten Unterkühlung im Tierexperiment. Naunyn-Schmiedebergs Arch. exp. Path. Pharmak. **201**, 417—442 (1943).

GÜLEKE: Zit. nach INGRAHAM, ALEXANDER, MATSON.

GURDIJAN, E. S., H. R. LISSNER, J. E. WEBSTER, F. R. LATIMER and B. F. HADDAD: Studies on experimental concussion. Relation of physiologic effect to time duration of intracranial pressure increase at impact. Neurology 4, 674—682 (1954).

HABERLAND, O.: Die operative Technik des Tierexperimentes Berlin: Springer 1926.

HADDAD, B. F., H. R. LISSNER, J. E. WEBSTER and E. S. GURDIJAN: Experimental concussion: Relation of acceleration to physiologic affect. Neurology 5, 798—800 (1955).

HAIN, R. F., P. V. WESTHAYSEN and R. L. SWANK: Hemorrhagic cerebral infarction by arterial occlusion. J. Neuropath. exp. Neurol. 11, 34—43 (1952).

HALL, W. W., and E. G. WAKEFIELD: A study of experimental heat stroke. J. Amer. med. Ass. 89, 177—182 (1927).

HASS, G. M., and C. B. TAYLOR: A quantitative hypothermal method for the production of local injury to tissue. Arch. Path. (Chicago) 45, 563—580 (1940).

HAWK, P. B., and O. BERGEIM: Practical physiological chemistry. Philadelphia: Blakiston Co. 1937.

HAYMAKER, W.: Morphological changes in the nervous system following exposure to ionizing radiation. Symposium on the effects of ionizing radiation on the nervous system, Vienna, 5—9 June 1961.

— G. LAQUEUR, W. J. H. NAUTA, J. E. PICKERING, J. C. SLOPER and S. VOGEL: The effects of Barium[140]-Lanthanum[140] (Gamma) radiation on the central nervous system and pituitary gland of macaque monkeys. J. Neuropath. exp. Neurol. 17, 12—57 (1958).

HENSELL, V., u. N. MÜLLER: Electrencephalogr. Befunde bei experimenteller Gehirnerschütterung mit zusätzlicher mechanischer Atembehinderung. Dtsch. Z. Nervenheilk. 179, 575 bis 588 (1959).

HICKS, S. P.: Developmental malformations produced by radiation. A timetable of their development. Amer. J. Roentgenol. 69, 272—293 (1953).

— Effects of ionizing radiation on the adult and embryonic nervous system. Res. Publ. Ass. nerv. ment. Dis. 32, 439 (1953).

— The effects of ionizing radiation, certain hormones and radiomimetic drugs on the developing nervous systems. J. cell. comp. Physiol. 43, Suppl. 1, 151—178 (1953).

— Radiation as an experimental tool in mammalian developmental neurology. Physiol. Rey. 38, 337—356 (1958).

— D'AMATO C. J., B. S. and D. L. JOFTES: The nature of the radiosensitive cells in the developing nervous system. Studied with tritiated thymidine. Symposium on the effects of ionizing radiation on the nervous system, Vienna 1961.

HILL, N. C., C. H. MILLIKAN, K. G. WAKIM and G. P. SAYRE: Studies in cerebrovascular disease. VII. Experimental production of cerebral infarction by intracarotical injection of homologous blood clot: preliminary report. Proc. Mayo Clin. 30, 625—633 (1955).

HOEN: Zit. nach INGRAHAM, ALEXANDER u. MATSON.

INGRAHAM, F. D., E. ALEXANDER and D. D. MATSON: Experimental hydrocephalus. J. Neurosurg. 4, 164—176 (1947).

JACOB, H.: Wärme- und Kälteschädigungen des Nervensystems. Hdb. spez. path. Anat. und Hist. XIII/3. 288—326. Berlin-Göttingen-Heidelberg: Springer 1955.

JANSSEN, P., I. KLATZO, J. MIQUEL, T. BRUSTAD, A. BEHAR, J. LYMAN, J. HENRY, C. TOBIAS and W. HAYMAKER: Zit. nach HAYMAKER, W. (1961).

JENKNER, F. L., and A. WARD: Bulbar reticular formation and tremor. Arch. Neurol. Psychiat. 70, 489—502 (1953).

KABAT, H., and C. DENNIS: Decerebration in the dog by complete temporary anemia of the brain. Proc. Soc. exp. Biol. (N. Y.) 38, 864—865 (1938).

KALTER, H., and J. WARKANY: Experimental production of congenital malformation in mammals by metabolic procedures. Physiol. Rev. 39, 69—115 (1959).

KARPLUS, J. P., u. A. KREIDL: Über Totalexstirpationen einer und beider Großhirnhemisphären an Affen (Macacus rhesus). Arch. Anat. Physiol. Physiol. Abt. 155—212 (1914).

KAVEN, A.: Das Auftreten von Gehirnmißbildungen nach Röntgenbestrahlung von Mäuseembryonen. Z. menschl. Vererb. u. Konstit.-Lehre 22, 247—257 (1939).

KELLER, A. D., and W. K. HARE: The rubrospinal tracts in the monkey. Effects of experimental section. Arch. Neurol. Psychiat. (Chicago) 32, 1253—1272 (1934).

KLATZO, I., J. MIQUEL, L. S. WOLFE, W. HAYMAKER and C. TOBIAS: Observations on appearance of histochemically demonstrable glycogen in the rat brain as effect of alpha-particle irradiation. Symposium on the effects of ionizing radiation on the nervous system. Vienna 1961.

KNISELEY, R. M., and J. W. KERNOHAN: Heterologous transplantation of tumors of the human nervous system: implantation in the eye of the guinea pig. J. Neuropath. exp. Neurol. 10, 416—419 (1951).

KOCH, and FILENE: Zit. nach DENNY-BROWN, D.

KOPELOFF, L. M., J. G. CHUSID and N. KOPELOFF: Chronic experimental epilepsy in macaca mulatta. Neurology 4, 218—227 (1954).

KRISTIANSEN, K., and G. COURTOIS: Rhythmic electrical activity from isolated cerebral cortex. EEG clin. Neurophysiol. 1, 265—272 (1949).

LAMMING, G. E., D. H. M. WOOLLAM and J. W. MILLEN: Hydrocephalus in young rabbits associated with maternal Vitamin A deficiency. Brit. J. Nutr. 8, 363—369 (1954).

LARSSON, B.: Zit. nach HAYMAKER, W (1961).

MCLAURIN, R. L. O. T. BAILEY, G. R. HARSH and F. D. INGRAHAM: The effects of gamma and Roentgen radiation on the intact spinal cord of the monkey. An experimental study. Amer. J. Roentgenol. 73, 827—835 (1955).

LEKSELL, L., B. LARSSON, B. ANDERSON, E. REXED, P. SOURANDER and W. MAIR: Zit. nach HAYMAKER, W. (1961).

LINDSTROM, P. A.: Prefrontal ultrasonic irradiation — a substitute for lobotomy. Arch. Neurol. Psychiat. (Chicago) 72, 399—425 (1954).

LYMAN, R. S., P. S. KUPALOV and W. SCHOLZ: Effect of Roentgen rays on the central nervous system. Results of large doses on the brains of adult dogs. Arch. Neurol. Psychiat. (Chicago) 29, 56—87 (1933).

MALIS, L. I., C. P. BAKER, L. KRUGER and J. E. ROSE: Effects of heavy, ionizing, monoenergetic particles on the cerebral cortex. I. Production of laminar lesions and dosimetric considerations. J. comp. Neurol. 115, 219—241 (1960).

— J. E. ROSE, L. KRUGER and C. P. BAKER: Zit. nach HAYMAKER, W. (1961).

MARKOWITZ, J., J. ARCHIBALD and H. G. DOWNIE: Experimental surgery, including surgical physiology. 4th ed. Baltimore: Williams and Wilkins Comp. 1959.

MARTIN, J.: The transplantation of human brain tumors into animal hosts. J. Neuropath. exp. Neurol. 10, 40—47 (1951).

MELLA, H.: The experimental production of basal ganglion symptomatology in macacus rhesus. Arch. Neurol. Psychiat. (Chicago) 11, 405—417 (1924).

METTLER, F. A.: Extensive unilateral cerebral removals in the primate: Physiologic effects and resultant degeneration. J. comp. Neurol. 79, 185—245 (1943).

— The experimental production of static tremor. Fed. Proc. 5, 72—73 (1946).

MILLER, G. G.: Cerebral concussion. Arch. Surg. (Chicago) 14, 891—916 (1927).

MOORE, J. F., and D. K. SYKES: Zit. nach WOOLLAM, MILLEN.

MULLIGAN, R. M., K. T. NEUBUERGER, J. T. LUCAS and W. B. LEWIS: Intracranial neoplasms produced in dogs by methylcholanthrene. Exp. Med. Surg. 4, 7—19 (1946).

MURAKAMI, U.: Artificial induction of pseudoencephaly, short-tail, taillessness, myelencephalic blebs and some fissure formations (phenocopies) of the mouse. Nagoya med. J. 15, 185—194 (1952).

MURPHY, J. B., and E. STURM: Conditions determining the transplantibility of tissues to the brain. J. exp. Med. 38, 183—197 (1923).

MUSHETT, CH. W.: Elektive Differenzierungsstörungen des ZNS am Hühnchenkeim nach kurzfristigem Sauerstoffmangel. Beitr. path. Anat. 113, 367—387 (1953).

NAUJOKS, H.: Der Einfluß kurzfristigen Sauerstoffmangels auf die Entwicklung des Hühnchens in den ersten fünf Bruttagen. Beitr. path. Anat. 113, 221—252 (1953).

NELSON, E., P. A. LINDSTROM and W. HAYMAKER: Pathological effects of ultrasound on the human brain. A study of 25 cases in which ultrasound irradiation was used as a lobotomy procedure. J. Neuropath. exp. Neurol. 18, 489—508 (1959).

OBERLING, CH., M. GUERIN et P. GUERIN: La production expérimentale des tumeurs hypophysaires chez le rat. C. R. Soc. Biol. (Paris) 123, 1152—1156 (1956).

ORBISON, J. L., H. A. DAVENPORT, F. B. QUEEN, D. D. SPICER and R. M. GALT: An effect of heredity on the susceptibility of rats to implants of induced sarkoma. Cancer Res. 1, 891—895 (1941).

OSTERTAG, B.: Neuere Untersuchungen zur erbbiologischen Bewertung angeborener Miß- und Fehlbildungen. Verh. dtsch. path. Ges. 31, 293—300 (1938).

PATTON, R. A.: Sound induced convulsions in the hamster associated with magnesium deficiency. J. comp. physiol. Psychol. 40, 323 (1947).

PEERS, J. H.: The response of the central nervous system to the application of carcinogenic hydrocarbons. Amer. J. Path. 15, 261—272 (1939).

— The response of the central nervous system of the application of carcinogenic hydrocarbons. II. Methylcholanthrene. Amer. J. Path. 16, 799—816 (1940).

PERRET, G. E., u. H. SELBACH: Chemische Untersuchungen bei experimentellen Massenverschiebungen und Formveränderungen des Gehirns. Arch. Psychiat. Nervenkr. 112, 441 bis 468 (1940).

PETERSON, E. W., H. W. MAGOUN, W. S. MCCULLOCH and D. B. LINDSLEY: Production of postural tremor. J. Neurophysiol. 12, 371 (1949).

POLLOCK, L. H., and L. E. DAVIS: Studies in decerebration. I. A method of decerebration. Arch. Neurol. Psychiat. (Chicago) 10, 391—398 (1923).

PRADOS, M., B. STROWGER and W. H. FEINDEL: Studies on cerebral edema. I. Reaction of the brain to air exposure. Arch. Neurol. Psychiat. (Chicago) 54, 163—174 (1945).

PUCK, T. T.: Quantitative studies on mammalian cells in vitro. Rev. mod. Phys. 31, 433—448 (1959).

QUADBECK, G.: Die Auswertung anticonvulsiver Verbindungen am audiogenen Krampf der Ratte. Naunyn-Schmiedebergs Arch. exp. Path. Pharmak. 228, 178—182 (1956).

RIOPELLE, A. A., R. L. DAVIS, P. LAMPERT and W. HAYMAKER, zit. nach W. HAYMAKER.

ROSE, J. E., L. I. MALIS, L. KRUGER and C. P. BAKER: Effects of heavy, ionizing, monoenergetic particles on the cerebral cortex. II. Histological appearance of laminar lesions and growth of nerve fibers after laminar destructions. J. comp. Neurol. 115, 243—295 (1960).

ROTHMANN, M.: Zit. nach WHITE, McCARTY, GRINDLAY, SCHREINER.

RÜBSAAMEN, H.: Über die teratogenetische Wirkung des Sauerstoffmangels in der Frühentwicklung. Ein Beitrag zur Kausalgenese der Mißbildungen bei Mensch und Tier. Beitr. path. Anat. 112, 336—379 (1952).

RUGH, R.: Biological effects of ionizing radiations. J. Neuropath. exp. Neurol. 17, 2—11 (1958).

— Low dose X-irradiation and the early mammalian embryo. Symposium on the effects of ionizing radiation on the nervous system. Vienna (1961).

—, and E GRUPP: Exencephalia following X-irradiation of the pre-implantation mammalian embryo. J. Neuropath. exp. Neurol. 18, 468—481 (1959).

— — X-irradiation exencephaly. Amer. J. Roentgenol. 81, 1026—1052 (1959).

— — Fractionated X-irradiation of the mammalian embryo and congenital anomalies. Amer. J. Roentgenol. 84, 125—144 (1960).

RUSSELL, D. S., C. W. WILSON and K. TANSLEY: Experimental radionecrosis of the brain in rabbits. J. Neurol. Neurosurg. Psychiat. 12, 187—195 (1949).

SCHALTENBRAND, G.: Lehrbuch der Neurologie. Stuttgart: Thieme 1951.

SCHEINKER, J.: Diskussionsbemerkung zu GLOBUS, EPSTEIN.

SCHOLZ, W.: Experimentelle Untersuchungen über die Einwirkung von Röntgenstrahlen auf das reife Gehirn. Z. ges. Neurol. Psychiat. 150, 765—785 (1934).

— E. G. DUCHO u. A. BREIT: Zit. nach HAYMAKER, W. (1961).

—, u. Y. K. HSÜ: Zit. nach HAYMAKER, W. (1961).

— W. SCHOLTE u. W. HIRSCHBERGER: Zit. nach HAYMAKER, W. (1961).

SCHURR, P. H., R. L. McLAURIN and F. D. INGRAHAM: Experimental studies on the circulation of cerebrospinal fluid, and methods of producing communicating hydrocephalus in the dog. J. Neurosurg. 10, 515—525 (1953).

SCOTT, W. W.: Physiology of concussion. Arch. Neurol. Psychiat. 43, 270—283 (1940).

SELIGMAN, A. M., and M. J. SHEAR: Studies in Carcinogenesis. VIII. Experimental production of brain tumors in mice with methylcholanthrene. Amer. J. Cancer 37, 364—395 (1939).

SHERRINGTON, C. S.: Decerebrate rigidity and reflex coordination of movements. J. Physiol. (Lond.) 22, 319—332 (1898).

SHIRAI, Y.: On the transplantation of the rat sarcoma in adult heterogeneous animals. Jap. med. World 1, 14—15 (1921).

SORENSEN, D. K., T. KOWALCZYK u. J. F. HENTGES: Zit. nach WOOLLAM, MILLEM.

SPERL, M. P. jr., H. J. SVIEN, N. P. GOLDSTEIN, J. W. KERNOHAN and J. H. GRINDLAY: Experimental production of local cerebral edema by an expanding intracerebral mass. Proc. Mayo Clin. 32, 744—749 (1957).

STELLAR, S., and I. S. COOPER: Experimental cerebellopontine angle tumors with angiographic study. J. Neuropath. exp. Neurol. 14, 438—441 (1955).

STUCK, R. M., and D. L REEVES: Dangerous effects of thorotrast used intracranially. With special reference to experimental production of hydrocephalus. Arch. Neurol. Psychiat. (Chicago) 40, 86—115 (1938).

SUTER, C., W. O. KLINGMAN, D. BOGGS, O. W. LACY, R. MARKS and C. B. COPLINGER: Sound-induced seizures in animals. Neurology 8, Suppl. 117—120 (1958).

SWANK, R., and R. HAIN: The effect of different sized emboli on the vascular system and parenchyma of the brain. J. Neuropath. exp. Neurol. 11, 280—299 (1952).

SWEET, W. H., and P. BAILEY: Experimental production of intracranial tumors in the white rat. Arch. Neurol. Psychiat. (Chicago) 45, 1047—1049 (1941).

— W. S. McCULLOCH and R. S. SNIDER: Repetitive movements on basal ganglia stimulation after transection of cerebral peduncles. Fed. Proc. 6, 213 (1947).

TAKAHASHI, M.: Histological studies on experimental cerebral swelling, especially the changes of the nerve fibers. Acta path. jap. 7, 13—24 (1957).

TAYLOR, C. B., G. M. HASS and J. E. MALONEY: Relations between volumes of closed hypothermal cerebral lesions and symptoms in rabbits. Arch. Path. (Chicago) 47, 450—463 (1949).

THOMAS, W. S.: Experimental hydrocephalus. J. exp. Med. 19, 106—120 (1914).

TRENDELENBURG, W.: Methodik der Physiologie des Zentralnervensystems von Wirbeltieren. Abderhalden's Hdb. Biol. Arb. Meth. V 5 B, 93—372.

VILLARET, M., et D. CACHERA: Les embolies cérébrales: Etudes de pathologie expérimentale sur les embolies solide et gazeuses du cerveau. Paris: Masson 1939.

VOGEL, F. S., C. G. HOAK, J. C. SLOPER and W. HAYMAKER: The induction of acute morphological changes in the central nervous system and pituitary body of macaque monkeys by cobalt[60] (gamma) radiation. J. Neuropath. exp. Neurol. 17, 138—150 (1956).

—, and J. E. PICKERING: Demyelinization induced in the brain of monkeys by means of fast neutrons. Pathogenesis of the lesion and comparison with the lesions of multiple sclerosis and Schilder's disease. J. exp. Med. 104, 435—441 (1956).

WALKER, A. E., J. J. KOLLROSS and T. J. CASE: The physiological basis of concussion. J. Neurosurg. 1, 103—116 (1944).

WARD, A., W. S. McCULLOCH and H. W. MAGOUN: Production of an alternating tremor at rest in monkeys. J. Neurophysiol. 11, 317—330 (1948).

WEED: Zit. nach INGRAHAM, ALEXANDER, WATSON.

WEIL, A.: Experimental production of tumors in the brain of white rats. Arch. Path. (Chicago) 26, 777—790 (1938).

—, and B. BLUMKLOTZ: Experimental intracranial epithelial cysts. J. Neuropath. exp. Neurol. 2, 34—44 (1943).

WEINBERGER, L. M., M. H. GIBBON and J. H. GIBBON: Temporary arrest of the circulation to the central nervous system. I. Physiological effects. Arch. Neurol. Psychiat. (Chicago) 43, 616 bis 634 (1940); II. Pathological effects. Arch. Neurol. Psychiat. (Chicago) 43, 961—986 (1940).

WERTHEMANN, A., u. M. REINIGER: Über Augenentwicklungsstörungen bei Rattenembryonen durch Sauerstoffmangel in der Frühschwangerschaft. Acta anat. (Basel) 11, 329—347 (1950—1951).

WHISNANT, J. P., C. H. MILLIKAN, K. G. WAKIM and G. P. SAYRE: Experimental production of cerebral infarction in animals. Proc. Mayo Clin. 29, 613—617 (1954).

WHITE, J. C., J. R. BROOKS, J. C. GOLDTHWAIT and R. D. ADAMS: Changes in brain volume and blood content after experimental concussion. Ann. Surg. 118, 619—634 (1943).

WHITE, R. J., C. S. McCARTY, J. H. GRINDLAY and L. H. SCHREINER: Operative technics and principles utilized in total hemispherectomy in the monkey and the dog. Proc. Mayo Clin. 34, 13—22 (1959).

WHITTIER, J. R., and F. A. METTLER: Studies on the subthalamus of the rhesus monkey. II. Hyperkinesia and other physiologic effects of subthalamic lesions with special reference to the subthalamic nucleus of Luys. J. comp. Neurol. 90, 319—372 (1949).

WILSON, J. G., and J. W. KARR: Effects of radiation on embryonic development. I. X-rays on 10th day of gestation in rat. Amer. J. Anat. 88, 1—33 (1951).

WILSON, S. G.: Radiation induced central nervous system death. A study of the pathologic findings in monkeys irradiated with massive doses of cobalt[60] (gamma) radiation. J. Neuropath. exp. Neurol. 19, 195—215 (1960).

WINDLE, W. F., R. A. GROAT and C. A. FOX: Experimental structural alterations in the brain during and after concussion. Surg. Gynec. Obstet. 79, 561—572 (1944).

WOLBACH, S. B., and D. M. HEGSTED: Vitamin A deficiency in the chick. Skeletal growth and the central nervous system. Arch. Path. (Chicago) 54, 13—29 (1952).

WOODWARD, K. T., H. ANDREWS, P. LAMPERT, J. ESTABLE-PUIG and W. HAYMAKER: Zit. nach HAYMAKER, W. (1961).

WOOLLAM, D. H. M., and J. W. MILLEN: Effect of Vitamin A deficiency on the cerebrospinal fluid pressure of the chick. Nature (Lond.) 175, 41—42 (1955).

WYCIS, H. T., E. G. SZEKELY and E. A. SPIEGEL: Tremor on stimulation of the midbrain tegmentum after degeneration of the brachium conjunctivum. J. Neuropath. exp. Neurol. 16, 79—84 (1957).

YAMAZAKI, J. N., L. R. BENNETT, R. A. McFALL and C. D. CLEMENTE: Brain radiation in newborn rats and differential effects of increased age. I. Clinical observations. Neurology 10, 530—536 (1960).

ZEMAN, W., H. J. CURTIS, E. L. GEBHARD and W. HAYMAKER: Zit. nach HAYMAKER, W. (1961).

— T. SAMORAJSKI and H. J. CURTIS: Histochemical studies on mouse brains irradiated with high energy deuteron microbeams. Symposium on the effects of ionizing radiation on the nervous system, Vienna (1961).

ZIMMERMAN, H. M., and H. ARNOLD: Brain tumors produced with benzpyrene. J. Neuropath. exp. Neurol. 1, 128 (1942).

— — Chemical carcinogens and animal species as factors in experimental brain tumors. J. Neuropath. exp. Neurol. 2, 416—417 (1943).

— — Experimental brain tumors. I. Tumors produced with Methylcholanthrene. Cancer Res. 1, 919—938 (1941); II. Tumors produced with Benzpyrene. Amer. J. Path. 19, 939—950 (1943).

ZÜLCH, K. J.: Biologie und Pathologie der Hirngeschwülste. Hdb. Neurochir. III, 1—702. Berlin-Göttingen, Heidelberg: Springer 1956.

Namenverzeichnis

Kursive Seitenzahlen beziehen sich auf die Literatur

Sachverzeichnis

Kursive Seitenangaben bedeuten Haupthinweise

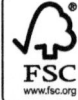

MIX
Papier aus verantwortungsvollen Quellen
Paper from responsible sources
FSC® C105338

If you have any concerns about our products,
you can contact us on
ProductSafety@springernature.com

In case Publisher is established outside the EU,
the EU authorized representative is:
Springer Nature Customer Service Center GmbH
Europaplatz 3, 69115 Heidelberg, Germany

Printed by Libri Plureos GmbH
in Hamburg, Germany